Gedanken

über die

Socialwissenschaft der Zukunft

von

Paul von Lilienfeld.

IV. Theil:

Die sociale Physiologie.

Mitau 1879.

In Commission bei Georg Reimer.

Berlin 1901.

Die

Sociale Physiologie.

Von

Paul von Lilienfeld.

Mitau 1879.

In Commission bei Georg Reimer.

Berlin 1901.

Vorwort.

Indem wir diesen vierten Band unserer »Gedanken« der Oeffentlichkeit übergeben, sind wir der Schwierigkeiten der von uns übernommenen Aufgabe vollständig bewusst. Wir konnten aber unmöglich auf halbem Wege stehen bleiben. In den Ausführungen dieses, dem social-physiologischen Gebiete gewidmeten Bandes wird dasselbe Gebäude, dessen Grundlagen wir in den drei ersten Theilen unseres Werkes gelegt haben, weiter ausgebaut, wird dasselbe bereits festgestellte System nach derselben Methode auf die national-ökonomischen, die Gegenwart in so hohem Grade interessirenden Fragen ausgedehnt. Daher haben wir in diesem Bande uns darauf beschränkt, das national-ökonomische Gebiet von unserem Standpunkte aus nur im Allgemeinen zu beleuchten und zu erklären, ohne uns in specielle Auseinandersetzungen über einzelne Epochen, Länder oder Erscheinungen einzulassen. Aus diesem Grunde ist auch zur richtigen Auffassung und Würdigung dieses Bandes unseres Werkes die Kenntnissnahme der vorhergehenden Theile unumgänglich nothwendig. Ohne diese Kenntnissnahme wird dem Leser Vieles in diesem neuen Theile einseitig, willkürlich, ja unverständlich erscheinen.

Die Zahl der bekannten Gelehrten und Schriftsteller auf national-ökonomischem Gebiete ist so zahlreich, dass wir unmöglich ihrer aller in diesem vierten Bande Erwähnung thun konnten, nicht wegen Nichtanerkennung ihrer Verdienste, sondern aus dem einfachen Grunde, weil man in einem Werke, wie das vorliegende, überhaupt nicht alle Fragen erschöpfend beantworten, nicht aller Forscher gedenken kann. Zur Bekräftigung unserer Auseinandersetzungen und Behauptungen haben wir nicht selten weniger bekannte Schriftsteller, manchmal aus zweiter Quelle angeführt, nur aus dem Grunde, weil ihre Gedanken oder ihre Ausdrucksweise prägnanter sich unserem Standpunkte näherten.

Sollten einzelne Ausdrücke oder Redewendungen in diesem Theile, wie auch in den vorhergehenden, dem Leser bedenklich oder unklar erscheinen, so bitten wir, bevor er sich ein definitives Urtheil über unser System bildet, den ganzen Zusammenhang desselben zu berücksichtigen. Wie viele Denker und Forscher sind nicht in Folge einzelner Ausdrücke oder Worte, welche entweder als rhetorische Figuren aufzufassen sind, oder als lapsus calami gelten müssen, falsch beurtheilt und ungerecht verurtheilt worden! Um dem nach Möglichkeit zu entgehen, haben wir nicht selten denselben Gedanken in verschiedenen Ausdrucksweisen formulirt, nicht selten, sogar auf die Gefahr hin dem Leser lästig zu werden, dieselben Begriffsbestimmungen wörtlich wiederholt, um den Faden an die vorhergehenden Auseinandersetzungen anzuknüpfen. Möglicherweise sind wir aber auf diesem Wege nur aus der Scylla in die Charybdis gerathen.

Mitau, October 1878.

Der Verfasser.

Vierter Theil.

Die sociale Physiologie.

Einleitung.

Seitdem es bewiesen ist, dass alle Erscheinungen, sowohl in der Natur als auch in der menschlichen Gesellschaft auf *Bewegung* zurückgeführt werden müssen, besteht die Aufgabe in letzter Instanz einer jeden Wissenschaft in der Bestimmung der Richtung und der Energie der Bewegung, sei es als latente Kraftpotenzirung, sei es als offenbar in Zeit und Raum hervortretende Thätigkeitsäusserung. In der organischen Welt stellt sich die Bewegung als *Entwickelung* dar und die Gesetze der Bewegung als *Entwickelungsgesetze.* Im socialen Gebiete treten dieselben Gesetze als *sociale Entwickelungsgesetze* hervor. Je nach den verschiedenen *Richtungen* der socialen Entwickelung erscheinen die Gesetze auf socialem Gebiete entweder als physiologische (ökonomische) oder als morphologische (rechtliche) oder endlich als tektologische (politische).

Unsere Aufgabe in dem bevorstehenden Theile unseres Werkes wird in der Ergründung und Beleuchtung der Entwickelungsgesetze des socialen Organismus vom physiologischen Standpunkte aus bestehen. Unsere Methode wird dieselbe bleiben, die uns bereits von Anfang an als sicherer Leitstern, als ununterbrochener Leitfaden durch alle Verwickelungen des socialen Organismus bis auf die bereits erreichte Höhe hindurchgeführt hat. Es ist die *realgenetische* und *realvergleichende* Methode. Das Definiren und Classificiren sind nur höchstens als vorbereitende Manipulationen, als Rüstzeug und Gerüste zum Aufbau des Gebäudes zu betrachten. Das Gebäude selbst kann nur auf der Ergründung der Entwickelungsgesetze in ihren verschiedenartigen Kundgebungen, kann nur auf dem Gesetze der realen Bewegung ruhen. Ausserhalb dieses Gesetzes giebt es und kann es keinen realen Kausalzusammenhang, keinen festen Boden, keine Wissenschaft geben. Nur auf diesem Wege kann das Licht der Erkenntniss bis in die verborgensten Winkel des unter berghohem dogmatischem Schutt vergrabenen, durch unzählige verwirrende Systeme und Vorurtheile verunstalteten menschlichen Bewusstseins gelangen. Durch die Anerkennung der menschlichen Gesellschaft als reales Wesen ist der feste Boden auch für die sociale Physiologie gewonnen und kann das Evolutionsgesetz nunmehr auch vom physiologischen Standpunkte bis in die höchsten Potenzirungen des menschlichen Geistes als eine reale Bewegung verfolgt, beleuchtet und begründet werden.

Dass die Socialökonomie nicht blos in Deutschland, sondern auch in Frankreich und England in einer Krisis begriffen ist, darauf weisen zahlreiche und gewichtige Symptome hin.

So sagt auch Adolph Wagner in seiner 1871 auf der freien kirchlichen Versammlung evangelischer Männer gehaltenen Rede:

»Die Wissenschaft der Nationalökonomie ist gegenwärtig in einer grossen Krisis begriffen. Darüber täuschen sich wenigstens die deutschen Vertreter dieses Fachs, von immer seltener werdenden Ausnahmen abgesehen, kaum mehr. Dass diese Krisis gerade in Deutschland hervortritt, mag als ein erfreuliches Zeichen nationaler Frische und Kraft gelten. Vieles hat zu ihr beigetragen. Geschichte und Statistik haben die unrichtige Verallgemeinerung bloss relativ wahrer Sätze gezeigt, welche die ältere Nationalökonomie zu absolut gültigen Axiomen und die neuere Publicistik vollends zu unumstösslichen Naturgesetzen erhoben hatte. Die gewaltigen politischen Ereignisse unserer Tage, die sich oft ebenso sehr im Widerspruch mit marktgängigen volkswirthschaftlichen Lehrsätzen, als mit politischen Doctrinen vollzogen — ich stehe nicht an, die durchaus einseitige Beurtheilung des Militärwesens zu nennen —, haben ebenfalls das Ihrige zu dieser Krise gethan. Aber unleugbar, so sehr man es bedauern kann, dass es erst einer solchen Mahnung bedurfte, am bedeutendsten von Allem hat das Auftauchen der socialen oder Arbeiterfrage eingewirkt. Erst die freilich einseitige, übertreibende, oft boshafte und gehässige Kritik, mit der die theoretischen Stimmführer und die praktischen Agitatoren des Socialismus schonungslos die tiefen wirthschaftlichen, culturlichen und sittlichen Schäden unserer modernen Gesellschaft aufdeckten, hat den Nebel des schön färbenden Optimismus völlig zerrissen, mit dem die lange Zeit zu ausschliesslich herrschende neubritische Schule der Nationalökonomie alle Uebelstände verhüllte.«

Auch in England ist die Nationalökonomie in eine Krisis eingetreten. Die Autorität der national-ökonomischen Klassiker ist erschüttert und es werden neue Auswege und Methoden zur Ergründung der socialen Erscheinungen gesucht.

Vor einiger Zeit hat man in Deutschland und Frankreich seine Zuflucht zur sogenannten historischen Methode genommen, in der Hoffnung auf diesem Wege dem Ziele näher zu kommen.

Die sogenannte *historische Methode* ist jedoch eigentlich keine besondere Methode. Es kann im Grunde nur zwei Methoden geben: die inductive und die deductive. Bei Erforschung der Vergangenheit ökonomischer Erscheinungen kann man sowohl deductiv als auch inductiv vorgehen. Hält man sich an letztere Methode, so geht man real-genetisch vor und muss zu denselben Folgerungen gelangen, wie bei Befolgung derjenigen Methode, an welche wir uns gehalten haben. Die national-ökonomische historische Schule hat sich aber bis jetzt weder vorzugsweise an die deductive, noch an die inductive Methode gehalten, sondern fast ausschliesslich *Beschreibungen* der vergangenen social-physiologischen Thätigkeit einzelner Länder, Völker oder Staaten geliefert, gleich wie die Geschichte sich noch jetzt auf Daten und die Statistik sich auf Zählen und Zahlen gründet. Unter solchen Bedingungen hört aber die Nationalökonomie auf eine Wissenschaft zu sein, sondern erhält, gleich der Statistik und der beschreibenden Geschichte, den Charakter einer Kunst. Wenn die historische Schule bis jetzt nicht zur Entdeckung der socialen Gesetze gelangt ist, so liegt der Grund nicht darin, dass sie historisch vorgegangen ist, sondern darin, dass sie die menschliche Gesellschaft nicht als einen realen Organismus aufgefasst hat. Nur auf dem Wege der Vergleichung des socialen Organismus mit den Einzelorganismen der Natur konnten die gemeinschaftlichen Gesetze, die Naturgesetze, welche auch der Entwickelung des socialen Lebens zu Grunde liegen, entdeckt werden. Fast alle bis jetzt erschienenen »Culturgeschichten«, »Geschichtsphilosophien«, »Geschichten der Wissenschaften«, »geschichtlichen« Werke über Nationalökonomie, Statistik, Ethnographie etc. sind vorzugsweise *beschreibender* Natur, sind daher eher Kunstproducte als wissenschaftliche Werke. Denn die Wissenschaft kann sich nur auf Gesetze gründen und sociale Gesetze können nur ergründet und festgestellt werden, wenn die menschliche Gesellschaft gleich den Naturorganismen als reales Wesen aufgefasst wird.

Nur durch die Anerkennung auch der social-physiologischen Processe als Realitäten, welche ihre reale Analogien in den physiologischen Processen der Einzelorganismen finden, werden die *Worte* zu Bezeichnungen von *Sachen* (Bacon), nur auf diesem Wege verliert die aprioristische Phrase ihre Bedeutung und entspricht der Ausdruck der Wirklichkeit.

Es ist bei Besprechung dieses Werkes und bei Würdigung der real-genetischen Methode im Hinblick auf die Socialwissenschaft wiederholentlich in der Presse hervorgehohen worden, dass wir in unseren Auseinandersetzungen Aug. Comte, Mill und Herb. Spencer gefolgt seien.

Eine Anerkennung, geschweige ein Beweis, dass die menschliche Gesellschaft ein realer Organismus sei, findet sich, so viel uns bekannt, weder bei Aug. Comte, noch bei seinen Schülern Littré, Mill und Herbert Spencer. Littré als Mediciner lag es wohl am Nächsten, die menschliche Gesellschaft als realen Organismus aufzufassen, und dennoch ist von ihm der Beweis nicht geliefert worden, dass die menschliche Gesellschaft aus einem Nervensystem und einer Zwischenzellensubstanz bestehe. Im Gegentheil, in der in Paris unter seiner und Wyrubof's Mitwirkung redigirten Zeitschrift: »La Philosophie Positive« wird ausdrücklich hervorgehoben, dass die Gesellschaft auf keinem Falle als reales Wesen aufzufassen sei. Was speciell J. S. Mill anbetrifft, so bildet unsere real-vergleichende und real-genetische Methode den geraden Gegensatz zu der seinigen, die vorzugsweise eine deductive und abstracte ist. — Spencer hat mit vielem Scharfsinn die Entwickelung der religiösen, ethischen und anderer socialer Erscheinnngen genetisch erklärt und auch das allgemeine organische Differenzirungs- und Integrirungsgesetz schärfer betont und hervorgehoben; aber auch er ist nicht bis zur Auffassung der Gesellschaft als reales Wesen hindurchgedrungen.

Die historischen Anschauungen Aug. Comte's sind bekannt. Er sieht in dem Entwickelungsgange des Menschengeschlechts drei aufeinanderfolgende Stufen fortschreitender Vervollkommnungsfähigkeit und Bildung: die theologisch-imaginäre, die in sich concentrirte ideell-metaphysische und die objectiv-positive — eine Eintheilung der Geschichte, die schon vor A. Comte in unwesentlich anderer Form unter der Benennung: heroisches, ideell-ästhetisches und industrielles Zeitalter bekannt war.

Auch diese Eintheilung des geschichtlichen Entwickelungsganges der Menschheit stimmt mit unserer Anschauung nicht überein. Nach unserer Auffassung kann die Menschheit als realer Gesammtorganismus, so wie die einzelnen Theile oder Organe desselben: die Stämme, Stände, Völker, Nationalitäten, Racen, Staaten, entweder in fort- oder rückschreitender Bewegung begriffen sein. Im ersten Falle erfolgt organische Vervollkommnung, höhere Potenzirung, Differenzirung und Integrirung der socialen Kräfte; im zweiten Falle Degeneration und Rückbildung derselben. In beiden Fällen geht jedoch der Process ganz nach denselben Gesetzen der Anpassung, des Kampfes ums Dasein und der Vererbung vor sich, wie solches auch in Hinsicht der Einzelorganismen in der Natur der Fall ist. Es ist wohl möglich, dass auch bei fortschreitender Entwickelung irgend welche Seite des socialen Organismus sich auf Kosten der anderen Seiten entwickelt und vervollkommnet: die ästhetische auf Kosten der ethischen oder intellectuellen, die physische auf Kosten der psychischen, die kriegerische auf Kosten der wissenschaftlichen etc. und umgekehrt. Ebenso können, trotz allgemeiner Rückbildung, einige Theile oder Seiten des socialen Organismus immer noch in fortschreitender Entwickelung begriffen sein. Das sind jedoch pathologische Erscheinungen, denen auch in demselben Sinne die Naturorganismen unterworfen sind. Bei einem gesunden und normalen Entwickelungsgange muss sich die menschliche Gesellschaft, wie auch die Naturorganismen, nach allen Richtungen zugleich vervollkommnen zufolge dem bereits von Buffon ausgesprochenen Satze, dass wenn die Natur einen Schritt vorwärts macht, sie solches nach allen Richtungen hin zugleich thut. Es ist z. B. richtig, dass in unserem Zeitalter die positiv-industrielle Seite der Menschheit unter Zurückdrängung der religiösen, ästhetischen und theilweise auch der ethischen vorgeschritten ist. Das ist eine Einseitigkeit, eine krankhafte Erscheinung, die zu einer allgemeinen Degeneration führen wird, wenn eine Reaction gegen dieselbe nicht eintreten und der normale Entwickelungsgang nicht wieder hergestellt wird. Die positiv-industrielle Entwickelungsstufe als die höchste und letzte zu bezeichnen, rührt von einer abstract-schematischen Auffassung des Entwickelungsganges der Menschheit her und widerspricht deshalb direct unserer Auffassung der menschlichen Gesellschaft als eines realen, sich nach allen Seiten hin stets höher potenzirenden Wesens. Der ganze Schwerpunkt unserer Weltanschauung liegt gerade in dieser Auffassung. Alles übrige bildet nur nothwendige Consequenzen und Folgerungen aus diesem Grundgedanken.

Das grosse Verdienst von Auguste Comte besteht darin, dass er ein allgemeines Schema für die Hierarchie der Wissenschaften entworfen und dass er die Socialwissenschaft an die Spitze dieser Hierarchie gestellt hat. Das hat aber schon bereits vor ihm Aristoteles gethan.

Näher zu unserer Auffassung der menschlichen Gesellschaft als reales Wesen steht die Anschauung Platon's von der Bedürftigkeit des Staates als Erweiterung der individuellen Bedürfnisse, am nächsten aber die Auffassung der christlichen Kirche als reale Gemeinschaft, als ein aus Haupt und Gliedern bestehender Leib, wie wir solches bereits im dritten Bande hervorgehoben haben.*)

Der Hauptfeind des Christenthums ist die Tendenz, christliche Wahrheit, ihre Glaubenssätze und Dogmen nicht in

*) Vergl. Bd. III, S. 91 und 381.

ihrer *realen Bedeutung* als *Wirklichkeiten*, sondern nur *allegorisch, figürlich* aufzufassen. Ganz ebenso muss man als den gefährlichsten Feind der Anerkennung der menschlichen Gesellschaft als Organismus diejenige Tendenz bezeichnen, welche dieses nur figürlich thut. Wie auf religiösem Gebiete dieselbe Tendenz zu unzähligen Phantastereien Anlass gegeben hat, so öffnet sich auch bei solcher Auffassung auf socialem Gebiete die Thür für eine schrankenlose Spielerei mit Analogien, die gar keine reale und wissenschaftliche Bedeutung haben und zur Ergründung keines einzigen Gesetzes führen können.

Nach Kautz:*) hat die Wissenschaft der National-Oekonomie zu ihrem fundamentalen Untersuchungsgegenstande *die Beziehungen des Menschen und der Völker als einheitlich-constituirter, staatlich-politischer Körper zu den Sachgütern;* ihre Hauptaufgabe liege somit in der Entwickelung und dem Nachweise derjenigen Wahrheiten und Principien, welche sich auf das Verhältniss des Menschen und der Gesellschaft *zu dem materiellen Güterwesen* beziehen und das Verständniss aller im Kreise des industriellen Staats- und Völkerlebens hervortretenden Thatsachen und Erscheinungen vermitteln.

Nach Anerkennung der menschlichen Gesellschaft als eines realen Organismus erhält diese vom theoretischen Standpunkte aus ganz richtige Definition der National-Oekonomie oder der socialen Physiologie, wie sie von nun an heissen muss, eine andere Bedeutung. Die *Beziehungen des Menschen und der Völker zu den Sachgütern,* das sind vom realvergleichenden Standpunkte aus die *Beziehungen der das sociale Nervensystem bildenden Einzelelemente und Organe zu der socialen Zwischenzellensubstanz. Die Beziehungen des Indi-*

*) J. Kautz: Die National-Oekonomik als Wissenschaft, S. 286.

viduums zum Staatskörper erhalten von diesem Standpunkte aus die Bedeutung *der physiologischen Wechselwirkung zwischen Zelle und Gesammtorganismus.*

Ein Hauptmoment in der Aufgabe der als eine *Phänomenologie des wirthschaftlichen Volkslebens* erscheinenden National-Oekonomik bildet, nach Kautz*), ferner: die Darstellung des innigen Zusammenhanges und der ununterbrochenen Wechselwirkung aller socialen Lebens- und Entwickelungskreise mit dem ökonomischen Güterleben der Gesellschaft, die Hervorhebung *derjenigen Mittel und Hebel*, welche auf die Besserung, Umgestaltung und Förderung des nationalen Güterlebens sich beziehen, sowie auch der Nachweis jenes grossen, vielseitigen Einflusses, den das wirthschaftliche Moment der Staats- und Volksentwickelung auf alle übrigen socialen und politischen Grundsphären immer und überall ausgeübt. Auch stellt, nach Kautz, die Wissenschaft der Volkswirthschaft die ökonomische Thätigkeit und Betriebsamkeit des Gemeinwesens nicht als Gegenstand der *blossen Theorie*, d. h. nicht abgesehen von aller staatlichen Einwirkung und politischen Völkerleitung dar, sondern in ihrer untrennbaren und allgemeinen Verbindung mit den *praktischen Grundsätzen, Maximen und Regeln der Fürsorge und Pflege der Staatsgewalt.*

Kautz unterscheidet also, wie auch später Fr. List, eine politische von einer kosmopolitischen Wirthschaftslehre, indem er der ersteren die Begründung derjenigen Grundsätze, Maximen und Lehren als Gegenstand der Erforschung zuweist, welche das wirthschaftliche Leben selbstständiger Staatseinheiten bedingen, wogegen die allgemeine oder kosmopolitische Wirthschaftslehre die ganze Menschheit, abgesehen von ihrer Eintheilung in Nationalitäten und Staaten, umfasst.

Zwischen diesen beiden Standpunkten besteht jedoch der Unterschied nicht wie zwischen Theorie und Praxis, zwischen

*) Ebendas. S. 287.

Abstraction und concreter Anschauung. Sobald man die menschliche Gesellschaft als einen realen Organismus allseitig auffasst, ist sie nicht blos in ihren einzelnen Theilen: Individuen, Korporationen, Ständen, Berufsklassen, Nationalitäten und Staaten, sondern auch in ihrer Gesammtheit, als Menschheitsorganismus, real aufzufassen. Daher sind auch die Principien und Regeln, welche der Entwickelung der menschlichen Gesellschaft zu Grunde liegen, in Hinblick auf die einzelnen Theile und auf die Gesammtheit, zugleich als theoretische Grundsätze und als praktische Regeln zu bezeichnen, in beiden Fällen aber als nothwendige Naturgesetze.

Und wie nach Anerkennung der menschlichen Gesellschaft als eines realen Organismus alle Beziehungen sowohl des Individuums als auch der ganzen Menschheit zu solchen Sachgütern, welche die Befriedigung der physischen Bedürfnisse bezwecken, *real* aufgefasst werden müssen, so muss es auch in Hinsicht derjenigen social-physiologischen Thätigkeit der Fall sein, welche die höheren, geistigen und ethischen Zwecke verfolgt. Diese Zwecke können gleichfalls nur durch real ausgeprägte Dienstleistungen und Gebrauchswerthe, durch Production, Austausch und Consumtion realer Werthe erreicht werden. Bei Befriedigung der höchsten psychischen Bedürfnisse des Menschen sind die physiologischen Beziehungen zwischen den socialen Nervenelementen und der Zwischenzellensubstanz ihrem Wesen nach dieselben, wie auch bei der Production beim Austausch und der Consumtion der Sachgüter und Dienste, welche die Befriedigung der physischen Bedürfnisse bezwecken. Der ganze Unterschied liegt nur in dem verhältnissmässig grösseren Mitwirken der Factoren der Zweckmässigkeit, Geistigkeit und Freiheit*.)

Daher findet auch bis in die höchsten Sphären der geistigen und ethischen social-physiologischen Wechselwirkung

*) Vergl. Bd. I. S. 383, Bd. II. S. 445, B. III. Kap. 7 bis 10.

in Hinsicht auf die Feststellung der derselben zu Grunde liegenden Gesetze ebensowenig ein Widerspruch zwischen Theorie und Praxis, zwischen Abstraction und concreter Auffassung statt, wie zwischen der Erforschung der Entwickelungsgesetze eines Individuums, eines Stammes, eines einzelnen Staates und den allgemeinen Entwickelungsgesetzen der menschlichen Cultur.

Dabei wäre zu bemerken, dass die Physiologie der Einzelorganismen anfänglich fast ausschliesslich sich mit den sogenannten sociologischen Vorgängen beschäftigt hat. Sie hat einen festen Boden nur in der letzten Zeit gewonnen, nachdem sie ihre Beobachtungen auf die physiologische Thätigkeit der Elementartheile, d. h. der Zellen gegründet hat. — Umgekehrt hat sich die Nationalökonomie in Hinsicht des socialen Organismus vorzugsweise bis jetzt mit den Individuen und zu wenig mit den sociologischen Vorgängen beschäftigt.

Die Folgen dieser Einseitigkeit haben sich sowohl in der Praxis als in der Theorie nach allen Richtungen hin fühlbar gemacht.

Laveleye behauptet in der Nationalökonomie nur ein einziges Naturgesetz entdeckt zu haben, dasjenige nämlich, dass der Mensch um zu leben, sich nähren muss. Alles übrige werde durch die Sitten, Gebräuche und Gesetze geregelt, die sich unaufhörlich verändern und, in dem Maasse wie die Gerechtigkeit und die Moral ihre Herrschaft ausdehnen, sich immer mehr von der natürlichen Ordnung entfernen, in welcher die Gewalt und der Zufall herrschen.*)

Die *Ernährung* des Menschen bildet zweifelsohne den Ausgangspunkt seiner ganzen Existenz, die Grundlage zu allen denjenigen social-physiologischen Erscheinungen, welche sich als wirthschaftlicher Wettstreit, Anpassung, Kampf ums Dasein,

*) Em. de Laveleye: Die neuen Ziele der Nationalökonomie und des Socialismus, S. 27.

Vererbung etc. in der Oekonomie der menschlichen Gesellschaft gestalten. Die Ernährung hängt mit der ganzen Production, Vertheilung und Consumtion der Güter und Dienste zusammen. Da jedoch in jeglicher Production, Vertheilung und Consumtion mehr oder weniger der geistige und ethische Factor der menschlichen Natur mitwirkt, so wird die Ernährung stets auch durch die dem Menschen eigenen psychischen Kräfte bedingt. Da ausserdem die physischen Bedürfnisse des Menschen von den psychischen durch keinen plötzlichen und absoluten Uebergang geschieden sind und die meisten Güter und Dienste direct oder indirect zugleich physische und psychische Bedürfnisse befriedigen und in beiden Fällen die *Ernährung* nach denselben Grundgesetzen vor sich geht, so ist auch nach dieser Richtung hin keine Scheidewand zwischen *Natur-* und anderen Gesetzen durchzuführen. Aber ausser der Ernährung giebt es noch andere Erscheinungen, die dem Menschen mit allen übrigen Organismen gemein sind, wie z. B. Zeugung, Vermehrung, Erziehung der Kinder, Wachsthum, Entwickelung etc. Sind diese nicht auch alle auf Naturgesetzen gegründet? Laveleye sagt, dass Sitten, Gebräuche und Gesetze sich unaufhörlich verändern und scheint daher die *Veränderlichkeit* der socialen Erscheinungen als Gegensatz zu den Naturerscheinungen aufzustellen. Als ob diese sich auch nicht stets verändern, als ob auch die Nahrungsverhältnisse des Menschen sich nicht gleichfalls und unaufhörlich umgestalten!

»Wenn es ein Naturgesetz giebt, das unentrinnbar zu sein scheint«, sagt Laveleye weiter*), »so ist es dasjenige, das allen lebenden Wesen gebietet, sich durch ihre eigenen Anstrengungen die Mittel des Daseins zu verschaffen; es ist jedoch dem Menschen gelungen, sich von diesem Gesetz frei zu machen und, in Folge der Sklaverei oder der Leibeigenschaft,

*) Ebendas. S. 27.

hat man die Stärkeren müssig auf Kosten der Schwächeren leben sehen. Ohne Zweifel erfolgt Alles was geschieht, auf Grund gewisser Nothwendigkeiten, die man streng genommen Naturnothwendigkeiten nennen kann; aber eben der Kampf gegen diese Nothwendigkeiten führt die Veränderung und die Vervollkommnung in den menschlichen Gesellschaften herbei.«

Vom Standpunkte Laveleye's handelt es sich also, wie es oft in der Philosophie und in der Socialwissenschaft der Fall ist, um einen Wortstreit. Laveleye versteht unter Naturgesetzen nur diejenigen, welche den anorganischen und den niederen biologischen Erscheinungen zu Grunde liegen. Es frägt sich aber: mit welchem Recht? Ist das thierische und menschliche Nervensystem nicht auch ein Naturproduct? Entwickelt, ernährt es sich nicht nach denselben Gesetzen? Und ist solches mit den höheren Nervenorganen des Menschen, welche sich von den niederen nur durch eine höhere Potenzirung, Differenzirung und Integrirung unterscheiden, nicht gleichweise der Fall? Und ist es bewiesen, dass auch der sociale Organismus ein realer ist, der aus Nervensystem und Zwischenzellensubstanz besteht, so kann es keinem Zweifel unterliegen, dass auch seine physiologische (ökonomische), morphologische (rechtliche) und einheitliche (politische) Entwickelung, in Hinsicht auf Ernährung und Wechselwirkung, denselben allgemeinen organischen Naturgesetzen unterliegt. Die Potenz der Thätigkeit der Kräfte wird nach Maassgabe der Erreichung höherer Entwickelungsstufen von höheren Nothwendigkeiten abhängig, aber die Gesetze sind dieselben und können keine anderen als Naturgesetze sein. Der Zweck dieses Theiles besteht gerade darin, dieses in Hinsicht auf die ökonomische Sphäre der menschlichen Gesellschaft nachzuweisen.

Würde sich die ökonomische Entwickelung der Gesellschaft nicht auf Naturgesetze gründen, so hätten ja die

Communisten und Socialdemokraten recht, eine Umgestaltung der Gesellschaft nach ihren Recepten zu verlangen. Denn wo keine Nothwendigkeit herrscht, muss der freie Wille des Menschen auf gar keine Schranken und Hindernisse stossen, um beliebige Gestaltungen, Verhältnisse und Erscheinungen ins Leben zu rufen. Die Naturgesetze, welche auch der Entwickelung des socialen Organismus zu Grunde liegen, sind es ja gerade, die jene Schranken und Hindernisse bilden. Um so merkwürdiger ist es, dass gerade die Gegner des Socialismus und Communismus es sind, welche das Walten der Naturgesetze in der menschlichen Gesellschaft in Abrede stellen. Das allein beweist hinlänglich, welcher Wirrwarr, welche Unklarheit und welche Widersprüche in den Anschauungen und Auffassungen auf socialem Gebiete herrschen, ein Zustand, welcher nur durch die Anerkennung der Gesellschaft als reales Wesen und durch Anwendung der realgenetischen Methode in der Socialwissenschaft beseitigt werden kann.

Daraus, dass die höheren social-physiologischen Sphären sich nach denselben Gesetzen, wie die niederen entwickeln, folgt nothwendig, dass es unmöglich ist die sogenannte sociale Frage, sogar in ihrer beschränkten, rein materiellen Bedeutung, wie sie von einigen Nationalökonomen aufgefasst wird, von der allgemeinen Frage über die Culturentwickelung der Gesellschaft zu isoliren.

Bilden alle Fragen, welche die moralische, ästhetische, intellectuelle und religiöse Erziehung einer Gesammtheit betreffen, nicht eben solche »*sociale Fragen*«, die der Lösung harren, wie die sociale Frage im oben angeführten beschränkten Sinne? Die Organisation der protestantischen Kirche, die Volkserziehung, der Kampf der Kirche mit dem Staat, die Entwickelung der Wissenschaft und der Künste, die Bedeutung des Theaters, die Entwickelung des guten

Geschmackes etc., sind das nicht alles sociale Fragen, die unter bestimmten Verhältnissen als brennende Lebens- und Culturfragen hervortreten und eine hochwichtige Bedeutung auch für die materielle Existenz Einzelner und ganzer Staaten erhalten können? Die Bedeutung von *socialen* Fragen nur denjenigen beizulegen, welche die Befriedigung materieller Bedürfnisse betrifft, involvirt eine enge und kurzsichtige Auffassung der Entwickelung des socialen Organismus. Die Befriedigung dieser Bedürfnisse mag dringender erscheinen, indem sie meistentheils nur geringen Aufschub zulassen. Ohne Luft kann der menschliche Organismus nur wenige Augenblicke existiren, ohne Essen und Trinken nur wenige Tage. Würde man jedoch die Dringlichkeit der Befriedigung der Bedürfnisse als Maassstab für die Reihenfolge in der Hierarchie der socialen Fragen anerkennen, so müsste das Athmen als Hauptfrage im Gebiete der Nationalökonomie gelten.

Wie tief greift nicht auch ganz besonders der ethische Factor in die materielle Existenz der Einzelnen und Gesammtheiten hinein, wie entscheidend wirkt er nicht bei jeglicher Production, Consumtion und Vertheilung der Güter und Dienste! Der Hauptgrund der einseitigen Folgerungen, welche von der jetzigen Nationalökonomie aufgestellt worden sind, besteht in der Nichtberücksichtigung in gehörigem Maasse gerade dieses Factors.

So bemerkt auch ganz richtig A. Wagner in seiner Rede über die sociale Frage, gehalten auf der freien kirchlichen Versammlung evangelischer Männer 1871 *), dass das ethische Seinsollen der Volkswirthschaft bis jetzt in der Nationalökonomie unberücksichtigt geblieben und daher die Idee einer sittlichen Verantwortlichkeit des Einzelnen, der Gesellschaft, des Staats für die Gestaltung der Wirthschaftsverhältnisse nicht zur Geltung gekommen ist. Für menschliche

*) S. 7.

Handlungen, sagt Wagner, wird die sittliche Verantwortlichkeit nicht beseitigt, auch wenn sie rechtlich erlaubt sind und durch den in uns wohnenden mächtigen, aber keineswegs unüberwindlichen Trieb des wirthschaftlichen Einzelinteresses bestimmt werden. Die gefährlichen sittlichen Consequenzen dieser Auffassung haben sich, nach Wagner, nur zu reichlich gezeigt, — in der Theorie und mehr noch in der Praxis der Volkswirthschaft. »Wie oft«, sagt er, »hat man z. B. neuerdings zu hören bekommen, in der heutigen Volkswirthschaft sei der Begriff des Wuchers nicht mehr haltbar. Allerdings ist der positive Rechtsbegriff Wucher meistens beseitigt. Es fällt mir nicht ein, dies z. B. in Hinsicht der im engeren Sinne sog. Wuchergesetze zu bedauern. Aber der ökonomische und der sittliche Begriff Wucher besteht wahrlich auch heute noch. Ja angesichts so mancher Erscheinungen in der heutigen Volkswirthschaft, z. B. beim Consumtivcreditgeben, beim Productivcreditgeben an kleine oder arme Unternehmer, beim Wohnungsvermiethen in grossen Städten, im Verkehr der Kleinkaufleute besonders mit »kleinen Leuten«, im Börsenverkehr, bei der Gründung von Actiengesellschaften und der Unterbringung von Actien, nicht am Wenigsten auch in den Beziehungen so mancher Arbeitgeber zu ihren Arbeitern, in den Scheusslichkeiten, die bei der Beschäftigung von Kindern in Fabriken vorgekommen sind — wahrlich da klingt es wie Hohn, den Begriff des Wuchers, der schmutzigsten Ausbeutung, der prellerischsten Uebervortheilung zu läugnen. Das ist eine sehr bedenkliche Consequenz einer von jeder ethischen Auffassung losgelösten Nationalökonomie. Was Wunder, dass solchen Extravaganzen des Manchesterthums gegenüber, wobei das Absehen von jeder ethischen Auffassung in der modernen Volkswirthschaft wie selbstverständlich erschien, die wirthschaftlichen Classengegensätze sich so bedauerlich verschärften und selbst die tollsten socialistischen Projecte bei den unteren Classen Anklang finden.«

Auch nach Schulze-Delitzsch und Contzen ist die Auffassung, als ob die sociale Frage nur die Arbeiter und Proletarier berühre und nicht die besitzenden Klassen der Gesellschaft, eine irrige. Die sociale Frage ist, nach diesen Nationalökonomen, vielmehr ihrem Wesen nach eine Existenzfrage der modernen Cultur. »Es handelt sich demnach bei ihr«, sagt Contzen*) »nicht darum, einen speciellen Interessenkampf zwischen Arbeit und Kapital durchzuführen, vielmehr um einen einheitlichen Culturfortschritt der ganzen Gesellschaft, um eine gesunde Organisation des ganzen gesellschaftlichen Lebens, vermöge welcher es jedem Gliede möglich gemacht werden soll, seine natürliche Anlage vollständig zu entfalten, ohne dass dadurch die Grundlage der Existenz anderer verletzt und in ihrer Entwickelung gehemmt werde.« Dabei theilt Contzen die Ansicht Bilinski's, dass die sociale Frage in so viele einzelne Fragen zerfallen muss, als es in der Gegenwart eiternde Wunden am Wirthschafts- und Gesellschaftskörper der Völker gibt. Die Arbeiter-, die Wohnungs- und die Frauenfrage, sowie die Lehrerfrage spielen dabei, nach Contzen, die hauptsächlichsten Rollen in der Gegenwart. Auch die Armen- und Waisenpflege bilden einen integrirenden Bestandtheil der socialen Frage; endlich liegt innerhalb ihres Gebiets ein bedeutender Theil der Bevölkerungs- und Gesundheitspflege.**)

Es frägt sich nun aber: was soll man sich überhaupt unter den Worten: *Lösung* der socialen Frage denken?

Darauf antworten wir, dass eine definitive Lösung überhaupt unmöglich ist, indem eine solche Lösung den Begriff der Erreichung einer absoluten Vollkommenheit in sich schliesst und folglich einen definitiven Stillstand in der Bewegung der Kräfte, im Entwickelungsgange des socialen Lebens voraussetzt.

---

*) H. Contzen: Ueber die sociale Bewegung der Gegenwart, S. 89.

**) Ebendas.

Es kann nur Eine Lösung geben und diese kann nur in dem fortschreitenden Uebergange aus einem niederen Stadium in ein höheres, nur in einem beständigen Fortschreiten bestehen. Mit anderen Worten, alle socialen Fragen müssen stündlich und täglich, immerwährend, durch eine fortschreitende Entwickelung der socialen Kräfte gelöst werden.

Damit jedoch die neuere Socialwissenschaft keine übertriebenen Ansprüche und Hoffnungen erwecke, die unausbleiblich zu Enttäuschungen und Beschuldigungen führen werden, muss die *Erforschung* der socialen Gesetze von der *Anwendung* derselben, die Wissenschaft von der Kunst streng unterschieden werden. Nur durch das Auseinanderhalten dieser beiden Begriffe und Gebiete wird die Socialwissenschaft im Stande sein sich über alle vorübergehenden Tagesfragen und Parteistreitigkeiten zu stellen, sowie übermässigen und unausführbaren Anforderungen auszuweichen.

So sagt auch Bamberger:*)

»Verliert man nur einmal den Sinn für die Unterscheidung zwischen Wissen und Können, glaubt man das Leben machen zu können, weil man seine Erscheinungen in Gesetze gebracht hat, so ist dem Selbstvertrauen keine Schranke mehr gezogen. Je ferner man dann dem Leben steht, desto zuversichtlicher wird man an die Arbeit gehen, desto gleichgültiger wird man auf die gegebenen Verhältnisse herabsehen. Nur wo es sich um die Aufgaben der Naturforschung im strengsten Sinn des Wortes handelt, kann das Probiren mit dem Studiren verbunden werden. Im Gegensatz hierzu stehen die Aufgaben der Wissenschaft vom Staat und von der Gesellschaft, denn diese hat ihrem Inhalt gemäss keine Objecte zur Verfügung, an denen sie, wie die Naturforschung, Experimente im kleinen anstellen könnte. Bereitet doch selbst auf dem physikalischen

*) L. Bamberger: Deutschland und der Socialismus, S. 84.

oder chemischen Gebiet der Versuch im Laboratorium noch gar oft Enttäuschungen für die Ausführung in der Praxis. Das ist z. B. in der Metallurgie eine feststehende Erfahrung. Gäbe es Staaten, die sich, wie Frösche und Hunde, zu Versuchen eigneten, so hätten wir auch nichts dagegen, dass socialistische Experimente mit ihnen angestellt würden. Weil dies aber nicht der Fall ist, müssen wir das Leben im grossen vorangehen lassen. Doch nicht so urtheilten Die, welche sich verpflichtet hielten, die Wissenschaft mit der Aufgabe grosser socialer Reformen zu belasten. Weil sich historisch nachweisen lässt, dass das Eigenthum nicht immer und überall nach denselben Modalitäten anerkannt worden ist, dass im Lauf der Zeit Freiheit und Unfreiheit des Verkehrs in verschiedenen Maassen gegolten haben, wurde der Anspruch erhoben, von doctrinswegen das Eigenthum modificiren und abschaffen, dem Verkehr seine Bahnen und Ziele vorschreiben zu können. Weil dieselbe spontane Kraft, welche die Lebensformen und Functionen der Gesellschaft ins Dasein gerufen hat, sie allerdings auch umgestaltet im Lauf der Zeiten, glaubte man sich an deren Stelle setzen und einen selbsterfundenen Mechanismus einfügen zu dürfen. Man folgte dabei zwar dem Anstoss, welchen der abstracte Rationalismus der französischen Socialisten seit einem halben Jahrhundert gegeben hatte; aber weil man dies sich selbst nicht eingestehen durfte, legte man sich den Titel und Charakter einer »historischen Schule« zu. Die unhistorischste Auffassung des wissenschaftlichen Berufs vindicirte sich den Namen der hervorragend historischen.«

Die Gesellschaft hat lange gelebt und dabei sich fortschreitend entwickelt ohne eine bewusste Erkenntniss der socialen Gesetze zu haben und es wird auch künftig theilweise so sein, ebenso wie auch das Thier nach den Gesetzen der Mechanik sich bewegt ohne sie zu kennen, wie es verdaut ohne eine Ahnung der physiologischen Gesetze zu haben etc.

Aber was früher unbewusst geschehen war, kann theilweise bewusst gethan werden. Dieses kann ganz besonders in Hinsicht auf die Gesellschaft der Fall sein, indem im socialen Organismus bereits die elementaren Bestandtheile, die menschlichen Individuen nämlich, mehr oder weniger bewusst wirkende Einheiten darstellen. Die Magenzelle verdaut unbewusst, die Hirnzelle wird aber durch halbbewusste Vorstellungen erregt und angeregt; das Individuum in der Gesellschaft tritt nach Maassgabe der geistigen Entwickelung als eine mehr oder weniger bewusste Einheit hervor. Eine bewusste Anerkennung der socialen Gesetze muss und wird also für die sociale Entwickelung eine noch viel höhere und tiefgreifendere Bedeutung haben als die Ergründung der physischen Gesetze für die materielle Entwickelung des Menschen gehabt haben. Nur durch Feststellung der socialen Gesetze wird man auch die Zukunft voraussehen und ergründen können. Bis dahin musste sie etwas Unberechenbares darbieten.

Von einer stets fortschreitenden Entwickelung hat die Menschheit von jeher eine dunkle Ahnung gehabt, hat von jeher ein wenn auch dumpfes und unbewusstes Streben und Hoffen auf Erreichung höherer Entwickelungsstufen, auf Verwirklichung ihrer Ideale gehegt. Es gilt jetzt diese grosse Wahrheit auch wissenschaftlich zu begründen, sie nicht blos als ein Phantasiegebilde, als eine Täuschung der Sinne, als eine dumpfe Ahnung des menschlichen Herzens, sondern als ein *real* begründetes, zu einem *realen* Ziel strebendes Bedürfniss, als eine, *reale* Zwecke verfolgende Bewegung anzuerkennen. Und durch diese Anerkennung wird denn auch der *Friede* im Grossen und Ganzen zwischen materialistischer und idealistischer Weltanschauung begründet und gesichert werden. Bei tieferer und umfassender Auffassung dieser Wahrheit werden die Streitigkeiten sich höchstens nur auf unwesentliche Fragen, auf einzelne dunkle Punkte und noch unerforschte

Sphären der menschlichen Erkenntniss beziehen, nicht aber auf die Grundlage selbst der Auffassung der Erscheinungswelt. Der Gegensatz, welcher im Leben sich stets zwischen dem geistigen Streben des Menschen und seinen materiellen Existenzbedingungen kund gethan hat, wird alsdann nicht als ein absoluter Widerspruch zwischen Geist und Kraft, zwischen Seele und Leib, zwischen Religion und Naturkunde, sondern als ein Gegensatz aufgefasst werden, welcher durch die ganze Erscheinungswelt zwischen jeglichem höheren und niederen Leben sich kund thut. Wie auf der Oberfläche unseres Planeten das organische Leben auf Kosten des anorganischen, das thierische Leben auf Kosten des pflanzlichen sich entwickelt hat; wie jede höhere Ordnung in der organischen Welt mit den niederen in stetem Kampfe begriffen ist; wie im Schoosse auch eines jeden Einzelorganismus die höher entwickelten und potenzirten Zellen, Gewebe und Organe in steter gegensätzlicher Spannung den niederen gegenüber stehen und in Folge und auf Grundlage dieses Antagonismus sich höher entwickeln, — die Thierzellen im Gegensatz zu den Pflanzenzellen, das Nervensystem im Gegensatz zu den anderen Geweben, das Gehirn im Gegensatz zu dem sympathischen Gangliensystem, — so geht es dem Wesen nach auch im Schoosse der menschlichen Gesellschaft vor sich. Fasst man diesen Gegensatz als eine absolute Feindschaft, als eine unübersteigliche Kluft auf, wie es bis jetzt meistentheils geschehen ist, so ist der Friede im Innern des Menschen und nach aussen hin gebrochen. Der Gegensatz hört aber auf ein bellum omnium contra omnes zu sein, sobald er als ein relativer anerkannt wird. Durch die Anerkennung der menschlichen Gesellschaft als reales Wesen ist nun gerade dasjenige Mittelglied gefunden, welches die bis jetzt als unübersteiglich und unversöhnlich anerkannten Gegensätze in Philosophie, Moral, Gesellschaft und Religion der Naturkunde gegenüber auszugleichen und zu vermitteln hat. Die Ergründung der ökonomischen Entwickelung der menschlichen Gesellschaft in Analogie der functionellen Thätigkeit der pflanzlichen und thierischen Einzelorganismen kann diese Annäherung, diesen Anschluss nur noch befördern und klarer ins Bewusstsein treten lassen.

Aber man missverstehe uns nicht. Indem wir alles Werden in der Erscheinungswelt als eine, auf relative Unterschiede begründete hierarchische Potenzirung derselben ideal-realen Kräfte anerkennen, fassen wir diese Kräfte immer nur in ihren Beziehungen zu unserem eigenen, in Raum und Zeit in die Erscheinung getretenen ideal-realen Organismus auf. Nur diese *Beziehungen* sind unseren Sinnen und unserer Erkenntniss zugängig und eben aus diesem Grunde kann unser Wissen auch nur ein relatives sein. Was die in die Erscheinung tretenden ideal-realen Kräfte an und für sich, was wir selbst unserem Wesen nach sind, diese Erkenntniss liegt ausserhalb unserer Begriffssphäre. Das absolut Ideale, das absolut Reale sind keine Begriffe mehr: sie liegen über die äussersten Grenzen des menschlichen Erkenntnissvermögens hinaus, sie gehören nicht mehr dem Gebiete der Wissenschaft an. Mit ihnen beginnt das Reich des Absoluten, wie es die Philosophie bezeichnet, die Wesenheit Gottes, wie es die Religion lehrt.

Inhaltsverzeichniss.

I.

Bedeutung der socialen Physiologie. Social-physiologische Analogien.

Auf Grundlage der Descendenztheorie sind alle Organismen, welche jetzt die Erde bewohnen und welche sie zu irgend einer Zeit bewohnt haben, im Laufe sehr langer Zeiträume durch allmälige Umgestaltung und langsame Vervollkommnung aus einer geringen Anzahl von gemeinsamen Stammformen (vielleicht selbst aus einer einzigen) hervorgegangen, welche als höchst einfache Urorganismen vom Werthe einer einfachsten Plastide (Moneren) durch Autogonie aus unbelebter Materie entstanden sind.*)

Indem Häckel in dieser Thesis den Inhaltskern der Descendenztheorie zusammenfasst, spricht er noch den wichtigen Grundsatz aus, dass die Descendenztheorie die wissenschaftliche Begründung der gesammten Entwickelungsgeschichte durch das allgemeine Causalgesetz ist.

Durch seine später veröffentlichte Gasträatheorie, in welcher Häckel alle niederen Thiere aus der Bildung und Wechselwirkung der beiden Urkeimblätter, des Exoderms und Entoderms, ableitet, hat Häckel die Entwickelung des Thierreichs Schritt vor Schritt in seinen einfachsten Formen verfolgt. Das Exoderm ist das animale Primitiv-Organ, das Organ der Bewegung und Empfindung, der Deckung und Skeletbildung; das Entoderm (mit der von ihm umschlossenen Urdarmhöhle) ist das vegetative Primitiv-Organ, das Organ der Nahrungsaufnahme, Verdauung, Ausscheidung und wahrscheinlich auch der Fortpflanzung.**)

---

*) E. Häckel: Generelle Morphologie, Bd. II, S. 148.

**) E. Häckel: Biologische Studien, Heft II, S. 264.

Nach Maassgabe der allmäligen Entwickelung der Thierwelt im Laufe der Aeonen, sind nun, nach Häckel, die verwickeltsten Beziehungen zwischen den verschiedenen Producten der primären Keimblätter eingetreten. »Nicht allein die Arbeitstheilung,« sagt er, »sondern auch der Arbeitswechsel hat hier vielfach die Organe und Gewebe auf das Mannigfaltigste modificirt.« Namentlich hebt Häckel den Umstand hervor, dass die Keimblätter vielfach stellvertretend oder vicariirend sich ersetzt und ihre Functionen sich wechselseitig übertragen haben. »Alle diese verwickelten Verhältnisse sind aber,« sagt er, »erst später entstanden, sind *secundärer*, abgeleiteter Natur. In den *primären*, ursprünglichen Verhältnissen, wie sie uns die Gasträaden und Hydroiden bis auf den heutigen Tag bewahrt haben, sind sowohl in physiologischer, als auch in morphologischer Beziehung, sowohl in organologischer als histologischer Bedeutung *die beiden primären Keimblätter*, *die wahren Primitiv-Organe des Metazoen-Organismus.*« *)

Da nun aber ein jeder Einzelorganismus in kurzen Abschnitten alle niederen Stadien der paläontologischen Entwickelung seiner Vorfahren während seiner embryologischen Entwickelung durchläuft, so bildet sich auch der Embryo eines jeden höheren Thieres, wie auch des Menschen, ursprünglich aus den beiden Primitiv-Keimblättern und differenzirt sich allmälig zu den höheren Stufen hinauf. Diese Differenzirungen werden nach den letzten Beobachtungen Häckel's durch zwei Momente bedingt: einerseits durch die verfrühte oder verspätete Ausbildung einiger Theile der Primitiv-Keimblätter (Heterochronie); andererseits durch Zellenwanderungen und Zellenverschiebungen innerhalb der primären und secundären Keimblätter (Heterotopien). **)

Die ganze Mannigfaltigkeit sowohl der Pflanzen- als auch der Thierwelt wird dabei durch die Wechselwirkung zweier physiologischer Functionen bedingt, die allen Organismen eigen sind: durch die *Anpassung* und *Vererbung.*

Es fragt sich nun: wo sind die Ursachen der *Veränderlichkeit* sowohl der einzelnen Individuen, als auch der Species und Ordnungen zu suchen? Es unterliegt wohl keinem Zweifel, dass die Quelle der Modificationen der Organismen in der *physiologischen* Sphäre zu suchen ist.

*) Ebendas. S. 264.

**) Ebendas. S. 72.

So sagt auch Häckel:*)

»Alle, auch die verschiedenartigsten und scheinbar von der Ernährungsfunction unabhängigsten Anpassungs-Erscheinungen sind physiologische Functionen, welche sich in letzter Instanz als Ernährungs-Veränderungen des Organismus nachweisen lassen. Wenn wir sagen, dass diese oder jene Veränderung des Körpers durch Uebung, durch Gewohnheit, durch Wechselbeziehungen der Entwickelung u. s. w. entstehe, so erscheint es zunächst, dass diese Ursachen der Anpassung ganz selbständige organische Functionen seien. Sobald wir aber denselben näher nachgehen und auf den Grund derselben zu kommen suchen, so gelangen wir zu dem Resultate, dass alle diese Functionen ohne Ausnahme zuletzt wieder von der Ernährungsfunction abhängig sind. Die Veränderlichkeit und Anpassungs-Fähigkeit ist also keineswegs eine besondere organische Function, wie dies sehr häufig angenommen wird. Vielmehr ist es sehr wichtig festzuhalten, dass alle Anpassungs-Erscheinungen in letzter Instanz auf Ernährungs-Vorgängen beruhen, und dass die materiellen, physikalisch-chemischen Processe der Ernährung ebenso die mechanischen *Causae efficientes* der Anpassung und der Abänderung sind, wie die materiellen physiologischen Processe der Fortpflanzung die bewirkenden Ursachen der Vererbung sind.«

Weiter bezeichnet Häckel die Ernährung als diejenige physikalisch-chemische Leistung der Organismen, welche dieselben am durchgreifendsten von den Anorganen unterscheidet. »Die Selbsterhaltung der organischen Individuen,« sagt er,**) »ist nur durch den mit der Ernährung unzertrennlich verbundenen Stoffwechsel möglich, während die Selbsterhaltung der anorganischen Individuen (Krystalle u. s. w.) gerade umgekehrt nur durch den Ausschluss jedes Stoffwechsels, durch das Beharren in der durch das Wachsthum erlangten Form möglich ist.«

Aus den obigen Sätzen leitet nun Häckel folgende Thesen ab:

»*Jede Anpassungs-Erscheinung (Abänderung) der Organismen ist durch die materielle Wechselwirkung zwischen der Materie des Organismus und der Materie, welche denselben als Aussenwelt umgiebt, bedingt, und der Grad der Abänderung (d. h. der Grad*

*) E. Häckel: Generelle Morphologie, Bd. II, S. 192.

**) Ebendas. S. 193.

der morphologischen und physiologischen Ungleichheit zwischen dem abgeänderten Organismus und seinen Eltern) steht in geradem Verhältnisse zu der Zeitdauer und zu der Intensität der materiellen Wechselwirkung zwischen dem Organismus und den veränderten Existenzbedingungen der Aussenwelt.« *)

So wie hinsichtlich der Einzelorganismen alle Erscheinungen auf physiologische Verrichtungen zurückzuführen sind, so müssen auch alle socialen Erscheinungen in der menschlichen Gesellschaft auf dem Wege ökonomischer Processe, als ihren ursprünglichen Quell, verfolgt werden, und solches sowohl paläontologisch, d. h. im Nacheinander der geschichtlichen Entwickelung, als auch specifisch, im Nebeneinander der jetzt auf den verschiedensten Stufen der Entwickelung lebenden socialen Gesammtheiten, endlich ontologisch, d. h. im Uebereinander der noch jetzt existirenden oder bereits untergegangenen, verschiedenartig geschichteten socialen Gemeinschaften. Alle morphologischen Gestaltungen (rechtliche Beziehungen, Rechtsverhältnisse) und alle tektologischen Vereinheitlichungen (politische Formen, Staatenbildungen) rühren auch in der socialen Sphäre von der Wechselwirkung zwischen Individuen und socialen Gesammtheiten unter sich und mit der Zwischenzellensubstanz im engeren Sinne, als Werthe, und im weiteren Sinne, als Aussenwelt, her. Eine jede Wechselwirkung besteht aber, wie wir bereits im dritten Theile unseres Werkes (S. 208 und ff.) hervorgehoben haben, nach beiden Richtungen hin in einem Austausche von Gütern und Diensten, d. h. in einer ökonomischen Wechselwirkung. Die ganze Cultur war ursprünglich eine Magenfrage und sie ist es in Hinsicht auf die niederen Schichten der Gesellschaft auch noch jetzt. Die höheren Bedürfnisse, Anlagen und Strebungen des Menschen haben sich nur allmälig nach langen Kämpfen aus den niederen potenzirt und ihre Entwickelung, Befriedigung, Rückbildung und Hemmung werden auch noch jetzt bis in die höchsten Sphären hinauf durch Austausch von Diensten und Gütern, d. h. auf Grundlage ökonomischer Gesetze bedingt. Auf diesen Gesetzen fussen auch noch jetzt alle rechtlichen Beziehungen und das politische Leben sogar der höchsten Culturstaaten, wie das Leben der höchsten Einzelorganismen sich auf die *physiologische Thätigkeit* der Nerven, Muskeln u. s. w. gründet.

---

*) Ebendas. S. 195.

Häckel hebt ganz richtig hervor, dass bis jetzt fast ausschliesslich nur die Morphologie, die Wissenschaft von den organischen Formen, sich mit der Entwickelungsgeschichte beschäftigt hat. Die eigentliche Physiologie, die Wissenschaft von den organischen Functionen, hat sich um die Entwickelungsgeschichte nur sehr wenig, ja gar nicht gekümmert. Nach Häckel müsste jedoch die Physiologie dieselbe Bedeutung für die Entwickelungsgeschichte der Functionen oder für die Physiogenie besitzen, wie diejenige der Formen für die Morphologie. Auch im Gebiete der ersteren, wie dieser, muss die Keimesgeschichte der Stammesgeschichte entsprechen, d. h. der Entwickelungsgang der Lebensthätigkeiten des Einzelnen oder Physiogenie im engeren Sinne (Physiontogenie) der Entwickelungsgeschichte der Functionen der ganzen Stammesreihe oder der Physiophylie.*)

Häckel bemerkt:

›Welche ungeheure Ausdehnung zeigt uns aber dies noch so wenig bebaute Gebiet, wenn wir bedenken, dass jede Lebensthätigkeit, jede physiologische Function bei den Thieren und Pflanzen ebenso wie beim Menschen ihre eigene *Geschichte* hat, dass eine jede sich *historisch entwickelt* hat! Welches interessante Object der Forschung bietet da z. B. die Phylogenie (oder genauer die Physiophylie) der Bewegungen! Wie anziehend und lehrreich gestaltet sich diese Aufgabe allein innerhalb der Wirbelthierreiche, wo der aufrechte Gang des Menschen zunächst zurückzuführen ist auf die kletternde Locomotion der baumbewohnenden Affen, weiterhin auf die Bewegungsform der übrigen landbewohnenden Säugethiere, die auf allen Vieren laufen. Diese ist wieder ererbt von den Amphibien, die ihrerseits theils laufen, theils schwimmen, und die aus den wasserbewohnenden Dipneusten und Fischen hervorgegangen sind. Bei diesen letzteren wird sich dann die Ruderbewegung der Flossen als die Urform der Locomotion herausstellen, aus welcher auch die Ortsbewegung des Menschen ursprünglich hervorgegangen ist.‹ **)

Auch auf dem socialen Gebiete hat sich die Entwickelungsgeschichte bis jetzt mehr auf die Morphologie, die Formenlehre, als auf die Physiologie, die Functionslehre, sowohl in der politischen, als auch der rechtlichen und ökonomischen Sphäre

*) E. Häckel: Ziele und Wege der heutigen Entwickelungsgeschichte, S. 92.

**) Ebendas. S. 93.

gestützt: in der politischen — mehr auf die äussere Gestaltung der staatlichen Organe, als auf ihre Thätigkeitsäusserungen; in der rechtlichen — mehr auf die formelle Seite des Rechtes und die Constitution der Gerichtsbehörden, als auf die Functionirung derselben; in der ökonomischen mehr auf die äussere Abgrenzung des Eigenthums, auf die äussere Bedeutung der Gesetze der Nachfrage und des Angebotes, eines rein formellen Gesetzes, als auf die physiologische Lebensthätigkeit des socialen Organismus. —

Aus demselben Grunde hat man auch die ganze Entwickelungsgeschichte der Gesellschaft mehr auf morphologischem als auf physiologischem Wege durchzuführen gesucht. Gleich der natürlichen ist daher auch die sociale Physiogenie noch zu schaffen und mit der socialen Physiophylie in Einklang zu bringen. —

In Hinsicht auf die Folgen der Ernährungsmodificationen unterscheidet Häckel zwei Fälle:

Entweder erleidet ein Organismus durch die Wechselwirkung mit der umgebenden Aussenwelt solche nutritive Veränderungen, welche unmittelbar in seiner eigenen Formbildung, als directe Anpassung, in die Erscheinung treten. Hierher gehören die meisten Fälle individueller Abänderungen, welche man gewöhnlich als Anpassung im engeren Sinne bezeichnet.

Oder ein Organismus erleidet durch Wechselwirkung mit der umgebenden Welt nutritive Veränderungen, welche nicht in seiner eigenen Formbildung, sondern erst mittelbar in der Formbildung seiner Nachkommenschaft, als indirecte Anpassung, in die Erscheinung treten. Das ist das Gesetz der indirecten oder potentiellen physiologischen Anpassung.*)

Ausserdem unterscheidet Häckel von der einfachen Anpassung, welche durch die Beziehungen zwischen Organismus und Aussenwelt bedingt wird, noch die sogenannte cumulative Anpassung, welche durch die Wechselwirkung der einzelnen Zellen und Theile desselben Organismus untereinander, so wie durch die Wechselwirkung zwischen den Zellen und Zellengeweben und der Zwischenzellensubstanz bedingt wird. Die Folgen dieser Anpassung fasst Häckel in folgenden Thesen zusammen:

Alle Abänderungen, welche in einzelnen Theilen des Organismus durch cumulative oder sonstige Anpassung entstehen, wirken

*) Ebendas. S. 201.

dadurch auf den Organismus und oft besonders noch auf einzelne bestimmte Theile desselben zurück, und bewirken hier Abänderungen, welche nicht unmittelbar durch jene Anpassung bedingt sind. —

Gleiche Theile, welche in Mehrzahl in dem Organismus verbunden sind, erleiden ungleiche Abänderungen, indem dieselben in verschiedenem Grade der cumulativen Anpassung unterliegen.

Alle Organismen können zeitlebens, zu jeder Zeit ihrer Entwickelung und an jedem Theile ihres Körpers, neue Anpassungen erleiden; und diese Abänderungsfähigkeit ist unbeschränkt, entsprechend der unbeschränkten Mannichfaltigkeit und beständigen Veränderung der auf den Organismus einwirkenden Existenzbedingungen.*) — Auch die socialphysiologische Anpassung muss als eine unmittelbare oder potentielle, als eine einfache oder cumulative aufgefasst werden, wie wir solches weiter im Kap. IV auseinandersetzen werden.

Nachdem wir somit die Bedeutung der physiologischen Thätigkeit als Grundlage des organischen Lebens überhaupt hervorgehoben haben, suchen wir uns Rechenschaft zu geben über jene Thätigkeit selbst, d. h. über das, was man überhaupt unter Ernährung im umfassendsten Sinne dieses Wortes versteht, mit speciellem Hinweis auf die zwischen den Einzelorganismen und dem socialen Organismus auch auf physiologischem Gebiete hervortretenden realen Analogien. —

Indem Liebig von der Lavoisier'schen Darstellung des animalen Stoffumsatzes, als von einer durch den eingeathmeten Sauerstoff vermittelte Verbrennung, ausging, nahm er an, dass der Ernährungsvorgang *zwei principiell getrennten Aufgaben* zu genügen habe: der der *Organ-* und der der *Wärmebildung*. Demgemäss theilt Liebig die Nahrungsmittel in zwei Hauptkategorien ein: in die *organbildenden* oder *plastischen* (Albuminate) und in die *wärmebildenden* oder *respiratorischen* Stoffe (Kohlenhydrate, Fette). »Diese in ihren Hauptsätzen charakterisirte, sogenannte alte Liebig'sche Theorie« bemerkt nun ein neuerer Physiolog »musste aber nach den Aufschlüssen, welche die mechanische Wärmetheorie und die Lehre von der Molecular- Structur und Bewegung der Organismen gaben, erweitert werden und

*) Ebendas. S. 216 und ff.

gipfelt nun in ihrer neuen Fassung, an welcher Liebig selbst den thätigsten Antheil nahm, in folgenden Sätzen:‹

›Die Aufgaben der Ernährung sind zweierlei Art:

1) *Der Aufbau und die Erhaltung des Körpers, des Organs, des Arbeitsinstruments.*

2) *Die Zufuhr und Verwendbarmachung von Spannkräften zur Unterhaltung der Kraftproductionen des Gesammtkörpers und seiner Organe, d. h. Erzeugung von Wärme, Elektricität, mechanischer Arbeit.*‹

Hiernach ist der Begriff des Nahrungsstoffes nach demselben Physiologen folgendermassen zu definiren:

›1) Alle Stoffe, welche Spannkräfte enthalten, die der Organismus für seine Kräfteproduction freimachen kann, so wie die, welche diese Befreiung im Organismus ermöglichen, sind *Nahrungsstoffe.*‹

›2) Alle Stoffe, die sich an dem normalen Organaufbau betheiligen, auch wenn sie dem Organismus direkt keine verwendbaren Spannkräfte liefern sollten, müssen ebenfalls als *Nahrungsstoffe* bezeichnet werden.‹

Indem der Verfasser alle organischen und anorganischen Nährstoffe unter diese Gesichtspunkte vereinigt, deutet er noch an, dass die verschiedenen Körperstoffe und Nährstoffe sich in Bezug auf die Gesammtkraftproduction des Körpers in gewissen Grenzen gegenseitig ersetzen und dass hiernach die Bemessung der Nahrungsmenge einmal die *Arbeitsleistung* und das anderemal die *Organbildung* zu berücksichtigen hat.*)

Wenden wir uns zum socialen Organismus, so finden wir, dass auch in Hinsicht auf den letzteren alle Veränderungen, sei es nach innen oder nach aussen, ursprünglich auf physiologische (ökonomische) Functionen zurückgeführt werden müssen. Das Erste was einem jeden Individuum obliegt, um seine Existenz zu wahren und seine Kräfte zu entwickeln, ist die Befriedigung der nothwendigsten Bedürfnisse. Noch ehe der Mensch sich in irgend welche Rechtsverhältnisse fügte, bevor er sich zu irgend einer politischen Einheit bekannte, consumirte und producirte er bereits Gebrauchswerthe und die Art und Weise der Consumtion und Production derselben war es, die später die morphologischen (rechtlichen) und tektologischen (politischen) Entwickelungsphasen bedingte. —

*) Ausland. 1877. S. 479. (Ranke: Die Ernährung des Menschen im 19. Bande der „Naturkräfte“.)

Auch die physiologische Thätigkeit des socialen Organismus muss einerseits Ansammlung von Spannkräften und Arbeitsfähigkeit, andererseits aber Organenaufbau und Organbildung zum Zweck haben und nur solche Gebrauchswerthe, die einem dieser Zwecke oder beiden zugleich entsprechen, können als sociale Nahrungsstoffe anerkannt werden. —

So sagt auch Schaeffle: *)

›Die wirthschaftlichen Güter können, und diess ist eine vom Socialismus verwerthete Grundvorstellung der Nationalökonomie, nach dem wirthschaftlich wesentlichen Moment ihres Werdens als Aequivalente geopferter Lebenskraft, als *Arbeitsquanta* angesehen werden. Robbenfelle und Corsetten, Thran und Kölnisch Wasser, Knödel und Trüffeln haben gemeinsame Herkunft aus der Arbeit, und eine wirthschaftlich grundwesentliche Rücksicht ist es, *wie viel* durch Arbeit vermittelte Lebensaufopferung jedes der in äusserlicher Erscheinung so verschiedenartigen Lebenswerkzeuge repräsentire. Im Güterverkehr werden Arbeitsquantitäten umgesetzt, und wer im Tausche durch irgend ein Gut mehr entäusserte Lebenskraft und Lebensanwartschaft weggiebt, als er Anwartschaft auf erneuerte Lebenskraft im Tauschäquivalent zurückempfängt, verliert Leben. Eine Arbeiterbevölkerung z. B., die für ihre beseelten Producte, die Arbeitsdienste, im Lohn beharrlich weniger Geldanweisung auf Lebensmittel zurückerhält, als sie für die gegen Lohn verkaufte Arbeitskraft an Unterhaltungsmitteln aufwenden muss, wird langsam von denjenigen aufgezehrt, welche die Frucht fremder Arbeit ohne entsprechende Aequivalente ziehen.‹ —

Diese *Aequivalente* werden objectiv in Hinsicht auf den Tauschwerth durch den Preis bestimmt und bedingt. Da aber der Tauschwerth als Preis auf Zahlenverhältnissen beruht und letztere immer auf mechanische Beziehungen zurückzuführen sind, so findet im Schoosse der Gesellschaft beim Tausch der Werthgegenstände und Dienste ein Umsatz psychischer und physischer Arbeit in mechanische Bewegung statt, die ihrerseits nach aussenhin auf andere Bewegungen stösst, mit diesen in Kampf geräth und so das Gleichgewicht herzustellen bestrebt ist.**) Auch in Hinsicht auf die Einzelorganismen besteht die Auslösung von Spannkräften

*) Schaeffle: Kapitalismus und Socialismus S. 17.

**) Vergl. Bd. III, S. 334.

im Umsetzen höherer Potenzirungen in mechanische Bewegungen, und umgekehrt die Ansammlung von Spannkräften in der Potenzirung letzterer. Subjectiv wird dagegen sowohl die Ansammlung und Auslösung von Spannkräften, als auch die Organbildung sowohl in social-physiologischem Sinne als auch in Hinsicht auf die Einzelorganismen durch den Gebrauchswerth bestimmt, wie wir es bereits im III. Bd. auseinandergesetzt haben.*) Dabei muss man aber, wie G. Jäger, zweierlei physiologische Funktionen unterscheiden: die *elementaren*, d. h. die, welche jedem Protoplasmastück oder jeder einzelnen Zelle zukommen, und die sociologischen, die bei den Multicellulaten damit gegeben sind, dass ihr Leib ein nach dem Princip der Arbeitstheilung organisirter Staat aus different gewordenen Protoplasmastücken ist. G. Jäger hebt hervor, dass er häufig genöthigt war, aus den sociologischen Eigenschaften auf elementare zu schliessen, woher denn auch die Gefahr zu Fehlschlüssen für ihn stets vorhanden war. Denselben Vorbehalt müssen wir in Hinsicht auf unsere socialphysiologische Betrachtungen nur im umgekehrten Sinne machen, nämlich dass die Gefahr der Fehlschlüsse für uns vorzüglich darin bestehen wird, dass wir aus den elementaren, d. h. den individuellen Functionen auf die sociologischen werden schliessen müssen.

Machen wir nun in der Durchführung der Analogien einen Schritt weiter.

›Wie kommt es‹ fragt G. Jäger, ›dass das Fleisch des fischfressenden Vogels sich nicht in Fischfleisch, das des wurmfressenden Fisches nicht in Wurmfleisch, das des diatomeenfressenden Protisten sich nicht in Diatomeenprotoplasma verwandelt?‹ **)

Zur Erklärung dieser Erscheinung stellt Jäger folgende Hypothese auf:

›Die Albuminate, welche wir in den verschiedenen Thieren antreffen, sind nicht völlig einander gleich, sondern bestehen aus einem wahrscheinlich bei allen Albuminaten gleichen Kern, mit welchem Atomgruppen verbunden sind, die bei ihrer Loslösung aus dem Eiweissmolekül als die specifischen Geschmack- und Geruchstoffe entweichen und dann durch andere zwar ähnliche, aber doch verschiedene Atomgruppen ersetzt werden können.‹

*) Vergl. Bd. III. S. 253.

**) G. Jäger: Physiologische Briefe, (Kosmos 1877. S. 18, Heft I.)

Der Process der Assimilation bestände somit nach Jäger darin: 1) dass bei der Verdauung die Albuminate ihrer *Specifität entkleidet* werden, indem sich ihr Molekül in zwei Atomgruppen hydrolytisch spaltet; die eine bei allen Albuminaten gleiche Atomgruppe wäre das *Eiweisspepton*, die andere Atomgruppe wären die specifischen Geruch- und Geschmackstoffe. 2) Während die letzteren ausgestossen werden, und unter den Fäcalstoffen sich, wenn auch vielleicht in etwas veränderter Form, als Fäcalgeruch (und Geschmack) finden müssen, tritt das Pepton in das lebendige Protoplasma ein, trifft dort auf die specifischen Geschmack- und Geruchstoffe des Nahrungsnehmers, die bei den Krafterzeugungsvorgängen die begleitende Eiweisszersetzung gebildet haben, und tritt mit ihnen unter Wasserabgabe zusammen, um wieder Eiweiss zu bilden, aber das *specifische des Nahrungsnehmers.* *)

Diese Thesis könnte man noch kürzer in den Worten zusammenfassen: eine jede Verdauung in ihrer umfassendsten Bedeutung besteht darin, dass der Nahrungsnehmer, er sei nun Pflanze oder Thier, die Nahrung, sie bestehe nun aus einem pflanzlichen oder thierischen Protoplasma, zuvor *entspecificirt* und alsdann *assimilirt*, d. h. in sein eigenes specifisches Protoplasma umwandelt. —

Welche socialphysiologischen Vorgänge entsprechen nun diesen Umwandlungen der Protoplasmen aus einer specifischen Form in eine andere, die des Nahrungsnehmers?

Im dritten Theile unseres Werkes haben wir bereits festgestellt, dass ein jedes sociale Gewebe ein psychophysisches ist, indem es durch directe oder indirecte Nervenreflexe als Gesammtheit zusammengehalten wird, und dass die Reflexe als Bindemittel für die verschiedenen socialen Einheiten (Familie, Korporation, Stand, Nation, Staat), abgesehen von einzelnen rein mechanischen oder chemischen Berührungen, dieselbe Bedeutung haben, wie die physiologische Wechselwirkung zwischen den Zellen der Einzelorganismen. Daher erhält im socialen Leben die physiologische Entspecificirung und Assimilation der Zellen, wenn man ihre gegenseitige Wechselwirkung als Theile des socialen Organismus betrachtet, vorzugsweise die Bedeutung der psychophysischen Entspecificirung und Assimilation der höheren Nervenelemente, von

*) Ebendas. S. 19.

welchen die directen und indirecten Nervenreflexe ausgehen. Nur bei den niederen socialphysiologischen Functionen kommt der physische Factor auch in dieser Hinsicht mehr zum Vorschein. Um in einen Verein von Lastträgern aufgenommen zu werden, muss man vor Allem sich durch gesunde Muskelkraft bewähren. Nach Maassgabe der Entwickelung des socialen Organismus und nach Maassgabe der Erhebung in die höheren Sphären und Schichten des socialen Lebens steigt auch die Bedeutung des psychophysischen Factors als social-physiologisches Bindemittel. In Hinsicht auf die Culturvölker besteht daher die nationale Entspecificirung und Assimilation fast ausschliesslich in der Umwandlung der geistigen und ethischen Kräfte, besonders was die Sprache und die ethische Weltanschauung anbetrifft. Wenn zwei Nationalitäten in einem Staate zusammenleben, so wird die eine, die schwächere, entnationalisirt (entspecificirt) und durch die andere, die (geistig) stärkere oder zahlreichere assimilirt, d. h. verdaut. Demselben Vorgang ist auch der Einzelne unterworfen, sobald er seine Nationalität in der Fremde aufgiebt und die seines neuen Vaterlandes annimmt. Wenden wir dasselbe auf die verschiedenen Kirchen, Bekenntnisse, Korporationen, Berufsklassen, in Hinsicht auf Wissenschaft, Kunst etc. an, so werden wir uns überzeugen, dass im psychophysischen Sinne stets ein stärkeres Individuum oder sociales Gewebe einem schwächeren gegenübersteht, von welchen das eine psychophysisch entspecifizirt und von dem anderen assimilirt wird.

In dieser doppelten Wechselwirkung besteht gerade das *rein social-physiologische Leben*, welches nach Maassgabe der höheren Entwickelung immer mehr den psychophysischen Charakter annimmt, ohne jedoch den realen Grund zu verlieren oder anders als auf Grundlage der physiologischen Naturgesetze wirken zu können. Im socialen Sinne ist das stärkere Element das psychophysisch höher potenzirte; auf den unteren Stufen des organischen Lebens ist es dagegen ganz einfach das *grösste Molekül*. Aus diesem Grunde erklärt auch G. Jäger die eigenthümliche beherrschende Stellung, welche die Albuminate unter allen übrigen membranbildenden Verbindungen einnehmen. »Das unendlich komplicirte biologische Getriebe«, sagt er*), »das von den specifischen Nahrungsinstincten ausgeht, würde sich in das merk-

*) Ebendas. S. 24.

würdig einfache und dem chemischen Verständniss sehr nahe gerückte Gesetz auflösen, dass das *stärkere Albuminat stets Jagd auf das schwächere macht, letzteres das erste stets flieht, und dass gleichstarke Albuminate sich indifferent gegen einander verhalten.*‹

Das Jagdmachen des stärkeren und das Fliehen des schwächern Moleküls prägt sich auf den höheren social-physiologischen Entwickelungsstufen als Herrschaft der geistig und ethisch höher entwickelten socialen Elemente und als Unterordnung der roheren Elemente unter jene aus. Das indifferente Verhalten gleicher Elemente findet im socialen Leben deshalb nur ausnahmsweise statt, weil je höher die organische Entwickelungsstufe, desto schwieriger eine Gleichheit der Elemente herzustellen ist. Aber auch im psychophysischen Sinne findet dieses Gesetz insofern Anwendung, als auch jegliche psychische, also auch die sociale Thätigkeit in dem Aufheben des Gleichgewichtes der psychophysischen Kräfte besteht, während sie sich dagegen, so lange das Gleichgewicht nicht aufgehoben worden ist, zu einander indifferent verhalten.

Kann das stärkere Element das schwächere physiologisch nicht vollständig entspecifiziren und assimiliren, so hat solches im Einzelorganismus eine Erscheinung zur Folge, welche man als *Unverdaulichkeit* bezeichnet. Ja, das schwächere Element kann noch nach seinem Tode gegen das Stärkere feindlich auftreten und dann wirkt es als *Gift.*

Beide Erscheinungen finden auch im Schoosse des socialen Organismus im psychophysischen Sinne statt. Ist der einzelne Fremde, oder ein zu einer anderen Nationalität gehörende Stand noch nicht vollständig entnationalisirt und von der Gesellschaft seiner Angehörigkeit assimilirt, so leidet eine solche Gesellschaft als Ganzes an einer socialen Unverdaulichkeit. Wirkt ein solches unverdaute Element schädlich und zerstörend auf die übrigen socialen Elemente und Gewebe, so hat es im psychophysischen Sinne für den socialen Organismus die Bedeutung eines Giftes. Und diese Analogien sind nicht in einem figürlichen sondern in einem vollständig realen Sinne aufzufassen. Wie es keine Erscheinung im Einzelorganismus überhaupt geben kann, der nicht eine analoge im socialen Organismus entsprechen würde, so kann es auch keinen physiologischen Process im Einzelorganismus geben, dem nicht ein analoger im Schoosse der Gesellschaft real entsprechen würde.

Wenden wir uns zu einem anderen Biologen, Wagner, so finden wir, dass auch für die *cumulative* Anpassung die *physiologische* Thätigkeit als die ursprüngliche anerkannt werden muss.*)

Man bemerkt nämlich, nach Wagner, in den Formen der Zellen verschiedenartiger Gewebe sehr häufig eine Anpassung in dieser oder jener Richtung, noch häufiger aber begegnen wir solchen Formen, bei welchen sich gar keine Anpassung wahrnehmen lässt. In solchen Fällen ist unzweifelhaft die Form und überhaupt der Bau der Zelle eine Folge ihrer chemisch-physischen Zusammensetzung. Die Zusammensetzung, die eine so ausserordentliche Bedeutung für die Krystallformen der Mineralien hat, kann in den Organismen ihre Wirkung nicht verlieren. Der Einfluss derselben wird hier auf die Gewebe, auf die Organe und den ganzen Organismus übertragen.

In vielen Gruppen zeigen die Combinationen der Organe alle möglichen denkbaren Fälle und unwillkürlich drängt sich der Vergleich mit den langen Combinationsreihen, welche die Gruppen der chemischen Verbindungen der krystallinischen Formen der Mineralien zeigen, auf, bei denen die kleinste Veränderung in der Zusammensetzung stets eine Veränderung in den Winkeln der Krystalle hervorruft. Diese unmittelbare Abhängigkeit der Form von der Zusammensetzung kann man die Erscheinung oder das Gesetz der »*molekulären Correlation*« nennen.

In Zusammenhang mit den molekulären Erscheinungen ist ein anderes von Herbert Spencer als Process der Integration und Desintegration aufgestelltes allgemeines Gesetz.

Von hier ist es nicht weit bis zur physiologischen Erklärung derjenigen allgemeinen Erscheinungen, die unter dem Gesetz *des Verschwindens der Homologien* und dem Gesetz *der Centralisation oder Concentration der Organe* begriffen werden.

Nicht nur die Zellen, sondern auch ganze Organe können sich durch Theilung vermehren. Dabei bilden sich aus einem Organ zwei vollkommen dem gleiche, aus dem sie hervorgingen. Solche gleich gebaute Organe nennt man *homologe*. Je mehr sich der Zusammenhang unter den ein Organ bildenden Zellen vergrössert, desto weniger ist es geeignet sich zu theilen, homologe

*) Wo hinaus geht die Zoologie? von N. Wagner. Europäischer Bote, December 1871.

zu bilden. In Folge dieser Erscheinung giebt es eine Menge von Homologien, die bei verhältnissmässig niederen Thieren als gesonderte Organe erscheinen, bei höheren sich zu einem Organ vereinigen — sich concentriren, integriren. —

Eine solche Integrirung kann in der Längsrichtung eines Thierkörpers, oder in der Quere desselben statthaben. Offenbaren, schlagenden Beispielen dieser Erscheinungen begegnen wir unter den Regenwürmern und Gliederthieren, doch kommen sie auch bei allen Typen des Thierreichs, bis inclusive zum Menschen hinauf, vor. —

Es ist selbstverständlich, dass ein concentrirtes Organ an Masse gewinnt. Da aber seine Masse die nächste unmittelbare Quelle der Kraft seiner Anpassung ist, so muss auch diese, entsprechend den sie hervorrufenden äusseren Bedingungen, sich verbessern, sich specialisiren. Das ist der Grund, warum die Concentrirung der Organe ihre Specialisirung, Differenzirung, oder mit anderen Worten, *die Theilung der physiologischen Arbeit* nach sich zieht. In Folge dieser Erscheinung vergrössert sich die Zahl der Organe, welche verschiedenen physiologischen Processen dienen. Aus einem Organ, das bei einem niederen Typus zweien Verrichtungen dient, entwickelt sich für jede dieser Verrichtungen ein besonderes Organ.

Dabei ist jedoch nicht zu übersehen, dass diese Erscheinung, an und für sich schon hinreichend complicirt, sich noch mit vielen anderen verbindet. Sehr oft sehen wir sie nicht parallel oder proportional mit der Concentrirung der Masse des Organs gehen: Thiere mit verhältnissmässig massenhaftem Körper und mit einzelnen Organen von bedeutender Grösse zeigen häufig genug eine niedrigere Stufe der Construction im Vergleich mit anderen Thieren von geringeren Dimensionen. Um diesen Widerspruch zu erklären, ist nicht zu vergessen, dass die Zusammensetzung eines Organs und damit auch die Kraft seiner Erregbarkeit verschieden sein können. Einerseits vergrössert sich die Oberfläche eines Organs viel langsamer, als seine Masse oder sein Volumen, und dann können auf diese Oberfläche noch unmittelbar äussere Anreger oder Faktoren einwirken, die eine Theilung der physiologischen Arbeit hervorrufen.

Die Integrirung der Organe hängt noch mit einigen anderen allgemeinen Erscheinungen oder Gesetzen zusammen. Je höher der Typus irgend eines Thiers ist, desto mehr sind seine Organe integrirt, d. h. desto enger sind sie zu einem gemeinsamen harmonischen Ganzen verbunden und um so weniger Selbständigkeit besitzen sie. Ueberblicken wir verschiedene Fälle von Entwickelung der Organe bei verschiedenen Gruppen, so begegnen wir hier zwischen den Organen etwas einem Kampfe um's Dasein Aehnlichem. Bei den niederen Typen überwiegt sehr oft ein Organ über die anderen und wir sehen, dass dieses Organ sich offenbar auf Kosten der anderen entwickelt, welche Erscheinung Geoffroi St. Hilaire *das Gesetz des organischen Gleichgewichts* genannt hat. Als Ursache dieser Erscheinung kann zum Theil die Langsamkeit der Anpassung angesehen werden. Durch die Verdauungsorgane eines Thiers kann dem Bestand seines Körpers nur ein bestimmtes Quantum Stoff unter der Gestalt der Nahrung einverleibt werden; aus diesen aufgenommenen assimilirten Stoffen kann der Organismus für seinen Leib, für sein individuelles Leben nur eine bestimmte Quantität zurückbehalten, während der ausserhalb der Grenzen der Aneignung liegende Ueberschuss sich zu neuen Organismen abtrennt, für das Leben der Gattung hingegeben wird. — Die Grenzen dieser Anpassung erweitern sich ausserordentlich langsam. Eine ganze lange Reihe von Generationen ist dazu nöthig, damit die Grösse der Individuen einer Gattung sich nur merklich vergrössert. Daher sehen wir auch an jedem Organismus eine bekannte, bestimmte, innerhalb verhältnissmässig unbedeutender Grenzen schwankende Leibesgrösse, sehen eine bestimmte Masse von Stoff und zugleich mit ihr einen bestimmten Vorrath von Kraft zur Verausgabung für alle Lebensprocesse, alle Anpassungen. Stellen wir uns dabei vor, dass irgend eine Ursache eine kräftigere Entwickelung eines Organes hervorruft, so ist es selbstverständlich, dass als Material zu dieser Entwickelung nur die Stoffe dienen können, die sich schon im Organismus vorfinden; es ist unzweifelhaft, dass dabei das sich kräftiger entwickelnde Organ mit anderen Organen konkurriren, ihnen das ernährende plastische Material entziehen und direkt auf ihre Kosten an Grösse zunehmen wird.

Einmal der Möglichkeit, sich auf Kosten anderer Organe zu entwickeln, das Uebergewicht über sie zu erlangen theilhaftig, kann ein solches Organ, wie ein Parasit, vollständig die Entwickelung anderer Organe unterdrücken, besonders wenn die Ursache, die seine verstärkte Entwickelung hervorrief, zu wirken fortfährt. Der Zufluss plastischen Materials oder irgend welcher abgesonderten Stoffe wird in einem solchen Organ allmälig in Folge des Continuitätsgesetzes, in Folge des einmal gegebenen Impulses anwachsen; welche Erscheinung von Wagner *das Gesetz der physiologischen Beharrlichkeit* (Inertie) genannt wird. In Folge dieses Gesetzes kann die Entwickelung eines Organs bisweilen aber auch solche abnorme Dimensionen annehmen, welche das Aussterben des ganzen Arttypus und selbst der ganzen Gruppe nach sich ziehen. Auf solche Weise ging vielleicht das Geschlecht der kiemenfüssigen Mollusken (Dawidsonia) unter, deren Schalen zum Nachtheil aller übrigen Organe übermässig auswuchsen. Ein ähnliches Beispiel dieser physiologischen Erscheinung der Beharrlichkeit ist an den noch jetzt lebenden Fischen der Gattung Stomias zu bemerken, bei welchen einzelne Zähne eine solch abnorme Länge erreichen, dass die Thiere den Rachen nicht schliessen können.

In geringerem Grade zeigt sich diese Erscheinung unter der Form von verschiedenen Schwankungen der Organe in der Kraft ihrer Entwickelung. So sehen wir eine starke Entwickelung des Athmungs-Magenschlauchs oder der Athmungs-Bewegungshöhle zum Nachtheil der Verdauungsorgane bei vielen mit einer Hülle versehenen Mollusken (Tunicata); wir sehen eine starke Entwickelung der Leber, wahrscheinlich zum Nachtheil der Centren des Nervensystems bei vielen anderen Mollusken, den sogenannten Gasteropoden; eine starke Entwickelung der Füsse und zugleich der Magenanhänge zum Nachtheil der centralen Körpertheile bei anderen niederen Thieren.

Dieses Schwanken der Organe in ihrer Entwickelung oder in der Entwickelung einzelner auf Kosten anderer findet in der Erscheinung Ausdruck, die Herbert Spencer als Antagonismus zwischen den Organen des individuellen und des Gattungs- oder Geschlechtslebens bezeichnet. Ein schlagendes und belehrendes Beispiel dieser Erscheinung liefert die Organisation der in Gesellschaft lebenden Insekten, der Bienen, Ameisen u. s. w. Bei ihnen fällt diese Erscheinung mit der Theilung der physiologischen Arbeit zusammen. — Vergleicht man die Fähigkeiten bei den drei Gliedern des Bienenstaats mit dem Bau ihres Nervensystems, so ergiebt sich folgendes: das am meisten entwickelte Gehirn besitzen, wie sich erwarten lässt, die Arbeitsbienen, aber diese Entwickelung findet zum Nachtheil der Entwickelung des Nervensystems der Geschlechtsorgane statt, denn die Genital-Nervenknoten, so wie die Geschlechtsorgane selbst befinden sich in einem atrophischen Zustande. Darauf folgt hinsichtlich der Entwickelung des Gehirns die Königin oder das vollständig als solches ausgebildete Weibchen. Bei ihr ist der Genitalknoten bedeutend entwickelt, dafür aber bleibt das Gehirn im Vergleich zum Gehirn der Arbeitsbienen in seiner Entwickelung stark zurück. Die Drohnenmännchen endlich zeigen eine noch stärkere Entwickelung des Genitalknotens, aber die geringste des Gehirns.

Fast die gleichen Erscheinungen und dazu in noch mehr ausgesprochener Form begegnen wir bei den Ameisen.

Ueberblicken wir die Mittel, vermöge deren alle unter der Herrschaft allgemeiner Entwickelungsgesetze stehenden Veränderungen sich vollziehen, so sehen wir, dass hier, ganz ebenso wie bei jeder physischen Erscheinung, die wirkende Kraft entweder allmälig, nach und nach zur Erscheinung kommt oder, indem sie sich langsam anhäuft, ihre Wirkung plötzlich, auf einmal entfalten und dann sehr bedeutende und unerwartete Veränderungen hervorbringen kann. Die erste Wirkungsweise erscheint als vorherrschende, allgemein verbreitete. Wir sehen wie langsam, allmälig, durch lange Generationsreihen und lange Zeiträume der Kampf um's Dasein, die Auswahl der Erzeuger und fast alle oben genannten Faktoren wirken. In Folge dieser langsamen Wirkung entstehen lange Reihen aller möglichen Combinationen der Organe und alle möglichen Schwankungen.

Wenn der von aussen auf die ganze Zusammensetzung eines Organismus oder eines einzelnen Organs einwirkende Reiz oder Antrieb sehr langsam, aber anhaltend erfolgt, so geht das Resultat des Reizes nicht verloren. Die Veränderungen, so zu sagen, häufen sich allmälig im Organismus so lange an, als die Anhäufung bestimmte Grenzen nicht überschreitet, und dann genügt ein eben so schwacher Reiz, wie die vorhergegangenen waren, damit der ganze Effekt aller früheren Reize plötzlich, auf einmal in der Gestalt irgend einer augenfälligen Veränderung des ganzen Organismus zum Vorschein kommt. Diese Erscheinung kann nach zwei entgegengesetzten Seiten hin erfolgen: sie kann retrograd oder progressiv sein. In beiden Fällen kann sie ferner partiell sein, wie bei verschiedenen abnormen pathologischen Veränderungen des Organismus, bei Missgestaltungen einzelner Theile, oder allgemein, wie in den sogenannten *Transmutationen* der Thiere oder in den Fällen *abwechselnder Vermehrung.* Kölliker nennt diese Erscheinung ungleichartige, *heterogene Zeugung*, obgleich man sie besser Summirung der Wirkungen der organisirenden Kraft nennen könnte, oder noch besser, sie in die Rubrik derjenigen allgemeinen Erscheinungen versetzen, die in der Physik unter dem Namen des Gesetzes der latenten oder vorräthigen Energie der Kräfte bekannt sind.

Nachdem Wagner demgemäss auf physiologischem Wege die Entwickelung und Umgestaltung der verschiedenen Organe des thierischen Organismus zu erklären sucht, zieht er auch den sogenannten Atavismus in den Kreis seiner Beobachtungen. In Folge dieses Gesetzes können die Merkmale der Organisation, die einem Angehörigen eines niedrigeren Typus eigen sind, plötzlich nach einer langen Reihe von Generationen, im Laufe welcher der ursprüngliche Typus sich bedeutend veränderte und umwandelte, sich bei einem aus seiner Nachkommenschaft von Neuem wiederholen. Als Beispiel dieser Erscheinung kann man die bei höheren Thieren vorkommenden Missbildungen anführen, Missbildungen, welche bei relativ niedrigeren Thieren als normale Erscheinung gelten. — Zur Erklärung dieser Erscheinung spricht Wagner nachstehende Vermuthung aus. In jedem sich entwickelnden Typus der Thiere handelt es sich um zwei Reihen von Processen. Eine Reihe zeigt uns die unveränderte Wiederholung der vorhergegangenen Eigenthümlichkeiten der Organisation, die sich durch Uebertragung von einer Generation auf die andere verstärkt haben und sich stets erblich wiederholen. Doch gleichzeitig mit ihnen finden in Folge äusserer Einflüsse und aller der Gesetze, auf welche oben hingewiesen worden, Abänderungen derselben statt. Auf solche Weise sehen wir in jedem Organismus eine Art Kampf zwischen den conservativen Erscheinungen auf einer, und den regressiven oder progressiven auf der anderen Seite. Gewinnen die letzten die Oberhand, so vollzieht sich doch der Sieg nicht plötzlich, auf einmal, sondern es tritt eine Reihe von Schwankungen ein, nach Art derjenigen, die in den Fällen abwechselnder Vermehrung vorkommen, indem ein Maximum und Minimum der Desintegration mit einander wechseln. Je weiter dieser Kampf geht, desto mehr Siege gewinnt natürlich eine von beiden Seiten, und zwar neigt sich fast immer der Sieg zum Vortheil der progressiven Erscheinungen. Bevor jedoch sie in ihr Recht eintreten und an Stelle der conservativen Erscheinungen, die sie verdrängten, stehen bleiben, werden diese selben Erscheinungen sich stets mit nachlassender Kraft in immer längeren Zeiträumen wiederholen.

Indem Wagner diese Thesen aufstellt, giebt er zu, dass bei der Erklärung aller jener Erscheinungen oder Gesetze viel Ungewisses obwalte. Nach Wagner können die hierher gehörigen Fälle fast mit der gleichen Wahrscheinlichkeit durch das Gesetz der vorräthigen Energie der Kräfte, durch das Gesetz der Integrirung und Differenzirung oder durch den Atavismus erklärt werden. Eins nur ist klar, dass diese Erscheinungen eine in die andere übergehen, eine mit der anderen wechseln können. Wir begegnen hier direct einer Kraft, die wir organisirende, plastische Kraft nennen können, oder physiologische Kraft, Kraft der Erblichkeit, der Anpassung von Processen und überhaupt Kraft molekulärer Bewegung. Faktisch erscheint diese Kraft bis jetzt räthselhaft und daher sind ihre Aeusserungen auch für uns noch dunkel und können nicht in die Kategorie der zuverlässig bekannten gebracht werden. Eins lässt sich jedoch nach Wagner unzweifelhaft behaupten: Die Quantität, die Intensität dieser Kraft hängt von der Quantität der den Organismus bildenden Theile und von ihrer molekulären Zusammensetzung ab. Jeder erwachsene Organismus kann im Laufe seines ganzen Lebens weder bedeutend an Körpermasse zunehmen, noch seine molekuläre Zusammensetzung ändern. Schwankungen in der Grösse haben ihre Grenze in jedem Arttypus. In Folge davon sind das Quantum seiner Kraft und ihre Intensität gleichfalls bestimmt. Wie wir auch irgend ein Arbeitsthier nähren mögen, wir sind nicht im Stande seine Muskelkraft über die Grenzen hinaus zu vergrössern, die ihm von Geburt an vermöge der Erblichkeit gesetzt sind. Wie sehr wir uns auch bemühen mögen die Race an sich zu verbessern, wir können sie nicht über die Grenzen hinaus umändern, die in den Eigenthümlichkeiten der Organisation des ganzen Arttypus liegen. Daraus lässt sich direct der Schluss ziehen: jeder Organismus und jeder Arttypus ist als eine Quelle einer bestimmten ererbten Quantität physiologischer Kraft anzusehen. Diese Kraft wird während des Lebens des Arttypus wie eines jeden Individuums verbraucht zum Kampf um's Dasein, zu verschiedenen Anpassungen, zur Integrirung der Organe, zu ihrer Specialisirung, ihrer Concentration u. s. w. mit einem Worte, sie wird für alle die Erscheinungen ausgegeben, die wir eben betrachteten und in denen sich die Entwickelung, die Zusammensetzung überhaupt aller Organismen kund giebt.

Wäre der Verbrauch der Einnahme gleich, so würde das Leben eines jeden Organismus und eines jeden Arttypus endlos fortwähren. In Wirklichkeit aber sehen wir, dass das Leben früher oder später aufhört, sowohl bei den Thieren, als bei den Pflanzen. Da, wo die Grenzen der Lebensschwankungen grossen Veränderungen unterworfen sind, wo nicht ein solcher Grad von Integration, wie wir ihm bei den Thieren begegnen, vorhanden ist, da übersteigt der Verbrauch an Kraft bald ihre Einnahme. Abgesehen davon, dass einzelne Bäume mehre hundert Jahre existiren können, altern die Pflanzen eben so wie die Thiere; die Erneuerung ihrer Gewebe kann nicht mit der gleichen Schnelligkeit und Kraft in allen Theilen ihres Organismus erfolgen — und es erscheint der Tod als unvermeidliche Folge, die zu den angeborenen Eigenthümlichkeiten des Organismus gehört.

Ganz eben so stirbt jeder Arttypus aus, einen anderen, veränderten Typus hinterlassend und stirbt desshalb aus, weil alle seine physiologischen Kräfte zu jenen Veränderungen verbraucht wurden. Ueberblicken wir mehre der verschwundenen Gruppen in den geologischen Schichten, so kommen wir unwillkührlich zur Folgerung, dass diese Gruppen dieselben periodischen Erscheinungen in ihrem Leben durchmachten, wie jeder einzelne Organismus; dass auch für sie in diesem Leben Jugend, Mannbarkeit und Alter existirten. Dieses Aussterben der Typen lässt sich vollständig analogisiren mit dem natürlichen Tode einzelner Organismen, während der Tod durch den Kampf um's Dasein mit einem gewaltsamen Tode verglichen werden kann.

Eine analoge *cumulative* Anpassung findet auch im socialen Organismus statt. Die Aufgabe, welche wir uns in diesem vierten Theile unseres Werkes gestellt haben, wird gerade darin bestehen, die realen Analogien zwischen den *physiologischen* Processen, welche im Schoosse der Einzelorganismen vor sich gehen, und denen, welche die Entwickelung des socialen Körpers bedingen, durchzuführen und auf diesem Wege die *socialphysiologischen* Gesetze zu begründen. Dabei werden wir von der formalen Seite der socialen Gestaltungen absehen können, denn nichts widerspricht, wie auch Wagner bemerkt, mehr der Beobachtung als die Behauptung, dass die Struktur eines Organs seine Thätigkeit bestimme. Es war leicht, die Struktur der Leber genau zu erkennen, aber unmöglich aus ihr die Funktionen derselben abzuleiten, am wenigsten die eine von ihnen, die Absonderung von Zucker. Aus der Struktur der Nerven wird sich nie nachweisen lassen auf welche Weise sie Empfindungen und Bewegungen zu übertragen bestimmt sind. Noch mehr: es können dieselben Funktionen von der Struktur nach ganz verschiedenen Organen ausgeübt werden. Die Athmung findet hier durch die Lungen statt, dort durch Tracheen, ja bei einzelnen Thieren sogar durch die Haut, bei den Pflanzen durch die Blätter. Umgekehrt dienen bei verschiedenen Thieren dieselben Organe den verschiedensten Funktionen; so z. B. dient die Schwimmblase der Fische, ein Analogon der Lunge bei den Säugethieren, gar nicht oder doch fast gar nicht der Athmung, sondern ist nur ein Organ zur Erhaltung des Gleichgewichts. Daraus schloss auch Cl. Bernard, dass die Struktur der Organe erst in zweiter Linie in der Physiologie von Wichtigkeit ist und dass, um die Gesetze des Lebens zu ergründen, man tiefer eindringen müsse. Das Organ ist, so wie die Funktion, eine Resultante. In der unorganischen Welt sind alle Gegenstände mehr oder weniger zusammengesetzte Körper, die die Chemie auf einfache Elemente zurückgeführt hat; eben so sind in der belebten Welt die Organe Zusammensetzungen, deren Elemente die Physiologie aufzusuchen hat. Bichat war es, von dem die Lehre der verschiedenen Gewebe, als Grundlage der Organe, ausging; von den Geweben aus gelangte man zur Entdeckung des wirklichen organischen Elements, der Zelle. —

Man sieht daraus, dass Gestalt und Struktur, wenngleich in der descriptiven Physiologie nicht unwichtig, in der allgemeinen Physiologie nur eine nach Maassgabe der Entwickelungsstufe immer mehr untergeordnete Bedeutung erhalten. *Die Bedeutungslosigkeit der Formen den Functionirungen gegenüber tritt daher in Hinsicht auf den socialen Organismus noch mehr aus dem Grunde hervor, weil er ausschliesslich aus beweglichen Nervenzellen besteht.* —

Sehen wir nun welche Bedeutung die verschiedenen Theile des Nervensystems in Hinsicht auf die Ernährung der thierischen Einzelorganismen haben. —

In den drei ersten Theilen unseres Werkes haben wir dargelegt, dass der sociale Organismus als ein aus einem *Nervensystem* und einer Zwischenzellensubstanz zusammengesetztes reales Wesen, welches sich nach denselben Gesetzen wie alle Einzelorganismen in der Natur entwickelt, aufzufassen ist. —

Um nun die ökonomischen Entwickelungsgesetze zu begründen, müssen wir uns daher zu der physiologischen Wechselwirkung, welche in Hinsicht auf das *Nervensystem* der Einzelorganismen vor sich geht, wenden, indem wir uns an die Ausführungen des bekannten französischen Mediciners Luys*) halten.

»Die Sensibilität,« sagt er, »tritt bei den einzelligen Organismen in der einfachsten Weise, in unbestimmter und unausgeprägter Form hervor: die Protorganismen sind mit der Fähigkeit ausgestattet, die ihrer innern Affinität zusagenden Substanzen zu erfassen, und jene zu vermeiden, die ihnen schaden würden.« **)

»Bei den eigentlichen Pflanzen treten die Sensibilitätserscheinungen schon unter mehr ausgesprochenen Formen hervor, sie sind nicht mehr blos local auf Assimilation und Desassimilation beschränkt. Die Pflanzenzellen, selbst wo sie nur in kleinern Anhäufungen vorhanden sind, erweisen sich bereits als sensible, durch äussere Agentien afficirbare Gebilde. Wärme und Licht wirken auf diese Zellen. Steht die Wirkung dieser Agentien mit einer innern Affinität dieser Zellen im Einklange, dann richten sich letztere unmerklich dorthin, von woher die reizende Einwirkung kommt: ganz automatisch kehren sich die Pflanzen der Sonne zu, sie erwachen bei Sonnenaufgang und verfallen mit Sonnenuntergang in Schlaf, mit einem Worte, sie führen eine Reihe unbewusster und abgestufter Bewegungen aus, durch deren Eintritt ihren latenten Begehrungen Genüge geschieht. Nach Hartmann (Das Bewusstsein der Pflanzen) sind die insektenfangenden Pflanzen gegen Berührung empfindlich, und die Kletterflanzen unterscheiden die ihnen zur Stützung dienlichen Punkte; das Blatt des Weinstocks empfindet das Licht und sucht ihm die obere Fläche zuzuwenden; jede Blüte fühlt das Licht, und dreht das Köpfchen nach demselben; die Mimose hat Empfindung und reagirt danach. Mit einem Worte, zu jeder Bewegung ist wesentlich erforderlich, dass vorher die Sensibilität in Anspruch genommen wird.« ***)

»Im Thierreich stimmen die Aeusserungen der Sensibilität da, wo sie zuerst auftreten, mit den Vorgängen in den Pflanzen ganz überein. Die amöboïden Bewegungen der ungefärbten Blutkörperchen und der mit Wimpercilien versehenen Zellen, die

*) J. Luys: Das Gehirn, sein Bau und seine Verrichtungen.

**) S. 80.

***) S. 81.

Contractilität der Protoplasmazellen sind nur Aeusserungen einer histologischen Sensibilität; von einer an eine lebendige Individualität geknüpften und autonomen Sensibilität ist hier noch nicht die Rede.«

»Bei den Protozoën, den Rhizopoden, manchen Polypen treten schärfer ausgeprägte Sensibilitätserscheinungen auf; die complicirten Vorgänge aber, an denen die Sensibilität Antheil hat, lassen erkennen, dass diese Protorganismen des Thierreichs mit kräftiger Energie ausgerüstet sind, die gesammte Sensibilität aber bei ihnen als immanente Eigenschaft der Materie auftritt. Bei diesen Elementarformen des thierischen Lebens sind die Sensibilitätsvorgänge an das organische Gewebe geknüpft und auf so viele Zellen vertheilt, als im Leibe des einzelnen Individiums enthalten sind; die Sensibilität besteht hier in unbestimmter diffuser Form, und die Geschöpfe ermangeln noch einer speciellen Gruppe anatomischer Elemente, worin jene sich anhäufen könnte.«

»Bei den höher stehenden thierischen Wesen gesellen sich neue Erscheinungen hinzu, die Sensibilitätsvorgänge erscheinen mehr complicirt, aber auch mehr vervollkommnet. Wenn die thierischen Organismen eine höhere Stufe einnehmen und aus zahlreicheren Zellenanhäufungen sich zusammensetzen, dann spalten sich diese Zellen in besondere Gruppen für die physiologische Thätigkeit: eine Zellengruppe ist mit dieser oder jener specifischen Fähigkeit ausgestattet und besorgt diese oder jene Leistung, andere Zellengruppen haben andere Fähigkeiten und übernehmen andere Leistungen. Mit einem Worte, es erfolgt eine Theilung der Arbeit, die dann auch besser ausgeführt wird.«

»In dieser natürlichen Spaltung der thätigen Kräfte des lebenden Individuums, wodurch dieselben an verschiedene Abschnitte der thierischen Substanz treten, liegt der erste Umriss des Nervensystems vor. Sehr bald aber erscheint dasselbe als ein dem thierischen Körper einverleibter Apparat, wodurch die Organisation immer mehr vervollkommnet wird. Es gestaltet sich weiterhin zum Sammelplatze der Sensibilität im allgemeinen; alle auseinander gerückten Sensibilitäten werden ihm zugeführt, werden in ihm aufgesammelt, bekommen ihre regelrechte Richtung, nehmen in ihren besondern Aufbewahrungsstätten an Stärke zu und werden unter Antheilnahme der Nervensubstanz gleichsam gereinigt, worauf sie als motorische Reize hervorbrechen, oder aber in vollkommene Produkte, in feinere Materien, gleichsam in Quintessenzen umgewandelt werden, die zu den subtilsten Aeusserungen des physisch-intellectuellen Lebens beitragen sollen.«

»Das erste Auftreten des gesonderten Nervensystems inmitten der lebenden Gewebe ist ein höchst bescheidenes; nach Claude Bernard (Système nerveux, 1, 506) hat F. Leydig dargethan, dass es nur aus drei bis vier von einander unabhängigen Zellen besteht. Schreitet die Entwickelung weiter vor, dann bekommen diese Zellen eine gemeinschaftliche Umhüllung, und damit sind sie zu einem Nervenganglion vereinigt. Nun schreitet aber die Entwickelung immer weiter vor, indem zu dem ersten Ganglion ein zweites kommt und dann noch mehrere; die Ganglien bilden zwei seitliche Stränge, aus denen nach rechts und nach links Nervenwürzelchen in die umgebenden Gewebe ausstrahlen; dann nähern sich die beiden seitlichen Stränge, verschmelzen miteinander, und bilden einen centralen Strang, eine Achse, gleichsam eine Pfahlwurzel für alle aus der Peripherie kommenden Nervenwurzelchen. Gleichzeitig hat sich aber auch ein oberes Ganglion zum Gehirne entwickelt, das mit der gemeinschaftlichen Achse in Verbindung steht, gleichsam die Krönung des allmälig immer mehr vervollkommneten Gebäudes.«

»Nun repräsentirt das Nervensystem eine centrale Kraft; in seinen Netzen sollen die sensoriellen Reize erstarken und durch die inwohnende eigenthümliche metabolische Kraft in coordinirte motorische Reactionen umgewandelt werden. Damit sind auch die im Organismus waltenden Kräfte abgestuft und methodisch vertheilt: die Arbeitsleistung ist insoweit angeordnet, dass eine bestimmte Gruppe von Elementen der Sensibilität dient, ein bestimmtes Centrum die Bewegungsvorgänge beherrscht, und wieder ein anderes Centrum den Verrichtungen des organischen Lebens vorsteht.«

»Nunmehr ist die Sensibilität besondern Regionen des Nervensystems zugewiesen, und wird in bestimmten Apparaten angesammelt. Indem sie mittels Nervenconductoren, gleich einem elektrischen Fluidum, von der Peripherie nach centralen Punkten hingeleitet wird, erlangt sie hier die Eigenschaft einer disponibeln *Bewegungs*kraft, die gleich der Elektricität dynamisch nach entfernten Punkten hingeleitet werden kann.«

»Haben sich solche centrale Concentrationsherde im Nervensysteme herausgebildet, so repräsentiren diese, mit allen sie zusammensetzenden Elementen zusammen, die wahre Synthese aller partiellen Sensibilitäten des lebenden Wesens: in ihnen ist das schaffende Element seiner empfindenden lebendigen Einheit enthalten.‹

›Die Sensibilitätserscheinungen in den höhern Thieren kommen demnach nicht einfach dadurch zum Durchbruche, dass ein Gewebe auf äussere Erregungen durch Reactionen antwortet, vielmehr sind sie als complicirte, ordnungsmässig erfolgende Aeusserungen der Nerventhätigkeit aufzufassen, die dann erst zur vollen Entwickelung gelangen, wenn vorher mancherlei Apparate succesiv in Thätigkeit versetzt werden.‹ *)

Im socialen Organismus, welcher ausschliesslich aus Nervenzellen besteht, wogegen die Pflanzen gar kein Nervensystem, die Thiere ein in einer grössern oder geringern Masse von gewöhnlichen Zellen, nach Maassgabe der organischen Entwickelungsstufe, eingebettetes Nervensystem besitzen, — im socialen Organismus erscheinen die Sensibilitätsvorgänge noch complicirter, als in dem thierischen Einzelorganismus. Wenn bei Erreichung einer höhern Entwickelungsstufe die Nervenzellen in den thierischen Organismen in immer zahlreichere und von einander abgesondertere Zellengruppen sich spalten und eine jede Zellengruppe mit Fähigkeiten zu besonderen physiologischen Thätigkeiten ausgerüstet ist, so kommt dieses noch mehr im Schoosse des socialen Organismus zum Vorschein. In letzterem repräsentirt das Individuum die einzelne Nervenzelle und bildet schon an und für sich ein Sensibilitätscentrum, welches — da ja kein einziges Individuum vollständig dem andern gleicht — mit specifischen socialphysiologischen Energien ausgestattet ist. Den verschiedenen Nervenknoten und -geweben der Einzelorganismen entsprechen im socialen Organismus die verschiedenen socialen Gesammtheiten: Familie, Geschlecht, Corporation, Berufsklasse, Stand, industrielles Unternehmen, Verein etc., von denen jede ebenfalls besondere socialphysiologische Functionen an den Tag legt. —

Da nun das Bewusstsein eine höhere Potenz der Sensibilität bildet, so gehen auch die physiologischen Prozesse im Schoosse des socialen Organismus sowohl in den einzelnen Theilen als auch in den Centralorganen mit mehr Bewusstsein vor sich als in den Einzelorganismen. Die Pflanzen führen ein rein unbewusstes Leben. In den Thieren steigt das bewusste Leben immer höher, nach Maassgabe der Entwickelung des Nervensystems. Nach Luys

*) Ebendaselbst, S. 83—86.

stammen im thierischen Organismus die nicht zum Bewusstsein gelangenden Erregungen aus zweierlei peripherischen Nervenplexus, einmal aus den Sympathicusplexus des vegetativen Lebens, und zweitens aus den der allgemeinen und der speciellen Sensibilität dienenden Plexus. Die Erregungen der letztgenannten Art entspringen gemeinschaftlich mit jenen, die zum Sensorium hin verlaufen sollen, werden aber auf ihrer durcheilten Bahn abgeschwächt und haben die Bestimmung, im Innern der Rückenmarksnetze Reflexerscheinungen (automatische Erscheinungen) hervorzurufen.

›Die sensiblen, aus Plexus des vegetativen Lebens ausstrahlenden Erregungen verbreiten sich von ihrer Ursprungsstelle aus nur in einem engern Gebiete; sie folgen den Fäden des Sympathicus, die sich ungemein weit im Organismus ausbreiten und zu vasomotorischen Erscheinungen Veranlassung geben, wodurch mehr oder weniger directe Umänderungen in localen Circulationsgebieten eintreten können.‹

›Diese besondere Art sensibler Eindrücke erlangt eine Verdichtung oder Verstärkung in besondere ganglienartigen Anhäufungen von Nervenzellen, in localen kleinen Centren, die als Repräsentanten der zuerst bei den niedrigern Thieren auftretenden Ganglien des Nervensystems gedeutet werden dürfen.‹

›Weiterhin können diese Eindrücke auch nach entfernten Punkten ausstrahlen, indem sie mehrere Zellenanhäufungen durchsetzen und bis zu der grauen Substanz des Rückenmarks vordringen, woselbst sie zu secundären Thätigkeitsäusserungen Veranlassung geben. So geschieht es, dass die Sensibilität der Darmschleimhaut zur Secretion der bei der Verdauung wirksamen Säfte den Anstoss gibt, — dass die Sensibilität der durch Empfängniss ausgedehnten Gebärmutter auf die Entwickelung der Milchdrüsen hinwirkt, — dass bei krankhaften Zuständen ganz abnorme sympathische Erscheinungen auftreten, und so bei einer Blennorrhöe der Harnröhrenschleimhaut gewisse Gelenkflächen afficirt werden, oder bei Reizungszuständen in bestimmten peripherischen Nerven tetanische Erscheinungen und sogenannte Reflexkrämpfe hervorbrechen.‹

›Wirken aber die sensiblen Eindrücke auf peripherische Punkte mit besonderer Stärke, so dass sie den Character des Schmerzes annehmen, dann dringen die Sensibilitätserscheinungen wohl noch weiter vor und erreichen das Sensorium, worin der Aufschrei eines dem vegetativen Leben angehörigen Organs, das in seinem innersten Wesen erschüttert worden, ist, gleichsam wiederhallt.« *)

Als Ausgangspunkte und erste Stationen der Erscheinung *bewusster* Sensibilität bezeichnet Luys die peripherischen Ausbreitungen des Nervensystems. Das sind Endausbreitungen der Nerven, gleichsam offen daliegende und jeder Erschütterung zugängliche Nervennetze, mittels deren die Aussenwelt an uns herantritt, sich uns einverleibt. Die nächste wesentliche und unerlässliche Bedingung ist dabei, dass das in Erschütterung gerathende Nervenelement mit der Fähigkeit, Eindrücke zu empfangen, mit Receptivität ausgerüstet ist. Kurz es ist dabei erforderlich, dass das sensible Nervennetz, sobald es von der schwingenden Erregung erreicht wird, an dem sich in ihm vollziehenden Vorgange directen Antheil nimmt. Das sensible Netz muss in Thätigkeit kommen, sich fügsam zeigen, gleichsam in Erection gerathen, es muss durch vitale Assimilation den rein physikalischen Reiz in einen physiologischen umsetzen, also z. B. die Schwingungen der Lichtstrahlen in Nervenschwingungen umwandeln.«

»Dieses erste Stadium der Nerventhätigkeit lässt uns also erkennen, dass die sensiblen Zellennetze des ganzen Körpers, gemäss ihren verschiedenen Qualitäten, isolirt oder auch simultan in Schwingungen versetzt werden. Sie gestalten sich zu ausgebreiteten Schwingungsflächen, deren Oscillationen stets alsbald dem andern Pole des Nervensystems sich mittheilen, wo ihre Eigenthümlichkeit vom Sensorium entsprechend empfunden wird. Unaufhörlich, regelmässig und mit Nothwendigkeit vollzieht sich in jedem Augenblicke diese auf die peripherischen Ausbreitungen und die centralen Abschnitte des Nervensystems vertheilte Arbeitsleistung. In den ohne Unterlass von der Aussenwelt erfolgenden Anstössen erkennen wir die unerlässlichen Bedingungen für die Thätigkeit des Nervensystems. Gleichwie die vitalen Umwandlungen des Blutes aufhören, sobald die atmosphärische Luft nicht mehr ins Innere der Respirationswege einzudringen vermag, ebenso lässt auch das Wirken der Nerventhätigkeit augenblicklich nach, wenn bei Ohnmächtigen, bei Lethargischen, bei Schlafenden dem von Aussen dem Gehirne zuzuführenden Ernährungsmaterial der Weg abgeschnitten ist.« *)

---

*) Ebendaselbst, S. 86—88.

**) Ebendaselbst, S. 94—96.

Ruft sich der Leser alles von uns in den ersten drei Theilen unseres Werkes Dargelegte in's Gedächtniss, so wird er sich leicht überzeugen, dass derselbe physiologische Process, seinem Wesen nach, auch im socialen Organismus vor sich geht.

Weitere Analogien für unsere Behauptung bieten die Aussprüche Luys über die automatische Thätigkeit in den Naturorganismen. »In den einfachsten Organismen« sagt er, »tritt die automatische Thätigkeit in den einfachsten Formen auf; sie wächst aber und gewinnt an Ausbreitung, wenn ihr grössere Zellenanhäufungen, die mit kräftiger vitaler Energie ausgestattet sind, zu Gebote stehen.«

»In der einfachsten Form, als blosse histologische Eigenschaft, erscheint sie in freien Zellen, in den ungefärbten Blutkörperchen, in den mit beweglichen Fortsetzen versehenen Zellen (Wimperzellen, Spermatozoiden) denen amöboïde Bewegungen zukommen, sowie in abgelösten Protoplasmaportionen.«

»Wenden wir uns zur aufsteigenden Thierreihe, so gewahren wir nicht blos in jenen localen Erscheinungen, vermöge deren die histologischen Elemente durch sich selbst die natürlichen Phasen ihrer Entwickelung durchlaufen, Aeusserungen eines automatischen Lebens, sondern es kommen auch ganz neue und charakteristische dynamische Eigenschaften zum Vorschein. Gleichsam auf Kosten des materiellen Substrats secerniren die histologischen Elemente aus sich selbst besondere Erregungen oder Reize, und projiciren dieselben in der Form eines continuirlichen oder auch unterbrochenen Stroms in die Ferne: local erzeugte lebendige Kräfte treten in der Form einer Ausstrahlung oder Projection in Wirksamkeit.«

»Sehen wir bei den elektrischen Fischen in besondern Geweben des Körpers die elektrische Kraft angehäuft, die ihnen als Vertheidigungsmittel dient, das willkürlich in regelmässiger Entladung nach Aussen projicirt wird. In ähnlicher Weise sind bei höhern Thieren die Nervenzellennetze Sammler und Behälter der motorischen Kraft, die in den mannigfaltigen Formen der willkürlichen Bewegung des vegetativen Lebens nach der Peripherie ausstrahlt.«

»Im allgemeinen tritt die automatische Thätigkeit in einer Reihe von Vorgängen zu Tage, worin wir das gerade Gegentheil der Sensibilitätserscheinungen sehen. Die Sensibilität äussert sich wesentlich und charakteristisch als eine centripetale Strömung.

Die automatische Thätigkeit dagegen ist ein durchaus centrifugaler Vorgang; durch sie kommt ein cyclischer Process zum Abschlusse, insofern sie die aus der Aussenwelt zu den sensoriellen Partien gelangenden Erregungen wiederum nach aussen zurückwirft.« *)

Die reale Analogie zwischen der Thätigkeit der sensiblen und der die automatische Bewegung der Einzelorganismen bedingenden motorischen Nerven einerseits und dem Fühlen und Wollen des socialen Nervensystems andererseits haben wir bereits im III. Bande unseres Werkes (S. 94 und ff.) durchgeführt.

»Fragen wir nach den Beziehungen der automatischen Thätigkeit zum Nervensysteme«, fährt Luys fort, »so finden wir in gleicher Weise, dass sie mit fortschreitender Entwickelung des Nervensystems an Ausbreitung gewinnt, mit eigenthümlicher Energie ausgestattet wird, besondere Leitungsfasern bekommt, und so allmälig das Maximum der Entwickelung erreicht.«

»Der fortschreitenden Entwickelung der Nervenapparate gehen die automatischen Bewegungen Schritt für Schritt ganz parallel. In der Peripherie der Organismen, wo die Erscheinungen des vegetativen Lebens blos durch automatische Kräfte zu Stande kommen, tragen die Nervenelemente, nämlich die einzelligen sympathischen Ganglien, die als vorgeschobene Posten im Innern der Gewebe liegen, nur in sehr beschränktem Maasse dazu bei, auf den verschiedenartigen Rhythmus localer Vorgänge regulirend einzuwirken. Solche einzellige oder doch nur aus wenigen Zellen bestehende Ganglien kennen wir aber schon längst in den Darmhäuten, in der Blase, in den Gefässwandungen. In diesen entferntern Theilen gelangt der Automatismus ihrer eigenthümlichen Elemente zu unangefochtener Geltung; in der Herrschaft der localen Thätigkeit in diesen Theilen spricht sich gewissermaassen die vollständige Decentralisation aus. Je mehr wir uns den Centren nähern, um so bestimmter bekommen einzelne Seiten des Nervenlebens ihre selbstständigen Unterlagen. Nehmen wir statt der Ganglien das Rückenmark, so finden wir hier bestimmte Partien mit Sensibilität, wieder andere Partien mit motorischer Energie ausgerüstet. Sensibilität und automatisches Wirken, die in den peripherischen Ganglienmassen noch ganz unter einander verschmolzen waren, zeigen sich hier scharf geschieden und an

*) Ebendaselbst, S. 159 und 160.

Gruppen von Nervenzellen gebunden, die einem besondern Zwecke dienen. Das Prinzip der fortschreitenden Vervollkommnung physiologischer Leistungen mittels Vervielfältigung der Apparate, finden wir im Gehirn in immer höherm Maasse zur Ausführung gebracht; hier tritt uns das automatische Wirken nicht blos in motorischen Aeusserungen entgegen, sondern auch in den psychisch-intellectuellen Vorgängen.«

»Ueberall, wo Nerventhätigkeit in die Erscheinung tritt, gesellt sich zur Sensibilität und zur organischen Phosphorescenz, die wir bisher als die wesentlichen Attribute der lebendigen Nervenzellen kennen gelernt haben, noch ein dritter characteristischer Coëfficient, nämlich die automatische Thätigkeit. Dadurch wird die Nervenzelle befähigt, ihre früher angeregte immanente Sensibilität wieder zu erwecken und in spontane Erschütterung zu gerathen, wobei sie ihre erregte histologische Sensibilität ausstrahlt und in die Ferne projicirt. Diese automatische Reaction ist zuerst an kein Nervensystem gebunden, offenbart sich aber später in Entladungen des Nervensystems.«*)

Diese allmälig immer höher steigende Differenzirung und Integrirung prägt sich auch in der social-ökonomischen Sphäre als eine sich stets höher potenzirende Consumtion und Production in der Entwickelung der Bedürfnisse und der Arbeitstheilung aus.

Wendet man sich vom Nervensystem zur socialen *Zwischenzellensubstanz*, so findet man, dass wie diese, so auch die Zwischenzellensubstanz der Einzelorganismen sich nach Massgabe der Entwickelungsstufe immer höher potenzirt. So genügen nach G. Jäger**) die natürlichen Wasser nur für das hochgequollene freie Protoplasma der niedersten Thiere als umspielendes Medium. Die wasserärmeren Protoplasmaarten verlangen eine Zusammensetzung der Flüssigkeit, wie sie eben in der freien Natur nicht vorkommt.

»Als Ersatz,« sagt G. Jäger, »tritt hier eine von dem Protoplasma selbst auf dem Wege der Absonderung bereitete sogenannte *Ernährungsflüssigkeit* ein. Diese kann sich jedoch nur in solchen Thierleibern bilden, welche aus einer Vielzahl von Protoplasmastücken aufgebaut sind; ihre Bildung ist also eine sociologische Erscheinung.«

*) Ebendaselbst, S. 160—162.

**) Gustav Jäger, Lehrbuch der allgem. Zoologie, S. 51 u. ff.

›Die primäre, bei Thierleibern mittlerer sociologischer Organisation allein genügende Ernährungsflüssigkeit, der man den Namen *Lymphe* giebt, ist eine Lösung, die als Hauptbestandtheile Kochsalz und Albuminate, sowie freien Sauerstoff enthält. Bei noch höheren Graden sociologischer Complication des Leibes reicht dieses eine Medium nicht aus, hauptsächlich weil es nicht im Stande ist die nöthige Menge von freiem Sauerstoff zu gewinnen; hier tritt denn eine zweite, secundäre Ernährungsflüssigkeit, das *Blut*, hinzu.‹

›Wo ein derartiges künstliches Medium nöthig ist, sehen wir ganz allgemein eine *Abkapselung des Protoplasmas gegen die natürlichen Medien.* Dies geschieht entweder durch erhärtende Stoffe, welche das Protoplasma auf seiner freien Fläche absondert (z. B. Chitinhäute), oder dadurch, dass sie den Gesammtkörper nach aussen begrenzender Protoplasmastücke (Grenzzellen) unter stärkerem oder schwächerem Verlust gewisser Lebenseigenschaften, die auf die feindselige Einwirkung des äusseren Mediums zurückzuführen sind, die Abkapselung übernehmen.‹

›Dieser Process der Abkapselung und die Bildung einer inneren, das Protoplasma umspülenden Flüssigkeit ermöglicht endlich auch die Entstehung von Thieren, *die in der Luft leben,* also von der Anwesenheit eines tropfbarflüssigen, sie von aussen umspülenden Mediums unabhängig sind.‹

›Die *zweite Stoffwechselbedingung* für das Protoplasma (ausser der Anwesenheit eines sauerstoffhaltigen, indifferenten umspülenden Mediums) ist die Zufuhr derjenigen festen Stoffe, deren es zur Unterhaltung seines Stoff- und Kraftwechsels bedarf.‹

Dieser primären Ernährung der niedersten Organismen stellt Jäger die *secundäre* Ernährungsweise der höheren gegenüber, die sich dadurch von der primären unterscheidet, dass die Nahrungsmittel nicht im Ganzen und als feste Körper in das Innere des Protoplasmas aufgenommen werden, sondern aus ihnen eine *Nährstofflösung* bereitet wird, die das Object für die Aufnahme bildet. Die Aufnahme dieser Lösung durch das Protoplasma nennt man *Resorption.* Der Ausdruck ›Nährstofflösung‹ ist jedoch nicht exakt. Es ist nicht immer nothwendig, dass alle Nährstoffe thatsächlich in Lösung übergegangen sind, denn bei manchem Protoplasma sind die Strukturporen gross genug, um auch sehr fein zertheilte feste Stoffe durchzulassen; namentlich gilt dies von dem fein emulsiv vertheilten Fett.

Den Act der Bereitung einer Nährstofflösung aus den Nahrungsmitteln bezeichnet Jäger als *Verdauung*, und die primäre, jedoch stets mit den unverdaulichen Resten der Nahrungsmittel gemischte Nährstofflösung wird als *Speisebrei, Chymus* bezeichnet.

Bei den im Innern eines anderen Organismus lebenden parasitischen Thieren ist, nach Jäger, die Bereitung des Speisebreies häufig von der eigenen Thätigkeit der Parasiten unabhängig, ihnen fällt nur die Arbeit der Resorption zu und den Speisebrei bereitet der Wirth. Bei den nicht parasitischen Thieren (übrigens auch bei manchen Parasiten) ist die Verdauung eine sociologische Function des Thierkörpers selbst. Die Nahrungsmittel werden in einem, von Stücken lebendigen Protoplasmas umgebenen Raum, die *Nahrungshöhle*, aufgenommen und dort mit den von dem angrenzenden lebendigen Protoplasma abgesonderten *Verdauungssäften* gemischt.

Für das porösere Protoplasma und die einfacheren sociologischen Verhältnisse niederer Organismen wie die der Nesselzellen führenden Coelenteraten und mancher Parasiten genügt diese primäre Nährstofflösung, die wir Speisebrei nennen, völlig zur Ernährung. Wo aber die sociologischen Verhältnisse complicirter sind und das Protoplasma compakter ist, ist die Herstellung des Speisebreies nur der erste, gewissermassen vorbereitende Act der Ernährung, und jetzt übernehmen jene schon beschriebenen Ernährungsflüssigkeiten, die Lymphe und das Blut, die Vermittlerrolle. Sie treten in Stoffwechselbeziehung zu dem Speisebrei, wobei die die Nahrungshöhle begrenzenden Protoplasmastücke eine regulirende und filtrirende Rolle übernehmen, mischen sich die brauchbaren Theile des Speisebreies bei und erlangen so die Eigenschaft, nicht nur als umspülende indifferente Flüssigkeit dem Protoplasma gegenüber, sondern auch als Ernährungsflüssigkeit, d. h. als Nährstofflösung zu functioniren, welcher das Protoplasma seine Nährstoffe im Wege der Resorption entnimmt.‹ *)

Demzufolge schreibt G. Jäger dem Protoplasma in Bezug auf seine Stoffwechselfähigkeit zweierlei Zustände zu: 1. den *Sättigungszustand*, in welchem es weder aufnimmt noch abgiebt, 2. den *Hungerstand*, in welchem es leicht aufnimmt und abgiebt. Dabei betont G. Jäger darauf, dass der Stoffwechsel des Protoplasmas ein

*) Ebendas. S. 58 und 59.

rhythmischer ist, indem dieses abwechselnd aus dem Sättigungszustand in den Hungerzustand und umgekehrt übergeht.*)

In Hinsicht auf die inneren Verrichtungen des Thierkörpers hebt G. Jäger hervor, dass der Körper höherer Thiere kein einfacher Organismus ist, sondern eine *organisirte Gesellschaft* von unter sich verschiedenen Elementarorganismen, d. i. den zahllosen, different functionirenden Gewebszellen. Es handelt sich mithin um zweierlei ganz verschiedenartige Verrichtungsgruppen in einem solchen Thierkörper: 1) um die *privaten Lebensvorgänge* der *einzelnen Elementarorganismen* (Zellen), welche die eigentlichen Träger der Lebensvorgänge sind. Jäger nennt sie die *elementaren* Vorgänge; 2) um die *Beziehungen der Elementarorganismen zu einander*, Vorgänge, welche Jäger wegen ihrer Aehnlichkeit mit den Beziehungen zwischen den einzelnen Gliedern einer menschlichen Gesellschaft die *sociologischen* nennt. Von diesen zweierlei Vorgängen hat die Physiologie, namentlich die vergleichende Physiologie, soweit man von einer Wissenschaft überhaupt schon reden kann, sich hauptsächlich um die letzteren, die *sociologischen*, gekümmert, während die *elementaren* Vorgänge, als die viel schwieriger zu erforschenden, erst seit kurzem und noch lange nicht in genügender Ausdehnung einer Analyse unterworfen worden sind.**)

Ferner bemerkt G. Jäger über die Umwandlung der Bewegung:

Ein Medium kann sich den freien Bewegungen eines angrenzenden Mediums gegenüber in *dreifach verschiedener* Weise verhalten:

1) Die Bewegung wird an dem Eindringen in das Medium verhindert, also zurückgeworfen, *reflectirt*. Ob dies geschieht, hängt von der Natur und der Beschaffenheit der Oberfläche des getroffenen Mediums, der Art der freien Bewegung, um die es sich handelt, und dem Winkel, unter welchem die Bewegung die Oberfläche trifft, ab. Diese Eigenschaft eines Mediums nennen wir dessen *Reflexionsfähigkeit*, z. B. für Licht, Schallwellen etc.

2) Das Medium gestattet der freien Bewegung einzudringen, *ohne sie umzuwandeln*. Die Bewegung schreitet jetzt in dem neuen Medium als solche fort, wird *geleitet*. Diese Eigenschaft nennen

*) S. 61.

**) Gustav Jäger, allgemeine Zoologie, II. Abth., Seite 3 und 4.

wir die *Leitungsfähigkeit* eines Mediums z. B. für Wärme, Elektrizität, Licht etc.

3) Das Medium gestattet der Bewegung, in dasselbe einzudringen, aber nur indem sie dieselbe *in eine anderartige umwandelt,* nicht als solche fortleitet. Diese Eigenschaft nennt Jäger die Empfindlichkeit.

Es folgt daraus, dass die drei genannten Eigenschaften eines Mediums oder, was dasselbe ist, Körpers gegenüber freien Bewegungen in dem angrenzenden Medium im *Verhältniss der, zwar nicht absoluten, aber relativen Anschliessung* zu einander stehen, was G. Jäger in folgenden Thesen zusammenfasst:

Ein Körper, der eine Bewegung stark und leicht reflectirt, wird ein schlechter Leiter und natürlich auch wenig empfindlich sein.

Ein Körper, der eine Bewegung in sich eindringen lässt, sie *absorbirt*, wird sie nicht reflectiren.

Ein guter Leiter wird die Bewegung nicht umwandeln, und einer, der sie umwandelt, wird sie schlecht leiten.*)

Vom Standpunkte des physiologischen Stoffwechsels kann man den Zustand der Zellen und Zellengewebe nicht blos als einen activen oder passiven bezeichnen, sondern auch als einen todten oder lebendigen. Den ersteren charakterisirt G. Jäger als einen solchen, der entweder gar keinen oder einen *continuirlichen* Stoff- und Kraftwechsel hat, dessen Intensität zwar je nach den Umständen wechseln kann, der aber unter gleichbleibenden Umständen gleichbleibt und dessen Ergebniss immer eine Zerstörung der chemischen und physikalischen Struktur, also ein *destruktiver Stoff-* und *Kraftwechsel* ist.

Im lebenden Zustand dagegen ist der Stoff- und Kraftwechsel, nach Jäger, ein rhythmischer: er zeigt qualitative und quantitative Schwankungen zwischen jenen zwei oben genannten Zuständen, dem ruhenden und thätigen, und dieser Wechsel erfolgt, ohne dass die äusseren Verhältnisse, die auf die lebende Substanz wirken, irgend erhebliche correspondirende Schwankungen zeigen, so dass man zu der Ueberzeugung kommen muss, dass diese Schwankungen von rhythmischen Zustandsveränderungen im *Innern der lebendigen Substanz* ausgehen.

Weiter hebt G. Jäger hervor, dass der Stoff- und Kraftwechsel nicht wie im todten Zustand ein einseitig destruktiver, sondern

*) Ebendaselbst, Seite 24.

ein *regulativer* ist: der Zerstörung des chemisch-physikalischen Bestandes steht eine *restitutive* Thätigkeit gegenüber, so dass der Körper bei oberflächlicher Betrachtung *unverändert* zu bleiben scheint, trotzdem dass in rhythmischer Weise *Leistungen* von ihm ausgehen in Form von *Stoff-* und *Kraftabsonderung.* Es entspricht also diesen Absonderungen von Stoffen und Kräften eine quantitativ (aber nicht qualitativ) entsprechende Aufnahme von Stoffen und Kräften, wobei sich Aufnahme und Abnahme bis zu einem gewissen Grade und unter gewissen Umständen völlig die Wage halten; ein Stoff- und Kraftwechsel, den Jäger deshalb auch einen conservirenden nennt, im Gegensatz zu dem destructiven Stoff- und Kraftwechsel, den das todte Protoplasma zeigt, nur muss nicht durch den Ausdruck »conservirend« die falsche Vorstellung erweckt werden, als handle es sich um ein Stillstehen der Vorgänge.*) Auf Leben und Tod, Zerstörung und Wiederaufbau ist die ganze physiologische Thätigkeit der organischen Welt begründet. Die Assimilation im chlorophyllhaltigen Protoplasma der Pflanzen bezeichnet G. Jäger als einen Zersetzungsvorgang, bei welchem unter Abspaltung von Sauerstoff Stoffe entstehen, welche wegen der steigenden Complication ihrer Molekularstruktur und wegen Ersetzung der starken Affinitäten des Sauerstoffs durch schwächere Affinitäten ein sehr labiles Gleichgewicht haben, und bei Anwesenheit von freiem Sauerstoff stets bereit sind, dieser stärkeren Affinität zu folgen und sich wieder zu Kohlensäure, Wasser und Ammoniak zu oxydiren. Die Abscheidung des Sauerstoffs erfordert natürlich einen Aufwand von lebendiger Kraft, die hierbei verschwindet und jetzt nach dem Gesagten in Form von Spannkraft (als Affinität des Sauerstoffs) in diesen chemischen Verbindungen aufgestapelt ist.**)

In Folge dieses Kampfes zwischen Leben und Tod, Zersetzung und Aufbau befinden sich nicht blos Individuen oder ganze Species und Ordnungen, sondern auch die Pflanzenwelt gegenüber der Thierwelt, und umgekehrt, in steter Abhängigkeit von einander in Hinsicht auf die Existenzmittel. So bemerkt Jäger, dass das Thier absolut abhängig ist von den Pflanzen, indem ihm die Fähigkeit, seine hochatomigen Körperbestandtheile selbst aus unorganischem Material zu bilden, völlig abgeht; es kann aus

*) Ebendaselbst, Seite 29.
**) Ebendaselbst, Seite 44.

dem letzteren nur freien Sauerstoff, Wasser und gewisse Salze beziehen. Auf der andern Seite kann die Pflanze allerdings die vom Thier producirte Kohlensäure und Ammoniak verwenden, allein da diese Verbindungen auch in der unorganischen Natur vorhanden sind, und zwar in viel reichlicherer Menge, so bedarf sie der Thätigkeit der Thiere nicht nothwendig. Demzufolge sagt G. Jäger: Wo keine Pflanzen sind, kann das Thier nicht existiren, weil ihm die wichtigsten Nährstoffe fehlen und weil es, sofern es in ein abgeschlossenes Quantum von Luft oder lufthaltigem Wasser eingeschlossen ist, sich selbst allmälig des freien Sauerstoffs beraubt. Bringen wir dagegen in ein abgeschlossenes Quantum von Luft oder Wasser gleichzeitig Thiere und Pflanzen im richtigen Verhältniss, so erhalten sie sich gegenseitig die Lebensbedingungen.« *)

Das in den Eingeweiden eingebettete sympathische Nervensystem ist dasjenige, durch welches alle unbewussten mechanischen Bewegungen und chemischen Processe in Hinsicht auf die Ernährung und das ganze vegetative Leben des thierischen Einzelorganismus bedingt werden. Das Centralorgan dieses Systems bildet das Sonnengeflecht, gleichwie das Gehirn das Centralorgan für das animale und höhere psychophysische Leben des Einzelorganismus bildet. In beiden Systemen tritt also eine Integrirung, sowie auch eine Differenzirung zum Vorschein, welche durch die zu verschiedenen Functionirungen bestimmten Nervenelemente und Organe repräsentirt wird. Bei den niederen Thieren bilden sich zuvörderst und, je höher die Stufe der Entwickelung um so bestimmter, die verschiedenen Knoten und Nervenelemente des Sympathicus aus dem vegetativen Keimblatt aus**). Bei den höheren thierischen Einzelorganismen treten alsdann allmälig, je nach der Entwickelungsstufe, auch die besonderen Nervenelemente des Rückenmarkes und des Gehirnes aus dem animalen Keimblatt hervor. Und wie zwischen diesem und dem vegetativen Keimblatt von Haus aus ein Antagonismus sich kund giebt, so macht sich derselbe auch später zwischen dem cerebrospinalen und sympathischen Nervensystem bemerkbar. J. Fr. Lobstein hat besonders diesen Antagonismus, welcher, wie er bewiesen hat, im krankhaften Zustande noch schärfer hervortritt, beleuchtet.

*) Ebendaselbst, Seite 45.

**) Vergl. Bd. II, S. 319 und ff.

Die Wechselwirkung zwischen dem sympathischen und cerebrospinalen Nervensystem wird durch einzelne sensorische und motorische Nervenfäden vermittelt. Beide Systeme befinden sich nicht nur gegenseitig in einer steten Spannung, welche bei krankhaften Zuständen in einem scharfen Gegensatz hervortritt, sondern auch in einem Zustande der Ueber- und Unterordnung. Bei den niederen Thieren und in den niederen Phasen der embryologischen Entwickelung der höheren Thierwelt herrscht das vegetative Leben und folglich das sympathische System vor; bei den höheren Thieren und beim Menschen, namentlich in den höheren Phasen der embryonalen Entwickelung ist das cerebrospinale das vorherrschende, mit Ausnahme des anormalen, krankhaften Zustandes. —

Dasselbe hat auch seine volle Geltung in Hinsicht auf die Wechselwirkung und, bei anormalen und krankhaften Zuständen, auf den Antagonismus zwischen dem ökonomischen und dem höheren psychophysischen socialen Leben. Diejenigen Nervenelemente, welche sich speciell mit der Production, Vertheilung und Consumtion der Gebrauchswerthe beschäftigen und vorzugsweise diejenigen, welche zur Befriedigung der physischen Bedürfnisse bestimmt sind, (landwirthschaftliche, industrielle, Handelsunternehmungen, Gesellschaften, Vereine etc.), entsprechen dem sympathischen Nervensystem der Einzelorganismen; wogegen diejenigen socialen Nervenelemente, welche das höhere sociale Leben vermitteln (Kirche, Lehranstalten, Gelehrten-, Künstlervereine etc.), dem cerebrospinalen Nervensystem der Einzelorganismen analog sind. Dass auch im socialen Organismus ein Antagonismus in der Entwickelung beider Systeme sich kund thut, und namentlich wenn der Entwickelungsgang ein anormaler und krankhafter ist, wenn das eine System auf Kosten und mit Unterdrücken des anderen vor sich geht, unterliegt wohl keinem Zweifel. Auch ist im socialen Leben auf den niederen und jugendlicheren Entwickelungsstufen — erstere zeigen uns die Naturvölker, letztere die Colonien, die Vereinigten Staaten in Nordamerika etc. — das vegetative, auf den höheren Stufen das cerebrospinale System das vorherrschende. Letzteres kann sogar in eine Uebercultur des ganzen oder eines Theiles des socialen Organismus ausarten.

Wie die Reflexthätigkeit der Nervenelemente auf die Ernährung in den Einzelorganismen wirkt, geht aus folgenden Worten Maudsley's hervor:*)

»Ob nun, wie es wahrscheinlich ist, die Vorstellung durch die betreffenden Nerven direkt auf die Elemente des Organes einwirkt, oder ob dies indirekt auf dem Wege eines Reizes auf das vasomotorische Nervensystem geschieht, so viel ist sicher, dass durch den Einfluss von Vorstellungen die Sekretion vermehrt oder vermindert und die Ernährung modificirt werden kann. Die Vorstellung von Speisen kann einen Strom von Speichel, eine mit Mitleid oder Mitgefühl verbundene Vorstellung einen Strom von Thränen hervorrufen, die Vorstellung von einem Gefühl von Jucken an einer bestimmten Körperstelle verursacht das Jucken selbst, und die lebhafte Vorstellung, dass ein Substanzverlust durch eine Operation gehoben werden wird, beeinflusst zuweilen die organische Thätigkeit des betreffenden Theiles in einem solchen Grade, dass die spontane Heilung eintritt.«. —

Derselbe Process geht auch im Wesentlichen in Hinsicht auf Reflexthätigkeit des Nervensystems und Ernährung im socialen Organismus vor sich. Auch hier rufen erhöhte Nervenreize bestimmte Ernährungsvorgänge vermittelst Production, Vertheilung und Consumtion der Gebrauchswerthe, bestimmte Sekretions- und Resorptionserscheinungen hervor. Die Vorstellung z. B. von einem bevorstehenden Krieg reizt sofort zu einer erhöhten Thätigkeit hin alle diejenigen Nervenelemente und socialen Gewebe, welche in direktem Zusammenhang mit derselben stehen, und diese wirken ihrerseits zurück auf die ökonomischen Gebiete, welche mit der Production und Consumtion von für den Krieg nothwendigen Werthgegenständen sich beschäftigen, indem sie beide erhöhen und zugleich sowohl Production und Consumtion nach den übrigen Richtungen schwächen. Dasselbe, nur nach anderen und verschiedenen Richtungen hin, geht bei der Vorstellung einer bevorstehenden Hungersnoth, einer Epidemie, einer Weltausstellung etc. vor sich.

Und ganz richtig bemerkt Maudsley weiter:**)

»Bei dem ruhigen und zugleich rapiden Ablauf des Vorgangs der Reflexion mittels der regelrechten Association der Ideen gelangen die einzelnen Schritte nicht zum Bewusstsein. In dem

*) H. Maudsley: Die Physiologie und Pathologie der Seele, S. 123.
**) H. Maudsley: Die Physiologie und Pathologie der Seele, S. 125.

Zuge der Gedanken ruft eine Idee die andern hervor, ohne bewusst zu werden, so dass der Schlusssatz oder das Resultat als etwas plötzliches oder zufälliges erscheint und es sehr schwer oder vielmehr vollständig unmöglich sein dürfte, die verschiedenen Schritte oder die einzelnen Glieder der Gedankenkette aufzufinden, aus der dasselbe hervorgegangen ist. Wie viele solcher Gedanken oder Ideen tauchen auf diese Weise täglich plötzlich in unserm Bewusstsein auf und überraschen uns gleichsam durch ihr plötzliches Auftreten? Der Reiz, der eine Vorstellungsganglienzelle getroffen hat, scheint unmittelbar auf eine andere übertragen zu werden und so eine ganze Reihe von Zellen unter fortwährender Transformation seiner Energie zu durchlaufen, ohne dass eines der Zwischenglieder ein persistirendes Residuum davon zurückbehielte.«

Der sociale Organismus, in welchem die einzelnen Nervenelemente mehr oder weniger selbständige und selbstthätige Individuen und in welchem die Nervenreflexe nicht nur direkte, sondern auch indirekte sind, bringt alle diese Processe und Umwandlungen, je nach der Stufe seiner Entwickelung, immer bewusster hervor, daher auch die einzelnen Schritte und Uebergänge der Reflex- und Ernährungsthätigkeit im socialen Organismus leichter aufzufassen und wahrzunehmen sind. Verfolgt man genetisch sowohl die Bildung der Güter (Zwischenzellensubstanz) als auch die Entwickelung der Dienstleistungen, welche direct durch die Thätigkeit des socialen Nervensystems bedingt werden, so überzeugt man sich leicht, dass *keine Dienstleistung ohne Reflex* vor sich gehen kann und das aus dem einfachen Grunde, weil das Nervensystem des Menschen als wirkende Zelle in allen Thätigkeitsäusserungen mit im Spiel ist, daher auch die Entwickelung des socialen Nervensystems sowohl, als auch der Zwischenzellensubstanz in mancher Hinsicht als ein Resultat der psychologischen Thätigkeitsäusserung der Nervenelemente und Gewebe, welche den socialen Organismus bilden, angesehen werden kann. — Aus diesem Grunde könnte auch die Physiologie des socialen Nervensystems in so mancher Hinsicht hervorragende Instanzen für die Ernährung und Wechselwirkung des thierischen und menschlichen Nervensystems bieten.

Nach Büchner lassen die Untersuchungen Du Bois Reymond's über die Thätigkeit und Ernährung der Nerven keinen Zweifel darüber, dass die Veränderungen, welche die elektrischen Moleküle der Nerven erleiden, den sogenannten physiologischen durchaus parallel gehen, mit anderen Worten, dass der Grad der physiologischen Thätigkeit oder Unthätigkeit in genauem Verhältniss zu der Stärke der elektrischen Spannung oder Schwankung steht.*)

Dasselbe gilt auch für den socialen Organismus, in welchem die ökonomische Thätigkeit mit der Spannung des socialen Nervensystems in geradem Verhältniss steht. Es versteht sich von selbst, dass, was speciell die höheren Nervenorgane anbetrifft, nur von der sogenannten immateriellen Consumtion die Rede sein kann, eine Consumtion, die jedoch ebenso real vor sich geht, wie die materielle, welche den niederen Bedürfnissen des Menschen entspricht. Das Resultat selbst der Consumtion hängt wiederum davon ab, in wie fern letztere den *positiven*, geistigen und ethischen, Bedürfnissen des Menschen entspricht und auf positiv nützliche Gebrauchswerthe gerichtet ist.**) Somit würde das für das Nervensystem des Einzelorganismus von Du Bois Reymond festgestellte Gesetz für das sociale Nervensystem in Hinsicht auf den normalen Entwickelungsgang folgendermassen formulirt werden müssen:

Bei normalem Entwickelungsgange steht die Anhäufung von psychophysischen Kraftenergien im socialen Nervensystem in direktem Verhältnisse zu der Consumtion der positiven psychischen Gebrauchswerthe. Mit anderen Worten, in derjenigen socialen Gesammtheit, in deren Schoss eine regere und zweckentsprechendere geistige und ethische Aneignung der in der Form von Wort, Schrift, Kunsterzeugniss etc. circulirenden Güter und dargebotenen Dienstleistungen vor sich geht, — in einer solchen Gesellschaft entwickeln und kräftigen sich auch in demselben Verhältniss die höheren Nervenorgane, gleichwie im Einzelorganismus die elektrische Spannung der physiologischen Thätigkeit der Nerven parallel geht.

Je mehr die Thätigkeit der Nerven auf die niederen Functionen und Bedürfnisse, auf das nur Materielle gerichtet ist, desto ausgesprochener ist die Abhängigkeit der Nerventhätigkeit von den vegetativen Functionen eines Organismus. Die Bewegung des Herzens steht in unmittelbarem Causalverhältniss zu dem dasselbe durchströmenden Blut, desgleichen die Thätigkeit der

*) L. Büchner: Physiologische Bilder, Bd. II. S. 357.

**) Vergl. Bd. III, S. 253 u. ff.

Darm-Ganglien zu der im Magen befindlichen Speise. Der die Gehirnnerven erregende Reiz ist von dem dasselbe durchströmenden Blut dagegen in sofern unabhängiger, als die Potenzirung, Differenzirung und Integrirung desselben von anderen äusseren und inneren psychophysischen Ursachen abhängt.

Im thierischen und menschlischen Einzelorganismus ist das sympathische oder Eingeweidenervensystem mit dem cerebrospinalen System durch zahlreiche Fasern vereinigt, woher denn auch geistige Erregungen auf die Verdauung Einfluss haben und umgekehrt. Im socialen Nervensystem entsprechen die niederen Nervenorgane des Menschen dem sympathischen Nervensystem und haben dieselbe Bedeutung im ökonomischen Gebiete wie diese im physiologischen. Wie diese sind auch jene die eigentlichen Ernährer des Ganzen. Wie im Einzelorganismus, so auch im socialen Organismus consumiren die höheren Nervenorgane und höheren Schichten physiologisch und ökonomisch mehr, die niederen dagegen produciren mehr von demselben Standpunkte aus. Die höheren Nervenorgane erheben dabei aber die Lebensenergien auf eine höhere Potenz. Wie sie dabei das Ganze leiten und welche Bedeutung die höheren Nervenorgane auch in Hinsicht auf die Ernährung haben, geht aus den neuesten physiologischen Beobachtungen hervor, nach welchen ein jeder einzelne Nerv nicht blos unmittelbar seinen Ernährungsstoff aus dem Blute sich aneignet, sondern theilweise auch vermittelst des Gehirns und anderer Nervencentren. Man hat sogar Grund vorauszusetzen, dass dieser letztere Modus der hauptsächlichste ist.

Dieses führt uns eine ganze Reihe von physiologischen Erscheinungen vor Augen, welche unter der Bezeichnung von Hemmungs- und Erregungsmechanismen bekannt sind. —

G. Jäger unterscheidet, gleich den anderen Biologen, zwei Hauptformen in den Elementarorganismen des Nervensystems: die Reflexorganismen und die automatischen Organismen.

Die Verrichtung des Reflexorganismus in Hinsicht auf die physiologische Thätigkeit des Einzelorganismus besteht in der Hervorrufung eines Reflexes zwischen sensitiven und motorischen oder Arbeitszellen, welche ihrerseits noch in eigentlich motorische und sekretorische zerfallen. Unter automatischem Mechanismus versteht man dagegen einen solchen, welcher in keine offenbare

Beziehung zu einer sensitiven Fläche steht, obgleich auch indirekt dabei sensitive Nerven mit im Spiel sein können.*)

Bei der Thätigkeit der automatischen Elementarmechanismen unterscheidet G. Jäger ausserdem mit anderen Biologen die rhythmische und die tonische Automatie, indem bei den Automatien die Leistung in den Arbeitszellen entweder eine rhythmisch unterbrochene, wie z. B. die Herz- und Athmungsbewegungen sein kann, oder eine anhaltende Spannung der Muskelzellen bedingt wird.**)

Jeder sowohl Reflex- als automatischer Elementarorganismus ist durch unterganglionare sogenannte regulatorische Nerven mit zwei antagonistisch wirkenden Nervencentren höherer Ordnung nach zwei Seiten hin verbunden. Von diesen regulatorisch wirkenden Centren besteht das eine aus einem Beschleunigungs- und das andere aus einem Hemmungscentrum. Die regulatorischen Centren der Reflexmechanismen werden Reflexregulirungscentren genannt, welche ihrerseits in Reflexhemmungs- und Reflexbeschleunigungscentren zerfallen; in Hinsicht auf die automatischen Mechanismen heissen derartige Centren Automatenregulirungscentren.***)

Sowohl in Hinsicht auf die eigentlichen Arbeitszellen, als auch auf die Secretionszellen tritt eine Erscheinung hervor, welche in der Biologie als *Coordination* der Bewegungen bezeichnet wird und welche darin besteht, dass durch Reflexe verschiedene, von einander räumlich geschiedene Zellen zur Thätigkeit angeregt werden. Wenn die coordinirten Bewegungen zu einer zweckmässigen Gesammthandlung verknüpft sind, so versteht man darunter die Coordination im engeren Sinne; wenn dagegen die eine Bewegung zweckmässig ist, die andere zwecklos, aber eine gleichzeitig oder abwechselnd auftretende, so wird letztere eine Mitbewegung (Synkinasie) genannt, wobei angenommen wird, dass die entsprechende motorische Ganglienzelle durch sogenannte Irradiation erregt wird.†*)

Vergleicht man nun nach dieser Seite hin den socialen Organismus mit den Einzelorganismen der Thierwelt, so gelangt man vor Allem zu der Ueberzeugung, dass in Hinsicht auf ersteren von rein automatischen Bewegungen nicht die Rede sein kann,

*) G. Jäger: Lehrbuch der allgemeinen Zoologie, II. Abth. S. 321.

**) Ebendas. S. 323.

***) Ebendas. S. 325.

†*) Ebendas. S. 326.

sondern nur von Reflexmechanismen in höherem Sinne, indem im socialen Organismus die einzelnen Nervenzellen durch höher entwickelte, mehr oder weniger bewusst wirkende Nervenindividuen ersetzt werden. Ihrem Wesen nach geht auch die sociale Reflexwirkung nach denselben Gesetzen, wie in den Einzelorganismen vor sich, nur ist sie complicirter, die Wechselwirkung der verschiedenen Reflexhemmungs- und Reflexbeschleunigungscentren ist eine vielseitigere, selbständigere und elastischere, die Coordination und Irradiation eine weitgreifendere und höher potenzirte.

So sagt auch G. Jäger:*)

»Die mit der steigenden Complication der Gesammtorganisation des Körpers sich einstellende functionelle Vervollkommnung auf dem Gebiete des Nervensystems beruht wahrscheinlich auf der Verknüpfung der genannten Nervenmechanismen zu einem immer complicirteren Mechanismus. Bei den niedersten Nerventhieren, den Bryozoen, besteht nach dem anatomischen Befund das ganze Nervensystem aus einem einzigen elementaren Reflexmechanismus. Mit der Massezunahme des Körpers nimmt dann nicht nur die Zahl der Elementarmechanismen zu, sondern auch die Verknüpfungen derselben zu höheren Mechanismen werden mannichfaltiger.«

»Nennen wir den Elementarmechanismus und sein Centrum *primär*, so sahen wir im Obigen eine Verknüpfung zu sekundären Mechanismen mit sekundärem Centrum (regulatorische Mechanismen) und lernten in der Coordination ein Appendix zu diesen sekundären Mechanismen kennen; dabei bleibt es aber nicht stehen. Es werden sekundäre Mechanismen zu tertiären mit tertiärem Centrum, tertiäre zu quaternären und sofort mit einander verknüpft, bis schliesslich der Gesammtkörper zu einem durch das Nervensystem verknüpften Gesammtmechanismus wird.«

»Für diese Centren höherer Ordnung gilt dasselbe Gesetz, wie für die niederer Ordnung, dass wenn auch nicht jedem, so doch wahrscheinlich den meisten dieser Centren, je ein anderes Centrum antagonistisch in ähnlicher Weise gegenüber steht, wie Hemmungs- und Beschleunigungscentren, pressorische und depressorische Centren.«

---

*) Ebendas. S. 326.

Der sociale Organismus unterscheidet sich nun von den Einzelorganismen der Natur gerade nur dadurch, dass er eine grössere Zahl höher potenzirter Nervencentren besitzt, welche auf die einzelnen, gleichfalls höher potenzirten Nervenelemente vielseitiger und complicirter rückwirken. Durch die höheren Potenzen sowohl der Einzelorganismen der Natur, als auch des socialen Organismus werden dabei diejenigen Erscheinungen bedingt, welche als seelische oder psychische bezeichnet werden.

G. Jäger bezeichnet folgendermassen den Unterschied zwischen den physisch und psychisch wirkenden Mechanismen: *)

1) Bei den *physischen* Mechanismen handelt es sich um Arbeitsauslösungen, deren Anstoss von *gegenwärtigen* äusseren oder inneren Reizen ausgeht. Bei den *seelischen* Organen gesellen sich zu den gegenwärtigen Reizen noch Einflüsse, die auf *vergangene*, ja zum Theil längst vergangene Erregungen, sogenannte *Erfahrungen* zurückzuführen sind. Von diesem Standpunkt ausgehend bezeichnet G. Jäger die seelischen Mechanismen auch als *Erfahrungsmechanismen.*

2) Bei den Erfahrungsmechanismen hat die Erregung nicht nur Auflösung von Arbeitsleistungen zu Folge, sondern sie wird ausserdem auch noch von den Aeusserungen des sogenannten *Bewusstseins* begleitet, die wir als eine höhere Potenz der Sensibilität hezeichnet haben. Bei Erregungen, welche nur die physischen Mechanismen durchziehen, fehlt das Bewusstsein oder kann fehlen, wesshalb denn auch, nach G. Jäger, die seelischen als die *Mechanismen des Bewusstseins* bezeichnet werden können.

3) Die Erregungen der *physischen* Nervenmechanismen zeichnen sich durch die sich gleichbleibende Promptheit und Regelmässigkeit aus, mit welcher der Reiz von der Bewegungsauslösung beantwortet wird, kurz, die *Erregung hat stets den Charakter des Reflexes.* Bei dem *seelischen* Mechanismus besteht keine zeitliche Regelmässigkeit: der Erregungsprocess schlägt bald rasch, bald sehr langsam bis zu der Erfolgseite durch, bald gar nicht, trotzdem dass er auf der sensitiven Seite eine oft sehr lange Kette von Erregungsauslösungen (Nachdenken, Ueberlegung) hervorruft. Es ist also zwischen Sinnesreiz und Erfolg ein Zeit (*Ueberlegungszeit*) erfordernder Process eingeschaltet. **)

---

*) Ebendas. S. 328.

**) Ebendas. S. 333.

. In Hinsicht auf die Wechselwirkung der Erfahrungscentren unterscheidet Jäger zweierlei Verknüpfungsmodi:

1) Die Verbindung der Centren *niederer* Ordnung mit solchen *höherer* Ordnnng: *superordinative Verknüpfung*, bei welcher es sich um eine Verbindung von Detailerfahrungen zu einer Gesammterfahrung handelt. Diese Verbindung erfolgt in der Richtung des Tiefedurchmessers, d. h. *centripetal.*

2) Die Verbindung von Centren *gleicher* Ordnung: *coordinative* Verknüpfung, wobei es sich um Bildung einer zusammenhängenden Kette von coordinirten Erfahrungen handelt und anatomisch um eine Verknüpfung der Centren gleicher Ordnung durch seitliche Bahnen.

G. Jäger begründet die Existenz dieser beiden Verknüpfungsmodi durch die psychologische Beobachtung. Die coordinative Verknüpfung tritt, nach ihm, in dem Denkprocess zu Tage, den die Psychologen die *Association der Vorstellungen* nennen und der darin besteht, dass eine Empfindung um die andere in einer dem Nacheinander, Nebeneinander, der Aehnlichkeit und dem Contrast entsprechenden Reihenfolge vor dem Bewusstsein auftauchen. Er nennt diesen Empfindungsmechanismus den *Associationsmechanismus.*

Die superordinative Verknüpfung, meint er, tritt uns in der Zusammenfassung der Detailempfindungen zu Gesammtempfindungen entgegen, indem die niedere Ordnung und die höhere Ordnung sich in einer gewissen Reihenfolge verknüpfen.

Als *primären Empfindungsmechanismus* oder *Bildmechanismus* betrachtet Jäger diejenige erste superordinative Verknüpfung, welche die in den verschiedenen Sinnescentren liegenden Ton-, Farben-, Riech-, Tastcentren etc. zur Vorstellung eines einzelnen Gegenstandes, eines *Bildes* verbinden.

Die Verknüpfung der Bilder zu *Begriffen* ist, nach ihm, eine höhere superordinative Zusammenfassung und er schliesst auf das Vorhandensein von Begriffsmechanismen niederer und höherer Ordnung, weil die Psyche im Stande ist, engere Begriffe zu weiteren und diese zu noch weiteren zusammenzufassen.

Die Begriffsmechanismen betrachtet alsdann Jäger als Grundlage zur Bildung höherer Einheiten der *Urtheilsmechanismen*, zu welchem mindestens zwei Begriffsmechanismen gehören; die Urtheilsmechanismen endlich verknüpfen sich in letzter Instanz zu *Schlussmechanismen.* *)

*) Ebendas. S. 334.

Bei der Verknüpfung von Empfindungsmechanismen und Willensmechanismen setzt Jäger die Einschaltung eines regulatorisch wirkenden Factors, des *Gemeingefühlcentrums*, voraus; mit diesen Centren an sich ist keine Vorstellung verbunden, daher ihre Erregung sich von denen der Empfindungscentren unterscheidet.

Jäger unterscheidet ferner *hemmend wirkende* (Unlustgefühle) von *beschleunigend wirkenden* (Lustgefühle) Gemeingefühlen. Stehen sie im Verhältniss des Gleichgewichts, so herrscht Gefühllosigkeit mit Ruhe; jede Störung des Gleichgewichts (Lähmung, Erregung) hebt die Ruhe auf.

Weil diese Gemeingefühlcentren sich ebenfalls auf dem Wege der Erfahrung bilden, meint Jäger, so zerlegen sich die Erfahrungen in zwei Gruppen, in *angenehme* und *unangenehme*, und für die Verknüpfung der sensitiven mit den motorischen Mechanismen ist es *aussschlaggebend*, ob durch eine Wahrnehmung eine angenehme oder unangenehme Erfahrung wachgerufen wird: Es hängt eben davon ab, ob ein Willensimpuls ausgelöst wird oder nicht, und im ersteren Fall, ob der Willensimpuls zu dem einen oder dem andern von zwei antagonistischen Bewegungscentren geht, z. B. zum Vorwärts- oder zum Rückwärtscentrum (Angriff oder Flucht.)*)

Nach allem oben Gesagten wäre es überflüssig, dem intelligenten Leser noch auseinanderzusetzen, dass dieselbe Wechselwirkung der Nervenelemente, wenn auch nur in höherem Sinne, auch im socialen Organismus vor sich geht; dass auch in diesem Reflexwirkung, Hemmungs- und Beschleunigungsprocesse, Coordination und Subordination, Mitbewegung und Irradiation, Verknüpfung und Association keine figürlichen Begriffe, sondern Realitäten sind. Diese Realitäten sind aber in Hinsicht auf die menschliche Gesellschaft *psychophysische* Realitäten, wie wir es im dritten Theile unseres Werkes auseinandergesetzt haben. Aus diesem Grunde müssen auch in Hinsicht auf den socialen Organismus, Association und Antagonismus, Coordination und Unterordnung, Mitbewegung und Iradiation, Hemmung und Beförderung als durch psychophysische Kräfte verursacht und bedingt angesehen werden. In der ökonomischen Sphäre sind es Selbstsucht und Gemeinwohl, Privat- und Staatsinteressen, Anfrage und Angebot u. s. w., welche auf dem Wege directer und indirecter

*) Ebendas. S. 336.

Reflexe die sich gegenseitig bekämpfenden phychophysichen Kräfte bilden, durch welche die Wechselwirkung der verschiedenen Theile und der Gesammtheit des socialen Nervensystems bedingt wird, eine Wechselwirkung, welche in den Individuen ihre sensitiven Arbeits- und sekretorischen Zellen, in den einzelnen socialen Gruppen ihre regulatorischen Beschleunigungs- und Hemmungscentren, in der Gesammtheit des socialen Organismus ihr Gemeingefühlcentrum als reales Substrat findet. Das Nach-, Neben- und Uebereinander ist hier ein nach denselben Gesetzen Wirkendes und nur ein höher Potenzirtes.

Aus allen obigen Auseinandersetzungen geht nun klar hervor, dass, da der sociale Organismus sowohl als Ganzes, als auch in seinen Theilen ein unvergleichlich höher entwickelter Organismus ist als die Einzelorganismen der Natur und ausschliesslich aus Nervenzellen besteht, auch die physiologische Wechselwirkung in demselben eine weit mehr complicirte und in ihren Differenzirungen und Integrirungen bewusstere sein muss.

Aber abgesehen davon tritt in der ökonomischen Sphäre des socialen Organismus noch ein Factor hervor, der die physiologischen Processe noch in einem höheren Grade vervielfältigt und vermittelt. Das ist die Spaltung des Stoffwechsels in Kauf und Verkauf vermittelst des Geldes oder der Werthzeichen. In Folge dieser Spaltung müssen alle physiologischen Erscheinungen im socialen Organismus immer nach zwei Seiten hin betrachtet werden, es müssen immer Käufer und Verkäufer im Auge behalten werden. In Folge dieser Spaltung vollziehen sich auch sowohl in Hinsicht auf das sociale Nervensystem, als auch auf die sociale Zwischenzellensubstanz parallel zwei Integrirungs- und Differenzirungsprocesse, die sich bekämpfen oder unterstützen, gegenseitig entwickeln oder rückbilden. Einer von diesen Processen wird bei dem Tausche der Güter und Dienste durch den Käufer, der andere durch den Verkäufer bedingt. Von dieser Doppelbewegung und von dieser zweifachen Thätigkeitsäusserung hängt die Vertheilung der Güter, die Kapitalbildung, die Concentration der mittelbaren und unmittelbaren Gebrauchswerthe, kurz die ökonomische Entwicklung oder Rückbildung einer Gesellschaft ab. Diese Doppelbewegung ist aber von den Nationalökonomen bis jetzt nicht gehörig gewürdigt und berücksichtigt worden, woher denn auch ihre Folgerungen in der ökonomischen Sphäre einseitig ausgefallen sind.

Auch im Schoosse der Einzelorganismen findet in Hinsicht auf die Circulation der Nährstoffe eine Wechselwirkung nach zwei Seiten hin, eine doppelte gegenseitige Beeinflussung zwischen Nervensystem und Zwischenzellensubstanz statt, ohne dass sich jedoch letztere bei dem damit verknüpften Stoffwechsel in zwei verschiedene Tauschacte spalte. So bemerkt Luys*), dass die Nervenzellen der sie ernährenden Blutcirculation gegenüber zwar eine passive Rolle spielen, indem sie sich der Circulation anbequemen und von ihr abhängig sind, dagegen aber, sobald sie zu arbeiten beginnen, die Rolle geradezu umkehren und nun als bestimmendes Element auftreten. Wenn an einer einzelnen beschränkten Stelle infolge beginnender Arbeit ein Nervenerethismus eintritt, so erfolgt augenblicklich ein stärkerer Blutandrang nach jener Stelle; die Gehirnzellen ziehen das Blut an sich und wirken dadurch stets beschränkend auf die Durchtränkung benachbarter Regionen.

Luys schildert das Gehirn bald als ein activ eingreifendes, bald als ein passives Organ: sein Bestehen ist ganz und gar von der Circulation abhängig, insofern mit deren Aufhören seine eigene Thätigkeit vollständig in Wegfall kommt, wogegen zu bestimmten Zeiten das Gehirn wieder die Herrschaft über die Circulation gewinnt, insofern es die Circulationsvorgänge regulirend bestimmt und unwillkürlich auf die vasomotorischen Thätigkeiten eingreift, wodurch die Integrität seiner Lebensäusserungen gesichert wird.*)

Dieser wechselseitige Einfluss der Circulation auf die Gehirnthätigkeit, sowie umgekehrt der Gehirnthätigkeit auf die Beschleunigung des Blutlaufs wird in Hinsicht auf die Wechselwirkung zwischen dem socialen Nervensystem und der socialen Zwischenzellensubstanz durch einen doppelten Factor bedingt, indem letztere sich bei dem Austausche sowohl der Dienste als auch der Stoffe in zwei Acten, in Kauf und Verkauf, spaltet und in Folge dessen die Bewegung der Zwischenzellensubstanz einerseits und die Thätigkeit der Nervenelemente andererseits durch diese Doppelwirkung bedingt wird. Ein Beispiel dazu möge genügen. Die Arbeiter auf einer Fabrik haben ein bestimmtes Quantum Gebrauchswerthe producirt. Um diese abzusetzen und zu einer weiteren Production angeregt zu werden d. h. einen neuen Zufluss des Blutes zu den Nervenzellen zu erlangen, bedarf es nicht

*) J. Luys: Das Gehirn, sein Bau und seine Verrichtungen, S. 65.

eines einfachen Tausches der Producte gegen andere Gebrauchswerthe, sondern jedesmal eines Doppelactes, bei welchem das Geld als Vermittler eintritt. Dieser Vermittler erhöht die Beweglichkeit der Zwischenzellensubstanz, potenzirt die psychophysische Wechselwirkung der Nervenelemente, aber complicirt auch zugleich die social-physiologische Thätigkeit, indem er als Repräsentant und Condensator der auf ihm concentrirten psychophysischen Werthschätzungen, als integrirende und differenzirende Kraftenergie in Hinsicht auf die sociale Zwischenzellensubstanz auftritt. In dieser secundären Bedeutung, als Vermittler der psychophysischen Thätigkeit des socialen Nervensystems, tritt das Geld als *Machtelement* auf, gleich den höher potenzirten Werkzeugen im Kampfe um's Dasein überhaupt. Nach Maassgabe der Vertheilung der Güter in der Form von Geld oder Werthzeichen wird daher auch die Production, Vertheilung und Consumtion der Güter und Dienste bedingt. Die ungleiche Vertheilung des Eigenthums unter die einzelnen socialen Nervenelemente zieht in Folge dessen eine ganze Reihe von Erscheinungen nach sich, welche durch die ungleiche Vertheilung der Zwischenzellensubstanz unter ihnen bedingt wird und nicht direct von der Differenzirung, Integrirung und Potenzirung der Nervenelemente selbst abhängig ist.

Durch diese Doppelbewegung wird auch die Capitalbildung, das Sparen und alle anderen Erscheinungen in Hinsicht auf Production, Vertheilung und Consumtion der Güter und Dienste bedingt. —

Die physiologische Doppelwirkung im socialen Organismus wird noch dadurch gesteigert, dass der Vermittler zu derselben, das Geld oder die Werthzeichen, meistentheils nicht in den Händen der Producenten und der definitiven Consumenten, sondern in den Händen dritter Personen sich befinden oder zum wenigsten durch dieselben gehen und daher die Production, Vertheilung und Consumtion der Güter und Dienste durch Nervenelemente bedingt und beeinflusst werden, die in keinem directen Zusammenhang stehen mit der Production oder Consumtion jener Güter oder Dienste. Als hervorragende Instanz für diese Erscheinung kann uns die Börse dienen, wo ungeheure Werthe zwischen Personen umgesetzt werden ohne dass irgend eine derselben auch einen Begriff von denjenigen realen Gegenständen haben, welche durch die Werthe repräsentirt werden, ja, wo oft Werthe circuliren, die überhaupt gar keine Realitäten darstellen. Dennoch üben nicht nur jene, sondern auch diese letzteren Werthe einen ungeheuren Einfluss auf ganze Productions- und Consumtionsgebiete, so wie auf die Vertheilung der Güter und Dienste zwischen ganzen Ländern, Provinzen und Industriezweigen.

Durch die doppelte Wechselwirkung des socialen Nervensystems auf die Bewegung der Zwischenzellensubstanz und dieser auf jenes, wobei der im socialen Nervensystem als specifische Energien angehäufte psychophysische Factor sich nach den verschiedensten Richtungen hin und in den mannigfachsten Formen auslöst, wird die im Vergleich zu den Einzelorganismen der Natur unendlich grössere Elasticität und Beweglichkeit der socialen Zwischenzellensubstanz, in Hinsicht auf Integrirung, Differencirung und Potenzirung, bedingt. Durch den Hauptvermittler dieser psychophysischen Wechselwirkung, das Geld und den Kredit, welcher fast für die ganze jetzt existirende Menschheit ein gemeinschaftlicher ist, steigert sich diese Elasticität und Beweglichkeit zu einem so hohen Grade, dass sie in Hinsicht auf Nationalität, Staatsabgeschlossenheit, Culturbildung u. s. w. keine Grenzen mehr kennt.

Die Folgen dieser Erscheinung sind von der grössten Wichtigkeit und doch werden sie, besonders von den Theoretikern, nicht selten aus dem Auge gelassen. Die Leichtigkeit der Auswanderung von Capitalien bei ungünstigen Conjuncturen oder bei Einschränkung des Eigenthumsrechtes, die Ausdehnung der Concurrenz in Hinsicht auf Production und Consumtion auf den ganzen Weltmarkt und mehrere andere Erscheinungen stehen in unmittelbarem Zusammenhange mit jener Elasticität und Beweglichkeit. Diejenigen Theoretiker, welche von denselben abstrahiren, gelangen daher immer zu Folgerungen, welche der Wirklichkeit nicht entsprechen: sie machen ihre Berechnungen mit Rücksicht auf einen mehr oder weniger beschränkten Markt, anstatt dieselben in Hinblick auf den Weltmarkt zu machen, von dem auf der jetzigen ökonomischen Entwickelungsstufe sich Niemand abschliessen und ausscheiden kann.

Um die Bedeutung der Physiologie noch mehr hervorzuheben, wollen wir schiesslich nur noch erwähnen, dass mehrere Einwendungen, welche gegen die Darwinsche Theorie gemacht worden sind, am besten auf dem Wege des realgenetischen Vergleiches zwischen den in Einzelorganismen und dem socialen Organismus vor sich gehenden physiologischen Processen widerlegt werden können. Es handelt sich freilich hier nur um wissenschaftlich begründete Einwendungen.

O. Vogel*) behauptet z. B.: die ganze natürliche Zuchtwahl sei zunächst eine Art Nützlichkeitsprincip der Natur. Die in dem Kampfe ums Dasein nützlichsten Umänderungen bleiben erhalten; die andern werden mehr und mehr von der Konkurrenz ausgeschlossen. Es ist daher nach Vogel klar, dass dieses Erklärungsprincip nur da zur Anwendung kommen kann, wo es sich um die Ausbildung eines Organes zu bestimmten Verrichtungen handelt, d. h. es wird wohl physiologische, aber nicht rein morphologische Umänderungen zu erklären im Stande sein. Alle Anpassung an Lebensbedingungen könne eine Aenderung in den morphologischen Grundverhältnissen nicht hervorbringen; die morphologischen Haupttypen selbst seien alle gleich gut angepasst oder widerstandsfähig. Alle die von Darwin und seinen Anhängern angeführten Beispiele beziehen sich daher auch nach der Meinung Vogel's nur auf solche physiologischen Processe. Dass dies die Grenze der Darwinschen Theorie sei, müsste der Natur der Sache nach im Pflanzenreiche deutlicher hervortreten, wie im Thierreiche. Es sind daher vor Allem einige ausgezeichnete Botaniker gewesen, welche diese Kritik an dem Darwinismus vollzogen hätten; und so sagt z. B. Vogel: eine morphologische Modification, welche durch die Darwinsche Theorie zu erklären wäre, ist ihm im Pflanzenreiche nicht bekannt; und er sehe selbst nicht ein, wie dieselbe erfolgen könnte, da die allgemeinen Processe der Gestaltung sich gegen die physiologischen Verrichtungen so indifferent verhalten.

Der Grund, warum die morphologische Gestaltung im Pflanzenreiche unabhängig von den physiologischen Verrichtungen ist, besteht darin, dass die Pflanze auf einer niederen Entwickelungsstufe steht als das Thier. Je höher die organische Entwickelung, desto mehr Wechselwirkung, Stoffwechsel, inneres Leben bietet uns das organische Individuum; daher nach Maassgabe der Entwickelung auch das physiologische Leben die Oberhand gewinnt und das morphologische Gestaltungsprincip sich unterordnet. In der anorganischen Natur ist dieses das vorherrschende. Dort gewinnt es eine solche Starrheit, dass die innere und äussere

*) O. Vogel: Häckel und die monistische Weltanschauung, S. 13.

Wechselwirkung der Körper sich auf ein Minimum reducirt oder nur sehr kurze Zeit andauert. Im socialen Organismus findet gerade das Gegentheil statt. Hier gewinnt das physiologische (ökonomische) Princip eine solche Gewalt, — und je höher die sociale Entwickelungsstufe desto mehr —, dass das morphologische (rechtliche), rein formelle Princip von dem ersteren beherrscht, bestimmt, geleitet wird. Daher ist das Ueberhandnehmen des rein formellen Princips sogar meistentheils ein Kennzeichen der socialen Rückbildung. Der Buchstabe tödtet den Geist, das Recht — die Billigkeit, das Gesetz — die Moral und Ethik, äusseres Dogmatisiren — wahre Religiösität.

Aber auf allen Stufen der Entwickelung der Naturkräfte, sowohl der anorganischen und organischen, als auch der socialen bedingen sich dennoch die morphologischen und physiologischen Kräfte gegenseitig und sind unzertrennlich. Wenn daher O. Vogel behauptet, die natürliche Zuchtwahl könne als Erklärungsprincip nur da zur Anwendung kommen, wo es sich um die Ausbildung eines Organes zu bestimmten Verrichtungen handelt, d. h. nur physiologische und nicht morphologische Umänderungen erklären, so ist die Behauptung auf der Voraussetzung einer vollständigen Abtrennung der Physiologie von der Morphologie basirt, was in der Wirklichkeit nicht der Fall ist. In einem Organismus haben alle Theile bestimmte Verrichtungen auszuüben und diese Verrichtungen wirken auf jene Theile zurück. Es handelt sich nur darum, welche Seite mehr oder weniger überwiegende Bedeutung erhält.

Aus dem Vorhergehenden tritt demnach die Bedeutung der socialen Physiologie vor derjenigen der Morphologie (Rechtswissenschaft) und Tektologie (Politik) in Hinsicht auf die Entwickelungsgeschichte der einzelnen socialen Gemeinschaften und der ganzen Menschheit hervor. Unter socialer Physiologie verstehen wir dabei, wie auch früher, nicht blos die Production der materiellen Güter und die Befriedigung der physischen Bedürfnisse, sondern auch die psychische Wechselwirkung der socialen Elemente untereinander, die psychische Ernährung des socialen Nervensystems. —

Die zweite allgemeine Einwendung gegen den Darwinismus richtet sich gegen dessen angebliche Voraussetzung, als ob die durch den Kampf um's Dasein und die Vererbung bedingte Veränderlichkeit der Organismen eine unbestimmte wäre.

›Wie aber,‹ sagt O. Vogel,*) ›wenn diese Veränderlichkeit nicht eine erst durch den Kampf um das Dasein ihre Richtung empfangende, sondern eine schon von Hause aus gesetzmässig gerichtete ist. Dann sind diese Processe von einem Charakter und einer Wirkungsweise, welche sich nicht in Parallele setzen liesse mit den — wie man meint — richtungslosen, unorganischen Kräften. Auch hier hat die exakte Forschung gegen die Darwinsche Voraussetzung entschieden. Diese unbestimmte Veränderlichkeit ist thatsächlich nicht vorhanden und so sah man sich — mitten in der Naturwissenschaft — zu einem gänzlich anderen Principe seine Zuflucht zu nehmen und gerade von dem zu reden gezwungen, was die mechanische Erklärung am meisten scheut, von einem inneren Gesetze der Entwickelung nämlich.‹

Sehen wir nun, ob auch diese Wiederlegung stichhaltig ist.

Vor Allem ist zu bemerken, dass die unorganischen Kräfte keineswegs als *richtungslose* zu bezeichnen sind, dass im Gegentheil eine jede anorganische Kraft eine sehr bestimmte Richtung in ihrer Wirkung an den Tag legt und dass daher der Ausgangspunkt der Wiederlegung schon an und für sich ein verfehlter ist. —

Alsdann hat der Darwinismus nie behauptet, dass die Richtung, welche die organische Entwickelung durch Anpassung und Vererbung erhält, keine von Haus aus gesetzmässig gerichtete sei. Im Gegentheil. Die Gesetzmässigkeit der Richtung wird von Haus aus begründet durch die anorganischen Kräfte, welche jeglicher organischen Entwickelung zu Grunde liegen. Diese potenziren sich zu organischen Kräften und endlich letztere zu psychischen und socialen, wobei eine jede höhere Potenzirung durch die niedere bedingt wird.

Bronn unterscheidet sechs verschiedene Gesetze progressiver Entwickelung, nämlich 1) Differenzirung der Functionen und Organe; 2) Reduction der Zahlen gleichnamiger Organe; 3) Concentrirung der Functionen und ihrer Organe auf bestimmte Theile des Körpers; 4) Centralisirung eines jeden ganzen oder theilweisen Organ-Systems, so dass seine ganze Thätigkeit von einem Centralorgane abhängig wird; 5) Internirung insbesondere der edelsten Organe so weit sie nicht eben nothwendig von der Oberfläche hervortreten müssen, um die Beziehungen des Organismus mit der Aussenwelt zu unterhalten; 6) grössere räumliche Ausdehnung im Einzelnen und Ganzen.

*) O. Vogel: Häckel und die monistische Weltanschauung, S. 14.

Von diesen sechs Gesetzen beziehen sich nur das erste, dritte und vierte auf die physiologische Thätigkeit der Organismen; die übrigen sind morphologischer Natur. Von jenen drei Gesetzen bezieht sich dabei das erste auf die höhere Differenzirung der Functionen und bedingt daher die Theilung der Arbeit; die zwei anderen dagegen auf die höhere Integrirung der Functionen. — So lassen sich auch die Bronn'schen Vervollkommnungsgesetze in der physiologischen Sphäre auf eine höhere Differenzirung und Integrirung der organischen Functionen zurückführen, was mit dem morphologischen Entwickelungsgesetze vollständig übereinstimmt.

Sehen wir nun, wie das physiologische Entwickelungsgesetz sich in der ökonomischen Sphäre des socialen Organismus gestaltet.

Die Eintheilung einer socialen Gesammtheit in Stände, Klassen, Körperschaften etc. entspricht der Eintheilung der Zellen und Zellengewebe des Einzelorganismus in Gewebe vom morphologischen oder histologischen Standpunkte aus. Damit ist aber noch nicht die physiologische Bedeutung der Gewebe gegeben, welche der ökonomischen Bedeutung der verschiedenen Theile eines socialen Organismus entspricht.

Virchow hebt mit Recht die verschiedenartige physiologische Gruppirung histologisch gleichwerthiger Elemente hervor und umgekehrt die Gleichartigkeit der Functionen morphologisch verschiedenartiger Zellen und Zellengewebe.

›Ganglienzellen,‹ sagt er*), ›finden sich an den verschiedensten Orten des Körpers. Niemand zweifelt daran, dass sie im Gehirn eine andere Bedeutung haben, als am Sympathicus, an der Hirnrinde eine andere als im Streifenhügel. Manche Verschiedenheiten der Grösse und Gestalt, der Verbindung und inneren Einrichtung derselben lassen sich an diesen verschiedenen Orten wahrnehmen. Nichtsdestoweniger genügen diese anatomischen Verschiedenheiten nicht, um die physiologisch so verschiedene Energie der einzelnen Gruppen zu erklären.‹

Dasselbe findet auch im socialen Körper statt. Denn hier leisten auch anatomisch und physiologisch gleich gestaltete Individuen verschiedene Functionen je nach der Stellung, die sie einnehmen, und nach dem Medium, welches sie beeinflusst. Darüber wird uns das nächste Kapitel nähere Einsicht verschaffen. —

*) R. Virchow: Die Cellularpathologie, S. 62.

II.

Das social-physiologische Entwickelungsgesetz.

In Hinsicht auf die *Gesetzmässigkeit* der Erscheinungen in der ökonomischen Sphäre muss man vor Allem folgende Fragen aufwerfen:

Existirt überhaupt eine Gesetzmässigkeit, welche den ökonomischen Erscheinungen zu Grunde liegt oder, mit anderen Worten, *giebt es ökonomische Gesetze?*

Und wenn ökonomische Gesetze vorhanden sind, können sie etwas anderes als *Naturgesetze* sein? und worin besteht im letzteren Falle ihre specifische, den allgemeinen Naturgesetzen entsprechende Bedeutung?

Dass es ökonomische Gesetze überhaupt giebt, darin stimmen jetzt wohl alle Vertreter der Wissenschaft der verschiedensten Lager überein. Denn eine jede Wissenschaft als solche muss irgend eine Gesetzmässigkeit der von ihr zu erforschenden Erscheinungen nothwendig voraussetzen, indem sie im entgegengesetzten Falle als Wissenschaft undenkbar und unmöglich wäre.

In Hinsicht auf die Anerkennung der ökonomischen Gesetze als Naturgesetze sind aber die Meinungen der verschiedenen Vertreter der Wissenschaft, je nach dem Standpunkte, den sie einnehmen, sehr getheilt. In den Augen einiger Forscher giebt es unzählige ökonomische »Naturgesetze.« Das Privatinteresse und die Selbstsucht, die freie Concurrenz, das Verhältniss zwischen Angebot und Nachfrage, das Lohngesetz, das Erbrecht, ja das Sichselbstmorden in verschiedenen Jahreszeiten, die Zahl der zur Post mit fehlenden Adressen abgegebenen Briefe u. s. w. — alles das sollen »Naturgesetze« sein. — Andere Forscher negiren dagegen überhaupt die Möglichkeit von »Naturgesetzen« in der socialen Sphäre. Jeglicher Thätigkeitsäusserung des Menschen, sagen sie, liegt seine Willensfreiheit zu Grunde und mit dieser ist überhaupt eine Nothwendigkeit nicht vereinbar. So kann z. B. das Privatinteresse und die Selbstsucht in der ökonomischen Sphäre durch Opferwilligkeit, Wohlthätigkeit und andere ethische Motive vollständig aufgehoben werden. Wo bleibt alsdann die Nothwendigkeit der Wirkung des Privatinteresses als ökonomisches Gesetz? Diese Klasse von Forschern will für die National-Oekonomie nur geistige und ethische Gesetze anerkennen.

Suchen wir nun uns vor Allem darüber Rechenschaft abzugeben, in wie fern die auf der Willensfreiheit des Menschen begründeten Einwendungen gegen die nothwendige Gesetzmässigkeit der Erscheinungen auf ökonomischem Gebiete als stichhaltig anerkannt werden können.

Die Willensfreiheit der Menschen kann deshalb nicht als Einwendung gegen eine nothwendige Gesetzmässigkeit in seinen Handlungen dienen, weil der Mensch nicht das einzige Geschöpf ist, welches über Willen und Freiheit verfügt, sondern das Thier, die Pflanze, die Monere, die Zelle gleichfalls Willen und Freiheit besitzen. Dass überhaupt jegliche Freiheit, also auch die des Menschen nur relative Erscheinungen sind, haben wir bereits in dem ersten Theile unseres Werkes bewiesen (S. 348—360 und ff.). Wenn daher die Willensfreiheit des Menschen ein Hinderniss für die Gesetzmässigkeit der durch sie bedingten Erscheinungen sein könnte, so müsste dasselbe in Hinsicht auf die Thätigkeitsäusserungen des Thieres, der Pflanze, der Monere, der Zelle und jeglicher Naturkraft der Fall sein, indem ein plötzlicher Uebergang, ein absoluter Unterschied zwischen den verschiedenen Kraftpotenzirungen zwischen Atom und Mensch genetisch gar nicht nachzuweisen, ja undenkbar ist. (Vergl. Bd. II, S. 70—74 und 82). Also entweder muss die Willensfreiheit als unübersteigliches Hinderniss für die gesetzmässige Begründung der socialen Erscheinungen anerkannt werden und dann liegt dasselbe Hinderniss auch für alle Naturerscheinungen überhaupt vor, und es kann überhaupt keine nothwendigen Gesetze geben. Oder es giebt Naturgesetze und alsdann können auch die socialen Gesetze keine anderen als Naturgesetze sein.

Aber nicht diejenigen »Gesetze,« welche bis jetzt von einigen Forschern als »Naturgesetze« bezeichnet wurden, sind es, die als solche anerkannt werden können. Die bis jetzt in der Nationalökonomie als Naturgesetze bezeichneten Verhältnisse, Beziehungen und Zusammenstellungen sind *überhaupt gar keine Gesetze* und daher auch keine Naturgesetze. *Ein Gesetz, welches nicht zugleich Naturgesetz ist, wäre ein Unding.* Eine solche Zusammenfassung von Begriffen involvirt einen inneren Widerspruch. Freilich, wenn man voraussetzt oder die Ueberzeugung hegt, dass der Schöpfer nicht eine einzige Gesetzmässigkeit, sondern zu verschiedenen Zeiten mehrere, unter sich in Widerspruch stehende Gesetzmässigkeiten, zuerst die Naturgesetze, alsdann die logischen, später die ethischen u. s. w. geschaffen habe, so ist mit solchen Anschauungen weiter nicht zu streiten, indem sie ausserhalb des wissenschaftlichen Gebietes liegen. Für die Wissenschaft kann es nur *Eine* Gesetzmässigkeit geben. Der vorliegende Band hat gerade den Zweck die *Naturgesetze*, welche den ökonomischen Erscheinungen zu Grunde liegen, zu erforschen. Wir brauchen nicht noch hervorzuheben, dass diese Aufgabe nur bei Anerkennung der menschlichen Gesellschaft auch in Hinsicht auf ihre ökonomische Thätigkeit als reales Wesen möglich sein wird. —

Nachdem wir diese Betrachtungen vorausgeschickt haben, suchen wir uns Rechenschaft zu geben über die physiologisch-ökonomische Gesetzmässigkeit in der Entwickelung des socialen Organismus.

Gleichwie der Naturforscher, um ein Gesetz zu ergründen, den Gegenstand seiner Forschung in dessen wesentliche Bestandtheile zerlegt und die zufälligen Beziehungen von den wesentlichen absondert, so wollen auch wir nun das physiologisch-ökonomische Entwickelungsgesetz der menschlichen Gesellschaft zu ergründen suchen und die physiologische Thätigkeit derselben in ihre wesentlichen Bestandtheile zerlegen.

Wie wir bereits dargelegt haben, zerfällt der sociale Organismus, gleich allen Einzelorganismen der Natur, in zwei wesentlich von einander verschiedene Bestandtheile: in das sociale Nervengewebe und die sociale Zwischenzellensubstanz.

Beginnen wir mit letzterer. —

In ihrer ursprünglichen Form erscheint die Zwischenzellensubstanz einfach als diejenigen Naturkräfte, die unmittelbar, ohne besondere Kapitalanhäufung zur Befriedigung der menschlichen Bedürfnisse dienen, wie z. B. Luft, Wasser, wild wachsende Früchte und dergl. Die Jagd und der Fischfang erheischen bereits Capital in der Form von Waffen und Geräthen, so wie auch verhältnissmässig höher potenzirte Arbeit in der Form einer erhöhten Beobachtungsgabe, Gewandheit, Ausdauer, Voraussicht,

Intelligenz, List etc. Es tritt bereits auf dieser niedrigen Stufe der wirthschaftlichen Thätigkeit des Menschen eine Potenzirung der Zwischenzellensubstanz ein, indem Waffen und Werkzeuge als ersparte und gehäufte Arbeit betrachtet werden müssen. Es tritt dabei aber auch zugleich eine Differenzirung in Hinsicht auf die Zwischenzellensubstanz ein, indem einerseits die zur Befriedigung der menschlichen Bedürfnisse bestimmten Gegenstände mannigfaltiger und verschiedenartiger sich gestalten, und indem andererseits in Folge dieser Mannigfaltigkeit und Verschiedenartigkeit allmälig ein Austausch der Nutzgegenstände zwischen den einzelnen Gliedern der Gesellschaft eintritt und sich immer weiter verzweigt. —

Diese Differenzirung, indem sie sich durch die allmälig weitergehende Theilung der Arbeit, auf immer weitere Gebiete erstreckt, erheischte jedoch, um nicht in eine vollständige innere und äussere Zerfahrenheit zu gerathen, steter Rückintegrirungen. Es fragt sich nun: auf welchem Wege gingen von Anfang an und gehen noch jetzt die Rückintegrirungen der auf dem Wege der Arbeitstheilung und des Tausches der Güter und Dienste differenzirten Zwischenzellensubstanz vor sich? Darauf antworten wir, dass dieses durch Einführung des Geldes vor sich geht. Das Geld stellt zugleich eine Potenzirung und eine Integrirung der Intercellularsubstanz dar, indem es am zweckentsprechendsten und prägnantesten concentrirtes und angehäuftes Kapital und Arbeit ausdrückt und repräsentirt. Geld ist Macht — gerade weil es eine Integrirung, eine Concentrirung von Mitteln in sich schliesst und daher sich das Zerstreute, einzeln Dastehende, Differenzirte unterordnet, wie ein mit allen Vervollkommnungen der Technik ausgerüstetes Heer die Einwohnerschaft eines Landes bewältigt und beherrscht. Kreditscheine, Staatspapiere, Actien, Obligationen etc. stellen noch eine höhere Stufe der Integrirung und Potenzirung der Zwischenzellensubstanz dar, indem sie noch zweckentsprechender und intensiver den Werth der Tauschgüter concentriren und vertreten.

Wenn man also die Zwischenzellensubstanz auch nur an und für sich betrachtet, so erweist es sich bereits, dass in ihrer Entwickelung sich eine allmälig, stufenweise vor sich gehende Potenzirung, Integrirung und Differenzirung kund thut. In unseren industriell hoch entwickelten Kulturstaaten sehen wir diese Potenzirung, Concentration und Specialisation bereits zu einer sehr grossen Höhe gelangt in der Form von Producten von sehr hohem

Werthe, in der Form von grossartigen Bauten, Maschinen, Bewegungsmitteln, Geldwerthen etc. Die Differenzirung ist dabei zugleich durch eine bis in die kleinsten Details durchgeführte Theilung der Arbeit, andererseits aber auch durch eine grossartige Mannigfaltigkeit der Gebrauchswerthe, die den raffinirtesten Bedürfnissen des Culturmenschen entsprechen, vertreten.

Wenden wir uns von der Zwischenzellensubstanz zu dem Zellenindividuum und dem socialen Nervensystem und betrachten letzteres gleichfalls vorzüglich vom physiologisch-ökonomischen Standpunkte aus, so werden wir uns überzeugen, dass auch in Betreff des letzteren der allmälige Fortschritt in der Entwickelung durch das Gesetz der stufenweise vor sich gehenden Potenzirung, Integrirung und Differenzirung bedingt wird. Die industriell-technische Befähigung des Menschen wird in seiner fortschreitenden industriellen Entwickelung nicht nur durch vervollkommnetere Werkzeuge und Maschinen und durch Anhäufung von Kapital immer mehr potenzirt, sondern auch die persönliche Befähigung des Menschen, seine Muskeln, Nerven, seine Hände und Füsse, sein Auge, endlich seine höheren Nervenorgane: sein Intellekt, seine moralischen Anlagen, seine Arbeitsamkeit, Sparsamkeit, Gewissenhaftigkeit etc. — alles das potenzirt und integrirt sich allmälig immer mehr und befähigt den Menschen zu immer intensiverer, zweckmässigerer und nützlicherer Thätigkeit im ökonomischen Gebiete.

Aber es tritt auch hier beim industriellen Fortschritt nicht nur eine Potenzirung und Integrirung sondern auch eine allmälige Differenzirung ein. Denn der Mensch wird nach Maassgabe der industriellen Entwickelung der Gesellschaft nicht nur überhaupt als Individuum zu einer höheren und intensiveren Production von Tausch- und Gebrauchsgütern befähigt, er erlangt in Folge der immer mehr sich verzweigenden Theilung der Arbeit auch immer grössere und bestimmtere *specielle* Kenntnisse, Erfahrungen und technische Befähigungen in einzelnen Fächern, Berufsgeschäften und Thätigkeitskreisen; sowohl der physische, als auch der geistige und ethische Mensch wird dabei immer mehr nach gewissen Richtungen hin differenzirt und specialisirt. Die technischen Befähigungen des Bergmanns, des Landmannes, des Fischers, des Fabrikarbeiters, des Seemanns, des Soldaten, des Beamten, des Kaufmanns etc. erheischen alle verschiedene Muskel- und Nerventhätigkeiten, welche nach einem gewissen Zeitraume sich sogar äusserlich im Organismus ausprägen und durch viele Generationen vererbt werden können. Auch erheischen alle diese Berufszweige und Fächer besondere geistige und ethische Eigenschaften, welche specielle Thätigkeitsäusserungen, ja eine specielle Gestaltung oder zum wenigsten ein Vorhandensein specieller Energien in den höheren Nervenorganen voraussetzen lassen. Die Befähigung, die Ausdauer und der Muth des Soldaten beruhen auf anderen specifischen Energien des Nervensystems, als bei dem Seemann, und die Eigenschaften des letzteren auf anderen Energien, als die Befähigung des Bergmanns oder des Beamten und Staatsmanns etc. — Würde die Differenzirung der einzelnen Individuen im Schoosse der Gesellschaft in dieser Weise einseitig immer weiter vor sich gehen, so könnte schliesslich eine vollständige Entfremdung zwischen den einzelnen Theilen des socialen Nervensystems entstehen, eine Entfremdung, die das gemeinschaftliche Band der socialen Entwickelung zerreissen würde. Hand in Hand mit der Differenzirung geht aber immer eine Reïntegrirung: im industriellen Gebiete sind es die gemeinschaftlichen Interessen, im geistigen und ethischen ist es das allgemein Menschliche, welche diese Rückintegrirung erhalten, anbahnen und immer wieder herstellen. Der Mensch ist nicht nur Producent, sondern auch Consument, er ist nicht nur Fachmann und Specialist, sondern auch ein vernünftig-freies Wesen, welches durch unauflösbare Bande der Solidarität mit der übrigen Menschheit verbunden ist. Diese Solidarität ist Bürge dafür, dass die Specialisirung sowohl im physiologisch-ökonomischen als auch in den anderen Gebieten des socialen Lebens nie zu einer vollständigen Entfremdung, zu einem absoluten Gegensatz zwischen den einzelnen Theilen der menschlichen Gesellschaft, so lange sie eine einheitliche Gesammtheit bildet, führen kann.

Ziehen wir nun ferner das aus einzelnen Zellenindividuen bestehende sociale Nervensystem und die aus den einzelnen im Umlauf begriffenen Gebrauchsgütern und Werthgegenständen zusammengesetzte Zwischenzellensubstanz nicht einzeln und unabhängig von einander in Betracht, sondern in ihrer gegenseitigen Wechselwirkung, so werden wir zu der Ueberzeugung gelangen, dass sie auch gemeinschaftlich in ihrer fortschreitenden Entwickelung dem Gesetz der allmäligen Potenzirung, Integrirung und Differenzirung unterliegen. Denn alle Werthgegenstände bilden das Resultat einer grösseren oder geringeren Energie, einer mehr oder weniger differenzirten, individuellen oder gemeinschaftlichen, Arbeit alle Gebrauchsgegenstände erhalten andererseits ihre Bedeutung nur in Folge der von einzelnen Gliedern der Gesellschaft oder von der Gesammtheit ausgeübten Consumtion. Die Potenzirung, Integrirung und Differenzirung ist also von Seiten der Individuen, der socialen Nervengewebe und der Zwischenzellensubstanz eine wechselseitig sich bedingende. Obgleich nun dieser Parallelismus nicht als ein starrer und mathematisch richtiger bezeichnet werden kann, so gründet er sich doch auf ein allgemeines organisches Gesetz, auf der Action und Reaction zweier Factoren, des Nervensystems und der Zwischenzellensubstanz, deren Wirkungen sich gegenseitig hemmen oder befördern und deren Schwankungen sich allmälig ausgleichen und beschränken.

So geht z. B. die Concentration von Arbeit in einzelnen Tauschgütern nicht immer Hand in Hand mit der Potenzirung der Arbeit bei den Individuen, mit anderen Worten: es können hohe Werthe auch ohne eine höhere Potenzirung der individuellen Arbeit zu Stande gebracht werden. »Kostbarkeiten« hat es zu jeder Zeit auch im rohen Zustande der menschlichen Gesellschaft gegeben, als noch keine vollkommenen Werkzeuge, Maschinen und grösseren Kapitalien vorhanden waren. Aber solche Anhäufungen von Werthen in der ökonomischen Sphäre haben denselben Charakter wie die despotische Concentrirung von Macht in den Händen Einzelner auf politischem Gebiete: sie sind mehr der Ausdruck anorganischer Kraftäusserung als organisch-productiver Thätigkeit.

Die Wechselwirkung und das gemeinschaftliche Vorgehen der Zellen, Zellengewebe und der Zwischenzellensubstanz bedingen im physiologisch-ökonomischen Gebiete noch eine andere Reihe von Erscheinungen, nämlich diejenigen, welche durch die *Vertheilung* der Güter hervorgebracht werden. Dabei ist auch das Gesetz der Potenzirung, Integrirung und Differenzirung wirksam, je nachdem die Nutz- und Werthgegenstände sich in den Händen einzelner Individuen, Institutionen, Stände, Korporationen oder des ganzen Staates in geringerer oder grösserer Quantität vereinigen, je nachdem sie sich mehr oder weniger gleichartig auf die Masse der Glieder der Gesellschaft vertheilen. Die *Vertheilung* der Güter ist ein so wichtiger Factor im Gebiete der ökonomischen Entwickelung der Gesellschaft, dass viele Nationalökonomen diesen Factor ganz besonders erforscht haben, und dass gerade er noch jetzt das Schlachtross hergibt, auf welchem verwegene Theoretiker und unwissenschaftliche Praktiker ihre Ausflüge unternehmen. Der Communismus und der Socialismus gründen ihre Theorien und ihre Pläne für Verbesserung des materiellen Wohlstandes der Massen vorzugsweise auf eine Veränderung in der Vertheilung der Güter unter die einzelnen Individuen und Stände. — In den Händen des Staates, der Kirche, einzelner Institutionen und Korporationen ist die Concentration der Güter eine Waffe, die eine hohe politische Bedeutung erhält, die eine Frage der Macht, ja der Souveränität involvirt. —

Erforscht man das Gesetz der Vertheilung der Güter in Hinsicht auf die verschiedenartigen Arten von Nutz- und Werthgegenständen, so erweist es sich, dass eine jede Art bei der Potenzirung, Integrirung und Differenzirung besondere Formen annimmt und eine specielle Bedeutung für die ökonomische und die sociale Entwickelung überhaupt erhält.

Die einzelnen Formen der physiologisch - ökonomischen Differenzirung und Integrirung in Hinsicht auf das sociale Nervensystem und die sociale Zwischenzellensubstanz und ihre gegenseitige Wechselwirkung werden wir später besonders in unsere Betrachtungen hineinziehen. Diese Formen können als agrare, industrielle Frage, als Handelsverhältnisse, als Arbeiter- und als Erziehungsfrage etc. zusammengefasst werden.

Aber auch schon jetzt wird dem intelligenten Leser aus obigen allgemeinen Betrachtungen und den im ersten Kapitel dargelegten realen Analogien zwischen der physiologischen Thätigkeit der Einzelorganismen und der socialen Gesammtheit klar werden, dass die social-ökonomischen Entwickelungsgesetze ihrem Wesen nach auf demselben Grunde beruhen, wie auch die physiologischen Gesetze der Naturorganismen, dass der Unterschied zwischen diesen und jenen nur in einer höheren oder geringeren Potenzirung, Differenzirung und Integrirung des Ganzen und der einzelnen Theile, nach Maassgabe der organischen Entwickelungsstufe, besteht.

Die Bedeutung der physiologischen Thätigkeit der Organismen geht schon daraus hervor, dass durch dieselben nicht nur die Ernährung, sondern auch die organischen Formen bedingt werden. Und dieses bezieht sich nicht blos auf die Organismen als Ganze, sondern auch auf die sie bildenden einzelnen Zellen. —

»Wo wir ein mehrzelliges Geschöpf finden«, sagt G. Jäger*) dessen einzelne Zellen so gelagert sind, dass nicht für alle die gleichen Ernährungsverhältnisse bestehen, sehen wir immer eine dieser Differenz entsprechende Verschiedenheit der Form.«

»Sehen wir ab von den nackten (wandungslosen) Zellen, z. B. der Rhizopoden, Schwämme etc., welche feste Nahrungsstoffe in sich aufnehmen und in ihrem Innern lösen können, so findet die Ernährung der Zellen durch Eindringen flüssiger Nahrung aus den umgebenden Medien statt, indem diese die Zellhülle durchdringen. Bei der freilebenden Zelle ist dieser Eintritt direct überall da, wo die Zellhülle durchgängig ist. Bei einem Zellenconglomerat jedoch, wo nur ein Theil der Zellen in Berührung mit den umgebenden Medien steht, sind zweierlei Ernährungsverhältnisse zu unterscheiden.«

»Die in der Peripherie liegenden Zellen berühren mit einer Fläche das umgebende Medium, mit der entgegengesetzten stossen sie an Zellen, welche von dem umgebenden Medium gänzlich abgeschlossen sind, mit den übrigen Flächen an Zellen ihresgleichen. Da nun die centralgelegenen Zellen ihre Nahrung nur indirect von den peripherischen beziehen, und ihre Ausscheidungsproducte an sie abgeben können, müssen die letzteren eine doppelte Function in Betreff des Stoffwechsels übernehmen, sie haben nicht nur für ihre eigene Nahrung und Absonderung zu sorgen, sondern auch für die ihrer Hintermänner. Die unausbleibliche Folge ist eine Differenz in Form und Grösse zwischen peripherischen und centralen Zellen.« Ein Wesen, das aus diesen zwei Zellkategorien, aus peripherischen und centralen zusammengesetzt ist, nennt G. Jäger zweischichtig. —

Eine analoge Differenzirung unter dem Einflusse der Ernährung, d. h. der durch die ökonomische Lebensverhältnisse, durch Production, Vertheilung und Consumtion der Güter und Dienste bedingten Wechselwirkung der Individuen, findet auch im Schoosse einer jeden socialen Gesammtheit statt. Der Unterschied ist nur der, dass die socialen Einzelzellen nicht mechanisch an ihre Stellung gebunden sind, dass die directen Reflexe in indirecte übergehen und sowohl in Hinsicht auf die Theile als

*) G. Jäger, Zoologische Briefe, S. 174.

auch auf das Ganze des socialen Organismus mehr Geistigkeit, Freiheit und Zweckmässigkeit in den physiologisch-ökonomischen Verrichtungen an den Tag tritt.

Daher kann auch in Hinsicht auf den socialen Organismus vom Standpunkte dieser Thätigkeit nicht von *Schichten* im mechanischen, sondern nur im psychophysischen Sinne die Rede sein, wobei die peripherische oder centrale Stellung eines jeden individuellen Nervenelementes dadurch bestimmt wird, in wie fern dasselbe sich als Producent und Consument niedriger oder höher potenzirter Werthe erweist. Der einfache Arbeiter muss demzufolge als Theil der peripherischen social-physiologischen Schicht betrachtet werden, weil er als Producent die elementäre, niedrigst potenzirte Arbeit behufs Ernährung seiner selbst und der anderen Theile der Gemeinschaft vollbringt und weil er auch als Consument sich mit den nothdürftigsten, weniger potenzirten Werthen bei Befriedigung seiner Bedürfnisse begnügt. Der Künstler, der Beamte, der Schullehrer müssen sich als Consumenten auch oft nur auf das Nothdürftigste beschränken; als Producenten gehören sie aber zu den Centralschichten der Gesellschaft. Umgekehrt ist es mit denjenigen Besitzenden, deren Consumtion hauptsächlich auf Luxusartikel gerichtet ist. Diese gehören als Consumenten zu den Centralschichten. Es versteht sich von selbst, dass dabei nur der Tauschwerth der Güter und Dienste berücksichtigt werden kann, denn vom Standpunkte des Gebrauchswerthes kann auch der Arbeiter, der Lehrer etc. sehr hoch potenzirte Werthe consumiren. —

Aus diesen Gründen ist es auch klar, woher in den Einzelorganismen der Natur die physiologische Differenzirung der Schichten parallel der Ernährungsfläche vor sich geht, da ja auch die Zelle sich in concentrische Schichten in der Form von Membran, Inhalt, Kern und Kernkörperchen allmälig differenzirt. Nach Maassgabe der Erreichung höherer organischer Stufen vermehren und differenziren sich immer mehr die Schichten, bis sie im menschlichen Körper sich als entwickeltste Gehirnnerven gestalten. Da nun der sociale Körper ausschliesslich nur aus Nervenelementen besteht, so wird in Hinsicht auf letztere die physiologische Schichtendifferenzirung gleichfalls durch immer höher potenzirte Nervenzellenschichten, nach Maassgabe der ökonomischen Entwickelung, bedingt.

Eine Vereinigung von Zellen, welche eine functionelle Einheitlichkeit an den Tag legen, wird in den Einzelorganismen als Gewebe oder Organ bezeichnet. Im socialen Organismus nennt die Wissenschaft eine derartige Vereinigung von socialen Elementen behufs einheitlicher Functionirung — *wirthschaftliches Unternehmen.*

Bis jetzt haben wir die Entwickelung der ökonomischen Sphäre der Gesellschaft speciell in Hinblick auf die Interzellularsubstanz, alsdann in Hinblick auf die Potenzirung, Integrirung und Differenzirung des Individuums und des socialen Nervensystems und endlich in ihrer gegenseitigen Wechselwirkung betrachtet. Diese Wechselwirkung der beiden Hauptfactoren des socialen Lebens: der Zwischenzellensubstanz und des Nervensystems, bewirkt nun in der ökonomischen, sowie in allen anderen Sphären des socialen Lebens, eine Vereinigung der Individuen und Güter zu geringeren oder umfassenderen Thätigkeitscentren, zu Geweben, Organen, Wirkungseinheiten. In der ökonomischen Sphäre werden, wie gesagt, solche Wirkungseinheiten *Unternehmen* genannt. Ein landwirthschaftliches, industrielles, ein Handelsunternehmen können die verschiedenartigsten Dimensionen, Formen und Richtungen annehmen, müssen jedoch, wie alle organischen Gesammtheiten, aus den beiden Hauptfactoren: der Zelle oder dem Zellengewebe und der Zwischenzellensubstanz bestehen. Besteht das Unternehmen nur aus einem einzigen Individuum, so vereinigt es in seiner Person die Eigenschaften des eigentlichen Unternehmers und des Arbeiters. In den grösseren und auch bereits in den Unternehmen geringeren Umfanges scheiden sich jedoch die Thätigkeiten des Unternehmers, welcher die wirthschaftliche Einheit leitet und die Vortheile und Nachtheile desselben erhält oder trägt, von der Thätigkeit des eigentlichen Arbeiters aus, er mag nun physisch oder geistig seine Mitwirkung beim Produciren an den Tag legen. Die Zwischenzellensubstanz specialisirt und theilt sich nach Maassgabe der ökonomischen Entwickelung auch ihrerseits immer mehr in zwei Hauptbestandtheile: in Naturkräfte (Luft, Wasser, Land etc.) und Kapitalien (Bauten, Werkzeuge, Maschinen, Rohstoffe etc.). Jede Naturkraft, um vom Menschen benutzt zu werden, erheischt Arbeit, andererseits repräsentirt aber auch jedes Kapital irgend eine Naturkraft. Daher ist es unmöglich den einen dieser Bestandtheile absolut von dem anderen zu trennen, und je höher die ökonomische Entwickelung einer Gesellschaft, desto schwieriger wird diese Trennung im absoluten Sinne. Im relativen Sinne specialisiren sie sich jedoch nach Maassgabe der ökonomischen Entwickelung allmälig immer mehr, wobei einerseits die Naturkräfte immer seltener werden und eine immer höhere Rente abwerfen und andererseits die Kapitalien sich immer ergiebiger und mannigfaltiger gestalten und verhältnissmässig immer geringere Procente abwerfen.

Da nun ein jedes kleine oder grosse Unternehmen an und für sich eine aus Zelle, Zellengewebe und Zwischenzellensubstanz bestehende organische Gesammtheit bildet, so muss es auch in dieser Hinsicht den allgemeinen socialen und daher auch den Naturgesetzen unterliegen.

Welche sind nun die äusseren Kennzeichen der fortschreitenden Entwickelung der functionell-einheitlichen Gewebe und derjenigen socialen Einheiten, welche die Wissenschaft als *Unternehmen* bezeichnet?

In Hinsicht auf erstere prägt sich die allmälige Vervollkommnung: in der physiologischen Sphäre durch eine ergiebigere, mannigfaltigere und zweckentsprechendere Verarbeitung, (Production), Vertheilung und Aneignung (Consumtion) der Nährstoffe; in der morphologischen Sphäre durch eine höhere Specialisation der einzelnen Gewebe, Organe und Theile; endlich vom tektologischen Standpunkte in einer grösseren Vereinheitlichung der Theile und Functionen und in der Unterordnung der niederen unter die höheren. Dieselben Momente haben wir, in Anwendung auf den socialen Organismus überhaupt, in den Begriffen: Mehrung von Eigenthum, Recht, Macht und Freiheit zusammengefasst. Beide dieser Kategorien von Begriffen finden nun ihre vollständige Anwendung auch auf jedes landwirthschaftliche, industrielle und Handelsunternehmen, da ein jedes Unternehmen alle drei Seiten des socialen Lebens, als organische Einheit, unbedingt vereinigen muss: die rein ökonomische (physiologische) die juridische (morphologische) und die staatliche (tektologische). Die höhere oder niedrigere Stufe der Vervollkommnung, der grössere oder geringere Fortschritt in Hinsicht auf ein Unternehmen hängt also von denselben Bedingungen ab, wie auch die Entwickelungsstufe, der Fort- oder Rückschritt des ganzen socialen Organismus und eines jeden Einzelorganismus der Natur. Wer sich rückhaltslos und klarbewusst auf diesen realen Standpunkt stellt, der wird den Faden erhalten, welcher ihn durch das Labyrinth der unzähligen Irrungen und Streitigkeiten, die zur jetzigen Zeit das ökonomische Gebiet erfüllen, hindurch leiten wird.

Was zuvörderst die wirthschaftliche Zwischenzellensubstanz anbetrifft, so unterliegt es keinem Zweifel, dass eine Potenzirung derselben durch Ersparnisse und Anhäufung von Kapitalien, so wie eine Differenzirung durch möglichst mannigfaltigere Gebrauchs-, Tausch- und Productionswerthe bedingt werden. Nach dieser Richtung hin stimmen Wissenschaft und Praxis untereinander vollständig überein.

Zieht man alsdann das sociale Nervensystem, abgesehen von der Zwischenzellensubstanz, in Betracht, so wird man dieselbe Uebereinstimmung finden, dass nämlich eine intensivere Arbeitskraft des Individuums und eine höhere und mannigfaltigere Specialisirung seiner physischen und geistigen Fähigkeiten und Anlagen einen Fortschritt in der ökonomischen Sphäre bezeugen.

Die Verschiedenheit der Ansichten und die Streitigkeiten beginnen nur im Gebiete der *Wechselwirkung* der beiden Hauptfactoren der ökonomischen Entwickelung: der Zellen oder Zellengewebe und der Zwischenzellensubstanz. Mit anderen Worten, wissenschaftlich ist man so ziemlich in Hinsicht auf die Production einig; der Schwerpunkt des Streites liegt in der Frage über die zweckentsprechendste *Vertheilung* der Güter. Hier stehen sich mehrere Secten und Lehren schroff gegenüber. Die Communisten fordern eine gleiche Vertheilung der Gebrauchswerthe unter allen Gliedern der Gesellschaft. Nicht die Arbeit, sie mag nun eine persönliche oder eine als Kapital oder Vermögen cumulirte sein, sondern die Bedürfnisse müssen die Norm für die Vertheilung der Güter abgeben. Diese Ansicht wird jedoch nur von der äussersten Linken der Communisten getheilt. Die Rechte dieser Secte streift schon an die äusserste Linke der Socialisten, indem beide eine derartige obligatorische Organisation der Production verlangen, dass alle Glieder der Gesellschaft gleiche Anstrengungen bei der Verarbeitung der Güter machen mögen, d. h. dass die Arbeit gleichmässig vertheilt werde und nach Maassgabe derselben auch die Gebrauchs- und Werthgegenstände. Von dieser äussern Anschauung geht nun der Socialismus in unmerklichen Schattirungen seiner verschiedenen Anhänger bis zur Lehre über, nach welcher der Staat als Vertreter jeglicher Vereinheitlichung, jeglicher Unterordnung der unzweckmässigen, antisocialen, individuellen Bestrebungen und Bedürfnisse unter das Zweckmässigere, Höherentwickelte, Allgemeine, auch in der ökonomischen Sphäre, als Regulator der sich kämpfend gegenüberstehenden Einzelkräfte und Beschützer der höheren Zwecke und Ziele auch in dieser Sphäre auftreten muss. Auch hier theilen sich die Anschauungen über den grösseren oder geringeren Spielraum, welcher dem Staat nach dieser Richtung hin zuerkannt werden muss. Den Gipfel dieser Lehre in Hinsicht auf das Minimum der dem Staate anzuerkennenden Einmischung in die ökonomische Thätigkeitssphäre bildet das berühmte: laisser faire, laisser passer der Schule Adam Smith's und der neueren Freihändler.

Dass der Staat nicht nur berechtigt, sondern auch verpflichtet ist als Regulator zu dienen und das Allgemeine den Sonderinteressen gegenüber auch in der physiologisch-ökonomischen Sphäre zu vertreten, wird wohl Niemand bezweifeln. —

Der Staat würde ja auch seine eigene Natur als Vertreter der Einheitlichkeit verleugnen, im Fall er, wenn auch nur auf kurze Zeit, die Wirkung seiner Macht der ökonomischen Sphäre entziehen wollte. Es fragt sich nur, wie weit, in welchem Umfange kann und muss diese Macht in ihrem Einfluss sich bethätigen. — Hier muss vor Allem hervorgehoben werden, dass die ökonomische Sphäre des socialen Lebens gerade diejenige ist, auf welche die direkte Einwirkung der Staatsgewalt gerade am begrenztesten ist, und das aus dem Grunde, weil das physiologische Leben auch in den Einzelorganismen der Natur am wenigsten den unmittelbaren Wirkungen des Centralnervensystems, d. h. dem menschlichen Bewusstsein und Willen unterliegt. Hier walten die Urkräfte der Natur nach so selbständigen Gesetzen, dass sie auch bei Verfolgung der höheren Ziele und Zwecke des Einzelnen und der Gesellschaft als unausweichliche Nothwendigkeit schwer in's Gewicht fallen. Der Stoffwechsel, der Kampf ums Dasein, die Vererbung, die Anpassung, alle diese Erscheinungen gehorchen sowohl in der physiologischen, als auch in der ökonomischen Sphäre nur in einem geringen Maasse den regulatorischen Einflüssen der Centralorgane, die im Gegentheil selbst der Arbeit und der Functionsfähigkeit der Einzelelemente zu ihrer eigenen Existenz bedürfen. In der morphologischen (rechtlichen) und tektologischen (politischen) Sphäre ist dagegen der Einfluss der Centralorgane ein viel unmittelbarerer und umfangreicherer.

Ein jedes wirthschaftliche Unternehmen bildet ein höher oder niedriger organisirtes Ganze, welches dieselben Seiten der socialen Entwickelung an den Tag legt, wie auch ein jeder Staat. Die Bedingungen der Existenz, des Kampfes ums Dasein, der Anpassung, der inneren Organisation, der Gliederung, die Bedingungen von Eigenthum, Recht, Macht und Freiheit sind dabei dieselben. Eine Actiengesellschaft, wenn ihr eine grosse Zahl Betheiligter angehört, ist eine demokratische Institution. Ein Unternehmen, welches einer einheitlichen Leitung anvertraut ist, bildet in gewissem Sinne eine Monarchie. So bemerkt auch Treitschke, dass zahlreiche Actiengesellschaften, trotz ihrer Solidität, zu Grunde gehen, weil sie sich auf Unternehmungen werfen, welche der monarchischen Leitung bedürfen. »Die Actiengesellschaft« sagt er*), »zeigt sich als eine überlegene Macht nur in dem ziemlich engen Bereiche jener Unternehmungen, die in regelmässiger Folge beständig dieselben Geschäfte wiederholen und mehr durch die Kraft des Kapitals, als durch die Rührigkeit der Speculation wirken. Ueberall wo es gilt zu wagen, die Gunst des Marktes mit raschem Entschlusse zu benutzen, ist der Unternehmer, der mit seiner Person einsteht, unersetzlich; und wie schwer seine Aufgabe, wie gefahrvoll sein Weg, das zeigen die langen Spalten der Coursanzeigen in jedem Zeitungsblatte!« —

Sind das nicht alles Bedingungen, die auch dem im Kampfe ums Dasein begriffenen Staat eigen sind? Ist hier nicht auch die monarchische Form in gewissen Fällen der republikanischen, in anderen diese jener vorzuziehen? Liegt hier nicht die Ursache, woher bestimmte Unternehmen nur durch monarchische Prinzipien geleitet werden, andere dagegen nur in republikanischer Form gelingen können? —

R. A. Hubert spricht sich für diejenige Form der Production aus, in welcher sowohl der Unternehmer, als auch der Kapitalist und der Arbeiter, unabhängig vom Zins und vom Lohn, auch einen Antheil an dem Reinertrage haben. Treitschke findet jedoch diese Forderung ungerecht, indem sie einen juristischen Widersinn enthält. Arbeitslohn und Antheil am Arbeitsertrage schliessen, nach Treitschke, einander aus. »Der Arbeiter« sagt er, »kann nach strengem Rechte entweder die Bezahlung seiner Arbeitskraft fordern oder einen Antheil am Producte der Gesammtarbeit, doch nimmermehr Beides zugleich. Indem der Arbeiter einen festen

*) H. von Treitschke: Der Socialismus und seine Gönner, Preussische Jahrbücher, Bd. 34, H. III, S. 278.

Lohn annimmt für seine Arbeitskraft, ohne Rücksicht auf den Werth des Arbeitsproductes, verzichtet er von Rechtswegen auf jeden Antheil am Arbeitsertrage. Beansprucht er dagegen einen Antheil am Arbeitsertrage, so muss er auf die feste Bezahlung der Arbeitskraft verzichten, er muss als ein Gesellschafter Gewinn und Verlust mit dem Unternehmer theilen, der ebenfalls keinen festen Capitalzins im Voraus erhält, sondern Gefahr läuft bei schlechtem Geschäftsgange den Zins und vielleicht das Kapital selbst zu verlieren.«

Treitschke glaubt daher, dass das Privatunternehmen mit Arbeitslohn und Unternehmergewinn die Regel in der Volkswirthschaft bleiben wird. Er giebt jedoch zu, dass auch der Arbeiter seinen Antheil an den Verlusten eines Unternehmens trägt, wenn nämlich das Unternehmen stockt oder zu Grunde geht und er entlassen wird.

»Nur Rücksichten der Billigkeit«, sagt Treitschke, »nicht Gründe des strengen Rechts sprechen für ein Lohnsystem, das den Arbeitslohn mit einem geringen Gewinnantheil verbindet. Dies combinirte System ist neuerdings oft versucht worden, vornehmlich in jenen Gewerbszweigen, wo der Rohstoff geringen, die Arbeit hohen Werth hat, wo die Tüchtigkeit der Arbeit den Ertrag unmittelbar bedingt. Der Erfolg war nur in seltenen Fällen günstig. Lässt man dem Arbeiter die Wahl, so wird er in der Regel und mit Recht einen höheren festen Arbeitslohn der unsicheren Hoffnung auf einen Gewinn-Antheil vorziehen; das lehrreiche Buch von Böhmert über die Arbeiterverhältnisse der Schweiz liefert dafür mannichfache Beispiele.« *)

Treitschke meint, dass die Lohnform der Zukunft der Stücklohn sei, indem sie dem Arbeiter ein Interesse an den Resultaten der Arbeit gewährt, ohne ihn mit einem Risico, das ihn erdrücken würde, zu belasten.

Dieses gegenseitige Sichdecken der Entwickelungsgesetze in Hinsicht auf den Staat und auf jedes einzelne wirthschaftliche Unternehmen hat zuvörderst zur Folge, dass auch die wirthschaftlichen Gestaltungen eben solche Verschiedenheiten an den Tag legen können, wie die staatlichen, d. h. es kann gleich diesen auch republikanische, demokratische, aristokratische, oligarchische, monarchische, despotische, wirthschaftliche Unter-

*) Ebendas. S. 279.

nehmen geben, welche als solche durch dieselben Lebenserscheinungen bedingt werden, wie die staatlichen. Diese Wahrheit ist von der äussersten Wichtigkeit, indem sie zu der Entscheidung der Frage führt, welche Gestaltung der wirthschaftlichen Unternehmen die zweckentsprechendste ist.

Eine Antwort auf diese Frage müssen wir in derselben Richtung suchen, wie auch in Hinsicht auf die bereits im II. Bande (S. 224 und ff. 355, 395.) aufgeworfene Frage, welche von den verschiedenen Regierungsformen und den politischen Gestaltungen die zweckentsprechendste ist. —

Auch hier muss uns die real-vergleichende Methode als Leitfaden dienen; auch hier entscheidet die von uns auf die Beurtheilung der verschiedenen Staatenbildungen angewandte Typentheorie der Naturorganisationen.

Im II. Bande (S. 224) sind wir nämlich in dieser Hinsicht zu folgenden Schlüssen gelangt:

Die Stufe der Vollkommenheit eines jeden Organismus im Bereiche eines jeden Typus kann eine höhere oder niedrigere sein, je nach der grösseren Differenzirung und Integrirung der organischen Kräfte, was, auf das sociale Gebiet angewandt, ebensoviel heisst, als: *die Entwickelungsstufe einer socialen Gesammtheit hängt nicht direct davon ab, ob sie zum demokratischen, aristokratischen, oligarchischen Typus gehört, oder ob ihre Staatsform eine republikanische oder monarchische ist, sondern die Entwickelungsstufe wird bestimmt durch die höhere oder niedrigere Differenzirung und Integrirung des socialen Nervensystems und der socialen Zwischenzellensubstanz, welche bei den verschiedenen Typen sehr verschieden sein können.*

Und ferner (S. 316):

Demokratische, aristokratische, oligarchische, monarchische, republikanische sociale Zustände und Staatenbildungen sind nur verschiedene Typen, die sich durch innere und äussere Anpassung an den individuellen Charakter der Völker und an die äusseren Verhältnisse entwickeln und feststellen. Dabei können auch krankhafte Erscheinungen auftreten. So ist die Demagogie eine krankhafte Form der Volksregierung und der Despotismus eine krankhafte Form des monarchischen Princips u. s. w.

Indem nun ein jedes wirthschaftliche Unternehmen nothwendig aus Zellengeweben und Zwischenzellensubstanz besteht und die Bestimmung hat die Gesammtheit durch Production

(Function, Secretion) und sich selbst durch Consumtion (Nutrition, Resorption) zu erhalten und zu entwickeln, so bildet ein jedes landwirthschaftliche, industrielle und Handelsunternehmen ein Organ im Organismus, einen Staat im Staate, gleich wie ein jeder selbständige Staat als integrirender Theil des Organismus der ganzen Menschheit angesehen werden muss. Von diesem Standpunkte aus *unterliegt ein jedes wirthschaftliche Unternehmen denselben Entwickelungsgesetzen*, *wie auch der ganze Organismus*, mit allen ihren nothwendigen Ursachen, Folgen und Einschränkungen. Der Fort- und Rückschritt hängt daher in Hinsicht auf jedes wirthschaftliche Unternehmen von denselben Lebensbedingungen ab, von welchen der Fort- und Rückschritt des ganzen Organismus abhängt.

Wir haben bereits bewiesen, dass diese Bedingungen in folgenden, den fort- und rückschreitenden Lebensbedingungen der Einzelorganismen entsprechenden Formeln zusammengefasst werden können:

Mehrung von Eigenthum, Recht, Macht und Freiheit (Bd. I, S. 81 u. ff., 116 u. ff., 209 u. ff., Bd. II, S. 310, Bd. III, S. 482.)

Höhere Potenzirung, Differenzirung und Integrirung (Bd. I, S. 207 u. ff., Bd. II, S. 3, 32, 48, u. ff., Bd. III, S. 457 u. ff).

Beide Formeln drücken im Grunde dasselbe aus, nur mit anderen Worten und von einem anderen Standpunkte betrachtet.

Dass beide Formeln auch nur dieselben Processe wiedergeben, welche im Vergleich zu den Einzelorganismen als höhere Entwickelungsstadien erscheinen, glauben wir bereits in den vorhergehenden Theilen unseres Werkes gleichfalls bewiesen zu haben. (Bd. I, S. 114 u. ff., B. II, S. 48 u. ff., Bd. III, S. 461 u. ff).

Nun, dasselbe hat seine volle Giltigkeit auch in Hinsicht auf die verschiedenen wirthschaftlichen Gestaltungen oder Unternehmen. In Hinsicht auf letztere hängt der Fort- und Rückschritt nicht davon ab, ob ein Unternehmen einen demokratischen Charakter hat (Arbeitergenossenschaften aller Art, Gewerkervereine, gegenseitige Unterstützungscassen etc.), ob einen aristokratischen (Actiengesellschaften, Gründervereine, Bankhäuser, Compagnien etc.), ob die Verwaltungsform des Unternehmens eine republikanische ist (alle durch Wahl der Betheiligten geleiteten Unternehmen), oder eine monarchische, welche von einem Einzelnen oder dessen Bevollmächtigten dirigirt wird. Wir nennen hier nur die Hauptformen, ohne die Zwischen- und Mischformen zu berücksichtigen.

Der Fort- und Rückschritt hängt wie bei den Typen nicht direkt und absolut von diesen Formen ab, sondern von der Stufe und Höhe der Differenzirung und Integrirung. Auf einer höheren organischen Entwickelungsstufe sind alle Formen nothwendig, indem die Lebensbedingungen so complicirt sind, dass es solche für alle Gestaltungen giebt und sie alle nebeneinander existiren können.

Nur die krankhaften Formen weisen unmittelbar auf einen Rückschritt hin, wie die Demagogie, die Oligarchie und der Despotismus. Pathologische Gestaltungen sind auch in Hinsicht auf wirthschaftliche Unternehmen möglich und erheischen eine Heilung, wenn sie nicht zerstörend oder gar tödtend wirken sollen. Das Geschrei gegen die sogenannte »kapitalistische Production« entspricht vollständig dem Geschrei gegen die monarchische Regierungsform in der politischen Sphäre. Es hat seine Berechtigung, insofern kapitalistische Unternehmen in despotische Gestaltungen ausarten, gleichwie das Auftreten gegen die monarchische Staatsform, wenn sie in Despotie umschlägt, seine volle Berechtigung hat. Nicht blos monarchische, auch republikanische, nicht blos aristokratische, sondern auch demokratische Gestaltungen können einerseits in demagogische, andererseits in despotische ausarten. Die erste französische Republik kann als prägnantes Beispiel für eine solche Ausartung nach beiden Richtungen hin auf politischem Gebiete dienen. Ein behufs Arbeitseinstellung gegründeter Verein, der nach aussenhin mit Gewalt und Einschüchterungen vorgeht, in sich selbst aber entzweit und zerfallen ist, liefert uns eine Illustration für die despotisch-demagogische Ausartung eines Unternehmens auf wirthschaftlichem Gebiete. Von der Anerkennung einer solchen Berechtigung bis zur völligen und gewaltsamen Abschaffung der sogenannten kapitalistischen Production und der monarchischen Staatsform liegt aber noch ein weiter Weg. Und wenn ein solcher gefunden wäre, so würde er unbedingt in allen denjenigen Fällen, in welchen die Lebensbedingungen eine monarchische Gestaltung erheischen, zu einem Rückschreiten in der Entwickelung, zu Krisen und Katastrophen führen. Ein wirthschaftliches Unternehmen, das feindlichen und unvorhergesehenen Concurrenzwirkungen oder gewaltsamen Conjuncturen ausgesetzt ist, kann nur in monarchischer Form existiren und prosperiren, gleichwie ein Staat, welcher von starken, eroberungssüchtigen und unternehmenden Nachbarn umgeben ist. Die Vereinigten Staaten Nord-Amerika's können als Republik existiren; Deutschland würde als solche bald in sich zerfallen und, nach aussen geschwächt, der Raub seiner Nachbarn werden.

Die *Nothwendigkeit* des Zusammentreffens der Typen- und Entwickelungsgesetze in Hinsicht auf staatliche und wirthschaftliche Gestaltungen geht noch daraus klar hervor, dass der Staat nicht blos ein politisches, sondern auch ein wirthschaftliches Ganzes bildet, gleichwie auch ein jeder Einzelorganismus nicht blos ein tektologisches, sondern auch ein physiologisches Ganzes darstellt. Andererseits tritt ein jedes nutritive und functionelle Organ nicht blos als physiologischer Thätigkeitsherd, sondern auch als selbständige Einheit auf. Denn es existirt, wie wir bereits wiederholt hervorgehoben haben, kein absoluter Uebergang zwischen physiologisch-ökonomischer Thätigkeit, morphologisch-rechtlicher Gestaltung und tektologisch-politischer Vereinheitlichung weder untereinander, noch in Hinsicht auf die einzelnen organischen Theile und die organische Gesammtheit. Die Theile gehorchen denselben Gesetzen nach allen Richtungen hin, wie das Ganze, und umgekehrt. Daher kann der Staat vom wirthschaftlichen Standpunkte aus als grosses Unternehmen, und jedes einzelne Unternehmen vom einheitlichen Standpunkte aus als Staat betrachtet und berücksichtigt werden. Die Entwickelungs- und Rückbildungsgesetze sind für beide dieselben.

Die ökonomische, rechtliche und politische Sphäre des socialen Lebens stellen nicht abgetrennte, durch feste Scheidewände abgeschlossene Seiten oder Theile des socialen Organismus dar, sondern alle drei Sphären sind innig ineinander verflochten; sie durchdringen sich gegenseitig sowohl in jedem einzelnen Elemente, als auch in der Gesammtheit. Dasselbe ist auch in Hinsicht auf die physiologische, morphologische und tektologische Sphäre der Einzelorganismen der Fall, so wie auf die chemisch-mechanische, formative und einheitliche Seite der anorganischen Körper. Ein jedes Atom, eine jede Zelle, ein jedes Individuum vereinigen alle drei Seiten, so wie auch jeder anorganische Körper, jede Pflanze, jedes Thier und die ganze menschliche Gesellschaft. Es ist daher auch in der Wissenschaft, sowohl in der Naturkunde, als auch in der Sociologie unmöglich, irgend eine Seite vollständig von den anderen auszuscheiden und sie ganz unabhängig von denselben zu betrachten. Man kann höchstens nur zeitweilig seine Betrachtungen irgend einer Seite widmen mit beständigem Hinweis auf die anderen. —

Es sind dabei zwei Wege einzuschlagen, die als gleich streng wissenschaftlich anzuerkennen sind. Entweder kann man die ökonomische, rechtliche oder politische Seite, jede für sich, durch alle Theile des socialen Organismus verfolgen, oder man nimmt jeden einzelnen Theil und erforscht ihn von den drei Seiten gleichzeitig. Ziehe ich z. B. in den Bereich meiner ökonomischen Betrachtungen nicht nur die Privat- und Volkswirthschaft, sondern auch die Staatsfinanzen, das Kirchenvermögen etc., so halte ich mich an die erste Methode. Betrachte ich dagegen den Staat, die Kirche, einzelne Stände oder Individuen zugleich in Hinsicht auf ihre ökonomische, rechtliche und politische Stellung und Thätigkeit, so befolge ich die zweite Methode. Beide Methoden decken sich gegenseitig; es handelt sich nur um eine rein künstliche Eintheilung der Arbeit behufs Erleichterung der wissenschaftlichen Forschung.

In Folge dieser engen Verkettung der drei Sphären müssen auch nicht nur alle Gesetze und Formeln, welche der Entwickelung einer derselben zu Grunde liegen, auch immer für die beiden anderen Gültigkeit haben, sondern es muss auch jedes für alle Seiten in ihrer Gesammtheit gültige Gesetz auch für jede einzelne Sphäre anwendbar sein. —

Beginnen wir, um dieses zu beweisen, mit der von uns für die Entwickelung des Gesammtorganismus festgesetzte Formel: Mehrung von Eigenthum, Recht, Macht und Freiheit (Bd. I, S. 94, 116 u. 209 u. ff., Bd. II, S. 310 u. ff.)

Indem wir speciell den ökonomischen Entwickelungsgang der verschiedenen socialen Gesammtheiten in verschiedenen Epochen und unter verschiedenen Himmelsstrichen verfolgen, müssen wir zu der Ueberzeugung kommen, dass gleichfalls vom ökonomischen Gesichtspunkte aus diese Formel sich vollständig bewährt und uns auch für die Gegenwart die *wissenschaftliche Erklärung* für das Streben, den Kampf und die Thätigkeit in der ökonomischen Sphäre giebt. Ja, diese Formel ist auch die einzige wissenschaftliche Antwort auf alle über die zukünftige ökonomische Entwickelung der menschlichen Gesellschaft aufgeworfenen Fragen.

Wenden wir uns vor Allem der Vergangenheit zu.

Bei den alten Germanen, wie bei allen Urvölkern, bildete die Familie nicht nur eine sociale, sondern auch eine ökonomische und juristische Einheit. »Aber«, sagt L. Brentano*), »mit der Fortentwickelung der gesellschaftlichen Verhältnisse der germanischen Völker musste die Familie auch für das Privatrecht ihre Bedeutung verlieren. Mit dem Wachsen der Verwandtenzahl und der Entstehung besonderer Interessen für die einzelnen Mitglieder löste sich der Familienverband mehr und mehr. So wurden die auf die Familie begründeten Rechtsbürgschaften unzureichend, um Rechtsschutz zu sichern. Der Staat aber war noch nicht im Stande, den Ansprüchen auf Rechtsschutz Genüge zu leisten. Die naturgemässe Folge der mit der Fortentwickelung der Verhältnisse nothwendig eintretenden Auflösung der alten Ordnung war daher allgemeine Unsicherheit, ja, man kann sagen, es entstand eine sociale Frage ähnlich der heutigen, und in der Art und Weise, wie die damaligen Grossen und wie die Altfreien mit kleinem Grundbesitz ihre Interessen zu wahren suchten, tritt uns schon damals der Gegensatz entgegen, der heute Unternehmer und Arbeiter scheidet.«

»Mit der Auflösung der alten Ordnung entstand nämlich für die grosse Anzahl der Freien, die sich erhalten hatte, die Frage, wie sich Recht und Freiheit der Persönlichkeit und des Besitzes zu wahren. Für die Freien von Rang und grossem Grundbesitz bot die Frage so wenig Schwierigkeit, wie in diesem Jahrhundert bei Auflösung der alten gewerblichen Ordnung für grosse Unternehmer die Aufgabe selbständige Gewerbtreibende zu bleiben. Sie fühlten sich mächtig genug zu eigenem Schutze und fanden, wie stets die Starken, ihren Vortheil mehr bei einem Systeme der gegenseitigen Befehdung als bei Association und gegenseitiger Verbürgung. Die Kosten dieser Befehdung aber trugen wesentlich die weniger Mächtigen, die kleinen freien Grundbesitzer. Ihre Zahl schrumpfte immer mehr zusammen; eine stets wachsende Menge derselben gerieth in die Abhängigkeit der gewaltthätigen Grossen . . . . . Da suchten sie, wie immer die Schwachen, ihren Schutz in engem Zusammenschluss in Vereinen und bildeten der alten Familie ähnliche Schutzverbrüderungen, die Gilden.«

Dasselbe ging in den Städten vor sich, wo die Gilden, in Folge engeren Zusammenlebens, noch enger an einander hielten und

*) L. Brentano: Das Arbeitsverhältniss gemäss dem heutigen Recht, S. 16.

nach aussen hin sich abschlossen. Anfänglich gehörten alle Stadtbürger zur Gilde. »Aber«, sagt Brentano,*) »als die Städte emporblühten und ihr Wohlstand wuchs, entstanden auch unter den Bürgern theils durch das Zurückbleiben Einzelner im Erwerb, theils durch neue Ansiedlung meist geringerer Freier der Umgegend, erheblichere gesellschaftliche Unterschiede und je nach dem Vermögen wandten sich die Einzelnen dem vornehmeren Handel oder dem geringeren Handwerk zu. Dies führte zu einem Abschliessen der alten alleinigen Gilde, und neben ihr bildeten sich dann andere zu demselben oder ähnlichen Zwecken. Vor diesen behauptete doch die älteste Gilde stets einen sehr natürlichen Vorrang und hiess oft die höhere oder höchste. Allmählich entwickelte sich in den Gilden ganz auf factischem Wege auch eine gewisse Erblichkeit, indem der Sohn gewöhnlich der Verbindung beitrat, der sein Vater angehörte, die Söhne der Gildebrüder auch am willigsten aufgenommen, ja in der Folge ihnen selbst die Bedingungen des Eintritts erleichtert wurden. So bildete sich ein gewisser Kreis von Familien, die von Geschlecht zu Geschlecht der höchsten Gilde angehörten und fortdauernd den Stamm derselben ausmachten. Die älteste Gilde blieb nicht mehr gleichbedeutend mit der Bürgerschaft, die Vollbürgergilde wurde zur Altbürgergilde, und nach Ort und Zeit wurde die Entwickelung mehr oder minder aristokratisch.«

Wir sehen also hier, wie im Mittelalter auf ökonomischem Gebiete Eigenthum, Macht und Recht aus der Freiheit sich allmälig differenziren und fester gestalten.

Dasselbe geschah auch auf dem Lande, wo der kleine Adel allmälig sich vom höheren ausschied, besondere Korporationen bildete und nach unten sich zu dem Kleingrundbesitzer, wie die städtische Voll- oder Altbürgergilde zu den kleinen Gilden und Zünften, verhielt, nach oben jedoch gegen die Centralgewalt Opposition machte. Später schieden sich noch in den Zünften selbst die Meister von den Gesellen ab, welche besondere Gesellenverbände bildeten, von denen sich später die eigentlichen Arbeiter absonderten. Auf dem Lande theilten sich auf dieselbe Weise die Pächter von den Kleingrundbesitzern und die Arbeiter und Tagelöhner von beiden ab. Jedes Mal organisirten sich durch Bildung von Genossenschaften und Vereinen die unteren Schichten,

*) Ebendas. S. 20.

um nicht einzeln dem Druck der höheren entgegenzustehen und jedes Mal suchten die höheren dieser Organisation Hindernisse in den Weg zu legen. Aber sobald sich eine Schicht organisirt hatte, begann wiederum der Ausscheidungsprocess nach unten und das Streben der ausgeschiedenen Elemente, sich organisch zu vereinigen. Das geht auch noch heute vor sich in dem Streben des Arbeiterstandes, sich als Korporation den Arbeitgebern gegenüber, und des Proletariats, sich den höheren Schichten des Arbeiterstandes gegenüber, zu organisiren. Auch bei den neueren Gewerkvereinen tritt ein Ausscheidungsprocess sowohl nach oben, als auch nach unten an den Tag: nach oben, in so weit die talentvolleren, tüchtigeren und selbstthätigeren Arbeiter es gewöhnlich vorziehen, sich ganz unabhängig zu stellen und ihre Wege allein zu gehen; nach unten, indem zur Aufnahme an die meisten Gewerkvereine Englands von Seiten des Arbeiters der Beweis geliefert werden muss, dass er seine Lehrzeit zurückgelegt und Proben seiner Tüchtigkeit geliefert hat, wozu die Gewähr zweier oder mehrerer anderer Mitglieder des Vereins nothwendig ist. Die unreifen, untüchtigen und die wegen unmoralischen Wandels und Faulheit aus den Vereinen ausgeschlossenen Arbeiter bilden also die ausgeschiedene Schicht des Arbeiterstandes. Dass auch hier ein Kampf im Werden ist, der Kampf des Proletariats mit dem organisirten Arbeiterstande, unterliegt keinem Zweifel und an vielen Stellen ist er bereits mit fürchterlicher Gewalt zum Ausbruch gekommen. Andererseits ist bereits die Rede von der Organisation des Proletariats, die, wenn sie überhaupt zu Stande kommt, gewiss auch einem Ausscheidungsprocess nach oben und unten unterliegen wird.

So sagt auch L. Brentano, nachdem er in Uebereinstimmung mit Ludlow und Jones die erfreulichen Fortschritte geschildert, welche der englische Arbeiter in den letzten Jahrzehnten sowohl in materieller, als auch in intellectueller und ethischer Hinsicht gemacht hat, Folgendes:*) »Fürwahr wer das Fortschreiten der englischen Arbeiterclasse in wirthschaftlicher, politischer, moralischer und intellectueller Beziehung und die mannigfachen Bestrebungen zu ihrer weitern Hebung aufmerksam betrachtet, wird einstimmen in den Ausspruch Gladstones: das 19. Jahrhundert ist die Aera der Arbeiterklasse. Allerdings haben eigentlich

*) L. Brentano: Das Arbeitsverhältniss gemäss dem heutigen Recht, S. 168.

erst die bestgestellten Schichten der Arbeiterklasse an diesen Fortschritten Theil, und es ist möglich, ja es zeigen sich hier und da, wo die Arbeiter eines Gewerbes am meisten erreicht haben, schon Spuren, dass nachdem die höchsten Schichten der Arbeiterklasse an den Segnungen der Cultur Antheil erlangt haben, dem befriedigten vierten ein unbefriedigter fünfter Stand gegenübertrete. Die heutige englische Arbeiterklasse ist keineswegs eine harmonische Masse mit absolut gleichen Interessen. Allein dies kann nicht erschrecken, sondern nur erfreuen. Denn der bisherige Verlauf der Geschichte lässt uns mit Sicherheit hoffen, dass aus den neuen Kämpfen, wenn solche entstehen sollten, nur die Heranreifung einer neuen grösseren Masse zu Cultur hervorgehen werde.« —

Und namentlich können die englischen ökonomischen Verhältnisse als prägnantes Beispiel, als hervorragende Instanz dafür dienen, wie aus den Kämpfen entgegengesetzter Interessen und Strebungen, allmälig eine höhere Differenzirung und Integrirung des socialen Nervensystems und der socialen Zwischenzellensubstanz hervorgeht und wie die unter dem Druck der höheren Schichten sich organisirenden niederen allmälig hinaufsteigen und von sich aus wiederum niedriger potenzirte Elemente und Gemeinschaften ausscheiden. —

Diesen Ausscheidungsprocess und diesen beständigen Kampf zwischen den höheren und niederen Schichten auf ökonomischem Gebiete schildert sehr lebhaft und eingehend L. Brentano in seinem »Arbeitergilden der Gegenwart« und in seinem »Arbeitsverhältniss gemäss dem heutigen Recht.« Dieser Kampf bildet auch den Ausgangspunkt der »Arbeiterfrage« unseres Zeitalters.

Bereits gegen Ende des 14. Jahrhunderts findet man, nach Brentano, allenthalben in Deutschland Spuren der Absonderung eines besonderen Arbeiterstandes aus den Gesellenbrüderschaften, die sich ihrerseits aus den Zünften ausgeschieden und ihre Organisation den Gilden entnommen hatten. In Frankreich stammt die Organisation der Städte und daher auch theilweise das Gilden- und Zunftwesen von der römischen Municipalorganisation her, wie solches ein Kapitular Karls des Grossen bezeugt. Unter der Regierung Philipp August's gelangte das Zunftwesen in Frankreich zu seinem Höhepunkte. In vielen, sogar bedeutenden Städten ersetzte die Zunftorganisation sogar die politisch-communale, so in Paris, welches als Ganzes der korporativen Freiheit entbehrte und bis zur grossen Revolution nur aus einem Aggregat von Zunftkörperschaften bestand, von denen die sechs Gilden der Kaufmannschaft den Gemeindevorstand bildeten. Daher hiess auch der Repräsentant der Stadt Paris bis zur Revolution: prévôt des marchands. An der Spitze der übrigen Pariser Zünfte standen Beamte, die vom König ernannt wurden; daher sie auch métiers du roi hiessen.*) — Aber bereits Ende des 16. Jahrhunderts hatte sich das Zunftwesen in Frankreich derart überlebt, dass unter Heinrich III. bereits zahlreiche Stimmen gegen die damalige Gewerbeordnung sich erhoben.

Unter Colbert in der zweiten Hälfte des 17. Jahrhunderts erhielt die Gewerbeordnung eine allgemeine staatliche Bestätigung durch eine genaue Reglementation sogar der technischen Verrichtungen und Einrichtungen. Der Anfang zur Abschaffung der Gewerbeordnung in Frankreich wurde durch Turgot gemacht. In England erliess dagegen Jacob der Erste ein Gesetz, welches den Friedensrichtern die Regulirung der Löhne zwischen Arbeitgebern und -nehmern überliess, und von Königin Elisabeth erging 1562 das sogenannte Lehrlingsgesetz, durch welches die Zunft- und Gewerbeordnung definitiv festgestellt und auf alle Gewerbe ausgedehnt wurde. Aber bald erhob sich ein neuer Widersacher gegen die Gewerbeordnung, die Grossindustrie. ›Anfänglich‹, sagt Brentano**), ›wurde die gewerbliche Ordnung des Lehrlingsgesetzes allerdings nicht im Interesse der Arbeiter, sondern in dem der kleinkapitalistischen Meister, gegenüber den Bestrebungen des erwachenden Grossbetriebs, vielfach durch neue Gesetze nochmals bekräftigt. Dann finden wir die Zünfte im Kampfe mit der Grossindustrie, indem die kleinen Meister durch Anwendung der Zunftordnung sich gegen die erdrückende Concurrenz der reichen Grossindustriellen zu wehren versuchen. Aber weder jene Gesetze, noch diese Bemühungen der Zünfte konnten den Gang der Entwickelung aufhalten, welcher, besonders in Folge der fortschreitenden technischen Erfindungen, die Industrie in die Hände des grossen Kapitals hinüberführte. Die einzige Wirkung der Versuche, die veralteten Gesetze und Zunftregeln gegen den Grossbetrieb rechtlich geltend zu machen, war die Uebersiedelung der Industrien,

*) E. Jäger: Geschichte der socialen Bewegung und des Socialismus in Frankreich. Vergl. Magazin für die Literatur des Auslandes, 1876. S. 659.

**) L. Brentano: Das Arbeitsverhältniss gemäss dem heutigen Recht. S. 49.

in denen diese Versuche stattfanden, an Orte, für welche jene Gesetze nicht rechtliche Geltung hatten und die frei waren von zünftiger Aufsicht. Birmingham, Manchester und andere Orte von gleicher Bedeutung verdanken diesen Versuchen ihren Aufschwung zu einem Wohlstand, der bald den der alten Städte und Flecken weit hinter sich zurückliess. Die Concurrenz der hier aufblühenden Grossindustrie beraubte die alten Zünfte jeder Bedeutung und diese machten sich in ihrem monopolsüchtigen Streben den natürlichen Lauf der Dinge zu ändern, nur verhasst und verächtlich.« —

Die Folge dieser Concurrenz war für die Meister, Gesellen und Lehrlinge eine sehr verschiedene: die tüchtigeren und begabteren unter ihnen wurden in die Grossindustrie hineinzogen und es öffnete sich vor ihnen ein weites Feld zur Erreichung von Reichthum und Ehren. Die weniger strebsamen und diejenigen, die nicht im Stande waren, sich über das gewöhnliche Niveau zu erheben, wurden durch die Concurrenz der Grossindustrie ruinirt und mussten unterliegen. —

Auch das Schicksal der einfachen Arbeiter war dabei ein sehr verschiedenes. Anfänglich und auch später bei günstigen Verhältnissen durch höhere Lohnsätze angezogen, litten sie bei eintretenden Stockungen oder ungünstigen Verhältnivsen theils unter nothwendigen, theils unter willkürlichen Lohnherabsetzungen. Das zwang nun die Arbeiter ihrerseits zu Coalitionen ihre Zuflucht zu nehmen, die bereits Ende des vorigen Jahrhunderts in England ziemlich zahlreich waren und anfänglich verfolgt, später geduldet die Grundlage zu den neueren Arbeitervereinen und Gewerkerverbänden gaben. Im Jahre 1824 wurden in England die Coalitionsverbote völlig abgeschafft; 1871 wurden den Gewerkervereinen sogar Corporationsrechte zugestanden; endlich wurde durch das Arbeitergesetz vom 13. August 1875 die Bestrafung des Arbeitsvertragsbruches auf criminellem Wege mit Ausnahme einiger schwerer Fälle, so wie die Ausnahmegerichtsbarkeit für Vergehen und Verbrechen, welche in Verbindung mit Vereinen begangen werden, beseitigt.

Nach dem Jahresbericht für 1874 über die auf Selbsthülfe gegründeten Erwerbs- und Wirthschaftsgenossenschaften von dem derzeitigen Genossenschafts-Anwalt Dr. H. Schulze-Delitzsch, existirten im Deutschen Reich im Jahre 1873 bereits

2409 Vorschuss- und Creditvereine (Volksbanken u. s. w.)
505 Genossenschaften in einzelnen Gewerbszweigen
973 Consum-Vereine
49 Bau-Genossenschaften
3936 im Ganzen.

Wogegen pro 1874 einzeln im Berichte aufgeführt sind:
2639 Vorschussvereine
600 Genossenschaften in einzelnen Gewerbszweigen
1089 Consum-Vereine
55 Bau-Genossenschaften
4383 im Ganzen.

Die Gesammtzahl der Vereine, mit Inbegriff derer, die nicht zur Kenntniss der Anwaltschaft gelangt sind, schlägt Schulze-Delitzsch pro 1874 auf 4500 an mit einer Mitgliedschaft von 1,350,000 Personen. Die von diesen Genossenschaften gemachten Geschäfte berechnet Schulze-Delitzsch auf mindestens 2,400 Millionen Reichsmark, die angesammelten eignen Kapitalien in Geschäftsantheilen und Reserven auf 150—156 Millionen Mark und den Betrag der ihnen zum Betriebe anvertrauten fremden Gelder auf 345—354 Millionen Mark.

Aus dieser kurzen Schilderung des Entwickelungsganges des mittelalterlichen Zunft- und Gewerkerwesens, welches allmälig in die neueren Arbeitergenossenschaften und wirthschaftlichen Vereine der verschiedenartigsten Gestaltungen übergeht, geht hervor, dass auch hier zwei Erscheinungen und Factoren stets parallel nebeneinander laufen und aufeinander wirken: das sociale Nervensystem und die sociale Zwischenzellensubstanz. Ein jeder dieser Factoren unterliegt auch hier den Gesetzen der Anpassung und Vererbung, der Differenzirung, Integrirung und Potenzirung, der Uebereinstimmung des Nach-, Neben- und Uebereinander, und wirkt auf den anderen Factor in demselben Sinne zurück, das Nervensystem als primärer und die Zwischenzellensubstanz als secundärer Factor. Da nun die Zwischenzellensubstanz, als diejenige Quelle, aus welcher der sociale Organismus seine Nahrung schöpft, vorzugsweise den Gegenstand der socialen Physiologie oder Nationalökonomie bildet, so bedingt sie, wenn auch als secundärer, unter dem Impuls des Nervensystems stehender Factor, hauptsächlich die Entwickelung auch der Zunft-, Gewerker-, Arbeiter- und anderer Genossenschaften. Durch diesen Factor erhält daher auch die Entwickelungsformel: Mehrung von Eigenthum, Recht, Macht und Freiheit auf genossenschaftlichem Gebiete speciell ihre Bedeutung, so wie dieselbe Formel zugleich auf juridischem Gebiete ihre Bedeutung durch die Abgrenzung der Thätigkeitsäusserungen der Nervenelemente und die durch diese Abgrenzung bedingte Vertheilung der Zwischenzellensubstanz erhält, auf politischem Gebiete dagegen durch Ueber- und Unterordnung beider Factoren. —

Die sociale Zwischenzellensubstanz tritt, wie wir bereits auseinandergesetzt haben, in ihrer ursprünglichsten Form dem Menschen in der Gestalt roher Naturkräfte entgegen. Der Mensch, von den unumgänglichsten physischen Bedürfnissen angetrieben, sucht sich anfänglich nur diejenigen Naturkräfte und -producte anzueignen, welche diesen Bedürfnissen entsprechen und ihm am zugänglichsten sind, d. h. welche er mit der geringsten Anstrengung erlangen kann. Die Bedürfnisse des Naturmenschen waren dabei sehr einfach und nicht zahlreich. Daraus geht hervor, dass die Arbeit des Menschen ursprünglich eine geistig sehr niedrig potenzirte war, dass wegen der Einfachheit und Rohheit der Bedürfnisse die zur Befriedigung derselben bestimmten Naturkräfte und Producte sehr wenig differenzirt waren, endlich, dass in Folge der niedrigen Potenzirung der menschlichen Arbeit auch die Zwischenzellensubstanz eine sehr schwache Integrirung von Gebrauchs- und Tauschwerthen an den Tag legte. Auch die Wechselwirkung zwischen den einzelnen Theilen der ursprünglichen socialen Gemeinschaften in Hinsicht auf die Zwischenzellensubstanz, was Tausch, Handel u. s w. anbetraf, war ursprünglich eine sehr geringe. Das Hausgewerbe, durch die Familieninteressen und -bedürfnisse begrenzt, war genügend um die meisten Bedürfnisse zu befriedigen. — Eigenthum, Recht, Macht und Freiheit waren somit in Hinsicht auf die Zwischenzellensubstanz ursprünglich sehr schwach ausgeprägt und in sehr enge Grenzen verwiesen. Mit der Besitznahme des Grund und Bodens oder seiner Producte (Jagdreviere, Heerden etc.) durch einzelne Geschlechter, Familien oder Individuen begann der Integrirungs- und Differenzirungsprocess, von denen der eine oder der andere die Oberhand gewann, je nachdem, durch Action oder Reaction im Kampfe um's Dasein, um Eigenthum, Recht, Macht und Freiheit, der Gross- oder Kleinbesitz die Herrschaft erlangte.

Zu gleicher Zeit, nach Massgabe der Entwickelung der

Gewerbe, des Ackerbaues, der Industrie, des Handels und Einführung von Werthzeichen, differenzirten und integrirten sich auch die beweglichen Güter, indem sie durch das Anwachsen ihres Gebrauchs- und Tauschwerthes und durch die Verfeinerung der Bedürfnisse sich vermannigfaltigten und andererseits durch die sie repräsentirenden Werthzeichen die Concentration derselben in den Händen Einzelner oder bestimmter Geschlechter, Korporationen, Stände erleichterten und beförderten. Diese physiologische Differenzirung und Integrirung bedingten ihrerseits eine sociale Schichtung der verschiedenen Theile der Gesammtheit und andererseits wurden sie auch selbst durch die socialen Divergenzen bestimmt und beeinflusst. Nach Massgabe der ökonomischen Entwickelung nahm die Concentrirung von Gütern die Form von Kapitalanhäufung und Kredit immer in grösseren Massen an und beeinflusste immer mehr physiologisch die Vertheilung von Eigenthum, Recht und Macht und die Ausübung der Freiheit. Zugleich dehnte sich dieser Einfluss auch immer mehr auf das rechtliche und politische Gebiet und bedingte auch in diesen die Vertheilung von Eigenthum, Recht, Macht und Freiheit. Den Kampf um diese Vertheilung und Gestaltung der socialen Gesammtheiten vom physiologischen, d. h. ökonomischen Standpunkte aus betrachtet, sehen wir gerade in der gegenseitigen Bekämpfung der Gilden, Zünfte, Gesellengenossenschaften, Gewerker- und Arbeitervereine, in dem Kampfe zwischen höherem und niederem Adel und zwischen diesem und dem Bauer und Kleingrundbesitzer, einem Kampfe, der noch jetzt zwischen Kapital und Arbeit, zwischen Arbeitgeber und Arbeitnehmer vor sich geht. Dieser Kampf ist ebenso natürlich wie der Gegensatz zwischen den verschiedenen Organen, Geweben und Zellen im Schoosse der Einzelorganismen. Er beruht auf einem nothwendigen Naturgesetz und tritt als solcher nicht nur in der organischen, sondern auch in der anorganischen Natur allerorten zum Vorschein. Es kann sich also nicht darum handeln, dieses nothwendige Gesetz für das Genossenschaftswesen abzuschaffen, sondern den Kampf aus einem zerstörenden in einen für menschliche Zwecke productiven zu verwandeln, gleichwie auch die Naturkräfte, indem sie den menschlichen Bedürfnissen angepasst werden, nicht unterdrückt oder neu geschaffen, sondern nur zweckentsprechend gelenkt und gerichtet werden. Und gleich wie die Naturkunde uns dazu die Mittel durch Ergründung der Naturgesetze in die

Hand gibt, so muss auch die Socialwissenschaft dasselbe in Hinsicht auf das Genossenschaftswesen thun, indem sie die nothwendigen Entwickelungsgesetze derselben feststellt. —

Da nun die Formel: Mehrung von Eigenthum, Recht, Macht und Freiheit eine naturnothwendige Formel ist, indem sie dem Differenzirungs- und Integrirungsprocess entspricht, durch welchen die höhere Entwickelung der Einzelorganismen in der Natur bedingt wird; da diese Formel nicht nur für den socialen Organismus in seiner Gesammtheit und für jeden Theil desselben, sondern auch für jede der drei Sphären für sich — der ökonomischen (physiologischen, mechanisch-chemischen), der rechtlichen (morphologischen, formativen) und der politischen (tektologischen, einheitlichen) ihre volle Giltigkeit hat, so kann der Kampf auch auf dem Gebiete des Genossenschaftswesens seinen Ausgang, seine höhere, die Vervollkommnung und den Fortschritt der Gesellschaft bedingende Potenzirung nur durch Mehrung von Eigenthum, Recht, Macht und Freiheit erlangen.

Nach allem oben Gesagten wird es denn auch klar, dass die sogenannte kapitalistische Production auf national-ökonomischem Gebiete nicht verworfen, die monarchische und aristokratische Regierungsform dagegen auf politischem Gebiete beibehalten werden kann, ohne theoretisch und praktisch in einen inneren Widerspruch zu gerathen. Wie es politische Gestaltungen von allen Formen auf den verschiedensten Entwickelungsstufen giebt und immer gegeben hat (Bd. II, S. 316, 340 u. ff.), so ist es auch mit den wirthschaftlichen Unternehmen der Fall. Es hat von der niedrigsten ökonomischen Entwickelungsstufe an, wenn auch nicht in so ausgeprägten Formen wie jetzt, demokratische, aristokratische, oligarchische, republikanische, monarchische, despotische Wirthschaftsunternehmen nach-, neben- und übereinander gegeben. Eine und dieselbe Gesellschaft weist uns noch heute alle diese Formen im Nach-, Neben- und Uebereinander auf. Wir sehen sie, unabhängig von den social-politischen Gestaltungen, auf den verschiedensten Entwickelungsstufen stehen. Der Grund für diese Erscheinung liegt darin, dass die Höhe und der Grad der Entwickelung nicht vom Typus, sondern von der Höhe der Potenzirung, Differenzirung und Integrirung abhängt.

Es fragt sich nun: wie prägt sich diese Höhe und dieser Grad in Hinsicht auf das Genossenschaftswesen aus? Wir wiederholen es: durch Potenzirung von Kraft und Stoff oder in socialer Terminologie: durch Mehrung von Eigenthum, Recht, Macht und Freiheit. Eigenthum, Recht und Macht können auch auf wirthschaftlichem Gebiete nur durch potenzirte Arbeit gemehrt werden, andererseits muss die Arbeit, um nicht in Knechtschaft auszuarten, zu höherer Freiheit führen. Jedem, der die vorhergehenden Bände unseres Werkes gelesen, wird es zweifelsohne ganz klar sein, wie wir diese Worte verstehen und welchen Realitäten sie in der anorganischen und organischen Welt entsprechen.

Auf welche Weise, in welchen Formen, nach welchen Richtungen hin sich Eigenthum, Recht, Macht und Freiheit, d. h. Stoff und Kraft in den verschiedenen Arten und Kategorien von Genossenschaften, in den landwirthschaftlichen, industriellen, Handelsunternehmen, in denen, welche die Befriedigung der psychischen Bedürfnisse zum Zweck haben, und in denen, die Werthe und Dienste zur Befriedigung der physischen Bedürfnisse bezwecken — das Alles werden wir speciell bei der Begründung der einzelnen Arten und Kategorien besprechen und beleuchten. Hier müssen wir uns mit der Andeutung des allgemeinen physiologisch-ökonomischen Gesetzes der genossenschaftlichen Entwickelung begnügen.

Betrachten wir jetzt die social-wirthschaftlichen Gestaltungen noch von einem anderen Standpunkte aus. Alle nur möglichen und denkbaren social-ökonomischen Gestaltungen sind auf zwei Haupttypen zurückzuführen: auf den der ausgesprochenen Individualisirung und auf den der Solidarität. Ganz ohne einen dieser Factoren ist eine sociale Gesammtheit nicht denkbar, indem eine absolute Individualisirung den Factor der Solidarität bis auf Null reduciren würde, was mit einer Aufhebung von jeglicher socialer Gemeinschaft gleichbedeutend sein würde; andererseits würde aber auch eine absolute Solidarität den entgegengesetzten Factor, die Individualisirung oder, was dasselbe ist, die Selbstthätigkeit und Selbstbestimmung des Individuums auf Null reduciren, d. h. es würde mit anderen Worten jede Selbstwirkung der socialen Einzelelemente aufhören. Auch dieses würde mit der Lebensthätigkeit des socialen Organismus unvereinbar sein. Die verschiedenen social-ökonomischen Gestaltungen können sich also nur zwischen diesen beiden Extremen bewegen und nur *vorzugsweise* sich dem Typus des einen oder des anderen nähern.

Der Communismus ist ohne eine Bevormundung und Regulirung

der ökonomischen Beziehungen der Individuen vermittelst einer unumschränkten Centralgewalt nicht denkbar, indem eine freie Entwickelung der wirthschaftlichen Thätigkeit der einzelnen Glieder und Berufsklassen nach kurzer Frist eine Ungleichheit auf ökonomischem Gebiete unvermeidlich nach sich ziehen würde. Daher muss eine communistische Gestaltung der Gesellschaft sich auf eine starke und unumschränkte, in die Thätigkeit der Individuen hineingreifende Centralgewalt stützen, sie möge nun sich in den Händen einer einzigen Person oder in irgend einer Körperschaft oder Versammlung concentriren. Solches legen auch alle religiösen Korporationen, welche auf Gemeinschaft des Eigenthums begründet sind, an den Tag und dasselbe bot uns auch das alte Sparta.

Nach den Communisten folgen in der Reihenfolge desselben Typus die verschiedenen Lehren und Schulen der Socialisten, angefangen von der äussersten Linken, den Socialdemokraten, bis zum allmäligen Uebergang zu den Manchestermännern, welche in ihren äussersten Anschauungen Alles der Privatthätigkeit überlassen wollen und vom Staate nur Schutz und Rechtssicherheit beanspruchen. Nun liegt aber in der Rechtssicherheit selbst bereits eine Bevormundung, indem Niemandem Schutz von Seiten der Gesellschaft ohne directe oder indirecte Einmischung der Staatsgewalt in die wirthschaftlichen Beziehungen der Individuen gewährt werden kann! Auch nach dieser Seite hin ist die Verwirklichung des Extremes ohne Auflösung und Negirung der Gesellschaft überhaupt undenkbar, sondern nur eine grössere oder geringere Annäherung an den äussersten Typus der Individualisirung möglich. Je mehr sich irgend eine sociale Gesammtheit den beiden äussersten Typen nähert, desto *einseitiger* wird sie, desto weniger ist sie im Stande sich durch wechselseitige Action und Reaction der Theile und des Ganzen höher zu differenziren und zu integriren, desto schwächer in Folge der Einseitigkeit ist ihre Anpassungs- und demgemäss auch ihre Lebensfähigkeit. Daher können solche social-ökonomische Gestaltungen, welche sich den extremen Typen, dem individualistischen und dem communistischen nähern, nur immitten anderer bereits fest gestalteter socialer Gemeinschaften sich erhalten, wie z. B. religiöse, auf communistischer Grundlage sich stützende Korporationen immitten einer bereits organisirten Kirchengemeinschaft oder eines anderen staatlichen Organismus. Diejenigen solcher Gestaltungen, welche sich selbständig organisirten, haben immer eine geringe Lebensfähigkeit an den Tag gelegt, indem sie sich baldigst auflösten, in Verkommenheit geriethen oder in einen anderen Typus umschlugen.

Dasselbe gilt auch von dem bis in's Aeusserste getriebenen Individualismus, indem jede Schwächung der Einheitlichkeit, sowohl auf politischem und rechtlichem, als auch auf ökonomischem Gebiete durch geringere Fähigkeit zum Kampf ums Dasein und daher auch durch geringere Lebensfähigkeit sich kund thut. Auf politischem Gebiete tritt die Schwächung der Lebensfähigkeit durch innere Zerfahrenheit und durch fruchtlose Parteikämpfe, durch politische Revolutionen und Erschütterungen, durch Schwächung der Widerstandskraft gegen äussere Vergewaltigungen an den Tag. In der ökonomischen Sphäre sind die Folgen in Hinsicht auf die wirthschaftliche Entwickelung der Gesellschaft dieselben. Je mehr daher eine Gestaltung caeteris paribus sich dem mittleren Typus zwischen dem extremen Individualismus und der extremen Solidarität nähert, desto mannigfaltiger und vielseitiger ist ihre Entwickelung, desto mehr Lebens- und Anpassungsfähigkeit besitzt sie, desto mehr ist sie im Stande, sich durch Wechselwirkung zwischen dem Ganzen und der Theile allmälig höher zu differenziren und zu integriren und ihre Stellung und Vervollkommnung durch den Kampf ums Dasein zu behaupten und zu sichern. Daher prägen auch alle höheren Culturgemeinschaften diesen mittleren Typus in der Form einer gesteigerten Selbstthätigkeit des Individuums im Verein mit einer stets höher sich potenzirenden Einheitlichkeit aus. Nur die niederen, unentwickelten, rohen Gemeinschaften nähern sich den einseitig ausgesprochenen Typen. — Die gemischten oder Zwischentypen können aber in den verschiedenen socialen Sphären die mannigfaltigsten Gestaltungen annehmen. So ist in England in Hinsicht auf die agrarischen Verhältnisse der Grossgrundbesitz vorherrschend, in der industriellen Sphäre dagegen das System des Freihandels. In den nordamerikanischen Vereinigten Staaten findet das Gegentheil statt. In Russland und Frankreich ist der Kleingrundbesitz vorherrschend bei einer starken politischen und ökonomischen Centralisation. Die Vor- und Nachtheile dieser specifischen Gestaltungen werden wir bei Auseinandersetzung der einzelnen social-ökonomischen Systeme und Theorien beleuchten.

Wenn wir aber einerseits in Theorie die Möglichkeit der Verwirklichung der bis jetzt aufgetauchten socialen Systeme bedingungsweise anerkennen, so werden wir andererseits um so strenger, um so vorsichtiger sein, wenn es sich darum handeln wird, irgend eine von diesen Theorien auf einen speciellen Fall, dieser oder jener historisch bereits ausgebildeten Gesammtheit anzupassen. Bei Anerkennung der Evolutionstheorie und der bis ins Unendliche unbestimmbaren Variabilität der Organismen kann man wohl zugeben, dass in vorhistorischen Epochen es Gestaltungen gegeben hat, welche von den jetzigen sehr abweichend waren, und man kann dieses auch für die Zukunft noch mehr zugeben. Daraus folgt aber nicht, dass der eifrigste Anhänger der Evolutionstheorie es übernehmen würde, aus einer Ente eine Gans zu schaffen oder ein Rhinoceros in einen Elephanten umzuwandeln. Ein jeder Versuch würde nur die Lebensfähigkeit der zu diesem Behufe bestimmten Individuen untergraben oder zerstören. Dasselbe gilt auch von den Vorschlägen und Versuchen, vermittelst verschiedener communistischer und socialistischer Systeme Experimente, in animo vili verschiedener bereits bestehender Gesammtheiten zu machen. Es ist wahr, dass der sociale Organismus in Folge seiner grösseren psychophysischen Elasticität auch die Fähigkeit besitzt, leichter die verschiedenartigsten Gestaltungen, als es in Hinsicht auf die Naturorganismen der Fall ist, anzunehmen. Aber auch diese Anpassungsfähigkeit hat ihre Grenzen, nach Ueberschreitung derer die Lebensfähigkeit des socialen Organismus untergraben oder jedenfslls geschwächt wird.

Wie in Hinsicht auf andere Gestaltungen und Typen, so weist die menschliche Gesellschaft auch zwischen der bis zum äussersten getriebenen Individuation einerseits, die ein mechanisch atomistisches Zerfallen des socialen Organismus in seine Urbestandtheile zur Folge haben muss, und der bis zur Unterdrückung jeglicher Selbstthätigkeit in den einzelnen Theilen getriebenen solidarischen Vereinheitlichung andererseits, welche zu einer mechanisch zusammengehaltenen Zwangsgemeinschaft ausarten muss, — sowohl im Nacheinander der Geschichte, als auch im Nebeneinander der Gegenwart und im Uebereinander der auf verschiedenen Entwickelungsstufen stehenden socialen Typen, die mannigfachsten Formbildungen auf, in welchen die beiden Factoren der Individuation und Solidarität in den verschiedensten Verhältnissen mit einander verknüpft und in einander verflochten sind. Diese Formbildungen bewegen sich in allen drei Sphären: der ökonomischen, rechtlichen und politischen und entsprechen in Hinsicht auf die Einzelorganismen der Natur den verschiedenen Zellengeweben, Organen und Organsystemen in ihrer physiologischen, morphologischen oder tektologischen Bedeutung. In der ökonomischen Sphäre prägen sich diese Formbildungen aus als verschiedenartig in einander eingeschachtelte, immer weitere Gebiete umfassende Unternehmungen, Genossenschaften, Vereine, Berufsklassen bis zum Staate als Hauptproducenten und -consumenten, als Centralunternehmer, als grössten Capitalisten, als hervorragendsten Arbeitsnehmer und -geber, als grössten Creditnehmer und -geber, als Repräsentanten der umfassendsten wirthschaftlichen Zwangsgemeinschaft. In der rechtlichen Sphäre prägt sich eine gleiche Stufenleiter aus, anfangend vom Privat-, Vereins-, Genossenschafts-, Korporationsrecht bis zum Staatsrecht hinauf. Endlich weist auch die politische Ueber- und Unterordnung einen entsprechenden Uebergang vom Einzelnen zum Allgemeinen und gipfelt in der Souveränität des Staates als einheitlichen und selbständigen Organismus.

Die organischen Zwischenstufen zwischen äusserster Individuation und Solidarität haben sich im Nacheinander der Geschichte in keiner Sphäre, weder in der ökonomischen, der rechtlichen noch in der politischen, allmälig in hierarchischer Ordnung auseinander entwickelt, sondern vielmehr waren zuvörderst die äussersten organischen Pole: atomistische Individuation im wilden Zustande einerseits, Unterdrückung durch rohe Gewalt und eine auf äussersten Despotismus fussende Solidarität andererseits, zu Tage getreten. Der Kampf zwischen diesen äussersten Gegensätzen bildet die blutigsten Seiten der Geschichte und aus diesem Kampfe haben sich die Zwischenstufen als auflösende und aussöhnende Momente herausdifferenzirt. Je nachdem nun die Zwischenstufen mehr oder weniger den Factor der Individuation oder der Solidarität ausprägten und verwirklichten, verstärkten oder potenzirten sie mehr oder weniger die Differenzirung oder Integrirung der socialen Gemeinschaft. Daher ist es in mancher Hinsicht, ja in den meisten Fällen schwer, die Bedeutung der Stufenfolge nach beiden Richtungen hin ein für alle mal festzustellen. Sowohl in der ökonomischen, als auch in der rechtlichen und politischen Sphäre hat eine jede Genossenschaft, Korporation, Berufsklasse, ein jeder Verein und Stand eine doppelte Bedeutung: dem Individuum gegenüber als Zwangsgemeinschaft, als Ausprägung des Princips der Solidarität; dem Staat gegenüber dagegen die Bedeutung einer in sich abgeschlossenen, seine eigene Zwecke verfolgenden Individualität. In demselben Verhältnisse steht der Staat einerseits den Individuen und den einzelnen Genossenschaften, Vereinen, Korporationen, Berufsklassen und Ständen und andererseits der ganzen Menschheit, als dem socialen Gesammtorganismus, gegenüber. Dass das Verhältniss zwischen den einzelnen Zellen, Geweben, Organen, Organsystemen und Einzelorganismen in der Natur dasselbe ihrem Wesen nach an den Tag legt, liegt auf der Hand. —

Diese hochwichtige Wahrheit ist bis jetzt in der Wirthschaftslehre fast ganz übersehen worden, was zu einem grossen Wirwarr in der Auffassung der ökonomischen Erscheinungen und Entwickelungsgesetze Anlass gegeben hat. Ja, die beiden extremen Parteien, von denen die eine das Princip der Individuation, die andere das der Solidarität vertreten, haben in Folge der Nichtberücksichtigung jener Wahrheit sich oft mit ihren eigenen Principien in Widerspruch setzen und sich gegenseitig mit den Waffen ihres Gegners bekämpfen müssen. Die Ursache dieser Erscheinung ist nach dem Obengesagten klar.

Da eine jede, die beiden Factoren, Individuation und Solidarität; vereinigende Zwischenstufe eine doppelte Bedeutung, einerseits dem Individuum, andererseits dem Staat gegenüber, einerseits als Differenzirung und Divergenz, andererseits als Integrirung und Vereinheitlichung an den Tag legt, so müssen auch alle Consequenzen welche mit dieser doppelten Bedeutung verknüpft sind, anerkannt werden. So wird z. B. durch das in den Genossenschaften sich ausprägende Princip der Solidarität die freie Concurrenz in der ökonomischen Sphäre einerseits wohl eingeschränkt, aber andererseits bildet eine jede Genossenschaft selbst allen Individuen, allen Privatunternehmungen, allen übrigen Genossenschaften und dem Staat gegenüber ein Individuum; sie repräsentirt das Princip der Individuation, woher denn auch ihre Existenz und ihre Entwickelnng jenen gegenüber durch dieselben Gesetze der Concurrenz, des Kampfes ums Dasein und der Anpassung bedingt werden, wie die eines jeden Individuums. Wenn daher die Socialisten voraussetzen, dass mit dem Genossenschaftswesen, oder sogar mit dem Eingreifen des Staates in die Privatwirthschaft die Concurrenz überhaupt aufgehoben sein wird, so ist solches ein arger Irrthum. Es wird höchstens eine Einschränkung der Concurrenz nach gewissen Richtungen hin zur Folge haben können. Aber alsdann wird auch der Staat selbst, als Hauptunternehmer, sich selbst gegen die Concurrenz nach aussen schützen müssen und solches ist besonders jetzt bei dem erleichterten und von Tag zu Tag sich steigernden Verkehrswesen eine höchst schwierige, wenn nicht unmögliche Aufgabe. — Anderseits vergessen die Vertreter des Princips der Individuation und des laisser faire nur zu leicht, dass wenn sie von freier Concurrenz sprechen, letztere nur deshalb für die einzelnen Individuen möglich ist, weil sie unter dem Schutz einer Zwangsgemeinschaft, des Staates, stehen und dass dieser ebenso das Recht und die Bestimmung hat nicht nur das Individuum, sondern auch die Genossenschaften durch Zwangsmittel zu leiten und höheren Zwecken entgegen zu führen.

Alle diese Betrachtungen führen uns zu folgender Thesis, in welcher das Gesetz der stufenweisen Differenzirung und Integrirung der social-physiologischen Kräfte vom Standpunkte der Individuation und Solidarität in folgenden Worten zusammengefasst wird:

Je weniger Zwischenstufen, in welchen sich Individuation und Solidarität zugleich ausprägen, desto unvollkommener, unentwickelter, roher ist ein Organismus, desto mehr trägt er den Charakter einer anorganischen Erscheinung. Im Gegentheil, je mehr solcher Zwischenstufen, desto gegliederter, differenzirter erscheint die Gesellschaft und desto mehr trägt sie den organischen Charakter an sich.

Und dieses hat seine volle Giltigkeit, sowohl in der ökonomischen, als auch in der rechtlichen und politischen Sphäre. In allen Sphären stimmt dabei auch das Nacheinander in der Geschichte, das Nebeneinander in der Gegenwart und das Uebereinander in den verschiedenen socialen Gemeinschaften, in Analogie dessen, was auch die organische Natur darstellt, überein.

Betrachtet man auf diese Weise zugleich von den beiden Standpunkten die sogenannte sociale Frage, so wird man sogleich die Einseitigkeit, die äussersten Anschauungen der verschiedenen ökonomischen Lehren und Parteien gewahr. Man wird alsdann die Ueberzeugung gewinnen, dass einerseits die freie Concurrenz durch eine Zwangsorganisation der Arbeit und durch eine Beseitigung des Capitals als privatwirthschaftlichen Productivfactors gar nicht aufgehoben wird, sondern in einer anderen Form unter den einzelnen Zwangsgemeinschaften in Hinsicht auf Production und Consumtion wieder hervortreten wird. Andererseits wird man aber auch zugeben müssen, dass die Waffen, welche die sogenannte freie Concurrenz der Privatwirthschaften im Kampfe ums Dasein gebraucht und welche dem Stärkeren zum Siege über den Schwächeren verhelfen, nur in dem Schoosse einer organisirten Zwangsgemeinschaft möglich sind und dass diese Zwangsgemeinschaft daher auch den Gebrauch dieser Waffen beschränken und den Zwecken der Gemeinschaft gemäss zu lenken und zu leiten verpflichtet ist. Dabei muss aber der Staat nicht blos sich allein, sondern auch den ganzen socialen Organismus der Menschheit, dessen Theil er bildet, im Auge haben. Er darf keine Zwangsmassregeln treffen, die ihn als Staat concurrenzunfähig mit der übrigen Menschheit machen würden. Diese Concurrenz wird jedoch nicht blos durch die Concentrirung der Kräfte einer Gesammtheit, sondern auch durch höher potenzirte Differenzirung derselben, nicht nur durch die Thätigkeit des Staates, sondern auch durch die Thätigkeit eines jeden Gliedes möglich gemacht. Durch die Unterdrückung der individuellen Selbstthätigkeit wird nun aber der ganze Staat concurrenzunfähig und wird im Kampfe ums Dasein mit den anderen Staaten und socialen Gemeinschaften unterliegen müssen. —

Individuation und Solidarität, Freiheit und Gebundenheit, Mehrung von Eigenthum, Recht, Macht und Freiheit, Differenzirung und Integrirung in möglichst höherer Potenz — das sind die Bedingungen einer fortschreitenden Entwickelung. Die Schwächung oder Unterdrückung Eines dieser Factoren bedingt dagegen immer einen pathologischen Zustand und eine Rückbildung.

Um das durch wechselseitige Potenzirung von Individuation und Solidarität bedingte physiologisch-ökonomische Entwickelungsgesetz noch bestimmter darzustellen, suchen wir noch etwas näher auseinanderzusetzen, in welchen Formen sich diese Potenzirung auf wirthschaftlichem Gebiete ausprägt. —

Die Potenzirung der Solidarität prägt sich in der ökonomischen Sphäre nach Massgabe der höheren Entwickelung des socialen Organismus unter Anderem besonders dadurch aus, dass die Bedeutung der Thätigkeit des Staates auch im social-ökonomischen Leben stets im Wachsen begriffen ist. So sagt auch Ad. Wagner:*) »Geschichtliche (zeitliche) und räumliche verschiedene Länder umfassende Vergleiche zeigen, dass bei fort-

*) Ad. Wagner: Lehrbuch der politischen Oekonomie von Rau, Bd. I, S. 260.

schreitenden Culturvölkern regelmässig eine *Ausdehnung* der Staatsthätigkeiten erfolgt. Dies offenbart sich in *extensiver* und *intensiver* Hinsicht, der Staat übernimmt *immer mehr* Thätigkeiten und er führt die alten und neuen Thätigkeiten *immer vollkommener* aus. Es werden auf diese Weise immer mehr wirthschaftliche Bedürfnisse der Bevölkerung, namentlich *Gemeindebedürfnisse*, zugleich stets besser durch den Staat befriedigt. Der deutliche Beweis dafür liegt ziffermässig in der Steigerung des finanziellen Staatsbedarfs vor. Der Staat, als Wirthschaft zur Fürsorge für gewisse Bedürfnisse aufgefasst, wird sonach jedenfalls *absolut* immer wichtiger für die Volkswirthschaft und für die Einzelnen. Aber auch seine *relative* Bedeutung steigt, d. h. eine immer *grössere* und *wichtigere Quote* der Gesammtbedürfnisse eines fortschreitenden Culturvolks wird durch den Staat statt durch andere Gemein- und Privatwirthschaften befriedigt.« —

Aber zugleich potenzirt sich auch bei fortschreitender ökonomischer Entwickelung die Selbstthätigkeit und Selbstbestimmung des Individuums und der einzelnen Theile des socialen Organismus. Die ökonomische Bedeutung der einzelnen Organe und socialen Gesammtheiten, der Berufsklassen, Stände, Korporationen, Institutionen, Bezirke, Gemeinden, Familien steigert sich immer mehr und geht Hand in Hand mit einer grösseren ökonomischen Differenzirung und Arbeitstheilung. Durch den allmälig immer steigenden Umsatz der Reflexe von directen in indirecte, so wie auch in Folge des Umsatzes der persönlichen Leistungen in sachliche durch Vermittelung des Geldes gewinnt auch die Thätigkeit des Individuums an Spielraum und an Freiheit.

So heisst es auch in der Geschichte der socialen Frage von H. Contzen:*)

»In unseren Tagen aber, dünkt uns, bricht sich eine andere Auffassung individueller Freiheit Bahn; denn je mächtiger man bedacht war, um der Entfaltung der Persönlichkeit alle Hindernisse wegzuräumen, um so mächtiger wuchs zu gleicher Zeit das Gemeingefühl, das dem Einzelinteresse neuerdings Schranken zog, freilich unendlich edlere Schranken als sie bisher bureaukratische Willkür gezogen. Die eisernen Sätze des römischen Rechts über den Begriff des Eigenthums; die Lehren: rem suam cuique negligere licet, und: qui jure suo utitur, neminem laedit, haben für unser

*) H. Contzen: Geschichte der socialen Frage, S. 205.

öffentliches Leben nur einen antiquarischen Werth. Der Geist der Zeit hat vom Eigenthum jene Beschränkungen hinweggenommen, die aus Rücksicht für privilegirte Sonderinteressen bisher darauf lasteten; aber er hat ihm dafür jene Beschränkungen auferlegt, die aus Rücksicht auf das Gesammtinteresse geboten sind. Ueberall ragen jetzt in die Sphäre des Privatrechts die Gesichtspunkte des öffentlichen Rechts hinein, überall muss die Persönlichkeit des Einzelnen, so frei sie sonst geworden ist, sich vor diesem grossen Princip der modernen Rechtsordnung beugen; hundertfältig steht jeder von uns, ohne dass er sich dessen bewusst wird, unter dem Begriff der »Expropriation« nicht im technischen, sondern im allgemeinsten, wörtlichsten Sinne des Wortes.« —

Bei der gegenseitigen Abgrenzung der die Individuation und Solidarität bedingenden socialphysiologischen functionellen Wirkungssphären, bei der Anpassung und dem Weltkampf der Individuen, Genossenschaften, Korporationen, Stände, Staaten, sind einzelne Elemente des socialen Nervensystems durch ihre Lage oder durch andere Verhältnisse dazu bestimmt, in den ersten Reihen der physiologischen Wechselwirkung der Kräfte zu stehen, wie es auch in den Naturorganismen mit bestimmten Zellen und Geweben der Fall ist.

Wundt theilt alle Sinne nach der muthmasslichen Art der Reizübertragung in zwei Klassen: in mechanische und chemische Sinne. Zu ersteren rechnet Wundt den allgemeinen Gefühlsinn und von den Specialsinnen nur das Gehör; unter den chemischen Sinnen versteht Wundt die drei Specialsinne. —

Nun bemerkt aber Reich ganz richtig, dass auch die sogenannten chemischen Sinne in ersterer Reihe als mechanische aufgefasst werden müssen, indem die Endorgane des menschlichen und thierischen Nervensystems sich ihrem Wesen nach ganz gleich verhalten.*)

Dasselbe muss auch in Hinsicht auf das sociale Nervensystem als anerkannt angenommen werden. Die Endorgane dieses Systems, die Arbeiter, verrichten ihre Leistungen endgültig mechanisch, sei es mit oder ohne Werkzeuge, Maschinen oder Rohstoffe. So oder so, mit mehr oder weniger Intelligenz oder Geistesarbeit, muss

*) Ed. Reich: Beiträge zur Anthropologie und Psychologie, S. 106.

der Arbeiter ›Hand an die Arbeit legen‹, und solches ›Handanlegen‹ involvirt immer eine mechanische Bewegung.

Dieselbe Potenzirung wird durch die Vervollkommnung der Werkzeuge und Maschinen weiter durchgeführt.

Geiger hat ganz richtig hervorgehoben, dass man die Werkzeugthätigkeit sich als aus einer allmäligen Fortentwickelung der menschlichen Bewegungen hervorgegangen denken muss. Das Werkzeug, in seiner Entwickelung beobachtet, gleicht, nach Geiger, auf wunderbare Weise einem natürlichen Organe; er hat ganz wie dieses seine Transformationen und Differenzirungen.

›In der Hand des Urmenschen,‹ sagt E. Kapp*), ›ist Stein und Ast die Verheissung des Werkzeuges, die Urzelle eines ganzen Culturapparates der fernsten Zukunft .... Stein und Ast sind die Embryonen des Werkzeugs. Je nach der Wahl in Bezug auf Form und Beschaffenheit wird der Ast zum Stab, zur Keule, zur Lanze, zum Ruder, zum Bogen und zur Handhabe überhaupt; der Stein unterstützt die klopfende, schneidende, bohrende, schleifende, glättende Hand und entlehnt dagegen von ihr in seiner weiteren Metamorphose, gestielt mit Holz und gefasst mit Horn, die ersten festeren Maasse und Verhältnisse. Das Werkzeug wird um so *handlicher*, je mehr in ihm die wesentlichen Eigenschaften der schöpferischen Hand ihre Gestalt und Bewegungsfähigkeit verkörpert sind.«

Nach Klemm ist der Bohrer aus dem Reibfeuerzeug der Urzeit entstanden. Nach Geiger und Helwig ist die Scheere aus dem sichelförmigen Scheermesser der Vorzeit hervorgegangen.

So wie einerseits Benennungen der Bewegungen und der Theile des menschlichen Körpers auf die der Werkzeuge und Maschinen in allen Sprachen übertragen worden, wie z. B. Arme eines Hebels, Füsse eines Gestells, so sind auch umgekehrt Ausdrücke der Maschinentheile und Bewegungen auf den Bau und die Thätigheit des Skelettes und der Muskel des menschlichen und thierischen Körpers übertragen worden, wie z. B. Hebel, Schraube, Axe, Spiral, Charnier etc. für die Gelenke, Pumpe, Klappen, Ventile für die Bewegung des Herzens und des Blutes.

Der Grundzug der Maschine ist, nach Reuleaux und Kapp, ihre Zusammensetzung nicht sowohl aus Elementen, sondern aus paarweise zusammengehörenden Körpern oder Elementenpaaren,

---

*) E. Kapp: Grundlinien einer Philosophie der Technik, S. 52.

von welchen das eine die Umhüllungsform des anderen bildet, so dass, wenn man das eine feststellt, das andere beweglich bleibt. In diesem gegenseitigen Verhältniss befinden sich z. B. Schraube und Schraubenmutter. Dabei verhält sich die Bewegung des einen Elementes relativ zu dem zugehörigen Element, absolut aber zu dem Punkte der räumlichen Feststellung.*)

Geiger und Reuleaux erkennen die ersten Anfänge der Maschine im Reibholzfeuerzeug, dessen Doppelholz in seiner quirlartigen Drehbewegung das erste Doppelelement eines Werkzeuges darstellt. Erst später verfiel der Mensch darauf, um das Reibholz eine Schnur mehrere mal zu winden und durch das Hin- und Herziehen der Enden dieser Schnur dem Stab eine Quirlbewegung zu geben. Von dieser hin- und hergehenden Bewegung ist man alsdann auf die dauernde, nicht absetzende Bewegung gekommen, für deren erste Repräsentanten die unterschlächtigen Wasserräder, alsdann die Wagenräder und die Töpferscheibe zu betrachten sind. Von der Töpferscheibe gelangte man zur Drehbank, von der Quirlbewegung zum dauernden Schnur- und Riemengetriebe, zu welchem auch das Handspinnrad gehört. —

Die Differenzirung schritt aber allmälig noch weiter; der Mensch begann allmälig die Kraft von der Bewegung abzutrennen.

»Während der Mensch«, sagt nämlich Kapp**) »bei der Bewegung der ersten Maschine seine Gliederkraft mehr unbewusst mit einsetzte, erfolgte nach und nach die so schwierige Verstandesoperation der begrifflichen Abtrennung der Kraft von der Bewegung, so dass er dazu übergehen konnte, die motorische Seite der Maschine dahin zu entwickeln, dass er an die Stelle seiner Muskelkräfte im Betrieb der Urmaschine, Naturkräfte, Thiere, den strömenden Wasserlauf und den Wind zu setzen vermochte.«

»Spät erst« sagt Reuleaux, »wird die motorische Kraft des Wasserdampfes entdeckt, vorher schon diejenige schnell entzündlicher oder explosibler Stoffe, in beiden eigentlich nur die latente Kraft, welche die Natur in den zersetzbaren Stoffen auf dem Erdball in ungeheurer Menge angehäuft hat. Damit war dem Menschen eine Kraftquelle bekannt geworden, deren Grösse er anfangs nicht ahnte, die ihm aber in der Maschine zu einer

*) Ebendas. S. 175.

**) Ebendas. S. 183.

Macht über die Natur verhalf, welche den grössten je gesehenen Umschwung im Leben des Menschengeschlechts ins Werk gesetzt hat.«

In Folge der Anwendung von Naturkräften als Bewegungskräfte zerfällt die Maschine in drei Theile: Receptor — derjenige Theil, auf welchen die Naturkraft unmittbar wirkt, Transmission, durch welche die mechanische Arbeit vermittelt wird, und endlich Werkzeug, welches die bezweckte Arbeit unmittelbar verrichtet.

Die Dampfmaschine und speciell die Locomotive kann als vollkommenste Repräsentantin der Maschine überhaupt bezeichnet werden.

Die oben angedeutete Potenzirung der menschlichen Sinne kommt dem socialen Nervensysteme zu Gute, die Potenzirung der Werkzeuge und Maschinen geht in der Zwischenzellensubstanz vor sich. Durch die gemeinschaftliche Wirkung beider differenzirt und integrirt sich demzufolge immer höher das physiologisch-ökonomische Leben einer im Fortschritt begriffenen socialen Gesammtheit.

Und zum Schluss noch eine Bemerkung. In der geschichtlichen Entwickelung einzelner socialer Gesammtheiten und der ganzen Menschheit hat sich die Solidarität und die Individuation auch in der ökonomischen Sphäre nicht selten die eine *auf Kosten* der anderen entwickelt und potenzirt. Nur selten ist die Entwickelung beider Factoren eine gleichmässige und gleichzeitige gewesen. Auch in den anderen Sphären des socialen Lebens haben sich die verschiedenen Factoren fast immer die einen auf Kosten der anderen entwickelt. Nur nach mehr oder weniger langen Zeiträumen hat sich das Resultat im Grossen und Ganzen als Rück- oder Fortschritt erwiesen. So bildet der in der Gegenwart vor sich gehende Streit zwischen Manchestermännern und Kathedersocialisten, zwischen den Anhängern des laisser faire und den Socialisten, sowie der Kampf der verschiedenen socialen Lehren und Theorien überhaupt auch nur Symptome des Strebens der beiden Factoren, der Individuation und der Solidarität, sich gegenseitig auf Kosten des Anderen zu potenziren und zu entwickeln. Die Unterdrückung oder Rückbildung eines dieser Factoren wird immer als eine pathologische Erscheinung aufgefasst werden müssen, die wohl später wieder geheilt werden kann, aber auch bei grösserer Intensität als eine immer weiter gehende Rückbildung sich erweisen kann.

Der Standpunkt beider ist ein berechtigter, nur darf die Tendenz des Einen nicht die Unterdrückung des Anderen zur Folge haben. Die gleichzeitige Potenzirung beider Factoren kann allein als eine normale und regelmässig fortschreitende Erscheinung angesehen werden.

Und dasselbe geht dem Wesen nach auch im Schosse eines jeden Einzelorganismus vor sich; auch hier stehen die Einzelzellen und -organe in steter latenter Spannung oder offenem Kampfe der Gesammtheit gegenüber, werden von dieser oft unterdrückt, geknechtet, zerstört, heben aber auch ihrerseits die Einheitlichkeit der Kräfte nicht selten auf, schwächen sie oder setzen sie in andere um. Man kann in einem gewissen Sinne sagen, dass in dieser Wechselwirkung, in dieser steten Action und Reaction zwischen Individuation und Solidarität die ganze organische Lebensthätigkeit besteht.

Wenn nun aber die Entwickelung eines jeden Einzelorganismus durch die beiden Factoren nothwendig bedingt wird: durch die Selbstthätigkeit der einzelnen Zellen, welche sich zu Geweben und Organen vereinigen, und durch die Wechselwirkung des Organismus in seiner Gesammtheit, d. h. durch die Solidarität aller Zellen untereinander, so folgt daraus, dass, wenn einer dieser Factoren in seiner Wirksamkeit geschwächt oder gehemmt wird, das Ganze und jede Zelle für sich leiden müssen. Eine jede Zelle, ein jedes Gewebe, ein jedes Organ entwickelt sich auch in den vollkommeneren Organismen ursprünglich immer nur aus der einfachen Urmonere, dieser einfachsten Gestaltung des organischen Lebens. Im Laufe der embryologischen Entwickelung eines jeden Organismus differenziren, integriren und potenziren sich verschiedene Theile desselben sehr ungleich, wodurch denn auch die ursprünglichen Moneren verschiedene Stellungen im entwickelten Organismus erhalten und verschiedene Functionen an den Tag legen. Einige Theile bleiben auf der Stufe der Urmoneren stehen und erhalten daher die Bestimmung, nur die einfachsten Functionen zu verrichten; andere potenziren sich zu höher ausgebildeten Zellen, Geweben, Organen, Nervenelementen und legen dem entsprechend auch höhere, mannigfaltigere Lebensverrichtungen an den Tag. Zu diesen Lebensverrichtungen werden sie, in Folge der Solidarität aller Theile des Organismus, durch die niederen Thätigkeitsäusserungen, durch Zufuhr von bearbeiteter Nahrung und höherer Reflexwirkung bestimmt und angeregt. Eine jede höhere Function hängt im Einzelorganismus von den niederen ab; letztere bilden den Untergrund, den Boden, auf welchem die höhere Entwickelung ihre Nahrung schöpft und auf welchem sie erstarkt. Von der Energie und Selbstthätigkeit der niederen Schichten hängt meistentheils auch die Energie und Thätigkeit der höheren ab. —

Alle diese Betrachtungen werden durch die in den folgenden Kapiteln enthaltenen Auseinandersetzungen ihre nähere Begründung und Beleuchtung finden. —

III.

Die social-physiologischen Erregungs- und Hemmungsmechanismen.

Diejenigen Nervenapparate, welche die physiologische Thätigkeit des thierischen und menschlichen Organismus reguliren, sind in der Wissenschaft unter dem Namen *Erregungs- und Hemmungsmechanismen* bekannt. —

Am Herzen wurden zuerst zwei in ihrer Wirkung antagonistische, vollständig von einander getrennte Nervenarten beobachtet, die erregenden oder excitomotorischen, vom Sympathicus abgehenden Nerven, und ein aus dem Gehirn kommender Hemmungsnerv, der nervus vagus. Die Reizung hat eine Verlangsamung des Herzschlages zur Folge; reizt man dagegen die excito-motorischen Nerven, so wird der Herzschlag beschleunigt. Später hat man auch am Darmkanal, sowie an den drüsigen Organen Hemmungs- und Erregungsnerven entdeckt: die peristaltischen Bewegungen des Darms verlangsamen sich und die Drüsen stellen ihre Absonderungen ein, sobald jene Hemmungsnerven erregt werden. —

»Solange man nur die Erregungsnerven kannte«, sagt Kühne*), »war es sehr schwer, eine befriedigende Erklärung dieser An-

*) Dr. Kühne: Die organischen Anpassungsmechanismen in ihren Beziehungen zur Heilkunde, im Kosmos 1878. 10 Heft, S. 318.

passungen zu finden, seit der Entdeckung der Hemmungsnerven ist aber diese Schwierigkeit beseitigt. Letztere treten in besonderer Mächtigkeit an den Orten auf, welche stark wechselnden Reizen ausgesetzt sind. So finden wir den starken nervus splanchnicus als Hemmungsnerven der Herz- und Athembewegungen. Wir würden uns aber sehr irren, wenn wir annehmen wollten, dass Hemmungsfasern nur abgesondert verlaufen, das Gegentheil ist experimentell bewiesen. So finden sich Hemmungsganglien in der Herzmuskulatur, und auch durch Reizversuche an den gewöhnlichen motorischen Nerven ist es nachgewiesen, dass neben den Erregungs- auch Hemmungserscheinungen vorkommen. Somit kann es wohl keinem Zweifel unterliegen, dass dieser Mechanismus überhaupt sehr verbreitet ist, ja es ist sogar sehr wahrscheinlich, dass er an alles Organische untrennbar geknüpft ist.«

Da nun die menschliche Gesellschaft ein realer Organismus ist, so muss in Folge dessen derselbe Mechanismus auch diesem eigen sein. Gleich den thierichen Einzelorganismen muss auch er Erregungs- und Hemmungsnerven besitzen, nur mit dem Unterschiede, dass in letzterem die Reflexe aus directen in indirecte umgesetzt werden und dass überhaupt der psychische Factor über den physischen nach Massgabe der höheren Entwickelungsstufe die Oberhand gewinnt. Auf den niederen Stufen der socialen Entwickelung sind, wie auch in den Einzelorganismen, die Erregungselemente von den Hemmungselementen noch schwer auszuscheiden; sie haben sich gegenseitig noch nicht herausdifferenzirt; erst später, in den höheren Entwickelungsphasen treten sie klarer und bestimmter hervor. Es zeichnet sich nicht nur das höher entwickelte Individuum durch grössere Selbstbeherrschung und Selbstbeschränkung aus, sondern es treten auch im Schoosse einer jeden cultivirten Gesellschaft einzelne sociale Gruppen, Institutionen und Gesammtheiten zum Vorschein, welche als Hemmungsapparate den übrigen socialen Elementen gegenüber functioniren. Als dergleichen sociale Hemmungsapparate können z. B. alle Justizbeamten und -behörden bezeichnet werden, indem ihre hauptsächliche Bestimmung gerade darin besteht, die gewisse Schranken überschreitenden individuellen und socialen Triebe und Willensäusserungen zu hemmen und in die durch das Gesetz vorgezeichneten Schranken zurückzuweisen. Dass der Hemmungsprocess vermittelst indirecter Reflexe im socialen Organismus auf dieselbe reale Weise vor sich geht wie im Schoosse der

Einzelorganismen, wird uns klar werden, sobald wir einige hervorragende Instanzen, welche unter gewissen Verhältnissen in den individuellen Organismen zum Vorschein treten, wie z. B. die Erscheinungen, welche mit einem heftigen Erschrecken verbunden sind, mit den analogen Erscheinungen im socialen Organismus vergleichen.

›Der Laie,‹ sagt Kühne*) ›schildert seinen Zustand während und nach einem heftigen plötzlichen Schrecken etwa wie folgt: Das Blut stockte mir in den Andern und die Beine wollten mich nicht mehr tragen, ich verlor ganz die Besinnung und wusste nicht mehr, was ich machen oder sagen sollte, die Sprache versagte mir vollständig .... und nachher habe ich solches Herzklopfen bekommen, dass ich glaubte, die Brust müsste mir zerspringen.«

Alle diese Symptome lassen sich, nach Kühne, auf eine heftige Reizung der Hemmungsnerven zurückführen. ›Durch die Reizung des nervus vagus fühlen wir in der Herzthätigkeit im ersten Momente des Schreckens eine förmliche Stockung eintreten, der dann eine längere oder kürzere Zeit hindurch stark verlangsamte, den Eindruck heftigen Pochens machende Herzschläge folgen. Zum Schluss tritt dann eine vermehrte Frequenz und Unregelmässigkeit derselben ein, häufig mit Angstgefühlen verbunden, ein Zustand, den man eben Herzklopfen nennt. Die Athmung ist ebenfalls anfangs verlangsamt und wird dann unregelmässig. An erschreckten Thieren sollen verengerte Pupillen beobachtet sein. Sahen wir oben durch die den Hemmungsnerv lähmende Belladonna Tobsucht entstehen, so finden wir hier durch den den Hemmungsnerv reizenden Schreck den bewussten Willen für eine gewisse Zeit fast ganz ausgeschaltet und abnorme Erscheinungen in der sensiblen und motorischen Sphäre eintreten. Den Schluss der Scene bildet dann, wie gewöhnlich, der Rückschlag der Reizung, es tritt Hemmungsdepression ein, der dann allmälig, wenn der Fall ohne Kranheit abläuft, die vollständige Regulation folgt.‹ **)

Ganz dieselben Erscheinungen treten dem Wesen nach auch im socialen Organismus hervor, sobald diejenigen Nervenelemente, welche als Hemmungselemente fungiren, wie z. B. gewisse Re-

---

*) Ebendas. S. 321.

**) Ebendas. S. 321 u. ff.

gierungsorgane oder die bewaffnete Macht, wenn sie als Unterdrückungsmittel gegen die Ausschreitungen der Volksmassen gebraucht wird, das für die Gesundheit der Gesellschaft nothwendige Maass überschreiten. Dann entstehen Aufstände, Revolutionen, Ueberreizung der Erregungselemente im Volke, d. h. solche Symptome, welche dem oben angeführten Beispiele der Tobsucht etc. entsprechen.

Diese Analogie haben wir aber vorläufig nur in Hinsicht auf das sociale Nervensystem durchgeführt. Sehen wir nun, in wie fern sie auch auf die sociale Zwischenzellensubstanz ihre Anwendung finden kann. —

Die Zwischenzellensubstanz wird in den Einzelorganismen durch die verschiedenen Zellengewebe, welche den Quell des organischen Lebens in sich tragen, aufgenommen, umgearbeitet, den Bedürfnissen der verschiedenen organischen Theile angepasst und nach Befriedigung derselben wieder ausgeschieden. In den höher entwickelten thierischen Organismen dient das Nervensystem als Hauptregulator für die Production, Vertheilung und Consumtion der Zwischenzellensubstanz. Diese folgt im Grossen und Ganzen der Differenzirung und Integrirung jenes. Daher wirkt auch der Erregungs- und Hemmungsmechanismus des Nervensystems nach allen Richtungen hin auf die Zwischenzellensubstanz, so wie auch eine Rückwirkung dieser auf jenen stets an den Tag tritt. Fällt nach irgend welcher Richtung hin die Hemmung aus, so muss nothwendig ein Ueberwuchern der Zwischenzellensubstanz stattfinden, eben so wie eine Lähmung der Erregungsnerven ein Stocken und Absterben derselben nothwendig nach sich ziehen muss. Eine normale, gesunde Production, Vertheilung und Consumtion der Zwischenzellensubstanz setzt daher immer eine regelrechte, in bestimmten Grenzen vor sich gehende, sowohl Action als auch Reaction bedingende Wechselwirkung zwischen Erregung und Hemmung der verschiedenen Zellen- und Nervenelemente voraus.

Ganz dasselbe findet auch in Hinsicht auf die Production, Vertheilung und Consumtion der socialen Zwischenzellensubstanz in ihrer psychophysischen Wechselwirkung mit dem socialen Nervensystem statt. Für eine gesunde Entwickelung des socialen Körpers bedarf es nicht blos der Erregungs-, sondern auch der Hemmungselemente. Das Privatinteresse, d. h. die Erregung, das Streben nach Besitz, Befriedigung, Wohlsein der Individuen, wenn denselben keine Hemmungselemente entgegengesetzt werden, führen zu krankhaften Erscheinungen, zur Hypertrophie, zur Ernährung einzelner organischen Theile auf Kosten anderer, wie es auch in Hinsicht auf die einzelnen Zellen und Gewebe der thierischen und pflanzlichen Organismen der Fall ist. Die Hemmungswirkung kann sowohl von den centralen Nerventheilen: im thierischen und menschlichen Körper vom Gehirn, im socialen Organismus von der Regierung (gesetzliche Beschränkungen des Verkehrs durch Regulirungsmaassregeln, Beaufsichtigung, Zollgebühren etc.), als auch von den einzelnen Theilen, Organen und Geweben ausgehen. Dergleichen Hemmungsapparate giebt es, wie wir oben angedeutet haben, in allen Theilen eines jeden Organismus latent oder offenbar, und sie unterliegen gleich allen übrigen organischen Erscheinungen den Gesetzen der allmäligen genetischen Entwickelung, des Kampfes ums Dasein, der Vererbung und Anpassung. Eben so treten auch in den einzelnen Theilen des socialen Organismus mit grösserer oder geringerer Bestimmtheit Hemmungsapparate zum Vorschein. Alle religiösen, ständischen, gelehrten Korporationen, alle Zunftgenossenschaften, Gewerkervereine, politische Parteien etc. besitzen dergleichen Hemmungselemente in den verschiedensten Formen: in der Person der die anderen Elemente beherrschenden Individuen oder Ausschüsse, in den verschiedenen Regulativen, Pflichten etc.

Aus den vorhergehenden Auseinandersetzungen geht denn auch klar hervor, welche Methode bei krankhaften Zuständen sowohl für den Einzelorganismus, als auch für den socialen Körper als die zweckentsprechendste anzusehen wäre.

»Wollen wir uns,« sagt Kühne*), »die Wirkungsweise der Heilmethoden recht klar veranschaulichen, so müssen wir annehmen, dass normaliter die Hemmungs- und Erregungsnerven in Folge ihres Antagonismus auf den verschiedenen Gebieten des organischen Lebens einen labilen Zustand setzen, dessen Schwankungen je nach der Stärke einwirkender Reize verschieden gross sein können. Tritt dauernd überwiegende Thätigkeit von der einen oder anderen Seite auf, oder gar vollkommene Stabilität, so ist damit ein krankhafter Zustand gesetzt, der selbstredend um so leichter eintritt, je geringer die Anpassungsbreite ist. Die Aufgabe nun, letztere zu vergrössern, erreicht man am besten

*) Ebendas. S. 322.

durch Anwendung physiologischer Reize, wie sie durch Veränderungen in der Lebensweise am naturgemässesten geliefert werden, wobei man die psychischen Einwirkungen bis jetzt zu wenig gewürdigt hat. Man wirkt somit causal gegen die Krankheit, was immer den besten Erfolg verspricht.‹

Ein physiologischer Reiz kann nun auf zwei verschiedenen Wegen hervorgebracht werden. Erstens durch Aufnahme in den Körper als Zwischenzellensubstanz solcher Substanzen, die eine erhöhte Erregung oder Lähmung der entsprechenden Zellen- und Nervenelemente bewirken. So z. B. ist das Morphium als ein Mittel bekannt, welches auf die Erregungsnerven lähmend wirkt, das Atropin dient dagegen als sicheres Mittel zur Lähmung der Hemmungsnerven. Gewisse Substanzen wirken erregend oder lähmend nur auf einzelne Theile des Nervensystems.

Ein anderer Weg um eine Veränderung in den Erregungs- und Hemmungsprocessen hervorzurufen, besteht in der Anwendung der klimatischen und diätetischen Kuren. —

Wie denkt sich nun Kühne die physiologische Wirkung solcher Kuren?

›Die Ansichten über den Grund des heilsamen Einflusses der klimatischen Kuren,‹ sagt er*), ›gehen weit auseinander; der Eine sucht ihn in der Staubfreiheit der Luft, der Andere im veränderten Drucke derselben, der Dritte legt ein grösseres Gewicht auf den Wassergehalt etc. und es giebt tüchtige Aerzte an klimatischen Kurorten, die offen gestehen, dass die Frage noch offen ist . . . . . Am ungezwungendsten lässt sich diese Erscheinung erklären, wenn man annimmt, dass der Wechsel der äusseren Lebensbedingungen, die neuen psychischen Eindrücke, die veränderte Diät, die eigenthümliche Luft u. s. w. auf die naturgemässeste Weise die organischen Anpassungsmechanismen in Thätigkeit versetzt, woraus sich dann die tonisirende Wirkung auf den ganzen Körper leicht ergiebt. Ist schliesslich Gewöhnung, d. h. Anpassung eingetreten, so tritt zwar annähernd das frühere Gleichgewicht wieder ein, indessen können inzwischen krankhafte Processe höchst günstige Veränderungen erfahren haben.‹

Beide Arten der physiologischen Heilwirkung können auch in Hinsicht auf den socialen Organismus stattfinden.

Die sociale Zwischenzellensubstanz kann in ihren einzelnen

*) Ebendas. S. 322.

Theilen bald erregend, bald lähmend sowohl auf die Erregungs-, als auch auf die Hemmungsnerven, sowohl auf das ganze Nervensystem, als auch auf nur bestimmte Theile desselben wirken. Colonialwaaren, Luxusartikel, edle Metalle, Actienscheine etc. können als dergleichen specifische Erregungs- oder Hemmungssubstanzen angeführt werden. Man denke nur an die durch das Colonialsystem hervorgebrachten Kriege, an das Goldfieber, an den Gründerschwindel, an die durch Entwerthung des Geldes verursachte Lähmung der Production und Vertheilung der Tauschwerthe etc. Analysirt man die Wirkung dieser, zur socialen Zwischenzellensubstanz gehörenden Tauschmittel, so wird man endgültig immer zu dem Resultat gelangen, dass diese Mittel auf das sociale Nervensystem oder auf irgend einen Theil desselben, d. h. auf Individuen, einzelne Berufsklassen, Bevölkerungsschichten, Organe, Genossenschaften oder auf die Centraltheile des socialen Nervensystems, d. h. auf die Regierung, erregend oder lähmend eingewirkt haben, ganz in demselben Sinne, wie das Morphium und das Atropin auf die einzelnen Theile des thierischen und menschlichen Nervensystems wirkt. —

Der zweiten Heilmethode, der diätetischen und klimatischen, entsprechen in Hinsicht auf den socialen Organismus die allgemeinen Veränderungen, welche in Production, Vertheilung und Consumtion der Güter und Dienste, sei es durch Regierungsmassregeln, wie z. B. Reformen auf ökonomischem, rechtlichem oder politischem Gebiete, sei es durch eine allmälige innere, von unten nach oben bedingte Umwandlung vor sich gehen.

Durch solche Umwandlungen geräth der sociale Organismus so zu sagen in ein anderes Klima, weil zur socialen Zwischenzellensubstanz im weitesten Sinne auch die äusseren Gegenstände gehören, das sociale Nervensystem aber vorzugsweise durch die Production, Vertheilung und Consumtion der Werthgegenstände, d. h. der Zwischenzellensubstanz im engeren Sinne bedingt wird. Eine solche Umwandlung, wenn sie zweckentsprechend ist, hat auch zugleich vollständig die Bedeutung einer diätetischen Kur ganz in demselben Sinne, wie es auch in Hinsicht auf die Einzelorganismen der Fall ist.

Es werden die socialen Anpassungsmechanismen in Thätigkeit versetzt und es wird dadurch eine tonisirende Wirkung auf den ganzen socialen Organismus bewirkt. Auch in Hinsicht auf den letzteren kann ein Rückschlag in den früheren Zustand ohne oder mit günstigen Veränderungen der krankhaften Processe erfolgen. Das Resultat hängt davon ab, wie sich die verschiedenen Erregungselemente schliesslich gegen einander abgrenzen und abwägen. —

Ein jedes Functioniren des Nervensystems, sowohl im gesunden, als auch im krankhaften Zustande, muss nothwendig stets ein materielles Substrat haben.

So sagt auch Maudsley*): »Die chemische Untersuchung der sogenannten Extractivstoffe der Nerven weist auf eine bestimmte Veränderung, einen Verbrauch durch functionelle Thätigkeit hin; denn man findet als Produkte einer retrograden Metamorphose Milchsäure, Kreatin, Harnsäure, wahrscheinlich auch Hypoxanthin, und entsprechend den Fettsäuren, Ameisensäure und Essigsäure. Diese Produkte sind denen sehr ähnlich, welche nach der Muskelthätigkeit auftreten. Bei der Auslösung einer Vorstellung findet wie bei der Auslösung einer Bewegung eine rückgängige Metamorphose der organischen Elemente statt. Die Leistung von Kraft geschieht auf Kosten von höher organisirter Materie, die eine Degeneration erleidet oder von einer höheren zu einer tieferen Stufe zurückschreitet, und die Produkte dieser rückgängigen Metamorphose sind, so viel wir bis jetzt wissen, bei Muskeln und Nerven einander sehr ähnlich. Die Nervensubstanz zeigt während des Lebens eine neutrale, nach dem Tod und nach angestrengter Arbeit eine saure Reaktion. Ebenso verhält sich auch der Muskel; nach angestrengter geistiger Thätigkeit finden wir die Produkte der Metamorphose der nervösen Elemente, in deren Zusammensetzung der Phosphor eine grosse Rolle spielt, in einer Vermehrung des Phosphorgehaltes des Harnes wieder, während wir durch die Annahme, dass die Auslösung einer Vorstellung von einer entsprechenden Veränderung in den Ganglienzellen begleitet sei, die Erschöpfung erklären können, die auf übertriebene geistige Anstrengung folgt und in den äussersten Fällen eine Hirnlähmung darstellt.« —

Dasselbe findet nun im psychophysischen Sinne seine volle Anwendung auch in Hinsicht auf die Wechselwirkung zwischen dem socialen Nervensystem und der socialen Zwischenzellensubstanz, nur dass der Umsatz der Kräfte nicht blos ein mechanisch-

*) H. Maudsley: Die Physiologie und Pathologie der Seele, (übersetzt von Böhm) S. 38.

chemischer ist, sondern dass Anregung und Lähmung durch direkte und indirekte psychophysische Reflexe bewirkt werden.

Schäffle bemerkt ganz richtig, dass die Gewebe nicht selten im socialen Körper, wie in dem organischen, in demselben Verhältniss stehen, welches von Virchow das Verhältniss der *histologischen Aequivalente* oder der histologischen Substitution benannt worden ist. —

»Sie können«, sagt Schäffle*), »in gewissen Functionen für einander eintreten, sind *fungibel.* Im socialen und im organischen Körper ist diess namentlich *pathologisch* von hoher Bedeutung. Wenn ein Gewebe leistungsunfähig geworden oder zerstört ist, kann ein bestimmtes andres dafür eintreten und das Material seiner Wiederherstellung liefern. In dieser Weise vertreten einander in vielen öffentlichen Functionen der Staat und die einzelne Gemeinde; der Staat tritt für die Gemeinde, die Gemeinde für den Staat ein; auf dem Gebiete der Erziehung erweisen sich Familie, Schule und Kirche, für die Forschung Kirche und Wissenschaft, für Gewaltanwendung Polizei und Militär, für andere Socialverrichtungen Verwandtschaftverbände, Korporationen und freie Vereine als socialhistologische Aequivalente. Sie rücken pathologisch und entwickelungsgeschichtlich in ihre wechselseitigen Stellen ein. Dieser Vorgang ist, genauer verfolgt, äusserst umfassend im socialen Körper wahrzunehmen. Er bietet eine hauptsächliche Gewähr der sichern Entwickelung, sowie der pathologischen Widerstandsfähigkeit und der Reconvalescenz gegenüber den zahllosen inneren und äusseren Störungen. Diese umfassende socialgewebliche Aequivalenz beruht auf der grösseren physiologischen Vielseitigkeit der persönlich gearteten Elemente des Gesellschaftskörpers.«

Bei unvollständiger und mangelhafter *Organisation* der Unternehmungen gehen Werthe ganz ebenso verloren wie bei krankhafter Ernährung der Einzelorganismen und wie beim zwecklosen Stoffwechsel der anorganischen Körper. Das Gesetz der Erhaltung der Kraft hat auch hier seine volle Gültigkeit; es findet auch in diesem Falle nur ein Umsatz von Kräften statt, aber ein solcher, welcher eine höhere Organisation in eine niedere umsetzt, ein desorganisatorischer Umsatz. Ein solcher Umsatz findet handgreiflich statt, wenn ein Unternehmen mit minus abschliesst, wenn mehr Werthe in demselben verbraucht als producirt werden.

*) Schäffle: Bau und Leben des socialen Körpers Bd. I, S. 287.

Möglicherweise kommen diese Werthe oder sogar das Minus des Unternehmens anderen Unternehmen zu Gute; dieses wird aber dadurch *desorganisirt*, und gerathen alle anderen Unternehmen in dieselbe Lage, so werden sie ebenfalls erschüttert und zerfallen in ihre Bestandtheile, werden desorganisirt, so dass die ganze ökonomische Sphäre der Gesellschaft in Verwirrung geräth, obgleich scheinbar gerade in Folge der billigeren Production der Werthgegenstände alle gewinnen müssten. Dieser selbe Process geht aber auch bei jeder physiologischen Desorganisation der Einzelkörper vor sich: eine jede Zelle, ein jedes Gewebe, ein jedes Organ muss mit einem plus im Stoffwechsel abschliessen, sonst werden sie desorganisirt und wirken durch ihre Rückbildung auf die anderen Theile des Organismus zurück. Gleichwie jetzt in Hinsicht der Einzelorganismen die Pathologie des ganzen Organismus auf den krankhaften Zustand der einzelnen Zellen und Gewebe zurückgeführt wird und wie dasselbe in naher Zukunft gewiss auch in Betreff der normalen Ernährung in der Physiologie durchgeführt werden wird, so muss auch in der socialen Physiologie sowohl die pathologische als auch die normale ökonomische Wechselwirkung auf die Thätigkeit der einzelnen Zellen und Zellengesammtheiten, d. h. der Individuen und einzelnen Unternehmen zurückgeführt werden.

Auf diesem Wege wird Vieles in der ökonomischen Sphäre *erklärt*, was bis jetzt noch keine wissenschaftliche Beleuchtung erhalten hatte. Bis jetzt wurden die Production, Vertheilung und Consumtion der Güter und Dienste nicht hinlänglich vom *organischen* Standpunkte aus betrachtet, eine sehr natürliche Erscheinung, da die realen Analogien zwischen der ökonomischen Sphäre des socialen Organismus und der physiologischen der Einzelorganismen noch nicht gefunden waren. Die Bedeutung der Unter- und Ueberproduction, der Handels- und der industriellen Krisen und aller ähnlichen Erscheinungen lässt sich nur vermittelst dieser Analogien erklären.

Wie ist es z. B. zu erklären, dass bei gleicher und möglicherweise sogar einer verhältnissmässig grösseren Quantität von Werthzeichen unter gewissen ökonomischen Bedingungen Mangel an Geld auf dem Markte zu spüren, bei anderen Conjuncturen dagegen ein Ueberfluss an Geld bemerkbar ist? Vom realorganischen Standpunkt aus liegt die Erklärung auf der Hand. Das Geld und alle Werthzeichen bilden, indem sie durch indirekte

Nervenreflexe vermittelt werden, einen Theil der Zwischenzellensubstanz.*) Bei normaler Ernährung aller Theile des socialen Körpers war auch dieser Theil der Zwischzellensubstanz, wie die übrigen, nach Bedürfniss der Ernährung der einzelnen Zellen und Zellengewebe (Individuen, Unternehmen, Gesellschaften, Genossenschaften, Kreditinstitute etc.) zweckentsprechend vertheilt; die Ernährung, d. h. die Resorption geht normal vor sich, ohne einerseits die Erscheinungen der Ueberwucherung, Ueberreizung, Plethorie und andererseits die der Atonie, des Mangels an Reiz und Verkümmerung hervorzurufen. Bei gesunden Lebensverrichtungen kann im Einzelorganismus eine bestimmte Quantität Zwischenzellensubstanz besser und zweckentsprechender alle Organe des Körpers ernähren, als bei anormalen Verrichtungen eine sehr viel grössere Quantität. Ganz ebenso geht es auch mit der socialen Zwischenzellensubstanz und speciell mit dem am meisten beweglichen und potenzirten Theil desselben, welcher durch das Geld und die Werthzeichen dargestellt wird. In Hinsicht auf diesen Theil sind die Schwankungen zwischen Mangel und Ueberschuss, Aktion, und Reaktion, Entwickelung und Rückbildung, in Folge des Kampfes ums Dasein und der Anpassung, gerade wegen der grösseren Freiheit der Bewegungen und der höheren Potenzirung der Kraftenergien, noch sehr viel umfangreicher, unvorhergesehener, tiefer eingreifend.

Das, was hier in Hinsicht auf Geld und Werthzeichen hervorgehoben ist, bezieht sich ebenso auf die Anlage jeglichen Kapitals in landwirthschaftlichen, industriellen und Handelsunternehmungen, auf persönlichen und Staatscredit u. s. w. Eine zweckentsprechende Organisation leitet die Zwischenzellensubstanz in die für die Ernährung der socialen Gewebe entsprechendsten Kanäle und fördert eine solche Wechselwirkung zwischen jedem einzelnen Theile des socialen Nervensystems und der socialen Zwischenzellensubstanz, dass die Differenzirung und Integrirung, die Lebensfähigkeit und die specifischen Energien der Individuen, Gewebe und Organe immer höher potenzirt werden und dass dem entsprechend ein jedes Individuum und eine jede sociale Gesammtheit, sei es als wirthschaftliches Unternehmen, sei es als Stand, Korporation, politische Association u. s. w., die möglichst höchste Vereinigung von Eigenthum, Recht, Macht und Freiheit

*) Vergl. Bd. III, S. 179 und ff., S. 334 und ff.

auspräge. Bei einer Desorganisation tritt dagegen eine Minderung dieser Momente ein und es hinterbleibt auch in der ökonomischen Sphäre ein Detritus in der Form von unzweckmässig angelegten Capitalien, resultatlos consumirten Werthgegenständen, werthlosen oder an Werth verringerten Obligationen, Actien u. s. w. Es geht also im Wesentlichen dasselbe vor sich wie bei pathologischen Zuständen der einzelnen Zellen, Gewebe, Organe und des ganzen Einzelorganismus, in welchem gleichfalls jedes Mal in den verschiedensten Formen ein Detritus secretirt wird. —

Dieses Alles bezieht sich aber nicht nur auf die Ernährung der physischen Organe, auf die Befriedigung der materiellen Bedürfnisse, sondern auch auf die psychische Wechselwirkung zwischen den höheren socialen Nervenelementen und denjenigen Theilen der Zwischenzellensubstanz, welche die Bestimmung haben, jene Elemente anzuregen, zu kräftigen und zu entwickeln, welche aber auch bei zweckwidriger Verwerthung die entgegengesetzte Wirkung hervorbringen können. Gleichwie auf dem Markte Massen von Werthgegenständen und -zeichen und dennoch Mangel an zweckentsprechender Verwendung derselben vorhanden sein können, so kann auch eine Gesellschaft über viele wissenschaftliche Werke und Hilfsmittel, ethische Abhandlungen, Denkmäler und Kunstwerke verfügen, ohne dass sie so zu sagen in's Fleisch und Blut der Individuen und der Gesammtheit hinübergehen. Alle diese Producte stellen nur die Zwischzellensubstanz dar; um aber den Bedürfnissen der einzelnen psychophysischen Nervenelemente, Gewebe und Organe unmittelbar angepasst, unter ihnen zweckentsprechend vertheilt und von jedem Einzelnen als positive Gebrauchswerthe consumirt zu werden, dazu gehört noch eine entsprechende *Organisation* und *organische Wechselwirkung* zwischen diesen und den Nervenelementen. Sehen wir nicht oft und ist es nicht sogar meistentheils der Fall, dass wenn recht viel geistig producirt und über Sittenreinheit, Familienleben, Vaterlandsliebe, Opferwilligkeit, geschrieben und gepredigt wird, es gewöhnlich an diesen Factoren in den Individuen und der Gesammtheit zu mangeln beginnt, ganz ebenso wie das Reclamemachen und Zurschautragen kein gutes Zeichen für die Solidität eines wirthschaftlichen Unternehmens ist. Dadurch lässt es sich auch erklären, woher die meisten geschlossenen Gemeinschaften, welche ein bestimmtes Ziel mit bestimmten Mitteln verfolgen, oft trotz der Verwerflichkeit der Ziele und der Mangelhaftigkeit der

Mittel bedeutend besser functioniren, als andere Gesammtheiten, die höhere Zwecke verfolgen und über grössere Mittel verfügen. Die Ursache liegt darin, dass jene besser, zweckentsprechender, fester und bestimmter *organisirt* sind, als diese, dass jene, als abgeschlossene Organismen, mehr organisirtes Recht, organisirte Macht und organisirte Freiheit verwirklichen als diese. So z. B. bieten uns diese Erscheinungen die meisten religiösen Secten dar, die trotz der Absurdität und der zweifelhaften Moralität der Grundlagen und Zwecke und der Verwerflichkeit der Mittel, die sie gebrauchen, die höheren Nervenorgane des Menschen mehr anregen und entwickeln, seine Willensenergie stählen, seine Opferwilligkeit und manche Tugenden hervorrufen, als manche religiöse und kosmopolitische Vereine und Genossenschaften, welche die höchsten Ziele und das höchste Wohl des Menschen im Auge haben. Gerade die Allgemeinheit der Principien, auf welchen diese Tendenzen beruhen, lässt nicht eine so feste und abgeschlossene Organisation zu, daher auch die Wechselwirkung der organischen Theile eine lockerere und weniger energische sein muss. Damit eine Organisation umfassend und zugleich concentrirt, mannigfaltig und zugleich abgeschlossen sei, ist eine viel höhere Potenzirung von Eigenthum, Recht, Macht und Freiheit nöthig, als bei einer beschränkteren, einseitigeren und niedriger potenzirten Organisation. Die Schwierigkeiten steigern sich dabei in einer viel stärkeren Proportion als der Umfang und die Vielseitigkeit. Ein grösserer Staat lässt sich viel schwerer zu einer festen Gesammtheit gestalten, als ein kleiner. Daher haben auch die grösseren Staaten bis jetzt in der Geschichte im Durchschnitt weniger Lebensfähigkeit an den Tag gelegt, als die kleinen. Daher zieht auch ein jeder Zuwachs an Territorium, an Bevölkerung, besonders wenn sie heterogener Natur sind, so wie an Reichthum, Einfluss der Staatsgewalt etc., Schwierigkeiten der Organisation und der Lebensfähigkeit nach sich, Schwierigkeiten, die unter Umständen die Vortheile jenes Zuwachses bedeutend überbieten können. Dasselbe gilt von allen religiösen, wissenschaftlichen und anderen Gemeinschaften. Dass fast alle grösseren in sich zerfallen sind und noch zerfallen, beweist die Schwäche ihrer Organisation. Endlich hat dasselbe seine volle Gültigkeit auch in Hinsicht auf wirthschaftliche Unternehmungen. Je umfangreicher und vielseitiger ein Unternehmen, desto schwieriger caeteris paribus ist seine Organisirung und desto schwankender seine Lebensfähigkeit. Strousberg stürzte von seinem goldenen Thron aus denselben Ursachen, aus welchen so mancher Eroberer fiel: qui trop embrasse mal étreint. Die Folgen des grösseren Umfanges der neueren industriellen Unternehmen und der Beeinflussung derselben nicht blos durch die näheren Existenzbedingungen, sondern durch den ganzen Weltmarkt, gestalten sich auch daher zu denjenigen pathologischen Erscheinungen, welche unter der Benennung von Industrie- und Handelskrisen bekannt sind und für die man bereits eine gewisse Periodicität hat feststellen wollen. So begann z. B. in England, nach einem Artikel des »Ausland« *) das Jahr 1847 mit einem ungeheuern, bis zum Spätherbst dauernden Aufschwung; sodann trat eine furchtbare Krise ein, — eine der schwersten dieses Jahrhunderts — der ein jahrelanges Siechthum der Geschäfte folgte. »Erst in der zweiten Hälfte von 1850 also nach mehr als dritthalb Jahren — begann das Geschäft sich wieder dauernd zu heben, und dieser neue Aufschwung setzte sich bis zum Herbst 1851 fort, wo er in einer zweiten, aber viel weniger schweren Krisis sein Ende fand. Der geringeren Bedeutung dieser Krisis entsprechend, zeigt sich auch die ihr folgende Geschäftsdepression nur von kurzer Dauer. Schon um die Mitte von 1852, nach kaum drei Vierteljahren, fängt die allgemeine Productionsthätigkeit unter dem belebenden Einfluss der grossen Goldentdeckungen in Californien und Australien aufs neue zu steigen an, setzt dieses Steigen bis zum Sommer 1854 fort, stösst aber dann auf eine dritte Krisis, deren Nachwehen bis zum Sommer des nächsten Jahres dauern. Von da an, d. h. um Mitte von 1855 beginnt nun jener ebenso rasche als gewaltige Aufschwung, der dem von 1847 an Grösse nahezu gleichkommt, der aber auch, im Spätherbst 1857 mit einem nicht minder kolossalen, noch in aller Erinnerung lebenden Zusammensturz abschloss. Die Depression, welche auf diese ungewöhnlich schwere Handelskrisis folgte, dauerte über anderthalb Jahre. Erst das zweite Quartal des Jahres 1859 zeigt darin den Beginn eines durch die levantinischen und amerikanischen Märkte hervorgerufenen Aufschwungs, der zwei Jahre später, im Februar und März 1861, in einer neuen übrigens nicht sehr bedeutenden Krisis sein Ende fand. Es folgt dann die Handelskrisis vom August und September 1864, zu welcher der Aufschwung

*) Ausland, 1870. S. 1041.

gegen Ende 1862 begann, und endlich die zunächst durch den Sturz des Hauses Overend und Gurney eingeleitete Handelskrisis vom Mai 1866, bei welcher der Beginn der Ueberproduction in die Sommermonate des Jahres 1865 fällt und die mit ganz ungewöhnlicher Leichtigkeit und Raschheit vorüberging.«

Der Verfasser schliesst aus diesem Beispiel auf folgendes allgemeine Gesetz:*)

»Dass erstens die Production nie das gleiche Niveau einhält, sondern dass sie sich im Gegentheil zu jeder Zeit entweder in steigender oder in sinkender Richtung bewegt; zweitens dass sie, wenn sie einmal die steigende Richtung wirklich und entschieden eingeschlagen hat, mit diesem Steigen immer so lange fortfährt, bis sie auf eine Krisis stösst, endlich drittens dass diese Krisis jedesmal den Wendepunkt bildet, bei welchem die Production die steigende Richtung verlässt und in die fallende einbiegt, welch' letztere sie dann wieder so lange zu verfolgen pflegt, bis sie eine der vorher erklommenen Höhe annähernd entsprechende Tiefe erreicht hat.«

Dieses, einen pathologischen Charakter annehmende Schwanken im Gebiete der social-physiologischen Thätigkeit einzelner Länder und ganzer Continente wird ganz ebenso durch eine unregelmässige Action und Reaction von Erregungs- und Hemmungsmechanismen verursacht, wie die Unregelmässigkeiten in der Verdauung durch eine zu grosse Erregung oder Hemmung der Magenganglienzellen. Nur hat dort das psychophysische Element einen weiteren Spielraum. Da nämlich das Zellengewebe, diese primäre Trägerin des organischen Lebens im socialen Organismus, ausschliesslich aus Nervenelementen besteht und daher jegliche organische Wechselwirkung im Schoosse des socialen Körpers auf psychophysische Factoren zurückgeführt werden muss, so fussen auch alle Erregungs- und Hemmungsvorgänge sowohl in Hinsicht des socialen Nervensystems, als auch der socialen Zwischenzellensubstanz auf der durch direkte oder indirekte Reflexe bedingten Wechselwirkung der individuellen oder der zu grösseren oder beschränkteren Gruppen vereinigten Nervenelemente. Von einem bestimmten Standpunkte aus lässt sich diese ganze Wechselwirkung auf die Action und Reaction von Erregungs- und Hemmungsapparaten im socialen

*) Ebendas. S. 1042.

Körper zurückführen. *Ein jedes Nervenelement, sowohl im Einzelorganismus als auch im socialen Körper, ist nothwendig entweder ein Erregungs- oder ein Hemmungselement.* Indifferent verhält sich in dieser Hinsicht weder irgend ein Individuum, irgend eine Zelle, noch irgend eine sociale Gruppe, irgend ein Zellengewebe, und das aus dem einfachen Grunde, weil ein Stillstand, eine absolute Passivität weder in der Natur, noch in der menschlichen Gesellschaft denkbar sind. —

Daher muss auch sowohl die sociale Zwischenzellensubstanz, als auch die der Einzelorganismen in zwei Kategorien eingetheilt werden. Einzelne Substanzen der Zwischenzellensubstanz wirken auf das ganze sociale Nervensystem, auf das ganze Zellengewebe oder auf bestimmte Theile derselben anregend, andere dagegen lähmend, hemmend. Verschiedene Beispiele einer solchen entgegengesetzten Wirkung haben wir bereits oben angeführt. *Daher müssen auch alle Theile der Zwischenzellensubstanz entweder als Erregungs- oder als Hemmungsmittel für die Action und Reaction des socialen Nervensystems und der Zellengewebe der Einzelorganismen angesehen werden.* Da nun aber, wie wir bereits im dritten Bande unseres Werkes bewiesen haben*), alle pathologischen Zustände sowohl im socialen, als auch im Einzelorganismus auf eine Thätigkeit der Zellen, die nicht am rechten Ort, zur rechten Zeit, mit Ueberreizung oder Mangel an Reiz zu Tage tritt, zurückgeführt werden müssen, so erweist es sich, dass die Anwendung erregender oder hemmender Mittel die Hauptgrundlage jeglicher Heilmethode sowohl in Hinsicht auf den socialen Körper, als auch auf den thierischen und menschlichen Organismus sein muss.

Wir wollen nun den Beweis liefern, dass auch alle Bestrebungen, Vorschläge, Reformen etc. in Hinsicht der sogenannten socialen Frage entweder auf Erregung der einzelnen socialen Nervenelemente durch directe oder indirecte Reflexe oder auf Hemmung derselben in Hinsicht auf Production, Vertheilung oder Consumtion der Werthgegenstände und Dienste zurückzuführen sind. —

Worin bestehen im Grunde die Ansprüche und Vorschläge in Hinsicht auf die Arbeiterfrage der verschiedenen Schulen, Vereine und Parteien?

Auf dem dritten Verhandlungstage des Vereins für Socialpolitik kam die Reform der Gewerbeordnung zur Berathung.

---

*) Bd. III, Kap. XII.

Referent war Professor Schmoller (Strassburg), der rühmlichst bekannte Verfasser der ›Geschichte der deutschen Kleingewerbe im 19. Jahrhundert‹. Mit Unrecht — so beginnt sein Referat — fordere man immer eine Reform des Gesetzes; soll eine Besserung der Zustände herbeigeführt werden, so sei dazu die Reform einer langen Reihe von Sitten, Gewohnheiten und Institutionen nothwendig. Nach einem Rückblick auf die vier Entwickelungsphasen der gewerblichen Verfassung: die Zunftzeit, die staatliche Bevormundung, die Gewerbefreiheit und die Epoche der socialen Reform, wendet sich Schmoller alsdann der freien Concurrenz zu. Auch die enragirtesten Anhänger der freien Concurrenz hätten bald gewisse Einschränkungen derselben, z. B. in Betreff der Marktordnung (Lebensmittelfrage), der Banken, des Eisenbahn-, Versicherungs- und Apothekenwesens, verlangt. Er sei kein Gegner der freien Concurrenz, er sehe in ihr eins der wichtigsten psychologischen Momente des Fortschritts, doch dürfe sie nur so weit Geltung haben, als ihre Schattenseiten nicht überwiegen. Segenbringend sei sie in jedem redlichen und geregelten geschäftlichen Verkehr; wo aber total verschiedene Gesellschaftsklassen auf verschiedener Bildungsstufe sich gegenüberstehen, wo es an Oeffentlichkeit fehlt etc., da sei sie nicht am Platz. Hier dürfe der Staat das *nobile officium* des Schutzes der Schwachen und Unmündigen nicht aus der Hand geben, hier bedürfe die Freiheit der Schranke. Diese Schranke müsse aber eine Schranke des Rechtes sein, und darum erfordere die Reform der gewerblichen Zustände ein den modernen wirthschaftlichen Ideen entsprechendes Gewerberecht, welches, entfernt von aller Polizeiwillkür, alle jetzt bestehenden Ungerechtigkeiten auszumerzen habe.

Schmoller verlangt ein einheitliches Gewerberecht, eine Forderung, die übrigens nicht im Gegensatz steht zu der gleichfalls befürworteten grösseren Specialisirung der Gesetzgebung nach der technischen Natur der einzelnen Betriebe. Manche Forderungen seiner eigenen Parteigenossen finden in ihm einen Gegner. So z. B. spricht er sich gegen einen Normalarbeitstag für Erwachsene aus, denn dadurch würde die Selbstthätigkeit des Arbeiterstandes gelähmt und in vielen Fällen unnöthiger Zwang auferlegt werden; auch glaubt er, dass dieses Ziel in denjenigen Industriezweigen, wo eine zehnstündige Arbeitszeit überhaupt wünschenswerth ist, durch eine strenge Durchführung der Bestimmungen über Frauen-

und Kinderarbeit von selbst erreicht werden würde. Ebenso erklärt er sich gegen die Einführung von Arbeitsbüchern für Erwachsene und die strafrechtliche Verfolgung des Contractbruches. Dagegen verlangt er die Fürsorge des Gesetzes für die Unmündigen und Schwachen. Die dauernde Beschäftigung noch nicht 14jähriger Arbeiter in Fabriken müsse ganz verboten werden, namentlich in gefährlichen Industriezweigen; für 14—16jährige Arbeiter und alle Frauen sei der zehnstündige Arbeitstag anzustreben; Fortbildungsschulen seien statutarisch zu errichten, ebenso schriftliche Lehrverträge nebst gesetzlicher Probezeit, — vor Allem aber müsse der gewerbliche Unterricht, der bisher so sehr vernachlässigt worden, mit ganzer Kraft gefördert werden.

Was er wünsche, so schliesst der Redner, sei der Schutz des Individuums gegen Willkür und Ausbeutung; er verlange dagegen staatliche Schranken, aber nur Rechtsschranken, die mit den intellectuellen Fortschritten unserer Zeit in Einklang stehen. Die Aufgabe sei schwer, man dürfe aber nicht verzagen. Das deutsche Volk sei noch jung und stehe noch in den Flegeljahren. Darum müsse man nicht über die jetzigen Kämpfe klagen; die Klage wäre nur dann berechtigt, wenn man nicht die Kraft hätte, diese Kämpfe zum Siege zu führen. Aus zwei Momenten schöpfe er aber Muth und Hoffnung: der deutsche Idealismus und der festgefügte Staat der Hohenzollern gebe die Gewähr, dass man auch die gegenwärtigen Dissonanzen überwinden werde.

Da aber Schmoller's Thesen zu detaillirt waren, um einzeln zur Discussion und Abstimmung gebracht werden zu können, so einigte sich der Congress schliesslich über folgende allgemeine Resolution: »Die derzeitige nothwendige Reform der Gewerbeordnung kann weder in einer Wiederbelebung des Zunftrechtes, noch in einer allgemeinen staatlichen Organisation der Industrie oder der gewerblichen Verbände bestehen, sondern sie hat zu versuchen, diejenigen Punkte unseres gewerblichen Lebens, die bedeutende Missstände und empfindliche Lücken zeigen und durch blosse Sitte und das private Vereinsleben nicht zu bessern und auszufüllen sind, einer neuen, der modernen Technik und den politischen und sittlichen Ideen unserer Zeit entsprechenden, in ihrem Geiste einheitlichen, rechtlichen Ordnung zu unterwerfen.« *)

Der erste antisocialistische Arbeitercongress, der Ende 1877

---

*) Rig. Z. 1877, N. 238.

in Gera unter Betheiligung zahlreicher Vertreter deutscher Arbeitervereine eröffnet worden ist, bildet die erste grössere Vereinigung, die sich neben dem Bestreben nach einer gesunden Entwickelung der Lage des Arbeiterstandes hauptsächlich die Bekämpfung der Socialdemokratie zur Aufgabe stellt.

Der Congress nahm nun seinerseits das folgende Programm an. Dasselbe verlangt:

I. Von der Gesetzgebung und Verwaltung: 1) vollständige Gleichberechtigung des Arbeiters mit allen anderen Staatsbürgern, daher allgemeines gleiches und directes Wahlrecht mit Diäten; 2) gerechtere Vertheilung der Steuern, Verkürzung der Militärzeit; 3) wesentlich erhöhte unentgeltliche Volksbildung mit Fortbildungs- und Fachschule; 4) gesetzlichen Schutz der Arbeiter, besonders der jugendlichen und weiblichen gegen Schädigung und Ausbeute, strenge Aufsicht durch Fabrikinspectionen, wirksames Haftpflichtgesetz; 5) obligatorische Einführung der gewerblichen Schiedsgerichte, gesetzliche Anerkennung der Gewerkvereine und Einigungsämter, dagegen Abwehr neuer Beschränkungen der Coalitionsfreiheit; 6) Beseitigung der Strafanstaltsarbeit als Concurrenz der freien Arbeit und der die Arbeiter schädigenden Einrichtungen in den Staats- und Reichs-Anstalten, sowie bei der Militairarbeit.

II. Von den Einzelnen und Vereinen: 1) humanes Verhältniss zwischen Arbeitgeber und Arbeitnehmer — daher Vereinbarung der Arbeits-Ordnungen, den Leistungen entsprechender Lohn und angemessene Arbeitszeit und möglichste Interessirung der Arbeiter an dem Gedeihen des Geschäfts; 2) gemeinsame Förderung der technischen und sittlichen Ausbildung der Lehrlinge und jugendlichen Arbeiter, sowie überhaupt der gewerblichen Solidität und Vervollkommnung; 3) Gründung und Förderung von Bildungsvereinen, wissenschaftlichen Genossenschaften, von nationalen Gewerkvereinen und Arbeitsgeberverbänden, Hilfs- und Invalidenkassen, endlich von Einigungsämtern, welche Strikes und Aussperrungen wirksam verhüten; 4) ausdauernden Kampf durch Wort und Schrift gegen alle Bestrebungen nach Klassenherrschaft, mögen dieselben von oben oder von unten ausgehen.

Im Januar 1878 fand in Berlin eine Volksversammlung statt, welche von der »christlich-socialen Partei« veranstaltet worden war. Das Programm dieser Partei lautet:

Grundsätze. I. Die christlich-sociale Arbeiterpartei steht auf dem Boden des christlichen Glaubens und der Liebe zu König und Vaterland. II. Sie verwirft die gegenwärtige Socialdemokratie als unpraktisch, unchristlich und unpatriotisch. III. Sie erstrebt eine friedliche Organisation der Arbeiter, um in Gemeinschaft mit den anderen Factoren des Staatslebens die nothwendigen praktischen Reformen anzubahnen. IV. Sie verfolgt als Ziel die Herbeiführung einer grösseren ökonomischen Sicherheit und Gleichheit, damit die Kluft zwischen Reich und Arm verringert werde. — Einzelne Forderungen. I. Von der Staatshilfe, A. Arbeiterorganisation: 1) Herbeiführung obligatorischer, sachlich geschiedener, aber durch das gesammte Reich hindurchgehender Fachgenossenschaften, mit ihnen zusammenhängend; 2) Regelung des Lehrlingswesens, Einrichtung obligatorischer Schiedsgerichte, Wittwen- und Waisen-, sowie Invaliden- und Alterversorgungsrentenkassen; 3) Autorisation der Fachgenossenschaften zur Vertretung der Interessen und Rechte der Arbeiter ihren Arbeitgebern gegenüber; 4) Verpflichtung der Fachgenossenschaften zur Haftung für die von den Arbeitern etwa zu übernehmenden contractlichen Verbindlichkeiten; 5) staatliche Controle des fachgenossenschaftlichen Kassenwesens. B. Arbeiterschutz. 1) Thunlichste Verhinderung der Sonntagsarbeit, Einschränkung der Arbeit von Kindern und verheiratheten Frauen in Fabriken; 2) Normalarbeitstag, modificirt nach Fachgenossenschaften; 3) energische Anstrebung der Internationalität dieser Arbeiter-Schutz-Gesetze; bis zur Erreichung dieses Ziels ausreichender Schutz der nationalen Arbeit; 4) Schutz der Arbeiterbevölkerung gegen gesundheitswidrige Zustände in den Arbeitslocalen. C. Staatsbetrieb. Arbeiterfreundlicher Betrieb des vorhandenen Staats- und Communaleigenthums. D. Besteuerung. 1) Progressive Einkommensteuer als ausgleichendes Gegengewicht gegen bestehende oder zu schaffende indirecte Besteuerung; 2) hohe Luxussteuern; 3) progressiv höhere Besteuerung bei grösserem Vermögen und entfernteren Verwandtschaftsgraden. II. An die Geistlichkeit. Die liebevolle und thätige Theilnahme an allen Bestrebungeu, welche auf eine Erhöhung des leiblichen und geistigen Wohles, sowie auf die sittlich-religiöse Hebung des gesammten Volkes gerichtet sind. III. An die besitzenden Klassen. Ein bereitwilliges Entgegenkommen gegen die berechtigten Forderungen der Nichtbesitzenden, speciell durch Einwirkung auf die Gesetzgebung, durch thunlichste Erhöhung der Löhne und Abkürzung der Arbeitszeit. IV. Von der Selbsthilfe. A. Freudige Unterstützung der fachgenossenschaftlichen Organisation als eines Ersatzes dessen, was in den Zünften gut brauchbar war. B. Hochhaltung der persönlichen und Berufsehre, Verbannung aller Rohheit aus den Vergnügungen und Pflege des Familienlebens in christlichem Geiste.

Schmoller wünscht *Schutz* des Individuums gegen Willkür und Ausbeutung; er verlangt staatliche Rechts*schranken;* der Verein für Socialpolitik fasst den Beschluss, bestimmte Punkte des gewerblichen Lebens einer *rechtlichen Ordnung* zu unterwerfen; der antisocialistische Arbeitercongress verlangt gleichfalls gesetzlichen *Schutz* der Arbeiter, besonders der jugendlichen und weiblichen, gegen Schädigung und Ausbeute, strenge *Aufsicht* durch Fabrikinspectionen, wirksames *Haftpflichtgesetz; obligatorische* Einführung der gewerblichen *Schiedsgerichte*, *gesetzliche* Anerkennung der Gewerk*vereine* und Einigungs*ämter*; ausdauernden *Kampf* durch Wort und Schrift gegen alle Bestrebungen nach Klassenherrschaft. Die christlich sociale Partei verlangt ihrerseits: Herbeiführung *obligatorischer*, sachlich *geschiedener* Fachgenossenschaften, *Regelung* des Lehrlingwesens, Einrichtung *obligatorischer* Schiedsgerichte, Wittwen- und Waisen-, sowie Invaliden- und Alterversorgungskassen, staatliche *Controle* des fachgenossenschaftlichen Kassenwesens, *Verhinderung* der Sonntagsarbeit, *Einschränkung* der Arbeit von Kindern und verheiratheten Frauen in Fabriken, *Normal*arbeitstag, hygienische Arbeiter-*Schutz*-Gesetze, hohe Luxus*steuern* etc.

Analysirt man alle diese Vorschläge, so erweist es sich, dass sie auf das Hervorrufen verschiedener Hemmungen von Seiten der centralen Theile des socialen Nervensystems, d. h. der Regierungsorgane oder einzelner socialer Gruppen zurückgeführt werden können behufs Einschränkung der Wirksamkeit anderer Nervenelemente, die durch ihre übermächtige, unzeitgemässe oder nicht am rechten Orte angebrachte Thätigkeit eine Rückbildung oder Desorganisation nach irgend welcher Richtung verursachen könnten. In Hinsicht auf dergleichen Hemmungsprocesse bilden die verschiedenen Nervenelemente, wie auch in Hinsicht auf die sociale Wechselwirkung überhaupt, den primären Factor, die Zwischenzellensubstanz gibt dagegen entweder als Vermittlerin der psychophysischen Reflexe oder als Mittel zur Befriedigung der menschlichen Bedürfnisse, als Productions-, Vertheilungs- und Consumtionsobject, den secundären Factor ab. So haben z. B.

die Luxussteuern, sowie die progressiv höhere Besteuerung bei grösserem Vermögen den Zweck, einem Anwachsen der Zwischenzellensubstanz in den Händen einzelner Glieder der Gesellschaft dadurch vorzubeugen, dass das Bestreben und die Thätigkeit dieser Glieder zu immer grösserem Erwerb immer mehr eingeschränkt werde — eine indirekte Einwirkung auf das Wollen einzelner Individuen von Seiten der Staatsnervenelemente vermittelst der Zwischenzellensubstanz. —

Ein anderer Theil der Vorschläge derselben Lehren und Vereine läuft dagegen auf *Erregung* gewisser socialer Nervenelemente hinaus behufs Beförderung derselben zu grösserer Thätigkeit und höherer Entwickelung oder behufs Entgegenwirkung anderen schädlichen und zerstörenden Einflüssen.

So verlangt z. B. der antisocialistische Arbeiterverein: erhöhte *unentgeltliche Volksbildung*, möglichste *Interessirung* der Arbeiter an dem Gedeihen des Geschäfts, gemeinsame *Förderung* der technischen und sittlichen Ausbildung der Lehrlinge und jugendlichen Arbeiter, sowie überhaupt der gewerblichen Solidität und Vervollkommnung; *Gründung* und *Förderung* von Bildungsvereinen, wissenschaftlichen Genossenschaften. Der christlich-sociale Verein fordert: liebevolle und thätige *Theilnahme* an allen sittlich-religiösen Bestrebungen des Volkes; bereitwilliges *Entgegenkommen* gegen die berechtigten Forderungen der Nichtsbesitzenden, freudige *Unterstützung* der fachgenossenschaftlichen Organisation u. s. w. Alle diese Vorschläge, auf ihre einzelnen Factoren zurückgeführt, bezwecken wiederum ihrerseits verschiedenartige direkte oder indirekte, von den Centraltheilen oder einzelnen Gesammtheiten des socialen Nervensystems ausgehende *Anregungen* zu höherer Thätigkeit und Potenzirung der Kräfte der Individuen oder socialen Gruppen. Die Bedeutung der Zwischenzellensubstanz ist dabei, wie auch in Hinsicht der Hemmungsprocesse, eine vermittelnde, secundäre.

Somit lassen sich die zur Lösung der sogen. socialen Frage von den verschiedenen Parteistandpunkten aus vorgeschlagenen Mittel in zwei Kategorien: in anregende und hemmende eintheilen. Die Lebenskraft der einzelnen Nervenelemente und die aus denselben entspringende organische Gesammtkraft kann durch keine einzige Lehre oder sociale Schule geschaffen oder vernichtet, nur die bereits vorhandenen Kräfte können erregt oder gelähmt werden. *Daher kann auch die Verschiedenheit der Mei-*

nungen in Hinsicht auf die Lösung der socialen Frage sich nur darauf beziehen, zu welcher Zeit, an welchem Ort und in welchem Grad eine Erregung oder Hemmung anzuwenden wäre. Solches stimmt auch vollständig mit Allem dem überein, was in Hinsicht auf die psychophysische Social-Pathologie im dritten Bande (Kapitel XII) von uns auseinandergesetzt worden ist. — So sagt auch Wundt:

›Die specifische Disposition (einer Nervenfaser) wird dadurch zu einer wirklichen ››Energie‹‹, dass sie nicht blos eine Verminderung des Leitungswiderstandes gegen eine bestimmte Schwingungsform, sondern zugleich eine gewisse Spannkraft oder potentielle Energie repräsentirt, welche auf gegebene Reize zu lebendiger Kraft oder Bewegungsenergie entbunden wird. Es ist also die Leistung, welche z. B. die galvanisch gereizte motorische Nervenfaser bei der Inscenirung einer Muskelzuckung vollzieht, keineswegs eine blosse Fortpflanzung der empfangenen Energie in umgewandelter Form, sondern es ist eine Leistung aus einzelnem Kraftvorrath, zu deren Auslösung der Reiz nur den äussern Impuls gibt. Ohne eine innere Regulation würde nun aber jeder die Schwelle überschreitende Reiz genügen, um die gesammte in der Nervenfaser aufgespeicherte Kraft zu entbinden; die Reaction würde stürmisch sein, und der Nerv würde auf lange Zeit zur Wiederholung einer ähnlichen Leistung unfähig werden. Es müssen also in dem Mechanismus der Nerven neben den erregenden (Potenzen) auch hemmende eingeschaltet sein, welche den Schwellenwerth des Reizes normiren helfen, und die Entladung der Nervenkraft nach Intensität und Dauer, begrenzen.‹ Dazu bemerkt Ed. Hartmann: ›Je leistungsfähiger der Nerv ist, desto grösser sind nicht nur seine erregenden sondern auch seine hemmenden Potenzen; die Erschöpfung zeigt sich in noch höherem Grade an der Verminderung der hemmenden Einflüsse (wodurch namentlich die Dauer der Reaction verlängert wird), als an verminderter Stärke der Reaction. Der Unterschied der Reaction auf schwache und starke Reize ist beim erschöpften Nerven kleiner als beim leistungsfähigen. — Eine Steigerung der Reizbarkeit ergibt sich bei rasch auf einander folgender Wiederholung des gleichen Reizes, wo sich gewissermaassen die Eindrücke summiren.‹

›Ganz analog, nur in veränderten Stärkeverhältnissen stellen sich die Processe in der Ganglienzelle. — Ganglienzelle und

Nervenfaser verhalten sich etwa wie ein Dampfkessel mit schwer beweglichem zu einem mit leicht beweglichem Ventil; aus letzterem entweicht der Dampf leichter, weil schon bei geringerer Spannung, während bei ersterem das Ventil erst durch stärker gespannte, also auch mit grösserer Kraft ausströmende Dämpfe geöffnet wird (Wundt 268). Weil die Ganglienzelle einen weit grösseren Leitungswiderstand als der Nerv bietet, absorbirt sie noch Reize, welche bei unmittelbarer Application auf die Nerven schon beträchtliche Reactionen hervorrufen; die Reizschwelle ist also erhöht. Ebenso ist auch oberhalb der Reizschwelle das Stadium der latenten Reizung länger, weil grössere Widerstände, stärkere hemmende Potenzen überwunden werden müssen. Ist dagegen die Reaction einmal eingetreten, so entbindet der grössere Kraftvorrath der Ganglienzelle auch eine grössere Energie, d. h. die Reaction ist bei gleichen Reizen stärker, und ausserdem ist sie selbst bei solcher Wahl der Reize, dass die Zuckungshöhen gleich werden, von längerer Dauer (Wundt 261 ff.)‹ *)

Maudsley unterscheidet im menschlichen Nervensystem vier Ordnungen von Nervencentren:

1. Die primären oder Vorstellungscentren, gebildet von der grauen Substanz der Hemisphärenwindungen.

2. Die secundären oder Sinnescentren, gebildet von den Anhäufungen von grauer Substanz zwischen der Dekussation der Pyramiden und dem Boden der Seitenventrikel.

3. Die tertiären oder Centren für die Reflexthätigkeit, hauptsächlich von der grauen Substanz des Rückenmarks gebildet.

4. Die organischen (vegetativen) Nervencentren, die zum sympathischen Nervensystem gehören. **)

Letztere werden durch die, vorzugsweise in den Eingeweiden zerstreuten, Ganglienzellen gebildet und müssen als hauptsächliches Werkzeug der Ernährung des ganzen Körpers betrachtet werden. Ed. Hartmann bemerkt zu dieser Eintheilung ganz richtig, dass bei Coordinirung der Nervencentren eine umgekehrte Ordnung festgehalten werden sollte, nämlich dass die organischen oder vegetativen Nervencentren als primäre bezeichnet werden sollten u. s. w.

---

*) Ed. Hartmann: Beiträge zur Naturlehre der Centralorgane des Nervensystems. Athenaeum, H. 4, S. 200. (1875.)

**) Maudsley: Die Physiologie und Pathologie der Seele, übers. von Böhm. Seite 53.

Es versteht sich übrigens von selbst, wie auch Hartmann bemerkt, dass diese Eintheilung, wie alle Classificationen überhaupt, nur eine künstliche ist und daher, sowohl in der Entwickelungsgeschichte, als auch in jedem Einzelorganismus ein allmäliger Uebergang vom Niederen zum Höhern theils bemerkbar ist, theils vorausgesetzt werden muss.*)

So sagt auch Hartmann in Uebereinstimmung mit Wundt:

»Der Relativität der specifischen Energien der Ganglienzellen entsprechend ist auch der Uebergang von den Centren der einen Gattung zu denen der anderen ein mehr stufenweiser als plötzlicher . . . Zwischen dem Rückenmark und den Sinnesganglien des Gehirns bildet eine Art Uebergangsstufe das verlängerte Mark, welches nach seiner Entwickelungsgeschichte zwar zum Gehirn gehört, functionell aber dem Rückenmark bei weitem näher steht. Der mit dem Aufwärtssteigen im Rückenmark zunehmende Umfang der motorischen Innervationssphäre wird beim verlängerten Mark besonders auffällig; dasselbe zeichnet sich ausserdem vor den übrigen Rückenmarksreflexen durch künstlichere Combination zahlreicher Bewegungen zur Erzielung bestimmter Effecte aus, wobei die Art der Combination oft durch eine Selbstregulirung zu Stande kommt, die in der wechselseitigen Beziehung mehrer Reflexmechanismen begründet ist.« Wundt nimmt im verlängerten Mark besondere Centra an für die Beschleunigung des Herzschlags und für seine Verlangsamung und Hemmung, für die Erweiterung der Gefässe und für ihre Verengerung, für das Erbrechen, für den Schluckakt und endlich für Husten und Niessen, welche schon zu den mimischen Reflexen des Lachens, Weinens, Schluchzens u. s. w. hinüberführen. Bei letzteren wirken bereits Reflexe der Sinnesganglien mit denen des verlängerten Marks zu einer combinirten einheitlichen Aktion zusammen.**)

Im socialen Organismus ist diese Wechselwirkung der einzelnen Ganglien (Individuen) und Nervencentren (socialen Gesammtheiten der verschiedenen Ordnungen) noch mannigfaltiger und tiefer in einander greifend. Hier findet auch ein allmäliger Uebergang vom Niedern zum Höhern statt, hier bilden auch die Individuen, wie dort die Ganglien, verschiedene Ordnungen.

*) Ed. Hartmann: Beiträge zur Naturlehre der Centralorgane des Nervensystems. Athenaeum, 1875, V. Heft, Seite 294.

**) Athenaeum, 1875, Heft V, S. 294.

Welcher Kategorie von Nervencentren in den Einzelorganismen entspricht nun aber diejenige sociale Wechselwirkung der Individuen, welche in der Gesellschaft, in der ökonomischen Sphäre, vor sich geht und die Production, Vertheilung und Consumtion der Nutz- und Werthgüter zum Gegenstand hat?

Es unterliegt wohl keinem Zweifel, dass dieses Analogon in den Maudsleyschen vierten oder eigentlich von unten angefangen in den primären oder vegetativen Nervencentren zu suchen ist, in denjenigen, welche zum sympathischen Nervensystem gehören. Ein jeder Producent und Consument, vorzugsweise aber diejenigen, welche die Befriedigung der materiellen Bedürfnisse bezwecken, gehören also zur Kategorie der primären socialen Nervenzellen. Dass bei der Production, Vertheilung und Consumtion der Güter im socialen Organismus auch die Thätigkeit der höheren Nervenorgane des Menschen und der ganzen Gesellschaft sehr viel mehr im Spiel ist und tiefer eingreift, als solches im Einzelorganismus der Fall ist, ist nur eine natürliche und nothwendige Folge der höheren Entwickelungsstufe und Vollkommenheit des socialen Organismus, welche eine vielseitigere, einheitlichere und zugleich selbständigere Thätigkeit des Ganzen und eines jeden Theiles bedingen und nach sich ziehen. Die producirende und consumirende Ganglienzelle erster Ordnung ist das Individuum, also ein unendlich höher entwickeltes Einzelwesen, als die vegetative Zelle des sympathischen Nervensystems. Ausserdem bewegt sich das Individuum räumlich und hierarchisch sehr viel freier in der Gesellschaft, als die Zelle im Nervensystem des Einzelorganismus, woher denn auch ein jedes Mitglied der Gesellschaft zu gleicher Zeit als Theil verschiedener Nervencentren fungiren kann, wogegen die Nervenzelle im Einzelorganismus für ihr ganzes Leben an eine bestimmte Ordnung gebannt ist. Sie steht ausserdem nur nach ganz bestimmten Richtungen hin durch einzelne Fäden in Verbindung mit den höheren Ordnungen, wogegen das Individuum in der Gesellschaft nicht nur selbst auch zu den höheren Ordnungen gehört, sondern durch directe und indirecte Reflexe beständig nach allen Richtungen hin mit denselben in Berührung und Wechselwirkung treten kann. Und je höher die Stufe der Entwickelung einer socialen Gesammtheit, desto mehr Zweckmässigkeit, Geistigkeit und Freiheit legt diese Wechselwirkung an den Tag. Hand in Hand mit einer grösseren Freiheit muss aber bei steigender Vervollkommnung des socialen Organismus auch in diesem, gleich wie im Einzelorganismus, eine grössere Unterordnung der niederen Ordnungen der Nervencentren unter die höheren stattfinden. Gleichwie die Ganglienzelle des sympathischen Systems die Lebensthätigkeit der einzelnen Gewebe des Organs, in dem sie eingebettet ist, leitet und coordinirt, und selbst der Leitung und Coordination der Centren des Rückenmarks, wie diese denjenigen der Sinnes- und Vorstellungscentren untergeordnet sind, so leitet und bestimmt auch das einzelne Glied der Gesellschaft die Production, Vertheilung und Consumtion der Güter in seiner individuellen Sphäre und muss seine Thätigkeit den höheren socialen Nervencentren unterordnen, welche ihrerseits gleich den höhern Nervencentren des Einzelorganismus, wiederum durch die Thätigkeit der primären Nervencentren ernährt und erhalten werden.

Nun zerfallen aber auch die primären Nervenzellen ihrerseits in Gruppen, in hierarchische Ordnungen. Welche sind nun diese Gruppen und Ordnungen?

Im sympathischen oder vegetativen System des Einzelorganismus werden sie, angefangen von der einzelnen Ganglienzelle, durch immer grössere und complicirtere Gesammtheiten von Ganglienzellen des Sympathicus gebildet. Im socialen Organismus besteht diese innere Hierarchie der primären Nervencentren:

1) aus dem einfachen Arbeiter,

2) aus einer Association von Arbeitern,

3) aus einem grössern Unternehmen mit einer ausgebildeten Theilung der Arbeit,

4) aus den verschiedenen Zünften und Ständen, welche sich auf Grundlage der ökonomischen Thätigkeit ausgebildet haben,

5) aus der ganzen Volkswirthschaft.

Diese hierarchische Coordination ist ihrerseits, wie wir bereits oben bemerkt haben, der Coordination höherer Nervencentren, sowohl in der rechtlichen, der politischen, als auch der geistigen und ethischen Sphäre untergeordnet, und dieses sowohl in Hinsicht auf die verschiedenen Organe und Schichten der Gesellschaft, als auf die höheren Bestrebungen und Bedürfnisse jedes Einzelnen.

Aus dem Vorhergehenden muss die Bedeutung der höheren und niederen Nervenorgane sowohl in der physiologischen Sphäre des Einzelorganismus, als auch in der ökonomischen Sphäre der menschlichen Gesellschaft einleuchten. Hier und dort stellen die

Nervenzellen das leitende, anordnende, selbstthätige Princip dar. Von der zweckmässigen Thätigkeit der Zellen hängt in beiden Fällen die grössere oder geringere zweckentsprechende Ernährung des ganzen Organismus ab. Im Einzelorganismus wirken die Zellen auf einander vorzugsweise vermittelst Fäden, die sie vereinigen, im socialen Organismus vorzugsweise durch directe und indirecte Reflexe. — Wir haben aber bereits schon gesehen, dass eine jede Wechselwirkung der Nerven eine Auslösung von Spannkräften involvirt. Daher muss auch die im socialen Organismus vor sich gehende, auf directen und indirecten Reflexen begründete Wechselwirkung in dem Auslösen von individuellen Spannkräften oder Kraftenergieen bestehen. Eine jede solche Wechselwirkung setzt daher die Existenz einer allgemeinen gegenseitigen Spannkraft aller Theile des Nervensystems, sowohl im socialen, als auch im Einzelorganismus voraus. Diese Spannkraft ist aber im socialen Organismus vorzugsweise eine geistige und ethische, weil sie vorzugsweise auf die Kraftenergieen der höheren Nervenorgane sich gründet und je höher die Entwickelung einer socialen Gesammtheit überhaupt, desto überwiegender wirkt das geistige und ethische Princip. Die Bedeutung dieses Princips tritt bereits in der rohesten Gesellschaft klar hervor, indem sie auch dort alle Beziehungen und Thätigkeitsäusserungen des Menschen bedingt. Um wie viel mehr in der höher entwickelten Gesellschaft. Der Arbeiter als Producent steht, sowohl was Quantität, als auch Qualität der von ihm producirten Gegenstände anbelangt, unter dem Einfluss ideeller Kräfte und Motive: seiner Willenskraft, seiner geistigen Fähigkeiten und Einsichten, seiner moralischen Triebe etc.

Eine Aenderung, Potenzirung oder Abschwächung dieser ideellen Kräfte, Triebe und Motive muss sofort die entsprechende Wirkung auch in den Thätigkeitsäusserungen des Individuums in der ökonomischen Sphäre zur Folge haben. Dasselbe gilt, wenn auch in einem sehr viel geringeren Grade, von der einfachen Ganglienzelle. Das Gesetz der Nachfrage und des Angebotes, die Bedeutung des Goldes, des Kredits, alle diese Erscheinungen werden bedingt durch die im socialen Organismus herrschende, nach dieser oder jener Richtung hin sich kund thuende Spannung von Kraftenergieen höherer Nervenorgane, deren Wirkung sich zu einem Ganzen vereinigen, gleich den Reflexwirkungen des Nervensystems der Einzelorganismen. —

Dieses ideale, sein materielles Substrat in den höheren individuellen Nervenorganen findende Princip ist aber bis jetzt in der ökonomischen Sphäre viel zu sehr verkannt worden und die Ursache dieser Verkennung liegt gerade in der Verkennung des socialen Nervensystems als eines realen Ganzen. Die Wirkungen des idealen Princips in der ökonomischen Sphäre sehen und fühlen wir dennoch täglich, sei es z. B. dass eine Befürchtung die Börse drückt oder ein Strike die Werthgegenstände im Preise steigen lässt.

Zu welchem Resultate führen uns nun schliesslich alle obigen Betrachtungen? Wir wiederholen es: zu dem Resultate, dass *alle Vorschläge zur sogenannten Lösung der socialen Frage nichts Anderes als nur stärkere oder schwächere Erregungen oder Hemmungen dieses oder jenes Theils des socialen Nervensystems behufs Normirung und Regelung, entweder im Sinne der Solidarität oder in dem der Individuation, der physiologischen Thätigkeit desselben bezwecken. Alle diese Vorschläge enthalten nicht specifisch Neues.* Bei Durchführung der realen Analogien in der physiologischen Entwickelung zwischen den Einzelorganismen und dem socialen Körper muss es sich bei diesem, wie auch bei jenen daher blos darum handeln, ob dieses oder jenes Mittel zur rechten Zeit, am rechten Ort und im entsprechenden Grad zur Hebung eines krankhaften Zustandes angewandt werden soll oder nicht. Diesem allgemeinen Gesetz unterliegen sowohl die Zelle und das Individuum, der Gesammtorganismus und der Staat, als auch alle Zellenverbindungen und socialen Gruppen, Stände, Vereine, Genossenschaften, Berufsklassen etc., welche den Uebergang zwischen Zelle und Gesammtorganismus, zwischen Individuum und Staat bilden. Die theoretische Frage wird vom wissenschaftlichen Standpunkte auf diesem Wege gelöst; die praktische muss für jeden speciellen Fall durch die richtige Anwendung der durch die Wissenschaft ergründeten Gesetze gelöst werden. Diese Aufgabe liegt aber nicht mehr der reinen, sondern der angewandten Wissenschaft und der Staatskunst ob. Von letzterer wird es abhängen, die realvergleichende und realgenetische Methode auch auf dem Gebiete der socialen Frage entsprechend zu verwerthen.

Im dritten Theile unseres Werkes haben wir gesehen, dass der sociale Organismus, im Gegensatz zu dem menschlichen und thierischen Einzelorganismus, ausschliesslich nur aus Nervenzellen besteht und dass davon die unendlich grössere Elasticität des socialen Organismus im Vergleich zu den Naturorganismen herrührt. Diese grössere Elasticität thut sich auch in Hinsicht auf das Verhältniss zwischen Individuation und Solidarität, zwischen Freiheit und Zwang nach allen Richtungen im socialen Organismus kund. Kein Naturorganismus kann die Unterordnung der einzelnen Zellen unter die Leitung der Centralorgane und andererseits wiederum die Selbstthätigkeit der Zellen und ihre Unabhängigkeit von diesen Organen so weit treiben, wie es der sociale Organismus zu thun im Stande ist. Auch legt die organische Natur nicht eine derartige Mannigfaltigkeit, Vielseitigkeit und eine derartige Umgestaltungsfähigkeit in den durch die Wechselwirkung von Individuation und Solidarität bedingten Formen und *Typen* an den Tag, wie es die socialen Gesammtheiten thun. Die durch das Verhältniss jener Factoren bedingten *Typen* sind sowohl in der ökonomischen, als auch in der rechtlichen und politischen Sphäre als unzählige zu bezeichnen und der Uebergang von einem Typus zum anderen ist ein unendlich viel leichterer und schnellerer, als zwischen den verschiedenen Typen der Naturorganismen. Aber die Differenzirungen und Integrirungen, durch welche die verschiedenen social-ökonomischen, social-rechtlichen und social-politischen Typen und deren Entwickelungsstufen bedingt werden, fussen nichtsdestoweniger auf den allgemeinen organischen Entwickelungs- und Rückbildungsgesetzen. Eine zu weit gehende Unterdrückung der Selbstthätigkeit der einzelnen Nervenelemente verursacht eine Rückbildung dieser, wie auch andererseits eine zu weit gehende Schwächung des gemeinsamen Bandes, welches sie vereinigt, die organische Einheitlichkeit stört und den Organismus als Gesammtheit rückschreiten lässt. Da nun aber das Leben nur mit gegebenen Grössen und Kraftenergien rechnet, so hängt freilich das am zweckmässigsten festzustellende Verhältniss zwischen Individuation und Solidarität für jeden gegebenen socialen Organismus von den specifischen Energien seiner Theile und seiner Gesammtheit ab. Ein Verhältniss, welches dem einen Organismus nützen würde, könnte einem anderen nur schaden. Davon rühren auch z. B. die so verschiedenen Anschauungen her über die nützlichen oder schädlichen Folgen des Freihandels und des Schutzzolles, der freien Concurrenz und der Zwangswirthschaft in Hinsicht auf verschiedene Epochen, Länder und sociale Zustände.

So bemerkt auch ganz richtig Ad. Wagner, dass in Hinsicht auf das Arbeitstheilungsverhältniss zwischen dem Staat und den übrigen Einzelwirthschaften der geschichtliche Staat nach Zeit und Land grosse Verschiedenheiten, je nach der Auffassung und der Durchführung der Staatszwecke überhaupt und der einzelnen Staatsleistungen insbesondere an den Tag legt. ›Diese durch Beobachtung sicher constatirte Thatsache‹, sagt er,*) ›beweist schon, dass es ein müssiges und nothwendig verfehltes Beginnen ist, den Bereich der Staatsthätigkeit oder die Grenzen der letzteren und damit, volkswirthschaftlich ausgedrückt, die Arbeitstheilung zwischen dem Staate und den anderen Einzelwirthschaften, sei es der privaten der Erwerbsgesellschaften, der freien oder der übrigen Zwangsgemeinwirthschaften, besonders der Gemeinde principiell ein für allemal feststellen zu wollen. A priori aus dem Wesen des Staats lässt sich ein Princip hierfür nicht ableiten, denn dieses Wesen ist selbst wieder ein Product der Geschichte. Ebenso wenig lässt sich aus dem Wesen der Einzelfreiheit ein für allemal eine unüberschreitbare Grenze der Staatsthätigkeit bestimmen, da eben auch hier das Individuum durchaus im Fluss der Geschichte steht. A posteriori, aus den Beobachtungen der wirklichen Staaten, sind wohl Merkmale für einen Minimalbereich von Thätigkeiten zu gewinnen, dessen Vorhandensein die Bedingung für das Vorhandensein jener Form menschlicher Gemeinschaften ist, welche mit dem Namen Staat bezeichnet werden soll. Aber für die über diesen Minimalbereich hinausgehenden Leistungen und für die den letzteren zu ziehende Grenze ist aus den Beobachtungen der Vergangenheit und Gegenwart nichts Endgiltiges zu entnehmen.‹ —

*) Wagner-Rau, Lehrbuch der Politischen Oekonomie, Bd. I, S. 248.

IV.

Das Gesetz der social-physiologischen Anpassung.

Bereits in der Pflanzenwelt tritt die Fähigkeit der Organismen hervor, nicht blos sich selbst dem umgebenden Medium, sondern auch letzteres ihren eigenen Bedürfnissen anzupassen. Es ist bereits erwiesen, dass Pflanzenwurzeln Stoffe ausscheiden und dass diese Ausscheidungen diejenigen Mineralien zersetzen, welche die Bestandtheile des umgebenden Bodens bilden. Auf diesem Wege verschaffen die Wurzeln die für die Mutterpflanze nöthigen Nahrungssalze. ›Wer an das Wesen der Endosmose und Exosmose, d. h. an diejenige Art von Ernährungsprocess denkt, bei welcher die einzelne Zelle des Pflanzenkörpers, also auch die Endzelle jeder Wurzelfaser concentrirtere, schon durchgearbeitetere Zellensäfte ausscheidet und dafür verdünntere, rohere Nahrungsflüssigkeiten aus ihrer Umgebung an sich aufsaugt, der wird es auch natürlich finden, dass, wie in dem Pflanzenkörper selbst Zelle gegen Zelle endosmotirt und exosmotirt, auch die äusserste Zelle jeder Wurzelsaugfaser eine Art Endo- und Exosmose in so fern gegen ihre mineralische Umgebung ausübt, als sie mittelst ätzender von ihr erst präparirter Stoffe aus den von ihr berührten Mineralien Nahrungsstoffe präparirt, welche sie dann aufsaugt. *)

Eine Folge dieses physiologischen Processes ist nicht selten Zersetzung dicker Schichten von harten Felsmassen, wozu sich auch noch die durch das Hineindringen der Wurzeln in Spalten und Risse bewirkte mechanische Sprengung hinzugesellt.

Bei den niederen Thieren geht ein ähnlicher physiologischer Process zwischen den äusseren Zellen und dem umgebenden Medium vor sich. Bei den höheren Thieren tritt diese Anpassung des umgebenden Mediums noch schärfer hervor. Die architektonischen Leistungen der Ameise, der Biene, des Bibers, der Nesterbau einiger Fische und der meisten Vögel können als hervorragende Instanzen zu dergleichen Leistungen dienen. —

---

*) Ausland, 1878 S. 132.

Der Mensch überragt nach dieser Richtung hin, wie auch in anderer Hinsicht, alle übrigen organischen Geschöpfe. Seine Fähigkeit, das ihn umgebende Medium seinen Bedürfnissen anzupassen, kann als eine bis ins Unendliche gehende bezeichnet werden.

Die mit dem äusseren Medium unmittelbar in Berührung stehenden Zellen sind in Hinsicht auf die übrigen, den socialen Organismus bildenden Zellen verhältnissmässig bedeutend zahlreicher vertreten, als die nach aussen gekehrten Zellen des pflanzlichen und thierischen Organismus im Vergleich zu den übrigen, diese Organismen bildenden Zellen und Gewebe. Ja, man kann sagen, dass alle, den socialen Organismus darstellenden Zellen dadurch, dass sie in keinem festen, mechanisch abgeschlossenen Zusammenhange mit den übrigen socialen Zellen stehen, stets in unmittelbarer Wechselwirkung mit dem umgebenden Medium, zu welchem in weiterem Sinne auch die Zwischenzellensubstanz gehört, sich befinden. Daher ist auch die Einwirkung und active Anpassung des socialen Nervensystems auf das umgebende Medium eine unvergleichlich weitgehendere, umfassendere und mannigfaltigere, als die Einwirkung der End- und Aussenzellen der pflanzlichen und thierischen Einzelorganismen. Daher bildet auch die sociale Zwischenzellensubstanz kein von dem umgebenden Medium so abgeschlossenes und bestimmt abgeschiedenes Ganze, als solches in Hinsicht auf die Einzelorganismen der Fall ist. In Folge der grösseren Selbständigkeit, Beweglichkeit und Selbstthätigkeit der einzelnen Theile des socialen Nervensystems im Vergleich zu jenen der Einzelorganismen, stellen auch die einzelnen Theile der socialen Zwischenzellensubstanz weniger eine an die einzelnen socialen Nervenelemente mechanisch gebundene, feste, unbewegliche Massen bildende Substanz dar. Es ist im Grunde vom wissenschaftlichen Standpunkte aus gleichgiltig, ob die Wohnungen, Kleidungsstücke, Transportmittel zur socialen Zwischenzellensubstanz oder zu den, bereits an die Befriedigung der menschlichen Bedürfnisse angepassten Bestandtheilen des umgebenden Mediums gerechnet werden, denn in beiden Fällen sind es die durch menschliche Arbeit jenen Zwecken angepassten Naturkräfte. Im weiteren Sinne gehören alle derartigen Naturkräfte zur socialen Zwischenzellensubstanz, im engeren Sinne müssten die sogenannten Rohstoffe aus derselben ausgeschlossen werden. Vom wissenschaftlichen Standpunkte aus hat aber eine solche Abgrenzung, wir wiederholen es, keine wesentliche Bedeutung. Die Gesetze der Wechselwirkung und Vervollkommnung sind für Beide dieselben, gleich wie die Gesetze der Endosmose und der Exosmose für die äusseren und inneren Zellen der Einzelorganismen dieselben sind. Vom social-physiologischen Gesichtspunkte aus könnte man vielleicht die unmittelbare Bearbeitung der Rohstoffe als *directe Anpassung* der Naturkräfte des umgebenden Mediums an die menschlichen Bedürfnisse bezeichnen, wogegen die weitere Umwandlung der bereits in Umsatz begriffenen Rohstoffe als *indirecte Anpassung* bezeichnet werden könnte. Diese beiden Beziehungen würden auch ihre volle Richtigkeit bei Bezeichnung der Wirkung auf das umgebende Medium der äusseren und inneren Zellen der pflanzlichen und thierischen Organismen haben. Dass umgekehrt die, sowohl die Einzelorganismen, als auch den socialen Organismus bildenden Zellen ihrerseits sich gleichfalls direct oder indirect an das umgebende Medium anpassen können und müssen, versteht sich von selbst. Bereits Häckel hat diese zwei Kategorien von Anpassungen hervorgehoben und beleuchtet. Im socialen Organismus erheben sie sich noch in höhere Potenzen, indem einerseits die Anpassungsfähigkeit der socialen Nervenzellen eine bedeutend mannigfaltigere und vielseitigere ist, andererseits aber auch die Fähigkeit derselben Zellen, die Naturkräfte des umgebenden Mediums ihren eigenen Bedürfnissen anzupassen, eine wesentlich höher potenzirte sein kann.

Gleichwie ein jeder zusammengesetzte Körper aus einfachen Körpern, ein jedes Molekül aus Atomen und ein jeder Organismus aus Zellen besteht, die sich in einer für jeden Organismus speciell sich ausprägenden hierarchischen Ordnung aneinander reihen und gegenseitig sich beherrschen, indem sie sich zu verschiedenen niedriger oder höher entwickelten, diese oder jene Funktion verrichtenden Geweben und Organen vereinigen und differenziren, und gleichwie dabei ein jeder Organismus auch in seinen höheren Entwickelungsstufen offenbar oder latent die niederen Stufen, Gewebe, Organe in sich schliesst, — so vereinigt auch ein jeder, wenn auch noch so entwickelte sociale Organismus alle Erscheinungen, durch welche im Nacheinander der niederen Entwickelungsstufen die Menschheit durchgegangen ist und die noch jetzt die verschiedenen Völkerschaften, Stämme und Staaten im Nebeneinander bieten.

Jede grosse Stadt, jedes volkreiche Centrum kann nach allen

Richtungen als prägnantes Beispiel, als hervorragende Instanz zur Bekräftigung dieser Wahrheit dienen. Denn dort finden wir alle Stufen — der religiösen Anschauung: vom rohen Aberglauben der Wilden, der an Fetischdienst grenzt, bis zur bewussten Anbetung eines höchsten geistigen Wesens; — der intellektuellen Entwickelung: Blödsinn neben klarer wissenschaftlicher Erkenntniss; — der ethischen Strebungen: tiefste Verworfenheit neben liebevollster Menschlichkeit und christlicher Entsagung; — der künstlerischen Ausbildung: materialistische Roheit neben höchst entwickeltem ästhetischen Sinn. Die rechtliche Sphäre bietet roheste Gewaltthätigkeiten neben vollkommen bewusstem Anerkennen der Heiligkeit des Rechtes; die industrielle das einfachste Werkzeug, welches schon der Urmensch gebrauchte, neben der vervollkommneten Maschine; die materielle Abhängigkeit des in den Tag hineinlebenden Wilden bis zum verfeinertsten Luxus des Wohlhabenden und Reichen u. s. w.

Und alles dieses, auf den verschiedensten Stufen Stehende differenzirt und specialisirt sich noch nach verschiedenen Seiten und Richtungen hin, gleich den in verschiedene Gewebe und Organe sich zusammenfügenden und differenzirenden pflanzlichen und thierischen Zellen der Einzelorganismen in der Natur. Der ganze Unterschied liegt nur in der verhältnissmässig grösseren Beweglichkeit, Selbständigkeit, Zweckmässigkeit und Freiheit des socialen Organismus als Gesammtheit, so wie in seinen einzelnen Theilen.

Wie ein jeder Mensch Pflanze und Thier in sich vereint, so erscheint auch das sociale Leben in seinen unteren Schichten als ein vegetatives und animales und in seinen höheren Sphären als ein intellectuelles, ethisches, ästhetisches und religiöses.

Die höhere Entwickelung, wie in der Natur, so auch im einzelnen Menschen und in der menschlichen Gesellschaft, besteht gerade in einer derartigen Potenzirung der niederen Entwickelungsstufen, dass sie allmälig in höhere übergehen und die niederen verdrängen, absorbiren und unterdrücken, aus einem beherrschenden, überschwänglichen und offenbaren in einen untergeordneten und latenten Zustand versetzen. Wie in der Natur der Stärkste, Muthigste und Befähigste im Grossen und Ganzen Sieger bleibt und der am zweckentsprechendsten Organisirte den einseitig oder schwächer Organisirten verdrängt, so erringt auch im socialen Organismus bei fortschreitender Entwickelung alles

Höhere, Geistige und Ethische über die niederen Bestrebungen und Leidenschaften den Sieg.

Und dieses Unterordnen des Niederen unter das Höhere, diese Herrschaft des kräftiger und mannichfaltiger Entwickelten über das niedriger, schwächer und einseitiger Potenzirte prägt sich in der menschlichen Gesellschaft ebenso *real* aus wie auch in der geistigen und ethischen Entwickelung eines jeden einzelnen Menschen, wie auch im organischen Bau des Thieres und der Pflanze und in der Zusammensetzung und Wechselwirkung der Moleküle und Atome im anorganischen Körper. Denn die menschliche Gesellschaft besteht, wie auch ein jeder Einzelorganismus, aus einer Zusammenfügung von Zellen, — den menschlichen Individuen, deren gegenseitige Wechselwirkung vermittelst direkter oder indirekter Reflexe diejenige Aeusserung und Spannung von Kräften bedingt, welche der Bildung und dem Bau des socialen Nervensystems zu Grunde liegen, ganz ebenso wie die direkten Reflexe im menschlichen Nervensystem der Bildung und Entwickelung dieses zu Grunde liegen und die geistigen und ethischen Eigenschaften und Bestrebungen eines jeden Individuums bedingen. — Und gleichwie im Nervensystem sich die einzelnen Zellen hierarchisch gegenseitig unterordnen und differenziren, so thun es nach demselben Gesetz und ebenso real, nur mit mehr Freiheit, Zweckmässigkeit und Vernünftigkeit die Individuen im socialen Organismus. Und gleichwie im Einzelorganismus die verschiedenen Gewebe in einer Zwischenzellensubstanz eingebettet sind und aus ihr die ihnen zur Entwickelung und Ernährung nöthigen Stoffe schöpfen, zugleich aber auch in dieselbe die überflüssigen und schädlichen Stoffe ausscheiden, so bilden auch im socialen Organismus die in Umlauf vorhandenen Güter, Werthgegenstände und Kapitalien das die Ernährung und Entwickelung der einzelnen Zellen und Zellengewebe bedingende physiologische Medium.

Eine ähnliche Stufenfolge der Potenzirungen im Nach-, Neben- und Uebereinander, wie das sociale Nervensystem, bietet uns auch die sociale Zwischenzellensubstanz. Man vergleiche nur die in einer hochcultivirten Gesellschaft circulirenden Werthe in Hinsicht auf die Höhe und Mannigfaltigkeit der Gebrauchs- und Tauschwerthe, mit denjenigen, welche eine ökonomisch unentwickelte Gesellschaft darbietet; man vergleiche die in den verschiedenen, höheren und niederen Schichten einer und derselben Gesellschaft in Umlauf begriffenen Gebrauchs- und Tauschwerthe unter einander, und das ganze mannigfaltige Bild des Nach-, Neben- und Uebereinander der socialen Zwischenzellensubstanz wird sofort dem intelligenten Beobachter klar vor Augen treten.

Dasselbe hat auch seine volle Gültigkeit für die einzelnen Theile der Zwischenzellensubstanz, für die einzelnen Güter sowohl von directem, als auch indirectem Gebrauchswerthe.

Die Dampfmaschine wird mit Recht als die vollkommenste und am höchsten entwickelte aller vom Menschen erfundenen Maschinen bezeichnet. Und woher? Weil sie im Uebereinander Alles vereinigt, was sich im Verlaufe der technischen Entwickelung des Menschen in der Geschichte allmälig im Nacheinander entwickelt hat und was noch jetzt im Nebeneinander vom Menschen in der Form verschiedenartigster Werkzeuge gebraucht wird. Die Dampfmaschine vereinigt in sich Hebel, Hammer, Rad, Quirlgetriebe, Schraube, Pumpe, Klappe, kurz Alles, was noch jetzt einzeln zu verschiedenen Zwecken als Werkzeug verwandt wird und was der Mensch allmälig durch Anpassung und im Kampfe mit den ihn umgebenden Naturkräften zu seinem Schutze und zu seinem Nutzen erfunden hat.

Eine Dampfmaschine ist das am höchsten differenzirte, integrirte und potenzirte Werkzeug.

Ein jedes Werkzeug stellt, wie Reuleaux, Czernak, Kapp und Andere es richtig hervorgehoben haben, nichts weiter dar, als eine Projection verschiedener Theile des menschlichen Organismus: Hammer, Hebel und Beil bilden Fortsetzungen des menschlichen Armes, das Charnier hat sein Urmodell in den menschlichen Gelenken u. s. w. So stellt auch die Dampfmaschine eine Wiederholung, einen Reflex des menschlichen Körpers dar und ist namentlich die Speisung der Maschine der letzte Schritt gewesen, welcher diese Analogie vervollständigt hat.

In Hinsicht auf Werkzeuge und Maschinen wiederholt sich also das, was wir in Hinsicht auf die Zwischenzellensubstanz überhaupt festgestellt haben, dass nämlich sie einen Reflex des individuelen und socialen Nervensystems bilden, dass im Grossen und Ganzen die Differenzirung, Integrirung und Potenzirung der Kraft und der Bewegung in Beiden gleichen Schritt halten, dass das Gesetz der Uebereinstimmung des Nach-, Neben- und Uebereinander für Beide gültig ist, nur dass solches in Hinsicht auf die Zwischenzellensubstanz in zweiter Instanz, in Hinsicht auf die socialen Nervenelemente in erster Instanz der Fall ist; dass jedoch die Wechselwirkung sowohl in Hinsicht auf Entwickelung und Vervollkommnung als auch auf Rückbildung stets eine wechselseitige und gegenseitig einander bedingende ist. —

Indem man die *Entwickelung* des Werkzeugs- und Maschinenwesens Schritt vor Schritt verfolgt, kann man daher auch auf die Entwickelung der menschlichen Cultur überhaupt schliessen, und indem man den Gebrauch der Maschinen bei den verschiedenen Völkern der Gegenwart vergleicht, kann man auf die Stufe ihrer industriellen Entwickelung schliessen.

Dass auch die Sprache, sowohl die Laut-, als auch die Schriftsprache ein Werkzeug darstellt, und namentlich dasjenige, welches speciell als Vermittler für psychische Reflexe dienen muss, haben wir bereits vielfach hervorgehoben. Auch hier waltet das grosse, allumfassende Gesetz der Uebereinstimmung des Nach-, Neben- und Uebereinander ob. —

Es ist die allgemeine Bemerkung gemacht worden, dass in der menschlichen Industrie allmälig die thierischen Produkte durch die pflanzlichen und diese wieder durch die mineralischen verdrängt worden sind. Bei den Wohnungen wichen die Felle, aus denen die Zelte bestanden, der Leinewand und dem Holze, das Holz dem Stein und Eisen. Knöcherne Werkzeuge wurden durch steinerne ersetzt, diese durch bronzene, eiserne und endlich stählerne. Als Heizmaterial dienten anfänglich Mist und thierische Abfälle, darauf Holz und schliesslich Steinkohle; zur Beleuchtung brauchte man zuerst Fett, dann Pflanzenöle und endlich Petroleum und Gas. Dem thierischen Bienenwachs folgte Pflanzenwachs und bald Paraffin. Die anfänglich aus Knochen angefertigten Gefässe wurden durch solche aus Holz ersetzt und darauf kam Thon, Eisen und Glas an die Reihe. Zum Verschluss der Fensteröffnungen benutzte man thierische Häute, später Baumrinde, Holzbretter, endlich Glimmerplatten und gegenwärtig Glas. Die thierischen Farben, wie Kochenille, der Saft der Purpurschnecke, wurden durch Pflanzenfarbestoffe, Indigo, Krapp, verdrängt und schliesslich durch mineralische. Und ersetzt nicht der Mensch die bisher als Motore benutzen Arbeitsthiere durch Wind, Wasser und Dampf?*) Alle diese im Laufe der Zeiten vorgenommenen Veränderungen wurden durch die höhere Poten-

*) Zeitschr. Das Wissen, No. 9 und 10. 1872. Seite 217.

zirung der industriellen Arbeitsfähigkeit, durch die Vervollkommnung von Werkzeugen, Maschinen, durch Anhäufung von Kapitalien etc. unter dem Einflusse der Gesetze der Anpassung und des Kampfes ums Dasein bedingt. —

Auch die pflanzlichen und thierischen Einzelorganismen legen in Hinsicht auf die Aneignung und Bearbeitung der Nährstoffe und Umwandlung derselben in Zwischenzellensubstanz, nach Maassgabe ihrer Entwickelungsstufe und unter Beobachtung derselben Gesetze, eine immer höher potenzirte Differenzirung und Integrirung an den Tag.

Die Stoffe, welche die höheren Pflanzen aus dem umgebenden Medium beziehen, bestehen aus 12 Elementen, welche die Pflanze theils der Erde, theils der Luft entnimmt. Die Ernährung der Pflanze mit Hilfe der Stoffe von aussen beginnt zugleich mit der Differenzirung des Baues in Wurzel und Blätter. Dadurch wird aber auch zugleich die funktionelle Differenzirung bedingt, zweien Medien gegenüber, der Luft und den in Wasser diffundirten festen Bestandtheilen des Bodens. Im Thiere und Menschen potenzirt sich diese Differenzirung allmälig immer höher und gipfelt einerseits in der Befriedigung der physischen Bedürfnisse und andererseits in der psychischen Anregung der höheren Nervenorgane durch direkte und indirekte Reflexe.

Sehen wir nun, wie die funktionellen Thätigkeiten der Pflanze im Boden und in der Luft vor sich gehen.

»Jeder mit Vegetation bedeckte Boden« sagt Timiriasef*), zeigt zwei sich scharf von einander unterscheidende Bestandtheile: verbrennbare und nicht verbrennbare, oder organische und unorganische. Dem organischen Antheil, der nichts anderes als der Ueberrest verwester Pflanzen ist, verdankt der Boden seine schwarze Farbe. Dieser schwarze, beim Glühen der Erde verbrennende Stoff heisst Humus. Selbst der schwärzeste Boden, unsere Gartenerde, enthält verhältnissmässig nur sehr wenig davon, selten mehr als 10 Proc. Ausgeglühte und folglich der organischen Humusstoffe beraubte Erde erscheint nicht mehr schwarz, sondern von gelblicher oder röthlicher Farbe. Die nach dem Glühen zurückbleibenden mineralischen, der Quantität nach Hauptbestandtheile des Bodens lassen sich nach ihrer verschiedenen Auflös-

*) Timiriasef: Das Leben der Pflanze. Russischer Bote, September 1876. Seite 292.

lichkeit in drei Gruppen unterscheiden. Ein Theil derselben, und zwar der kleinste, ist in Wasser löslich, ein zweiter schon bedeutenderer Antheil löst sich nicht in Wasser, wohl aber in Säuren; der dritte endlich und grösste ist weder in Wasser, noch in Säuren löslich. Diese drei Grade der Löslichkeit stellen so gleichsam drei verschiedene Stufen dar, in denen diese Stoffe der Pflanze zugänglich sind. Die Stoffe der ersten, im Wasser des Bodens löslichen Kategorie sind der Pflanze offenbar leicht zugänglich, die der zweiten schon schwerer und die der dritten endlich sind der Pflanze völlig unzugänglich und erst im Laufe vieler Jahre können sie sich umändern und zum Theil zu Stoffen der beiden ersten Kategorien umwandeln.«

Dasselbe findet auch in Hinsicht auf die Ernährung des Menschen statt, indem nur ein sehr kleiner Theil der ihn umgebenden Stoffe zur Befriedigung seiner Bedürfnisse dienen kann; die grössere Masse der Materie dient dagegen nur so zu sagen als todter Rahmen, in welchem sich der Mensch bewegt und entwickelt, als ein ihn umgebender nicht löslicher Stoff. —

Wie geht nun aber bei den Pflanzen der physiologische Process vor sich?

»Wenn wir eine Pflanze in eine Auflösung zweier Salze, z. B. von Salpeter und gewöhnlichem Kochsalz stellen« sagt derselbe Gelehrte weiter, »so beobachten wir bald, dass das eine dieser Salze, namentlich der Salpeter, vollständig von der Wurzel aufgesogen wird, während das andere, das Kochsalz, dessen die Pflanze nicht bedarf, fast unberührt bleibt. Solche Erscheinungen setzten die Gelehrten in Verlegenheit; schien es doch, als ob die Wurzel fähig sei zu überlegen, sich die Nahrung *auszuwählen*, den einen Stoff aufzunehmen, den anderen zu verschmähen. Wie ist diese Fähigkeit zur Auswahl zu erklären? Können wir der Wurzel einen besonderen Willen, einen Instinkt zuschreiben? Die Erklärung ist sehr einfach und schon lange sind wir im Besitz derselben. Beide Salze, der Salpeter wie das Kochsalz, diffundiren leicht und gelangen daher beide in die Zellen der Wurzel und von da zu den übrigen Theilen der Pflanze; das weitere Schicksal derselben aber in der Pflanze ist ein völlig verschiedenes. Der Salpeter wird in ihr zersetzt und der Stickstoff desselben dient zur Bildung von Eiweiss und anderer stickstoffhaltiger organischer Verbindungen; in Folge dessen tritt eine neue Quantität Salpeter in die Pflanze, welche wiederum in

Pflanzenstoff verwandelt wird u. s. f. Anders verhält es sich mit dem Kochsalz; dieses tritt in die Pflanze nach den Gesetzen der Diffusion bis die Lösung in der Pflanze und ausserhalb derselben gleiche Stärke hat, dann hört ihr Eintritt auf. Befindet sich zufällig in der Pflanze mehr davon, als ausserhalb, so tritt nach demselben Gesetz der Diffusion dieser Ueberschuss aus der Pflanze in die Lösung zurück. So ist es begreiflich, warum namentlich diejenigen Stoffe, welche die Pflanze umarbeitet und sich aneignet, welcher sie bedarf (wie in unserem Beispiel des Salpeters), aus der Lösung ausgezogen werden, die aber, welche die Pflanze nicht nöthig hat (hier das Kochsalz) unangerührt oder richtiger fast unangerührt bleiben.« *)

Dass dem Wesen nach bei allen physiologisch-vegetativen Prozessen dasselbe auch im thierischen und menschlichen Organismus vor sich geht, ist bereits von der Wissenschaft nachgewiesen. Aber auch in Hinsicht auf die psychologischen Prozesse findet wesentlich dasselbe statt, denn geistig, ethisch, ästhetisch *eignet sich* der Mensch nur das *an*, was er psychisch *verdaut*, d. h. was er durch einen psychisch-physiologischen Process zuvor in die einzelnen Bestandtheile zerlegt hat und alsdann von letzteren die zu seiner Entwickelung nothwendigen Theile mit sich assimilirt.

Die Differenzirung und Integrirung der socialen Welt unterliegt unter dem Einflusse der Anpassung einer zweifachen Polarisation. Auf der einen Seite geht die fortschreitende Gliederung und Concentration, je nach der Entwickelung der menschlichen Gesellschaft, in den Individuen selbst vor sich; auf der anderen Seite findet sie ausserhalb derselben, im Gebiete der socialen Wechselwirkung statt, in welcher überhaupt alle Thätigkeiten, Bewegungen, Spannungen, Vibrationen der einzelnen Individuen zur Erscheinung kommen. —

Die Differenzirung und Integrirung, die bei der Anpassung an die sociale Umgebung in den Individuen selbst vor sich geht, entspricht der zweifachen, physischen und geistigen, Natur des Menschen. Der physische Organismus desselben differenzirt sich fortwährend durch immer grössere Theilung der Arbeit, die nicht nur specielle Kenntnisse, sondern auch eine specielle Befähigung der verschiedenen Theile und Organe des menschlichen Körpers erfordert. Von dem Jäger, dem Viehzüchter, Ackerbauer, dem

*) Ebendas. S. 313.

Bergmann, Seemann, Soldaten wird eine besondere physische Beschaffenheit des Organismus verlangt, so wie der Vogel für das Leben in der Luft, der Fisch für das Wasser, das Landthier für den festen Boden geeignet sein muss. Der Unterschied liegt nur darin, dass die Anpassung der Pflanzen und Thiere an das umgebende Medium unter der ausschliesslichen Einwirkung der Naturkräfte erfolgt, während der physische Organismus des Menschen ausserdem noch der Differenzirung durch die Einwirkung seiner socialen Umgebung unterliegt. Erfolgt dabei die physische Differenzirung des Menschen in seiner socialen Umgebung hauptsächlich durch die Theilung der Arbeit und der Produktion von Gütern und Dienstleistungen, so ist auf der anderen Seite die physische Integrirung hauptsächlich das Resultat der Consumtion. Wie der producirende Mensch, je nach der Entwickelung der Gesellschaft, immer mehr Specialist wird, so concentrirt er dagegen als Consument die Mannigfaltigkeit der Erzeugnisse immer mehr in seiner Person, nimmt immer mehr Theil an dem gemeinsamen Wohlstande, geniesst immer mehr gleich allen Uebrigen die Vortheile und Erfolge der socialen Entwickelung. Dasselbe geschieht auch in Bezug auf die geistige Seite der menschlichen Natur. Je nach der fortschreitenden Entwickelung der Gesellschaft specialisiren sich Gefühle, Gedanken, Ideen und Kenntnisse immer mehr durch die Fortschritte in Künsten und Wissenschaften, die Erweiterung des religiösen Horizonts, die Feststellung der juridischen und politischen Beziehungen zwischen den Gliedern der Gesellschaft. Eben so wie in körperlicher, differenzirt sich der Mensch auch in geistiger Hinsicht vorzugsweise in der Eigenschaft eines Producenten und zwar eines Producenten geistiger Güter, und integrirt sich vorzugsweise in der Eigenschaft eines Consumenten derselben. Innerhalb einer, in gewerblicher, künstlerischer und wissenschaftlicher Beziehung hochentwickelten Gesellschaft erfordert die geistige und künstlerische Arbeit eine viel grössere specielle Befähigung, als in einer auf einer geringeren Entwickelungsstufe stehenden. Dafür aber geht in ersterer auch die Integration offenbar mit grösserer Energie vor sich, da jedem Gliede derselben die Möglichkeit geboten ist, durch Erziehung und geistigen Verkehr mit den übrigen Gliedern diejenigen Gefühle und Kenntnisse zu erwerben, die für die geistige und sittliche Entwickelung des Menschen überhaupt unumgänglich nöthig sind. Und die Aneignung dieser

Gefühle und Kenntnisse, sei es durch Erziehung oder Mittheilung, ist eben so eine Consumtion, wie die zur Befriedigung physischer Bedürfnisse dienende materielle Consumtion. Das Resultat der geistigen Produktion und Consumtion wird dabei durch dieselben Gesetze bedingt, wie das der körperlichen. Beide erzeugen Differenzirung und Integrirung im menschlichen Organismus, nur mit dem Unterschiede, dass die physische Produktion und Consumtion diese Wirkung hauptsächlich in den niederen Organen hervorbringt, während die geistige vorzugsweise auf die Entwickelung der höheren Nervencentra von Einfluss ist.

Wir haben bereits den allmäligen Uebergang von den materiellen zweck- und vernunftlosen, unfreien Kräften der unorganischen Natur zu den zweckmässigen, vernünftigen und freien Kräften des menschlichen Geistes nachgewiesen; wir haben schon wiederholt den innigen Zusammenhang der körperlichen und geistigen Seite des Menschen hervorgehoben. In Folge dieses allmäligen Ueberganges, dieses innigen Zusammenhangs vollzieht sich die physische und geistige Differenzirung und Integrirung des Menschen unter der Einwirkung seiner socialen Umgebung gleichzeitig in grösserem oder geringerem Grade, je nachdem die physischen oder geistigen Faktoren dabei vorwalten. Das Vorherrschen des einen oder anderen Faktors hängt vom Grade der Entwickelung, sowohl der Gesellschaft, als des Individuums selbst ab, von der Umgebung, in die dieses oder jenes Glied der Gesellschaft durch Geburt, Erziehung, Stellung, Zufall versetzt ist, so wie von einer zahllosen Menge von Umständen, Verhältnissen und Ereignissen, die wir zum grossen Theil weder vollständig zu übersehen noch abzuwägen im Stande sind.

Hand in Hand mit der folgerechten, unter der Einwirkung der socialen Umgebung vor sich gehenden Differenzirung und Integrirung des physischen und geistigen Organismus eines jeden einzelnen Menschen, findet eine gleiche Gliederung und Concentration der Kräfte auch in der socialen Umgebung selbst statt, als Folge der progressiven Wechselwirkung der Glieder der Gesellschaft auf einander. Die sociale Umgebung in ihrer weitesten und vollsten Bedeutung bildet ja gerade das Gebiet, in welchem die Thätigkeiten, Bewegungen, Spannungen und Vibrationen der einzelnen mit einander in Wechselwirkung stehenden Individuen vor sich gehen, so wie die innere und äussere Gestaltung eines jeden pflanzlichen und thierischen Organismus aus den zahllosen Bewegungen und Schwingungen, aus den verschiedenen Spannungen hervorgeht, mit denen jede einzelne Zelle begabt ist und durch welche die Wechselwirkung aller Zellen mit einander zu Stande kommt.

Die Wechselwirkung der die pflanzlichen und thierischen Organismen zusammensetzenden Zellen gewinnt für unsere äusseren Sinne eine bestimmbare Plasticität, weil sie aus unzählbar kleinen Bewegungen besteht, welche die Grenzen unserer Wahrnehmung nicht überschreiten. Die Bewegungen, Thätigkeiten, Vibrationen der menschlichen Zellen dagegen, aus denen die Gesellschaft sich zusammensetzt, sind mechanisch-incongruent und verschiedenartig, dabei unrhythmisch und in ihren Dimensionen unbestimmt, woher sie denn auch über die Grenzen der Empfänglichkeit unserer Sinne hinausgehen, gleichwie die Schwingungen fester Körper über eine bestimmte Zahl von Schwingungen hinaus ausserhalb der Wahrnehmbarkeit für unser Ohr, die Schwingungen des Aethers über bestimmte Grenzen hinaus ausserhalb der Empfänglichkeit unserer Sehnerven liegen.

Aber die Wechselwirkung der Zellen in den Naturorganismen, so wie die der Individuen in der socialen Welt hat das wesentlich Gemeinsame, dass je nach der progressiven Entwickelung sie sich immer mehr differenziren und integriren. Jede Zelle, jedes Individuum, indem es sich physisch und geistig immer mehr in der Eigenschaft eines Producenten specialisirt und immer mehr an der allgemeinen Thätigkeit als Consument Theil nimmt, offenbart seine physische und geistige Thätigkeit nach aussen in immer mehr differenzirten und integrirten Bewegungen, Thätigkeiten, Vibrationen, welche ihrerseits wieder eine grössere Gliederung und Concentration der physischen und geistigen Kräfte eines jeden einzelnen Individuums hervorrufen, und diese Wirkung und Gegenwirkung findet zwischen der ganzen Gesellschaft und jeder einzelnen Persönlichkeit vom ersten Augenblick der Existenz eines jeden Menschen und der ganzen Menschheit in ihrer Gesammtheit statt.

Daraus geht deutlich hervor, in welch innigem Zusammenhang die progressive Entwickelung der ganzen Gesellschaft mit der eines jeden Gliedes derselben steht. Die geistige und physische Differenzirung und Integrirung des Individuums ist das Resultat der Differenzirung und Integrirung der Kräfte der ganzen Gesellschaft und eben so umgekehrt. Mit anderen Worten: eine vollkommnere Gesellschaft erzeugt durchschnittlich entwickeltere Menschen und umgekehrt erzeugen körperlich und geistig entwickeltere Menschen eine vollkommnere Gesellschaft. Diese Wechselwirkung macht sich schon im anfänglichen Zustande unter den in Gesellschaft ihres Gleichen lebenden Thieren bemerkbar, namentlich aber hat sich der Mensch durch die folgerechte Action und Reaction zwischen der ganzen Gesellschaft und den einzelnen Individuen zu der Stufe erhoben, auf welcher er gegenwärtig sich befindet.

Gleich dem inneren Leben eines jeden Individuums nimmt auch das physiologische Leben der Gesellschaft stets reale Formen an. Die physische Entwickelung des Menschen beruht auf der höheren Differenzirung und Integrirung seiner niederen Organe, seine geistige spiegelt sich in der progressiven Gliederung und Concentration seiner höheren Nervencentra ab. Die physischen und geistigen Kräfte des Menschen, indem sie sich dem äusseren Medium physiologisch anpassen, nehmen eben so nothwendig reale Formen an und es findet dabei ein eben solcher Uebergang der Kräfte aus einer Form in die andere statt, wie bei der Thätigkeit der Naturkräfte. Die Ausprägung der geistigen und körperlichen Kräfte des Menschen nach aussen erhält, je nach der grösseren oder geringeren Zweckmässigkeit ihrer Wirkungen, die Bedeutung einer mehr oder weniger produktiven oder unproduktiven Arbeit, einer mehr oder weniger gesetzmässigen oder gesetzwidrigen Thätigkeit, einer mehr oder weniger nützlichen oder schädlichen Dienstleistung.

Aber das ökonomische, juridische und politische Leben der Gesellschaft legt nicht blos ein durch das Gesetz der Anpassung bedingtes physiologisches Umgestaltungsvermögen an den Tag. Unter dem Einflusse desselben Gesetzes gestalten sich die verschiedenen socialen Gewebe und Organe auch morphologisch sehr verschiedenartig. In allen drei Sphären verkörpern sich die Bewegungen und Thätigkeiten der Glieder der Gesellschaft in mehr oder weniger festen Formen und Verbindungen, indem Werth- und Nutzgegenstände, Kapitalien, Eigenthum producirt werden. Das von einem Volk oder Staat eingenommene Territorium hat dabei dieselbe Bedeutung, wie der Boden für die auf demselben lebenden Thiere und Pflanzen, und die in der Gesellschaft circulirenden Güter, Nutzgegenstände und Kapitalien haben dieselbe Bedeutung, wie die in den Naturorganismen circulirenden

Nahrungsstoffe. Der ganze Unterschied liegt darin, dass die die Naturorganismen zusammensetzenden Zellen sich nicht frei, gleich dem Menschen in der Gesellschaft, bewegen können und dass desshalb die Circulation der Nahrungsstoffe in ihnen viel mehr auf den von der Zelle eingenommenen Ort und den vom Organismus begrenzten Raum beschränkt ist, als in der menschlichen Gesellschaft, in der nicht nur die zur Befriedigung der Bedürfnisse bestimmten Nutzgegenstände sich frei bewegen, sondern auch die Producenten und Consumenten selbst. In Folge davon zeigt auch das ökonomische Leben der Gesellschaft eine bedeutend grössere Differenzirung und Integrirung, als die physiologischen Verrichtungen der Pflanzen und Thiere, ohne dass desshalb die ökonomischen Verrichtungen der Gesellschaft weniger real wären, als die physiologischen der Naturorganismen.

Die unter dem Einflusse des social-physiologischen Gesetzes der Anpassung allmälig nach Maassgabe der Vervollkommnungsstufe sich immer steigernde Differenzirung und Integrirung des socialen Nervensystems und der Zwischenzellensubstanz kann, wie wir bereits hervorgehoben haben, als eine in Hinsicht auf die Selbstthätigkeit und Selbstbestimmung des Individuums und der Gesammtheit vorzugsweise *active* oder als eine vorzugsweise *passive* betrachtet werden. Auf den niederen socialphysiologischen Stufen lässt sich der Mensch mehr von dem umgebenden Medium in seinem sowohl physischen, als auch seinem psychischen Entwickelungsgange bestimmen, daher in den niederen Entwickelungsstadien die Anpassung mehr als eine passive zu betrachten ist. Dasselbe muss in Hinsicht auf den Grundbesitz und der Aneignung von Rohproducten, im Vergleich zu dem Fabrikwesen anerkannt werden.

Ausserdem kann aber die physiologische Anpassung in Hinsicht auf den socialen Körper, wie auch in Hinsicht auf die thierischen und pflanzlichen Einzelorganismen sich gleichfalls entweder als eine *directe* oder als eine *potentielle*, entweder als eine *einfache* oder als eine *cumulative* kund thun. Wenn eine sociale Gesammtheit durch die Wechselwirkung mit der umgebenden Aussenwelt solche physiologische Veränderungen erleidet, welche unmittelbar in ihrer eigenen Formbildung in die Erscheinung treten, so unterliegt sie gleich den Einzelorganismen einer directen Anpassung. Solches wäre beispielsweise der Fall, wenn in Folge von klimatischen Veränderungen oder in Folge einer Uebersiedelung in andere, topographisch und geographisch anders gestalteten Gegenden eine Gesellschaft sich gezwungen sieht, unmittelbar sich ökonomisch, juridisch und politisch umzugestalten, um sich den neuen Lebensbedingungen anzupassen. Wenn dagegen in Folge solcher veränderter Lebensbedingungen eine derartige Umgestaltung erst allmälig, nach Generationen, geschieht, dann muss die social-physiologische Anpassung als eine indirecte oder potentielle angesehen werden. — Diese Anpassung wird ausserdem, wie auch in Hinsicht auf die Einzelorganismen, als eine einfache zu betrachten sein, wenn das umgebende Medium einfach nur auf diejenigen Zellen und Zellengewebe wirkt und von ihnen umgestaltet wird oder sie zu Form- oder Functionsveränderungen zwingt, mit welchen das Medium in unmittelbare Beziehungen tritt, wenn z. B. in Folge von nur den Landbau betreffenden Veränderungen auch nur die agricole Bevölkerung sich den neuen Existenzbedingungen anpasst. Wenn dagegen die in letzterer durch solche veränderten Existenzbedingungen hervorgerufenen social-physiologischen Umgestaltungen auf die anderen Berufsklassen und Schichten der Bevölkerung zurückwirken, was auch gewöhnlich der Fall ist, so verwandelt und steigert sich die einfache Anpassung zu einer cumulativen, wie solches auch in Hinsicht auf die Einzelorganismen in dem Falle stattfindet, wenn die Anpassung nicht einfach durch die Beziehung zwischen Organismus und Aussenwelt bedingt wird, sondern durch die Wechselwirkung der einzelnen Zellen und Theile desselben Organismus unter einander, so wie durch die Wechselbeziehungen zwischen den Zellen und Zellengeweben und der Zwischenzellensubstanz*)

Die Unterscheidung aller dieser verschiedenen Anpassungskategorien ist für die Analyse der social-physiologischen Vorgänge und in Hinsicht auf pathologische Erscheinungen für die zu stellende Diagnose von der grössten Wichtigkeit. Nur derjenige Forscher, nur derjenige Staatsmann, welcher diese Kategorien klar und bestimmt aufzufassen und zu unterscheiden verstehen wird, wird im Stande sein, den socialen Kräften die zweckentsprechende Richtung zu geben und im Falle einer Erkrankung auch die entsprechenden Heilmittel ausfindig zu machen und anzuwenden. —

*) Vergl. S. 6 dieses Bandes.

Wie es eine indirecte oder cumulative passive, kann es auch eine *indirecte oder cumulative active Anpassung* geben. Die Thätigkeit des Menschen kann nämlich entweder die Production directer Gebrauchswerthe, d. h. solcher, welche unmittelbar zur Befriedigung der Bedürfnisse dienen, bezwecken; oder sie kann bei Anpassung der Naturkräfte an die Bedürfnisse nur einen indirecten Nutzen im Auge haben, indem die producirten Werthe nicht unmittelbar zur Befriedigung der Bedürfnisse verbraucht, sondern zur Producirung anderer Werthe verwandt werden. Wir haben diese Werthe als Güter von indirectem Gebrauchswerthe bezeichnet (Bd. III S. 272) und sie als mit dem Begriffe vom Kapital zusammenfallend anerkannt. Kapital (Gebäude, Maschinen, Werkzeuge, Geldsummen, Werthpapiere etc.) sind aufgehäufte, cumulirte indirecte Gebrauchswerthe, daher auch diejenige productive Thätigkeit des Individuums und der Gesellschaft, welche die Aufspeicherung dieses Theiles der socialen Zwischenzellensubstanz zum Zweck hat, als cumulative active Anpassung bezeichnet werden muss. — Die cumulative active Anpassung prägt, wie auch die cumulative passive der Einzelorganismen und der menschlichen Gesellschaft, einen höheren Grad physiologischer Entwickelung aus, als die directe und einfache Anpassung, indem dadurch die Zwischenzellensubstanz durch Aufspeicherung von Kraftenergien behufs Producirung directer Gebrauchswerthe (Nährstoffe) höher potenzirt, integrirt und differenzirt wird. Eine Gesellschaft, welche über grössere Kapitalien verfügt, und ein Einzelorganismus, in welchem die Nährstoffe durch cumulatives Mitwirken einer grösseren Zahl von Zellen, Geweben und Organen höher potenzirt werden, legen daher im Vergleich zu den Gesammtheiten, die über keine Kapitalien und derartige höher potenzirte Nährstoffe wie z. B. Lymphe und Blut verfügen, ein höheres physiologisches Leben an den Tag. —

Der Urprozess, durch welchen organische Stoffe gebildet werden, wird durch die physiologische Thätigkeit des Blattes an den Tag gelegt. Die Umwandlung der einfachen unorganischen Stoffe, der Kohlensäure und des Wassers, in organische, in Stärke, Zucker und Fett, ist der einzige auf unserem Planeten vorkommende natürliche Process der Bildung organischer Substanz. Alle organischen Stoffe, wie verschiedenartig sie auch sein, wo sie auch vorkommen mögen, in der Pflanze, im Thier oder Menschen, kommen durch das Blatt zu Stande, gehen aus Stoffen hervor, die durch das Blatt ausgearbeitet werden. Ausser dem Blatte, oder richtiger, ausser dem Chlorophyllkörnchen existirt in der Natur kein Laboratorium, in dem organische Substanz gebildet wird. In allen anderen Organen und Organismen wird sie nur umgewandelt, umgeformt, hier allein wird sie immer von Neuem erzeugt. *)

Die Ablagerung von Nahrungsstoffen findet dabei im ganzen Verlaufe der Gefässbündel statt; die die Bündel umgebenden Zellen sind gewöhnlich reich an Stärke, bisweilen enthalten sie Krystalle und andere Stoffe. Die Ablagerung eines Vorraths von Nahrungsstoff sehen wir im Eiweiss des Samenkerns; eben solche Vorräthe, nur in grösserer Menge, finden wir in verschiedenen Theilen der Pflanzen, wie z. B. im Pflanzenmark, den Markstrahlen und überhaupt dem Zellengewebe der Stengel. Im Mark der sogenannten Sagopalme sind Vorräthe von Stärke abgesetzt, die nach Liespfunden zählen; in den Knollen der Kartoffel findet sich gleichfalls Stärke, in den Wurzeln der Runkelrübe Zucker, im Strunk des Kohls, in den Wurzeln der Rübe kommen die verschiedenartigsten Nahrungsstoffe vor; in den fleischigen Blättern der Agave endlich wird im Laufe mehrerer Jahre ein Vorrath von Zucker abgesetzt; kurz, es giebt fasst kein Pflanzenorgan, das nicht als Behälter, als Aufbewahrungsort von Vorräthen von Nahrungsstoffen dienen kann. Diese Vorräthe kommen entweder das folgende Jahr nach ihrer Ablagerung zur Verwendung, wie es mit der Runkelrübe und dem Kohl der Fall ist, deren Vorräthe zur Bildung der Stengel und Blüthenorgane im zweiten Jahr dienen, oder sie häufen sich Jahrzehnte hindurch an, wie der Zucker in den Blättern der Agave, und werden dann zur Ausbildung kolossaler Blüthenorgane und der Früchte dieser Pflanze verwandt. Wie dem auch sei, so ist die Bildung von Vorräthen eine zeitlich vorübergehende Bestimmung der Nahrungsstoffe; ihre schliessliche Bestimmung erhalten sie erst dann, wenn sie zur Bildung neuer Pflanzentheile, neuer Organe, neuer Zellen verbraucht werden, d. i. wenn sie zu ihrem Wachsthum dienen. **)

Die Kapitalisirung und Auslösung der Kraftenergien stellt sich dabei vom physiologischen Standpunkt folgendermassen dar: alle chemische Vorgänge lassen sich in zwei Kategorien theilen, in

*) Timiriasef: Das Leben der Pflanze. Russischer Bote, XI S. 329.

**) Ebendas. S. 277.

solche, bei denen sich Wärme, Licht, Elektricität, mit einem Wort Energie *kund giebt, frei wird,* und in solche, bei denen gegentheils Energie *absorbirt, gebunden* wird.

Die Erscheinungen der ersten Art treten von selbst ein oder bedürfen nur eines geringen Anstosses um einzutreten, die der zweiten dagegen bedürfen einer anderweitigen Quelle von Energie, welche dabei verbraucht, absorbirt wird. Zur Zahl der ersten gehört ein grosser Theil aller Erscheinungen chemischer Verbindung, zur Zahl der letzten ein grosser Theil von Erscheinungen chemischer Zersetzung. Als einfaches Beispiel chemischer Verbindung kann die Vereinigung mit Sauerstoff, d. i. *der Verbrennungsprozess* dienen, als Beispiel von Zersetzung die der Verbrennung entgegengesetze Erscheinung, d. i. die Entziehung von Sauerstoff, die sogenannte Restitution. Timiriasef fügt hinzu, dass dieses durch mechanische Bewegung versinnbildlicht werden kann, indem zur Hebung einer an einer Schnur hängenden Kugel eine gewisse Anstrengung nöthig ist, also Energie kapitalisirt wird; beim Fall derselben und beim Zusammenstoss mit einer anderen Kugel dagegen Wärme ausgelöst wird.

Die Chemiker waren wirklich lange Zeit der Meinung, dass die Zerlegung so fester Verbindungen, wie der Kohlensäure und des Wassers, nicht anders zu Stande kommen könne, als unter Mitwirkung eines dritten Körpers, der eine grössere Verwandtschaft zum Sauerstoff jener besitzt; vor nicht gar langer Zeit jedoch überzeugten sie sich davon, dass auch die Wirkungen der Wärme allein hinreichen, um Zersetzung herbeizuführen oder, wie man sich ausdrückt, die Dissociation der Kohlensäure und des Wassers zu bewerkstelligen.*)

Die Periode des Keimens unterscheidet sich dadurch, dass im Verlauf derselben die Pflanze keiner anderweitiger Quellen der Nahrung bedarf, sie existirt auf Kosten des Nahrungsvorrathes, der im Eiweiss oder den Kotyledonen abgelagert ist; um sie zur Thätigkeit anzufachen, bedarf es nur des Wassers, des Sauerstoffs und der Wärme. Das Wasser wirkt in zwiefacher Weise, mechanisch und chemisch; mechanisch bewirkt es das Aufquellen des Samens, sprengt seine Hüllen und giebt ihm die erforderliche Kraft, um den Widerstand der umgebenden Erdtheile zu überwinden; chemisch löst es zunächst die verschiedenen

*) Ebendas. S. 331.

Fermente und dann unter ihrer Mitwirkung auch die umgewandelten Vorrathsstoffe. Diese Lösungen durchdringen den Keim und werden zu dessen Wachsthum verwandt und nehmen von Neuem eine unlösliche oder schwer bewegliche Form an.

Gleichzeitig mit diesen Processen tritt im Samen die offenbar jedem Organismus, allen Lebenden auf der Erde zukommende Respiration ein. Die Respiration giebt uns zugleich Aufklärung über den Verlust an Gewicht, wie über die Erhöhung der Temperatur, welche wir am keimenden Samen wahrnehmen. Daher kommt es auch, dass, abgesehen von der Vergrösserung der Dimensionen, in dieser Periode nicht nur die Pflanze an Masse nicht zunimmt, keinen Stoff anhäuft, sondern im Gegentheil ausgiebt. Nur ein Umtausch, keine Aneignung von Stoff, findet zur Zeit des Keimens statt. Wir haben uns mithin überzeugt, dass die Vorgänge der Aneignung von Nahrungsstoffen und des Wachsthums nicht zu gleicher Zeit vor sich gehen können und am Besten lässt die Periode des Keimens sich dadurch charakterisiren, wenn man sagt, im Verlaufe derselben finde *ein Wachsen ohne Aneignung* statt.

Timiriasef, von dem wir diese Auseinandersetzungen entnehmen, vergleicht ganz richtig diese Lebensperiode der Pflanze mit der Periode der Erziehung und Entwickelung des Menschen. Bis zu Ende derselben sind weder Pflanze noch Mensch einer selbständigen produktiven Thätigkeit fähig; sie existiren nur auf Kosten von sorgsam von den vorhergegangenen Generationen aufgehäuften Vorräthen.*)

Aus diesen Ausführungen geht hervor, dass bereits in den Einzelorganismen nicht blos active, indirecte und cumulative, Anpassungen vor sich gehen, sondern dass man in denselben auch schon circulirende von fixen Kapitalien unterscheiden kann. So haben bei den Pflanzen die Keimblätter hauptsächlich die Bestimmung, der Pflanze durch die Reservestoffe, nämlich Stärkemehl, Fette u. s. w., mit welchen sie angefüllt sind, die erste Nahrung zu liefern. Diese Reservestoffe repräsentiren nun ein circulirendes Kapital, welches von der Pflanze in den ersten Stadien ihrer Entwickelung consumirt wird, um später verwerthet zu werden.

---

*) Timiriasef, das Leben der Pflanze. (Russischer Bote, August 1876. S. 774.)

Abweichend von solchen Reservestoffen und von dem Bau der Laubblätter überhaupt sind die Deckblätter oder Knospenschuppen, deren Bestimmung darin besteht, die zarteren Pflanzentheile gegen atmosphärische Einflüsse und namentlich gegen die Winterkälte zu schützen. Diese Blätter und Schuppen entsprechen ihrerseits den fixen Kapitalien in der Oekonomie des socialen Organismus.

Wir sprachen bis jetzt von der grösseren Beweglichkeit und Selbstthätigkeit, welche im Vergleich mit den Einzelorganismen die socialen Nervenzellen in ihrer Wechselwirkung mit der socialen Zwischenzellensubstanz und den Naturkräften des umgebenden Mediums an den Tag legen. Nun muss es aber auch im socialen Organismus *feste Berührungspunkte* zwischen dem socialen Nervensystem und der Zwischenzellensubstanz, d. h. dem äusseren Medium geben, denn sonst würde ein folgerechtes organisches Leben unmöglich sein. Es würde Alles in einander verschwimmen und sich stets gegenseitig auflösen.

Diese festen Berührungs- und Anhaltspunkte zwischen den einzelnen Theilen des socialen Nervensystems und der socialen Zwischenzellensubstanz in ihrer umfassendsten Bedeutung bietet das Eigenthum oder, als allgemeiner Begriff aufgefasst, das Eigenthumsrecht. —

Suchen wir letzteres von diesem rein physiologischen Standpunkte aus näher zu beleuchten.

Eigenthum und Eigenthumsrecht in deren umfassendsten Bedeutung begründen sich nicht auf irgend welchem metaphysischen Princip, sondern auf einer *naturphysiologischen Nothwendigkeit.* Das physiologische Gesetz, welches dieser Naturnothwendigkeit zu Grunde liegt, ist das der *Anpassung*, indem ohne Eigenthum und Eigenthumsrecht eine social-physiologische Anpassung wegen der Unstetigkeit, Haltlosigkeit, Verschwommenheit des umgebenden Mediums, zu welchem im social-physiologischen Sinne auch alle Gebrauchswerthe als Bestandtheile der socialen Zwischenzellensubstanz gehören, überhaupt gar nicht möglich wäre, und in Folge dessen auch von einer organischen Entwickelung der socialen Verhältnisse ebensowenig die Rede sein könnte, wie von einer Entwickelung der gesammten organischen Welt inmitten eines stets, ohne Unterlass, schroff sich verändernden physischen Mediums. —

Damit ein folgerechtes organisches *Nacheinander* sich entwickeln könne, ist eine bestimmte *Continuität* in der Wirkung des umgebenden Mediums, eine *continuirliche* Anpassung an dasselbe nothwendig. Damit ein folgerechtes organisches *Nebeneinander* sich ausbilden könne, ist eine *bestimmte Solidität und Localisirung* der Wirkung des Mediums, eine *specialisirte* Anpassung an dasselbe nothwendig. Und Beides hat seine volle Gültigkeit sowohl in Hinsicht auf die Anpassung des Organismus an das Medium, als auch umgekehrt auf die Anpassung des Mediums oder einzelner Theile desselben an die Bedürfnisse des Organismus, eine Anpassung die zur Bildung der Zwischenzellensubstanz führt und vermittelst der Rückwirkung des Organismus auf das umgebende Medium erreicht wird.

Kann Niemand einen bestimmten Theil von den ihn umgebenden Naturkräften für eine bestimmte Zeit und an einen bestimmten Ort sein eigen nennen, so hört überhaupt jegliche Production, Vertheilung und Consumtion von Gebrauchswerthen auf, so hört die sociale Zwischenzellensubstanz als solche auf zu existiren, wie auch die Existenz der Zwischenzellensubstanz der Einzelorganismen aufgehoben wird, sobald die Wechselwirkung zwischen den Zellen und Zellengeweben und dem umgebenden Medium nicht mehr durch bestimmte Zeiträume und durch eine bestimmte Localisirung beschränkt wird, sondern sich in schrankenloser Unbestimmtheit zerstreut und verflüchtigt. Jeglicher Stoffwechsel involvirt und setzt bereits seinem Wesen nach eine mehr oder weniger in Zeit und Raum beschränkte Abgrenzung in der physiologischen Wechselwirkung der organischen Kräfte voraus. Diese nothwendige Bedingung des physiologischen Lebens der Naturorganismen prägt sich im socialen Organismus bei der Wechselwirkung zwischen dem socialen Nervensystem und dem dasselbe umgebenden Medium aus als Aneignung durch die einzelnen socialen Nervenelemente: Individuen, Familien, Corporationen, Ständen, Völkerschaften, Staaten, verschiedener Kategorien von Naturkräften: Wasser, Land, Forste etc., Naturkräften, welche in Folge einer solchen ausschliesslichen Aneignung, nach Maassgabe der Umgestaltung und der näheren Anpassung an die Bedürfnisse der Individuen, Familien, Corporationen, Ständen, Völkerschaften und Staaten, sich allmälig zu Gebrauchs- und Tauschwerthen gestalten und in die sociale Zwischenzellensubstanz hineingezogen werden. In dem socialen Organismus tritt dabei das

Geld als psychophysischer Vermittler derjenigen indirecten Reflexe auf, durch welche der Austausch der Werthgegenstände bedingt wird. Seinem Wesen nach ändert sich aber dabei der physiologische Process nicht im geringsten. Es wird dadurch höchstens nur eine grössere Freiheit, Zweckmässigkeit und Geistigkeit in der organischen Wechselwirkung der Kräfte, eine grössere Selbstthätigkeit und Mannigfaltigkeit in den Kraftäusserungen der Theile und der Gesammtheiten bedingt.

Wie wären Landwirthschaft, Bergbau, Industrie, sogar Jagd und Fischfang ohne Besitzergreifung der Rohstoffe und zeitweilig auch der sie producirenden Naturkräfte möglich? Sogar die extremsten communistischen Lehren haben sich immer damit begnügen müssen, die Besitzergreifung in Hinsicht auf Zeit und Ort, auf das Nach- und Nebeneinander mehr oder weniger einzuschränken. Die *nothwendigen* Folgen einer solchen Einschränkung werden aber auch immer eine Beschränkung und Unterbrechung in der Ausbildung des organischen Nach- und Nebeneinander der socialen Zwischenzellensubstanz, in dem Mangel an Capital und an Anhäufung von Werthgegenständen, mit anderen Worten eine sehr niedrige Potenzirung, ein sehr beschränktes Uebereinander der in der Form von Zwischenzellensubstanz zur Befriedigung der menschlichen Bedürfnisse bestimmten Naturkräfte sein müssen.

Dieselben Folgen werden sich auch unvermeidlich in Hinsicht auf die Einzelorganismen einfinden, sobald der Umwandlung und Umsetzung der von den pflanzlichen und thierischen Organismen eingenommenen Nährstoffe vermittelst der Thätigkeit der Zellen und Zellengewebe durch Beschränkung der Zeit und der Localisirung Hindernisse in den Weg gelegt werden. Das Blut, der höchstpotenzirte Theil der thierischen Zwischenzellensubstanz, stellt ein solches Uebereinander von durch den thierischen Körper umgesetzten Naturkräften dar, welches einer vorhergehenden, folgerechten Nach- und Nebeneinander der Thätigkeit der Zellen und Zellengewebe bedarf. Wo letzteres mangelt, dort kann kein Blut producirt werden, kein höheres thierisches Leben stattfinden. Ebenso können auch im socialen Organismus bestimmte höhere Stufen der physiologischen Entwickelung nur dann erreicht werden, wenn die für eine folgerechte, in Hinsicht auf Zeit und Raum nicht zu sehr beschränkte Entwickelung des Nach- und Nebeneinander der Zwischenzellensubstanz nothwendigen Bedingungen vorhanden sind. Das Uebereinander in der Natur, sowohl in der anorganischen, als auch der organischen ist überhaupt nur ein Resultat der Zusammenwirkung des Nach- und Nebeneinander. Wird einer dieser letzteren Factoren gestört, gehemmt oder aufgehoben, so bleibt in demselben Maasse auch das Uebereinander aus. Hebt man die durch Vererbung der Werthgegenstände bedingte Continuität des Eigenthums zwischen den auf einander folgenden Generationen auf, so kann dasjenige Uebereinander, diejenige Anhäufung von Kapital und Reichthum, diejenige Folgerichtigkeit in der Ausbildung der socialen Zwischenzellensubstanz, welche durch jene Continuität, jenes Nacheinander bedingt wird, nicht erreicht werden. Hebt man, wenn auch nur theilweise, das private Eigenthumsrecht auf und überträgt es auf die ganze Gemeinschaft oder die einzelnen Centralorgane derselben, so wird eine solche Aufhebung und Beschränkung in dem Nebeneinander der Ausbildung der socialen Zwischenzellensubstanz gleichfalls sich auch in dem Uebereinander ausprägen, indem Mangel an Privatkapital, an persönlichem Unternehmungsgeist, individueller Selbstbestimmung, Selbstthätigkeit und Initiative, indem Beschränkung in der Production und Consumtion der Werthgegenstände von Seiten der individuellen socialen Nervenelemente nothwendig eintreten wird.

Das allgemeine social-physiologische Gesetz in Hinsicht auf die Bildung der Zwischenzellensubstanz, d. h. der Production, Vertheilung und Consumtion der Gebrauchswerthe wird also, in Uebereinstimmung mit dem allgemeinen organischen Gesetze, folgendermaassen lauten:

Das Uebereinander der socialen Zwischenzellensubstanz (Entwickelung des Land- und Bergbaus, der Industrie, Anhäufung von Kapitalien etc.) steht in directem Verhältniss zur Folgerichtigkeit im Nacheinander und im Nebeneinander der social-physiologischen Wirkung derjenigen Kräfte, die zur Ausbildung des Uebereinander der socialen Zwischenzellensubstanz concurriren.

Dieses Gesetz hat, wie wir gesehen haben, seine volle Gültigkeit auch in Hinsicht auf die physiologische Entwickelung der pflanzlichen und thierischen Einzelorganismen.

Alle übrigen von der Wissenschaft bis jetzt vorgebrachten Begründungen des Eigenthums und des Eigenthumsrechtes beruhen auf unwesentlichen, oft nur zufälligen Momenten; daher sind sie auch stets auf Einwendungen und Widerlegungen gestossen. Gegen die natur-physiologische Begründung des Eigenthumsrechtes ist überhaupt nur Eine Einwendung und Widerlegung möglich: die Nichtanerkennung der menschlichen Gesellschaft als eines realen Organismus. Wir überlassen dem Leser die Beurtheilung der Stichhaltigkeit dieser Einwendung.

Die Begründung des Eigenthumsrechtes auf dem Rechte des ersten Besitzes, jus primae occupationis, kann unter gewissen Bedingungen nur den factischen Besitz für einzelne Fälle rechtfertigen. Dieses Recht kann nur insofern als ein auf einer Naturnothwendigkeit begründetes gelten, als irgend Jemand überhaupt einen ersten Besitz ausüben, als von irgend Jemand eine erste Vorwegnahme der Naturkräfte überhaupt ausgehen muss. Dieses hat nicht blos für den Menschen, sondern auch für die Thier- und Pflanzenwelt seine volle Gültigkeit, und nicht blos in Hinsicht auf materielle Werthgegenstände, sondern auch auf wissenschaftliche Errungenschaften und Kunstwerke. So hat Kopernikus allen seinen Nachfolgern die Möglichkeit vorweggenommen, die Umdrehung der Erde zu entdecken, Shakespeare hat wahrscheinlich für immer seinen Nachfolgern die Möglichkeit genommen, das Drama auf eine höhere Stufe zu erheben u. s. w. Vom Standpunkte derer, die das Recht des ersten Besitzes als Grundlage des Eigenthumsrechtes überhaupt verneinen, sind die grössten Genies auch zugleich die grössten Diebe und Räuber gewesen.

Wenn Lassalle behauptet, es gebe überhaupt kein Eigenthum schlechtweg, sondern nur diese oder jene Form des Eigenthums, als positives historisch gewordenes Rechtsinstitut, so sagt er mit anderen Worten dasselbe, was wir auch in Hinsicht auf Recht, Macht und Freiheit festgesetzt haben (Bd. I, S. 48 und ff.) Recht, Macht, Freiheit existiren als allgemeine Begriffe nur in unserer eigenen subjectiven Anschauung, sie sind nur die Resultate von subjectiven Integrirungsprocessen des menschlichen Nervensystems, welches die ausserhalb desselben sich gestaltenden Rechts-, Macht- und Freiheitsverhältnisse und -differenzirungen ideell verallgemeinert. Ausserhalb des Menschen, d. h. im objectiven Sinne können alle socialen Verhältnisse gleich den Eigenthumsverhältnissen jedoch nur positive, d. h. reale, historisch gewordene sein.

Nach Lassalle können Untersuchungen über das Eigenthum nur dann von irgend welchem Werth sein, wenn man die bestimmten, historischen Formen desselben in's Auge fassen, wenn man sie in ihrem Werden, Wachsen und Untergehen verfolgen, den Zusammenhang der verschiedenen Formen unter einander ergründen würde. Indem Lassalle dieses ausspricht, tritt er gleichfalls in Hinsicht auf das Eigenthum für die realgenetische Methode ein, eine Methode, welche wir bis jetzt auch auf allen anderen Gebieten der Socialwissenschaft verfolgt haben. Die Consequenzen jedoch, die wir aus dieser Methode ziehen, sind ganz anderer Natur, als diejenigen, zu welcher Lassalle und seine Anhänger gelangen.

Das historische Werden des Eigenthums, die Entwickelung seiner verschiedenen Formen, sein Fort- und Rückschreiten müssen bestimmten *Gesetzen* unterliegen, wenn überhaupt von Entwickelung und realem Causalzusammenhang die Rede sein soll. Diese Gesetze können nur klar gelegt und ergründet werden bei Anerkennung der menschlichen Gesellschaft als eines realen Organismus. Dann wird sich erweisen, dass das Eigenthum in seiner fortschreitenden Entwickelung und seiner Rückbildung dem allgemeinen Gesetz der allmäligen Potenzirung, Integrirung und Differenzirung und der Uebereinstimmung des Nach-, Neben- und Uebereinander unterworfen ist. Als Theile und Beziehungen der socialen Zwischenzellensubstanz müssen dabei die verschiedenen Eigenthumsverhältnisse und -formen real denjenigen Formen und Beziehungen entsprechen, durch welche die Entwickelung und die Bildung der Zwischensellensubstanz im Schoosse der Einzelorganismen bedingt werden.

Sehen wir nun auf welchem Wege die verschiedenen Eigenthumsformen sich im Schoosse der menschlichen Gesellschaft, nach Maassgabe der historishen Entwickelung allmälig potenzirt, differenzirt und integrirt haben.

Die ersten Menschen lebten wahrscheinlich ausschliesslich von der Jagd, wie es noch jetzt der Wilde in seinem Urzustande thut. Der Wilde jagt aber nicht blos das Thier im Walde, in den Bergen und auf der Ebene, sondern auch seines Gleichen, sobald er nicht zu seiner Familie, seinem Geschlecht oder seinem Stamm gehört. Es ist ganz richtig bemerkt worden, dass der Wilde aus demselben Grunde Anthropophag ist, welcher Schiffbrüchige dazu treibt es zu werden, nämlich aus Hunger. Menschliche Knochen, welche in den von dem europäischen Urmenschen bewohnten Höhlen gefunden worden sind, zeigen noch die Spuren menschlicher Zähne, die sie zermalmt hatten, um das Mark aus denselben zu gewinnen. Aristoteles hatte sehr richtig diesen Zug der werdenden Gesellschaft erkannt; »die Kunst der Kriegführung, sagt er, ist ein Mittel der natürlichen Besitzergreifung, und die Jagd ist ein Theil dieser Kunst. Der Krieg ist eine Art Jagd auf Menschen, die zum Gehorchen geboren sind und sich der Sklaverei widersetzen.«

Dass die wilden Früchte des Waldes und der Ebene dem Jäger als Surrogat beim Mangel an thierischer Nahrung dienen, das sehen wir auch bei den Wilden der Gegenwart.

Auch das Wasser, sowohl das süsse, als auch das salzige lieferte dem Urmenschen die nöthige Nahrung, wie es die zahlreichen Küchenüberreste an den Gestaden fast aller Meere beweisen.

Als zweite Stufe der social-physiologischen Entwickelung ist ganz richtig diejenige Periode hervorgehoben worden, in welcher der Mensch zur Zähmung der einzelnen für ihn nützlichen Thiere geschritten war. Dadurch hörte der Mensch auf ein Raubthier, ein Fleischfresser, ein Kannibale zu sein und erhielt die Möglichkeit in grösseren geschlossenen Gemeinschaften zu leben.

Die Anhänglichkeit an selbsterzogene und selbstgepflegte Thiere, welche bei dem einfachen Landbauer noch jetzt so entwickelt ist, dass diese Gefühle sogar oft die Liebe für Weib und Kinder verdrängen, erhob und kräftigte allmälig die friedlichen Gesinnungen und ethischen Strebungen des Wilden. Der grössere Umfang der Gemeinschaft und der vielseitigere Umgang mit anderen Menschen entwickelte und erweiterte auch zugleich die rein menschlichen Bedürfnisse, Anlagen und Gefühle. —

Wir sehen also bereits hier in den Anfängen der menschlichen Gesellschaft eine Wechselwirkung zwischen dem socialen Nervensystem in der Person des Urmenschen, der Urfamilie, des Urstammes, des Urgeschlechtes, und dem umgebenden Medium: dem wilden und gezähmten Thiere, den wilden Früchten des Waldes und der Ebene, — eine Wechselwirkung, welche eine allmälige Potenzirung in der Integrirung und Differenzirung der social-physiologischen Thätigkeit an den Tag legt. Die Zähmung der Thiere erheischt folgerechtere und intelligentere Arbeit als die Jagd; sie wird durch ein engeres Zusammenleben und eine grössere Abgeschlossenheit der Familie, des Stammes, des Geschlechtes bedingt, und der erste Schritt zu einer höheren socialen Einheit und einer höheren Specialisirung des socialen Lebens ist dadurch errungen.

Eine noch höhere social-physiologische Entwickelungsstufe erreichte der Mensch, indem er sich dem Ackerbau widmete, und diese höhere Stufe wurde wiederum durch eine höher potenzirte Differenzirung und Integrirung der social-physiologischen Thätigkeit des socialen Nervensystems in Hinsicht auf das umgebende Medium gekennzeichnet.

Suchen wir dieses durch einige zerstreute Beispiele aus der ökonomischen Entwickelungsgeschichte des Alterthums, des Mittelalters und der Neuzeit zu begründen und zu beleuchten.

Man kann mit Sicherheit behaupten, dass der ursprüngliche Landbau sich auf dem gemeinschaftlichen Besitz von Grund und Boden von Seiten der Familie, des Stammes, des Geschlechtes gründete.

Caesar sagt von den alten Germanen: »Keiner hat abgegrenzte Felder, noch Land, das sein Eigenthum wäre.« Grimm behauptet, er habe im alten Germanischen kein Wort gefunden, das eine Vorstellung vom Eigenthum giebt; das Wort Eigenthum sei neueren Ursprungs. Caesar sagt ferner: »Die Obrigkeitspersonen und die Anführer bestimmen jedes Jahr die Ländereien für die einzelnen Stämme (gentiles) und die Familien, die zusammenleben.«

»Die zusammenlebenden und gemeinschaftlich Ackerbau treibenden Familien,« sagt Laveleye, »sind getreue Abbilder der patriarchalischen Familien, die man noch heute bei den südlichen Slaven, bei den Russen findet und die im Mittelalter in ganz Europa existirten, namentlich in Frankreich und Italien. Es ist dies die ursprüngliche Gruppe der Hirtenzeit, die sich seit den Ariern Asiens bis auf unsere Zeit fortgepflanzt hat. Um richtig zu verstehen, was die römischen Schriftsteller über diesen Gegenstand sagten, darf man niemals die Einrichtungen der Völker aus den Augen lassen, deren ökonomische Verhältnisse denen des alten Germaniens gleichen. Nach Caesar treffen die Häupter die Vertheilung nach ihrer Meinung. Nach Tacitus wurde dabei auf die Zahl der Bebauer und den Rang der Theilnehmer Rücksicht genommen. Von diesen beiden Zügen findet sich der eine in Russland wieder, wo die Vertheilung nach Tjaglos stattfindet, d. h. nach Einheit der Arbeit, nach der Zahl der erwachsenen Arbeiter, der andere in Java, wo wirklich das Haupt der Dessa, der Lörah, die Aeltesten und andere Gemeindebeamten einen ihrem Rang entsprechenden Antheil an Land erhalten.‹

Horaz schildert folgendermaassen die jährliche Vertheilung der Ländereien, wie sie damals bei den die Ufer der Donau bewohnenden Völkern in Gebrauch waren:

»Glücklicher sind die unbezähmbaren Gothen; ihre Felder ohne Grenzen liefern ihnen eine freie und gemeinschaftliche Ernte; dasselbe Stück Land bebauen sie nur ein Jahr; hat einer sein Tagewerk vollendet, so folgt ihm ein Anderer und lässt den, dessen Reihe gewesen, die Früchte seiner Arbeit geniessen.

›Es handelt sich hier,‹ sagt Laveleye, ›um eine Theilung der Arbeit unter zwei Gruppen von Einwohnern, die abwechselnd das Land für den ganzen Stamm bebauen.‹

Genau dasselbe erzählt uns Caesar von den Sueven, dem kriegerischsten und mächtigsten der teutonischen Stämme. ›Die im Lande bleiben, bebauen den Boden für die Abwesenden, und bewaffnen sich wiederum im folgenden Jahr, während die ersten zu Hause bleiben; aber Keiner von ihnen besitzt den Boden für sich allein und als Eigenthum, und Keiner darf mehr, als ein Jahr dasselbe Terrain einnehmen, um es zu verwerthen. Sie geniessen wenig Korn, leben hauptsächlich von Milchspeisen und dem Fleisch ihrer Heerden und beschäftigen sich mit der Jagd.‹

›Diese Gewohnheit der Sueven und Gothen‹, sagt Laveleye ›findet man wieder bei einem nach Race und Ursprung verschiedenen Volksstamm. Diodor von Sicilien nämlich erzählt, dass die Bewohner von Knidos und Rhodos, vor der Tyrannei der asiatischen Könige flüchtend, um die 50. Olympiade nach Sicilien und später zu den Liparischen Inseln gekommen seien. Um den tyrrhenischen Seeräubern, d. i. den Etruskern, widerstehen zu können, bauten sie eine Flotte und nahmen folgende sociale Einrichtung an: sie theilten sich in zwei Gruppen, davon eine das Land auf den zum Gemeingut gemachten Inseln bebaute, die andere aber die Aufgabe hatte, den Seeräubern Widerstand zu leisten.‹

Und ferner:

›Der Gemeindeverband bei den Gothen ist ein viel innigerer,

als bei den anderen germanischen Völkerschaften und gehört einer viel älteren Einrichtung an, die sich nur in den verborgensten Wäldern Russlands und den abgelegensten Gegenden Bosniens wiederfindet. Aristoteles scheint von diesen beiden Formen des Gemeindeverbandes Kenntniss gehabt zu haben. So, sagt er im 2. Buch, Kap. 3 der Politik, würden die Felder Privateigenthum sein — was schlecht beobachtet ist — und die Ernten Allen gehören. Bei einigen Nationen existirt dieser Gebrauch. Der Boden ist Gemeingut und die Ernte wird unter Alle, wie unter individuelle Eigenthümer, vertheilt. Diese Art von Gemeindeverband findet man bei einigen wilden Völkern. Gleichfalls erzählt Diodor von Sicilien, dass die Vaccäer, ein celtiberischer Volksstamm, alle Jahr das Land unter sich zur Bebauung theilen, und nachdem sie die Ernte zusammengebracht, einem Jeden seinen Antheil bestimmen. Auf Uebertretung dieser Anordnung haben sie die Todesstrafe gesetzt.‹

›Auf der Insel Panchaia‹, sagt Diodor weiter, ›unweit der Küste des glücklichen Arabiens, bringen die Ackerleute die Bodenfrüchte, die sie bauen, zusammen und derjenige, der nach ihrem Urtheil den Boden am besten bebaut hat, erhält bei Vertheilung der Ernte einen grösseren Antheil; der erste, zweite und die folgenden, bis zum zehnten, werden von den Priestern öffentlich ausgerufen, um den Anderen als Beispiel zu dienen.‹ Strabo theilt folgendes Factum mit: ›ein den Dalmatiern eigener Gebrauch ist, dass sie alle acht Jahr eine neue Eintheilung der Ländereien vornehmen.‹ *)

Sehen wir nun weiter, wie der Grundbesitz sich in Deutschland nach der Völkerwanderung gestaltete.

Kolb schildert in seiner Culturgeschichte die agrarischen Zustände Deutschlands für diese Epoche auf folgende Weise:

›Als die germanischen Stämme zu Ende der Völkerwanderung ihre neuen Reiche in Westeuropa gründeten, waren nicht blos die Angehörigen der siegenden Nationen im Allgemeinen gleich frei, sondern selbst die unterworfenen Stämme wurden nicht unbedingt verknechtet. Wenn auch für minder werth gehalten als die Sieger, waren und blieben sie doch frei, so dass sie — ein

*) Die ursprünglichen Formen des Eigenthums, von Emil de Laveleye, Revue des deux Mondes, 1 Aug. 1872. —

entscheidender Punkt nach den damaligen Begriffen — gerade ebenso wenig wie die Sieger einer Steuer unterworfen wurden.«

Aus der Art und Weise der Verleihung von Benefizien schliesst Kolb, dass deren Nutzniesser ursprünglich keinen Adel bildeten. Die Familien dieser Nutzniesser und ihre Nachkommen waren, nach Kolb, nicht mehr als alle anderen Freie ihres Stammes; an eine Erblichkeit des Besitzthums und der Würde wurde nicht gedacht. Die Beneficien wurden, nach Kolb, nur durch Usurpation erblich, und die Könige (die nicht einmal einen Mobiliarbestandtheil des Gemeinguts, der Domäne zur Ausstattung ihrer Kinder verwenden durften) mussten es endlich geschehen lassen, ja selbst die Hand dazu bieten, dass jene der Nation gehörenden Besitzthümer das erbliche Privateigenthum der ehemaligen Reichsbeamten wurden. »Aus solcher Usurpation bildete sich dann«, sagt Kolb, »allerdings ein besonderer Stand; daraus ging der Adel gleichsam als Kaste hervor. Die Macht derselhen erweiterte sich nach Oben und Unten in dem Maasse, wie die Kraftlosigkeit und die Unfähigkeit der Fürsten länger dauerte und wie der freie Grundbesitz des Volkes den Feudaleinrichtungen unterworfen ward. Zwar konnte es sich anfangs nur um eine Belastung der Grundstücke oder eine an deren Stelle tretende persönliche Leistung handeln. In Uebereinstimmung damit lesen wir, dass der Hörige sich von seinen Verbindlichkeiten lossagen konnte, wenn er den Genuss des Grundbesitzthums aufgab, so dass er darnach wieder als vollkommen Freier erschien. Allein die Usurpation ward im Laufe der Zeiten weiter ausgedehnt. Ebenso wie die Grafen, die Barone, Seigneurs kein freies Grundstück mehr anerkannten, duldeten sie ausserhalb ihrer Kaste auch keine freien Menschen mehr. Tausenderlei Netze wurden ausgespannt, List und Gewalt benutzt, um die Gesammtmasse des Volkes in den Zustand der Knechtschaft zu bringen. Der entflohene Leibeigene musste seinem Gebieter zurückgeliefert oder er musste der Leibeigene Desjenigen werden, in dessen Gebiet er gekommen war (Das Wildfangsrecht)« . . .

Aus diesen Verhältnissen erklärt Kolb das Fortbestehen eines grossen Unterschiedes zwischen den verschiedenen Arten der Unfreien. Er hebt dabei folgende drei Klassen hervor:

1) die alten eigentlichen Sklaven.

2) die Klasse der villani, welche schon ursprünglich adscripti glebae oder villae waren, woher ihre Benennung herrührt.

3) Reste der persönlichen Freiheit behielten noch die Arimanni, conditionales, originarii, tributales und dann zunächst solche Leute, die ihr Allodialbesitzthum bewahrten, nebenbei aber auch ein oder das andere feudale Grundstück in Nutzniessung genommen hatten, gegen die Verpflichtung, dem Verleiher eine gewisse Morgenzahl Feldes zu pflügen, ihm ernten oder herbsten zu helfen.*) —

Ein vollständiger Parallelismus könnte zwischen den verschiedenen Phasen dieser social-agrarischen Differenzirung und der allmäligen Entwickelung der agrarischen Zustände des mittelalterlichen Russlands durchgeführt werden. Der Uebergang zur Erblichkeit des Grundbesitzes wird in Russland durch die allmälige Umgestaltung der Pomestja (**помѣстья**) in Wotschiny (**вотчины**) gekennzeichnet. Der Klasse der Sklaven entsprechen die Raby (рабы) und Cholopy (холопы); der der villani und glebae adscripti die krepostnye (**крѣпостные**); endlich der dritten oben angedeuteten Klasse die steuerfreien Bauern (**обѣльные крестьяне**) und die Besitzer von erblichen Grundstücken (**вотчинники**). —

Kolb bemerkt weiter, dass die Entwickelung des Lehns- oder Feudalwesens nicht durch einzelne grosse und erschütternde Katastrophen, sondern langsam und geräuschlos erfolgte, woher denn auch uns nähere Aufschlüsse über den Gang dieser Umgestaltung mangeln.

»Die Ergebnisse der Forschungen« sagt er »welche namentlich im vorigen Jahrhundert ausgezeichnete französische Gelehrte unternahmen, führten weit auseinander; insbesondere stehen Montesquieu und Mably in schroffen Widersprüchen. Wir tragen kein Bedenken, im Wesentlichen der durch Einfachheit und innere Glaubwürdigkeit sich empfehlenden Anschauungsweise des Letzteren zuzustimmen.« —

»Unverkennbar ging das Feudalwesen aus der Eroberung hervor. Hier bei den christlichen Völkern wie vordem bei den Römern wirkten die Waffenerfolge über fremde Stämme vergiftend auf die innern Zustände der Sieger selbst zurück.«

Und ferner:

»Lag nun aber auch Jedem, der Theil an der gemeinsamen

*) Culturgeschichte der Menschheit von G. Fr. Kolb. 8. Lieferung S. 40 und ff.

Beute bekam, die Verpflichtung ob, zur Vertheidigung der gemeinsamen Eroberung mitzuwirken, so war darum noch keineswegs das vertheilte Land als unfreies Besitzthum an die neuen Eigenthümer übergegangen. Diese besassen dasselbe vielmehr vollkommen frei, allodial. Schon der Name an lod (An loos = ein Loos) beweist, dass das Loos, welches Jeder erhielt, allodial, also sein volles Eigenthum war, wie denn auch die Worte alodes und proprietas, alodum und proprium, in den Capitularien als völlig gleich bedeutende Ausdrücke gebraucht werden. Ebenso blieben die Grundstücke, welche man den alten Einwohnern einer Landschaft belassen hatte, deren volles und freies Eigenthum.« —

»Ausser diesen den Eingeborenen belassenen Grundstücken wurden nicht alle Ländereien unter die Sieger vertheilt. Der König hatte zwar für seine Person nicht mehr als ein gewöhnliches Loos anzusprechen. Allein ein Theil des Bodens blieb unmittelbar gemeinsames Besitzthum des ganzen Volkes, dessen Ertrag zur Deckung gemeinsamer Bedürfnisse dienen sollte (wol zumeist die römischen Domainengüter). Als eines dieser Bedürfnisse stellte sich die Vergütung und Belohnung für die dem Gemeinwesen geleisteten oder noch zu leistenden nicht Allen gemeinsamen Dienste dar. Da gab man denn statt einer Besoldung solche Güter in Genuss. Zunächst dem Könige selbst, den man ja als den höchsten Beamten betrachtete, sodann jedem andern Beamten nach Maassgabe seines Dienstes. Die Verleihung erstreckte sich ursprünglich nur auf gewisse Zeit; der Genuss des Gutes dauerte so lange als die Bekleidung des Amtes, mit der Leistung hörte auch der Vortheil auf. Ein solches an Besoldungsstatt in Nutzniessung verliehenes Gut ward ein beneficium genannt; es gab daher so viele Arten von Benefizien als man Aemter hatte (besonders theilte man sie in beneficia militaria und palatina). Die Treue, welche ein Benefiziar zu geloben und zu leisten hatte, bezog sich daher auf die redliche Ausübung des Amtes. Es war dies namentlich unter der ersten Dynastie der fränkischen Könige die einzige Art der Beamtenbesoldung. Auch ist es darnach einleuchtend, wie ein Jeder (der König vor Allen) allodiale und Benefizialgüter zugleich im Besitz und Genuss haben konnte.« *) —

*) Culturgeschichte der Menschheit von Dr. G. Fr. Kolb, 8. Lief. S. 33 und ff.

In Deutschland finden wir also schon in den ältesten Zeiten den Einzel- und Gemeindebesitz hart neben einandergestellt und in einander verflochten. So sagt auch Fr. Bitzer:*)

»Hofverband und Gemeinde- und Markverband schlossen einander nicht aus, sondern sie bestanden neben- und in einander. Während jener durch Eigenthum und Grundherrschaft die Höfe und Hofbesitzer einer Gemeinde in divergirende Richtungen bringen mochte, wenn, wie dies vielfach der Fall war, verschiedene Grundherrschaften in einem und demselben Dorfe waren, bildete der Gemeindeverband des Dorfes mit seiner Feldgemeinschaft das einigende Band für alle Hofbesitzer und — wie in Indien die Gemeindeverfassung — das stärkste Bollwerk dagegen, dass nicht jegliche Freiheit in der Grundherrschaft untergehen konnte, dass bis in neuere Zeit hinein Anknüpfspunkte für eine freiere Ordnung der bäuerlichen Gemeindeverhältnisse erhalten blieben.«

Desgleichen geht auch jetzt in Russland, abgesehen von der Abtrennung des Gemeindelandes von dem Grossgrundbesitz auf Grundlage der Bauernemancipationsgesetze, eine Differenzirung in Hinsicht auf das Gemeindeland selbst vor sich, indem die einzelnen Inhaber desselben theils ihre Parcellen in ihrem ganzen Umfange aus dem Gemeindelande loskaufen, theils nur Hof und Garten bei gemeinschaftlicher Benutzung des übrigen Landes. In einigen Gemeinden ist das Gemeindeland auf diesem Wege bereits ganz oder theilweise aufgelöst.

In den Ostseeprovinzen ist dieser Differenzirungsprocess bereits definitiv zum Abschluss gekommen, indem es dort überhaupt kein bäuerliches Gemeindeland in diesem Sinne giebt. Mit Ausnahme des Platzes zum Aufbau ihres Gemeindehauses und zu Schul- oder wohlthätigen Zwecken bestimmter Landparzellen, besitzt die Landgemeinde, als solche, kein ihr eigenthümlich gehörendes Land. Das in den Ostseeprovinzen von den Bauern jetzt benutzte Terrain (in Livland das »Gehorchsland«, in Estland und auf der Insel Oesel das »Bauern-Pachtland«, in Kurland die Gesindesländereien) besteht fast durchgängig aus selbstständigen, theils gepachteten, theils eigenthümlich erworbenen Wirthschaftseinheiten, welche nur ausnahmsweise gemeinschaftliche Weiden besitzen oder Servitutberechtigungen ausüben.

*) Fr. Bitzer: Die socialen Ordnungen in weltgeschichtlicher Entwickelung, S. 176.

Wie die Ansiedelung und Bebauung Deutschlands auf zwei Wegen vor sich ging: durch Besetzung und Vertheilung grösserer oder geringerer Strecken Landes als Einzelbesitz mit oder ohne Erbrecht (Grafschaften, Beneficien, Allodial- und Feudalsystem), gegen und ohne Verpflichtungen (Vasallenthum, Wehrpflicht, Geld- und Naturalleistungen, freier Besitz, Allod), wobei der grössere Grundbesitz in Folge weiterer Verleihung unter denselben mannigfaltigen Bedingungen sich allmälig in kleinere Parzellen differenzirte; alsdann aber auch durch Ansiedelung und Besitznahme ganzer Gemeinschaften oder geschlossener Genossenschaften, — so haben sich diese beiden Arten oder Typen von Grundbesitz auch noch bis jetzt in den meisten Ländern erhalten; nur das Verhältniss unter ihnen erwies sich als ein verschiedenes. Da wo die Landgemeinde sich bereits vollständig in Einzelbesitzlichkeiten differenzirt hat, tritt jetzt schon wiederum eine Reaction in anderer Form ein, nämlich in der Form von Ackerbaugesellschaften, Consum- und Absatzgenossenschaften, verschiedenen Hülfs- und Kreditvereinen. Das ist nur eine neue Form für die früheren gemeinschaftlichen Interessen und Gestaltungen. So sagt Fr. Bitzer in Betreff der alten deutschen Gemeindeordnung: *)

›Die Nutzungen in der Gemeinde, an denen alle Gemeindsleute der Regel nach gleichen Antheil hatten, waren: Brenn- und Bauholz, Werk- und Geschirrholz zu landwirthschaftlichen Zwecken, zum Neubau und zur Ausbesserung von Haus, Stall, Scheune und Schuppen, früher nach Bedarf, später auf ein bestimmtes Quantum beschränkt. In älterer Zeit kam hinzu: Eichelmast für eine bestimmte Zahl Schweine, Jagen in Feld und Wald, Fischen, Erden graben. Das Weiderecht für Pferde, Rindvieh, Schaafe wurde theils in den Marken und Gemeinallmanden, theils in der Feldmark zu den festgesetzten Zeiten ausgeübt.‹

Dasselbe finden wir noch jetzt in vielen Theilen der Schweiz und Oesterreichs, in Litthauen, in den russischen Ostseeprovinzen und im Innern Russlands. Die Genossenschaften in der neueren Form sind bereits in grosser Zahl in Deutschland, England, Frankreich, aber ganz besonders in Amerika vertreten.

Damit der Leser sich noch ein klareres Bild darüber mache, wie sich der Grundbesitz unter verschiedenen ökonomischen, recht-

---

*) Fr. Bitzer: Die socialen Ordnungen in weltgeschichtlicher Entwickeung, S. 176.

lichen und politischen Lebensbedingungen durch Anpassung und Kampf um's Dasein allmälig differenzirt und integrirt hat, wollen wir noch folgende von Fr. Bitzer in seinen »socialen Ordnungen in weltgeschichtlicher Entwickelung« gemachte Schilderung der agrarischen Verhältnisse in Westphalen bei der ersten Ansiedelung durch die Sachsen entnehmen:*)

»Der Stand der Freien, welche den Kern des Volkes bildeten, bestand aus Grundbesitzern, die im Frieden vom Ackerbau und der Jagd lebten. Für die Viehzucht, unter welcher besonders die Schweinezucht vorragte, waren die grossen Gemeinwaldungen von besonderer Bedeutung, welche sich in den sächsichen Gegenden überall fanden und die weit hinein in das Mittelalter einen Hauptreichthum Westphalens bildeten. Einzelne dieser Gemeindemarken waren so gross, dass sie an Umfang einem ganzen Gau gleich kamen.«

»Nach Unterwerfung der Sachsen unter Carl d. Gr. wurde das Land unter Grafen gestellt; die Grafschaft und das spätere Herzogthum hatten aber in den ersten Jahrhunderten nach ihm keine territoriale Bedeutung. Sie waren königliche Aemter für gewisse Bezirke, welche zwar in der Regel an Männer verliehen wurden, die sich durch reichen Gutsbesitz in dem Bezirk auszeichneten; allein dieser Gutsbesitz hing nicht territorial zusammen und es wurde derselbe durch Vererbungen meist so zersplittert, dass die abgetrennten Stücke für den entfernt wohnenden Besitzer häufig wenig Werth hatten und vielfach in kirchlichen Besitz übergingen. So bildete sich in Westphalen der Besitz der erzbischöflichen Kirche zu Cöln von anfänglich unbedeutendem Umfang, mehr und mehr aus, zumal die sächsischen Könige die Verwaltung desselben durch Immunitätsprivilegien unterstützten und dem Bischofe durch Verleihung voller Grafschaftsrechte das Recht ertheilten, den Grafen zu ernennen, der unter Königsbann richtete.«

»Hiedurch, sowie durch die sich ausbildende Erblichkeit der Comitate, wurde die Gauverfassung aufgelöst, und je lückenhafter die Comitatsbezirke durch die Immunitäten der geistlichen Stifter wurden, um so leichter konnten die Grafen mehrere derselben in den verschiedenenen Gauen erwerben.« —

»Neben den Grafen traten aber in der Periode vom 11.

*) Ebendas. S 262.

Jahrh. an Dynasten und Herren auf, welche als Inhaber von Vogteien und Jurisdictionen einzelne Theile der gräflichen Macht verwalteten, durch ihren grossen Grundbesitz eine ausgezeichnete Stellung unter den alten Freien einnahmen und als Edelherren ihre Standesgleichheit mit den Grafen so lange behaupteten, bis diese einen besonderen Stand als reichsunmittelbare Fürsten bildeten, wodurch dann jene, wenn sie nicht ausstarben, sich in den Reihen des neueren Ministerialadels, oder der Gemeinfreien, die nicht zu Hörigen herabsanken, verloren.‹

›Von den übrigen alten Gemeinfreien nämlich traten seit dem Verfalle des Heerbanns sehr viele mit ihren Gütern in ein abhängiges Verhältniss zu den geistlichen Fürsten und dann auch zu mächtigeren Gliedern ihres eigenen Standes, den Grafen und Herren, welche sie im Reichsdienste vertraten und denen sie als Recognition Abgaben und Dienste leisteten. Ein solches Verhältniss schadete ihrer persönlichen Achtung so wenig, dass sich aus ihnen eine Mittelklasse, der niedere Adel, bildete, in dem jetzt auch der sogenannte alte Adel begriffen ist.« —

Andere Gemeinfreien blieben, nach Bitzer, auf ihren angestammten freien Besitzungen ansässig und bildeten den Bauerstand, der seinerseits Schutzpflichtige auf den kleineren vom Haupthofe abgetrennten Höfen ansiedelte oder sie auf dem Haupthofe zu Dienstleistungen gebrauchte. Aus diesen Schutzpflichtigen bildete sich später der niedere Bauerstand, der im Verein mit dem ursprünglichen sich allmälig zu festen Bauergemeinden constituirte.

Aus diesen Schilderungen geht hervor, dass auch der Grundbesitz, in seiner Eigenschaft als sociale Zwischenzellensubstanz, wie diese überhaupt, unter dem Einfluss der Gesetze der Anpassung, Vererbung und des Kampfes um's Dasein in verschiedenen socialen Gesammtheiten, nach Maassgabe der Entwickelungsstufe derselben und der mannigfachsten typischen Lebensbedingungen, sich sehr verschiedenartig im Nacheinander differenzirt und integrirt hatte und noch jetzt in den verschiedenen Himmelsstrichen und Staaten im Nebeneinander die mannigfachsten Gestaltungen darstellt. Die Differenzirungen und Integrirungen des Grundbesitzes sind aber allerorten, wie die Umgestaltungen der Zwischenzellensubstanz überhaupt, nur immer eine secundäre Erscheinung gewesen, deren primärer Beweggrund in der Differenzirung und Integrirung des socialen Nervensystems, d. h. in der Constitution, der Wechselwirkung, in den ökonomischen, rechtlichen und politischen specifischen Energien der socialen Nervenelemente, des Nach-, Neben- und Uebereinander derselben gelegen hat. Der Ursprung einer jeden, gewaltsamen oder friedlichen, durch ökonomische Lebensverhältnisse, Rechtsbegriffe oder politische Nothwendigkeiten bedingten agrarischen Gestaltung ist immer ein psychophysischer, von den Individuen und Gesammtheiten ausgehender gewesen. Die Normannen führten allerorten aristokratische agrarische Verhältnisse ein, weil der Typus ihres socialen Verbandes, das Uebereinander ihrer socialen Nervenelemente aristokratisch war. Aus diesem selben Grunde trägt der Grundbesitz in den Nordamerikanischen Vereinigten Staaten und im grössten Theil Frankreichs einen demokratischen Stempel. Es versteht sich von selbst, dass der Typus, die verschiedenartige Differenzirung und Integrirung des Grundbesitzes ihrerseits auf die Constituirung des socialen Nervensystems rückwirkt und letzteres sogar allmälig umgestalten kann. Die Concentrirung grösserer Latifundien in den Händen weniger Glieder kann eine demokratische Gesellschaft allmälig in eine aristokratische umgestalten, wie die Zerstückelung des Grundbesitzes umgekehrt zu entgegengesetzten Resultaten führen kann.

Dabei ist auch die topographische Gestaltung des Bodens, die geographische Lage, klimatische Bedingungen von grosser Wichtigkeit. Eine gebirgige Conformation des Landes wird z. B. dem Kleingrundbesitz günstiger sein, die Flächen begünstigen dagegen die Bildung des Grossgrundbesitzes. Auch Flüsse, Wald, Weide u. s. w. üben verschiedene Einflüsse zu Gunsten der einen oder der anderen Form aus. In Australien haben die grossen, für die Schaf- und Viehzucht so günstigen Weidestrecken den Grossgrundbesitz befördert. Der Ackerbau führt dagegen eher zum Kleingrundbesitz, wenn nicht Rechtsbestimmungen durch Majorate, Fideicommisse etc. den Grossgrundbesitz befördern und der Zerstückelung des Bodens Einhalt thun.

Bei der Aufstellung der Frage: welche Art Grundbesitzes, der Gross- oder der Kleingrundbesitz, vorzuziehen sei, muss man, wie wir es in Hinsicht auf die Organisation der Gesellschaft überhaupt bereits mehrfach hervorgehoben haben, den Typus von der Stufe der Entwickelung unterscheiden. So wie es demokratische, aristokratische, oligarchische Gemeinschaften; wie es republikanische, monarchische, despotische Regierungsformen als verschiedenartige Typen giebt, die aber mit der Stufe der Vervollkommnung der Gesammtheiten nicht parallel laufen, so giebt es auch Grossgrundbesitz- und Kleingrundbesitztypen, ohne dass dadurch die Stufe der Entwickelung dieses Theiles der socialen Zwischenzellensubstanz bestimmt werde. So wie es sehr niedrig entwickelte aristokratisch und sehr hoch entwickelte demokratisch gestaltete sociale Gesammtheiten und umgekehrt geben kann, so kann auch der Grossgrundbesitz unter gewissen Bedingungen auf einer sehr niedrigen ökonomischen Entwickelungsstufe stehen, wie z. B. die römische Campagna und die Grossgrundbesitzlichkeiten in einigen Theilen Russlands. Dagegen steht der Grossgrundbesitz in England und Schottland, in einigen Theilen Deutschlands und Oesterreichs auf einer sehr hohen Stufe der Vollkommenheit. Dasselbe gilt in Hinsicht auf den Kleingrundbesitz: in Frankreich und Nordamerika erscheint derselbe vollständig zweckentsprechend, in China, Irland etc. erweist er sich stellenweise als agrarisches Uebel.

Die Stufe der ökonomischen Vervollkommnung der agrarischen Verhältnisse wird also, wie die Vervollkommnungsstufe des socialen Nervensystems in erster Instanz und der Zwischenzellensubstanz in zweiter Instanz überhaupt, *durch den Typus im Verein mit der Höhe der Entwickelung bestimmt und bedingt.* Eine Hauptbedingung für die zweckentsprechende Entwickelung einer Gesammtheit besteht dabei darin, dass der Typus der Zwischenzellensubstanz und speciell des Grundbesitzes mit dem Typus des Nervensystems übereinstimme, indem sonst der Parallelismus zwischen beiden gestört wird und statt einer normalen, eine krankhafte Wechselwirkung zwischen beiden eintritt.

Als der gesundeste und normalste Entwickelungsgang der agrarischen Verhältnisse muss derjenige anerkannt werden, bei welchem kein ausgesprochener einseitiger Typus sich ausbildet, sondern die Differenzirung und Integrirung, der Klein- und Grossgrundbesitz unter gegenseitiger organischer Action und Reaction sich gegenseitig immer höher potenziren. Dabei kommt die Formel, welche die Vervollkommnung der socialen Organisation überhaupt ausdrückt, nämlich Mehrung von Eigenthum, Recht, Macht und Freiheit, auch in Hinsicht auf den Grundbesitz zur vollständigen Geltung, indem alle diese Momente nur bei gleichzeitigem Vorhandensein des Gross- und Kleingrundbesitzes zum Vorschein treten können. Die agrarischen Verhältnisse, in ihrer

Anpassung an das umgebende Medium und als Reflexe der Vorgänge im socialen Nervensystem, müssen in zweiter Instanz dieselbe Formel der allmäligen Vervollkommnung, dieselben Schwankungen im Entwickelungsgange, dieselben krankhaften Ausartungen ausprägen wie jenes Nervensystem selbst. Die höhere Potenzirung besteht dabei in der immer grösseren Anhäufung von Arbeit und Kapital auf dem Grundbesitz, in der immer höher gesteigerten Productionsfähigkeit des Grund und Bodens, ganz ebenso wie auch die höhere Potenzirung der individuellen und socialen Nervenelemente in der erhöhten Anhäufung von Kraft und in der grösseren Mannigfaltigkeit und Specificirung der Energien besteht. Wie dort, so muss auch hier das Nach-, Neben- und Uebereinander des Nervensystems und der Zwischenzellensubstanz bei einer normalen Entwickelung Hand in Hand gehen; dort wie hier ist dieser Parallelismus ein nothwendiges Entwickelungsgesetz. —

Als Beweis durch wie viele politische, rechtliche, ökonomische, physische und psychische Factoren die Gestaltung des Grundbesitzes bedingt wird, können die Betrachtungen Froude's über den Grundbesitz in England dienen. Froude bezeichnet in einer Vorlesung, welche er in Edinburgh in der philosophical Institution hielt*), den Unwillen, der sich in- und ausserhalb Englands gegen Land-Monopol vielfach erhoben hat, als ein blosses Geschrei. »Das Domesday-Book zeigt, dass die Zahl der freien Grundbesitzer (free-holders) sich von 30,000 zur Zeit der Königin Anna, zu ungefähr 250,000 in unseren Tagen vermehrt hat. Dass zwei Drittel der Insel den grossen Peers und Commoners gehören, sei wahr, aber naturgemäss. In Grossbritannien mag man den Boden noch so sehr theilen: die von Manchen mit so scheelen Augen angesehene Anhäufung des Grundbesitzes in den Händen Weniger wird stets wiederkehren. Ackerland wirft durchschnittlich nur zwei Procent des Werthes ab; darum findet der Grundbesitzer es vortheilhafter sein eigenes Land zu verkaufen und fremdes zu pachten; sein Geld aber steckt er in ein Geschäft, das ihm grösseren Gewinn bringt. Die Sinnesart des Volkes lässt sich nicht durch Gesetze ändern oder beschränken. Allerdings greift das die Erbfolge beschränkende Gesetz (the law of

*) J. A. Froude: On the Usus of a Landed gentry (Magazin für die Litt. des Auslandes, 1877 S. 39.)

entail) mehrfach in die Grundverhältnisse ein; man klagt, dass es ein Hinderniss für die Vertheilung des Ackerlandes sei. Allein nach Abschaffung der law of entail würde die Anhäufung des Landbesitzes in den Händen Weniger noch schneller vor sich gehen; Niemand könnte dann einem Gutsbesitzer verbieten seinen Landbesitz an einen Eigenthümer zu verkaufen, dessen Land an das seinige stösst, wenn dieser ihm einen höheren Preis als Andere zu zahlen gewillt ist.«

»Gladstone's Land-Akte ist vielleicht die einzige wirklich gute Massregel, die in den letzten 200 Jahren für Irland getroffen wurde. In diesem Gesetz hat Gladstone nur die Praxis der guten Gutsbesitzer kodificirt nnd die schlechten gezwungen sich dem Gesetze zu fügen. Dass ein solches Gesetz jemals für England und Schottland nöthig werden sollte, glaubt Froude nicht.« —

In Betreff der Vertheilung der grossen Gütercomplexe in Grossbritannien und Irland ist jedoch durch die letzten statistischen Erhebungen festgestellt worden, dass nur 348 Eigenthümer 17,302,466 Acres oder fast 1/4 der gesammten Grundfläche des Vereinigten Königreichs besitzen; 2198 Grundeigenthümer besitzen 33,885,967 Acres oder fast die Hälfte; 10,911 Grundeigenthümer besitzen 52,082,095 Acres oder mehr als 2/3 des Bodens des Vereinigten Königreichs oder durchschnittlich 4773 Acres auf 1 Eigenthümer. Das übrige Drittheil des Landes vertheilt sich unter 1,162,772 Grundeigenthümer, wovon jeder durchschnittlich nur 17 Acres besitzt. Wie sehr die Latifundienwirthschaft von Schottland und Irland gegen die von England überwiegt, ergibt sich aus der Thatsache, dass in England und Wales nur drei Grundeigenthümer über 99,000 Acres besitzen, während es in Irland deren sechs und in Schottland sogar 24 gibt.

Im gesammten Vereinigten Königreich besitzen die zwölf grössten Grundeigenthümer zusammen 4,440,476 Acres, welche sich in nachstehender Reihenfolge vertheilen:

Der grösste Grundeigenthümer besitzt 1,358,548 Acres; der zweite 459,183; der dritte 424,560; der vierte 372,729; der fünfte 319,400; der sechste 305,891; der siebente 253,221; der achte 220,663; der neunte 194,640; der zehnte 186,390; der elfte 175,114; der zwölfte 170,119 Acres.

Auch hat man durch genaue statistische Ausrechnungen festgestellt, dass das Reineinkommen mit dem Umfang des Grundeigenthums stark abnimmt. Das grösste Einkommen bezieht gerade die Klasse unter einem Acre, weil sie vorzugsweise aus Hauseigenthümern besteht. Die zwölf grössten Grundeigenthümer in England haben nur eine Rente von 19 Shilling per Acre, die in Irland und Schottland von nur 2¼ Pence per Acre. Dabei ist freilich zu bemerken, dass in den letztern Besitzungen viel Haide- und Moorland sich befindet. Dagegen erhebt sich die Rente der Eigenthümer unter einem Acre in England auf 192 Pfd. St. 14 Sh. und in Schottland gar auf 205 Pfd. St. 17 Sh.*)

Dieses Alles beweist, dass die Frage hinsichtlich der Vorzüge und Nachtheile des Gross- und Kleingrundbesitzes, wie auch des Gesammt- und Einzelbesitzes eine sehr complicirte ist, besonders wenn man ausser den ökonomischen, auch noch die rechtlichen und politischen Lebensbedingungen ins Auge fasst. Hier sind es auch die Gesetze der activen und passiven, der directen und cumulativen Anpassung an das umgebende Medium und des Kampfes ums Dasein, welche den Anschlag geben, wie auch in Hinsicht auf alle übrigen Theile der socialen Zwischenzellensubstanz.

Eine ganz besondere Bedeutung erhält aber der Grundbesitz und die Gestaltung desselben in Hinsicht auf das Wachsen der Bevölkerung.

Professor Bertillon hat auf Grundlage statistischer Daten festgestellt, dass in Frankreich die Zahl der Geburten gerade in dem Maasse eine stärkere, als der Wohlstand in der Gegend ein geringerer ist. Bertillon schreibt diese Erscheinung dem zu, dass der Culturmensch grössere Bedenken trägt, seine Familie zu vermehren, als der Ungebildete und dass dieses Bedenken mit der Zunahme der feineren Lebensbedürfnisse wächst. Die Bevölkerung Frankreichs hat sich überhaupt, abgesehen von der Abtrennung von Elsass-Lothringen, in den Jahren 1866—72 um 370,000 Personen verringert, wogegen die von England und Deutschland, trotz der starken Auswanderung, stets im Wachsen begriffen ist. Zur Verdoppelung der Einwohnerschaft Frankreichs wären 334 Jahre nothwendig, wogegen Deutschland dazu nur eines Zeitraums von 98 und England von 63 Jahren bedürfen würde.

In den letzten 60 Jahren hat die Bevölkerung Frankreichs

---

*) Beilage zur Aug. All. Z. Nr. 11, 1877.

sogar abgenommen, der Reichthum dagegen in grossartigem Maasstabe zugenommen.

›Auf den ersten Blick‹, heisst es im ›Ausland‹,*) ›scheint diese Thatsache mit der allgemein angenommenen national-ökonomischen Theorie im Widerspruche zu stehen, doch ist dies nicht der Fall, wenn man diese Theorie richtig fasst. Das Wort ››Subsistenzmittel‹‹ ist irreleitend und sollte beseitigt werden. Nur bei barbarischen und halbcivilisirten Völkern sind die Lebensnothwendigkeiten, Nahrung, Kleidung, Obdach, im strikten Sinne massgebend für den Zuwachs der Bevölkerung; diesen Bedürfnissen in ihrer primitiven Form wächst jedoch schnell eine Menge anderer hinzu. Ist aber dieses Wachsthum der Bedürfnisse ein rascheres noch, als jenes des Reichthums, so nimmt die Bevölkerung nur langsam wie im umgekehrten Falle sehr rasch zu. Es ist nicht nothwendig, dies noch weiter zu belegen, denn dass Leute, die einen grösseren Grad von Comfort als Lebensnothwendigkeit betrachten, nicht leicht zu einem geringeren herabsteigen, ist jedermann genugsam bekannt.‹

›Das französische Land ist jetzt unter 5 bis 6 Millionen Grundbesitzer vertheilt. Ohne Zweifel sind Wirthschaftlichkeit, Fleiss, ausgebildeter Ackerbau und materielle Wohlfahrt die Folgen dieser Erscheinung; denn der Zauber des Eigenthums ist, wie John Stuart Mill treffend sagt, im Stande, eine Wüste in einen Garten zu verwandeln. Der französische Bauer ist conservativ, weil er etwas Eigenes zu verlieren hat. Allein welchen Preis haben die Franzosen für diese Wohlfahrt zu zahlen gehabt? Sie wandern nicht aus und doch vermindert sich die Bevölkerung! Die gesetzliche Theilung des Grundbesitzes verbietet dem französischen Bauern den Luxus, viele Kinder zu haben.**)

Eine ganz andere Bedeutung hat die Zerstückelung des Grundeigenthums dagegen in Russland: dort vermehrt sich in Folge dessen die Bevölkerung. In anderen Ländern und unter anderen Verhältnissen sind auch die Resultate der agrarischen Gestaltungen in Hinsicht auf Vermehrung oder Verminderung der Bevölkerung sehr verschiedene.

---

*) Ausland, 1878. S. 150.

**) S. A. Froude: On the Usus of a Landed gentry (Magaz. für die Litt. des Ausl. 1877. S. 40.

Das Gesetz der Uebereinstimmung des Nach-, Neben- und Uebereinander hat auch in Hinsicht auf den Grundbesitz seine volle Gültigkeit. Die social-physiologische Thätigkeit des Menschen hat sich auch nach dieser Richtung hin nicht blos im Verlaufe der ganzen Geschichte der Menschheit allmälig immer höher differenzirt und integrirt, sondern auch noch jetzt stehen in Hinsicht auf die agrarischen Gestaltungen und Verhältnisse die verschiedenen Völkerschaften und Staaten auf verschiedenen Stufen der Entwickelung, welche den verschiedenen agrarischen Entwickelungsstufen der Menschheit in der Vergangenheit entsprechen, und eine jede sogar industriell hoch entwickelte Gemeinschaft schliesst im Uebereinander jene Stufenfolge in sich. Hierzu einige Beispiele.

Im alten Inkareiche war das ganze Land in drei verschiedene Kategorien eingetheilt. Die eine war Eigenthum der Sonne, d. h. des Tempels und der Priesterschaft (mainmorte, vakuf), die zweite gehörte dem Inka (Domainen, Apanagen), die dritte war dem Volke zugewiesen. Jedem Familienvater wurde mit Rücksicht auf die Zahl der Familienglieder ein Stück Land von bestimmter Grösse zugewiesen. Jedes Jahr wurde eine neue Theilung unternommen. Tribut leisteten diese zeitweiligen Besitzer nicht, waren jedoch verpflichtet durch Frohnarbeit die Ländereien des Tempels und des Inka zu bebauen.*) Die agrarischen Verhältnisse im alten Inkareiche waren also auf Gemeindebesitz mit Frohnarbeit und jährlicher Umtheilung des Bodens gegründet, wie solches noch jetzt in einigen Theilen Russlands, Indiens etc. der Fall ist.

Bei den aztekischen Stämmen und im alten Anahuac theilte sich die Bevölkerung in Hinsicht auf den Grundbesitz in verschiedene Klassen, welche merkwürdiger Weise den verschiedenen grundbesitzlichen Klassen des europäischen Mittelalters entsprechen. Zu der ersten gehörten nächst dem Könige die Grossen des Reiches, welche ihre Güter erb- und eigenthümlich besassen, sie verpachten, entäussern oder in Majorate umwandeln konnten. Das waren also reine allod, wotschiny. Die zweite Klasse der Grundbesitzer ging aus der freien Wahl des Herrschers hervor. Ihnen wurden nach Maassgabe des Verdienstes und der zu leistenden Obliegenheiten Güter oder bestimmte Einkommen von denselben nur auf Lebenszeit zugewiesen. Die Ländereien dieses

*) Waitz: Anthropologie der Naturvölker, Bd. IV, S. 404.

rein persönlichen Adels fielen nach dem Tode des zeitweiligen Besitzers der Krone zurück. Das waren also reine feod, beneficia, pomjestja. Das Land selbst wurde durch eine Landbevölkerung bebaut, welche in geschlossene Gemeinschaften (calpulli) eingetheilt war. Das von ihnen bebaute Land bildete das Gesammteigenthum der ganzen Gemeinde. Es wurde als Erblehen der einzelnen zur Gemeinde gehörigen Familien betrachtet. Starb eine Familie aus, so erhielt eine andere Familie derselben Gemeinde das Landstück. Die an die Scholle gefesselten Mitglieder der Calpulli hiessen Macehuales*) (glebae adscripti, krjepostnye).

Annähernd dieselben agrarischen Verhältnisse findet man noch jetzt in Japan, in einigen Theilen Vorderindiens und Centralasiens. Das jetzt existirende Nebeneinander entspricht somit im Grossen und Ganzen dem geschichtlichen Nacheinander nicht blos in der alten, sondern auch in der neuen Welt.

Bei den Nordamerikanischen Indianern waren die Grenzen des Landes, das einer jeden Völkerschaft zukam, meistentheils genau bestimmt. Das Land galt entweder als Eigenthum des Häuptlings oder als Gesammteigenthum des ganzen Volkes. Der Einzelne hatte in letzterem Falle die Nutzniessung nur des Stückes, welches er bebaute, und nur für die Zeit der Bearbeitung und Ausbeutung. Wurde der Boden gemeinsam bearbeitet, so erfolgte auch eine Theilung der Ernte und Jagdbeute nach Maassgabe der Bedürfnisse oder der Arbeit.**)

Die Indianer am Orinocco betrachten Fischereien und Jagdplätze als Gesammteigenthum des ganzen Stammes; der Grund und Boden bildet dagegen Privateigenthum, so lange er bebaut wird. Das Eigenthumsrecht hat sich auf den nördlichen Nikobaren dort schärfer abgegrenzt, wo die Bevölkerung dichter ist. So findet man z. B. auf den nördlichen dichter bevölkerten Nikobaren Grenzsteine; auf den südlichen dagegen nicht. In Australien sehen die Eingebornen sogar das Wasser der Flüsse, an denen sie leben, den Fremden gegenüber als ihr Eigenthum an.***)

So gründen sich z. B. die agrarischen Verhältnisse bei den Kolhs, jenen Bergvölkern des Hochlandes von Chota Nagpore

*) Waitz: Anthropologie der Naturvölker, Bd. IV, S. 75.

**) Ebendas., Bd. III, S. 128.

***) Ebendas., Bd. I, S. 440.

südwestlich von Calcutta, welche zu den Ureinwohnern von Indien gehören, auf der Anschauung, dass das Land des Dorfes oder auch eines ganzen Stammes der Gesammtheit der männlichen Bevölkerung des Dorfes gehört. Es existirt demgemäss ein familienhafter Communismus, infolge dessen der Einzelne sein angeerbtes Besitzthum nicht entäussern darf, sondern fällt dasselbe stets der Gesammtheit der Dorfbesitzer oder des Stammes, welche das Land urbar gemacht haben, zurück.*)

Auf Tahiti zerfiel die Bevölkerung in drei Klassen: in die Arii, zu welcher die königliche Familie mit ihren nächsten Anverwandten, dem hohen Adel, gehörte; in die Raatira oder Landbesitzer und in die Manahune, das gemeine Volk. Diese letzteren besassen nur ausnahmsweise kleine Strecken Landes; ihre Hauptaufgabe bestand in der Leistung von Abgaben und Frohnden zu Gunsten der Häuptlinge. Diejenigen Manahune, die der persönlichen Freiheit nicht genossen, hiessen Titi (Sklaven). Die Raatira besassen Grundbesitz, welcher durch Erbschaft und nicht als Lehen des Königs auf sie gekommen war. Auf ihren Grundstücken hatten sie das Recht des Tabu d. h. das Recht durch einen Machtspruch beliebige Gegenstände dem allgemeinen Gebrauch zu entziehen.**)

In den südamerikanischen Missionen gab es anfänglich gar kein Privateigenthum. ›Alle Arbeit‹, sagt Waitz***), ›wie alle Speise, Kleidung und andere Verbrauchsgegenstände wurden den Einzelnen zugetheilt; später erhielt jede Familie wenigstens ein Stück Land für sich, das sie an den drei letzten Wochentagen zu bearbeiten hatte, während die drei ersten für den Anbau der Gemeindeländereien bestimmt waren, deren Ertrag in die Magazine floss, aus welchen sämmtliche allgemeinen Ausgaben bestritten wurden .... Ausser den gebauten Früchten wurden in den Magazinen auch die Producte des Gewerbfleisses der Indianer aufgespeichert .... Für den Unterhalt der Handwerker der Wittwen und Waisen, Alten und Schwachen wurden besondere Felder ausgestellt. Keiner litt Mangel, aber alle waren arm; jeder arbeitete für alle, aber keiner konnte durch seine Arbeit mehr

*) Zeitschrift für Ethnologie, 1871. Bd. III, S. 326.
**) Waitz: Anthropologie der Naturvölker, Bd. VI, S. 188.
***) Weitz: Anthropologie der Naturvölker, Bd, III, S. 459.

erwerben als seinen Lebensunterhalt. Die schönsten Träume des Socialismus waren hier zur Wirklichkeit geworden.« —

Henry Maine, der eine hohe Richterstelle in Indien bekleidete, ist, wie er in seinem Werk: »Anicient law, its connection with the early history of society«, anführt, erstaunt gewesen, am Fusse des Himalaya und an den Ufern des Ganges auf Einrichtungen zu stossen, die denen im alten Germanien völlig ähnlich sind.

Java, diese kostbare Kolonie der Niederländer, von mehr als 16 Millionen Einwohner bevölkert, besitzt eine Gemeindeorganisation, die der Russlands vollständig gleicht. . .

Die Chroniken, Briefschaften, Urkunden der Abteien, die Gewohnheiten zeigen uns, dass im Mittelalter in allen Provinzen Frankreichs Familienverbände bestanden, vollständig denen ähnlich, die man noch heute bei den südlichen Slaven antrifft. Man braucht nicht auf das 15. Jahrhundert zurückzugehen, um umständliche Auskünfte über diese Institutionen zu finden, sondern es giebt, wie de Chavanne bemerkt, in der Geschichte Frankreichs keine einzige Zeitperiode, in der nicht irgend ein Text an einer oder der anderen Stelle von der Existenz dieser Gemeindeverbände Kunde gäbe.

»Nicht in besonderen, Frankreich eigenthümlichen Verhältnissen und dem Mittelalter« sagt Laveleye, indem er obiger Verhältnisse erwähnt, »muss der Ursprung dieser Vereine gesucht werden, welche bei allen slavischen Völkern, bei den Indiern, den Semiten sich gleichfalls vorfinden und die auf die ersten Formen der Civilisation hinweisen.« . .

»Jedenfalls ist es sicher, dass die Bedingungen der feudalen Einrichtungen in hohem Grade die Gründung und Erhaltung der Gemeindeverbände begünstigten, weil sie sowohl im Interesse der Bauern, als der Herren lagen.« *)

»In Algerien«, sagt gleichfalls Laveleye, »begegnet man sehr verschiedenen ländlichen Einrichtungen. In Kabylien sind die Felder von einander abgegrenzt, nicht selten mit Hecken eingefasst: Besitztitel sind die Regel und zwar sehr detaillirte; es wird in ihnen sogar die Zahl der Bäume jeder Gattung, welche die Güter enthalten, namhaft gemacht. Auch mit Palmen bepflanzte Oasen sind persönliches Eigenthum. Nach musel-

*) Die ursprünglichen Formen des Eigenthums von Emil de Laveleye, Revue des deux Mondes, Septembre 1872.

männischer Auffassung gehört das Land dem Herrscher, in Wirklichkeit aber ist es der Stamm, der die Oberherrschaft ausübt.«

Bei vielen Völkerschaften Afrikas ist gleichfalls die Einrichtung von Dorfgemeinden in Kraft. Der Vice-Admiral Fleuriot de Langle erzählt, dass bei den Joloffs an der Küste von Gorea das Land den Dorfgemeinden gehört; der Vorsteher des Dorfes, unterstützt von den Aeltesten, ordnet in jedem Jahr die Vertheilung der zu bebauenden Ländereien, je nach den Bedürfnissen einer jeden Familie, an. Ganz derselbe Gebrauch herrscht in Java und in Russland. In Mexiko fand man die ackerbautreibenden Eingeborenen in Dörfern beisammen wohnend, welchen das Land gemeinschaftlich gehörte; nur ihr Wohnhaus und der dazu gehörende Garten waren Privateigenthum. Ein Theil des Landes wurde jährlich unter die Einwohner vertheilt, ein anderer Theil gemeinschaftlich bearbeitet und der Ertrag desselben für allgemeine Bedürfnisse verwandt. In Peru war der Boden in drei Theile getheilt; der eine Theil wurde für die Bedürfnisse des Gottesdienstes aufbewahrt, der zweite für den Herrscher und die Regierung, der dritte endlich unter die Bearbeiter vertheilt. Wenn ein junger Mann heirathete, wurde ihm ein Haus gebaut und ein Stück Land zugetheilt; bei der Geburt eines jeden Kindes erhielt er ein neues Stück zur Ergänzung dazu.

Bei den alten Britten war der Boden gemeinschaftliches Besitzthum und eine neue Vertheilung fand statt, wenn Ueberschwemmungen einen Theil desselben fortgerissen hatten. Bei den Afghanen wurde das Land alle sechs Jahre einer neuen Eintheilung unterworfen. Bei den Anglo-Sachsen war das eroberte Land Eigenthum der Nation, daher sein Name »folkland, Land des Volkes, ager publicus« im Gegensatz zu den Privatbesitzlichkeiten oder dem »bokland, in das Buch eingetragenes Land.*)

In keinem Lande kann man, nach den Beobachtungen eines russischen Reisenden, eine so grosse Mannichfaltigkeit in den Formen der ländlichen Beziehungen finden, wie in Indien. Der Gemeindelandbesitz existirt hier gleichzeitig mit dem Erbbesitz; das System der periodischen Theilung des Acker- und Wiesenlandes, den seltsamen Austausch der Wohnplätze sogar nicht

*) Die ursprünglichen Formen des Eigenthums von Emil de Laveleye. Revue des deux Mondes, Août 1872. S. 524.

ausgeschlossen, geht Hand in Hand mit dem System der Erb- oder zufälligen Theilung; die Gemeinde-Exploitation kommt gleichzeitig mit der privaten vor; eine gleichmässige Zulassung aller Gemeindeglieder zur Nutzniessung der Gemeindeländereien und, fast gleichzeitig, die Beschränkung dieses Rechtes blos auf eine geringe Zahl von Familien alter Ansiedler. Endlich findet man dort auch alle anderen Formen des Landbesitzes, von der kleinen Bauernwirthschaft bis hinauf zu den Grossgrundbesitzern, welche immense Güter inne haben, die nicht selten ganze Kreise einnehmen!

Der Zeit nach als erste, älteste Form des Landbesitzes in Indien erscheint der sogenannte Landbesitz des Stammes, dessen Glieder ungetheilt leben, zusammen das Land bearbeiten und ihre Bedürfnisse aus den gemeinschaftlichen Einnahmen befriedigen. Bei der Existenz dieser Form der Landbesitzer kann kein Glied des Stammes einen Theil der gemeinschaftlichen Ländereien sein eigen nennen, noch temporär benutzen. Die Erzeugnisse der gemeinschaftlichen Wirthschaft fliessen in die allgemeine Kasse und werden zur Befriedigung der Bedürfnisse der ganzen Gemeinschaft verwendet. Diese älteste Form des Landbesitzes hat sich nur in wenigen Ortschaften des nördlichen und nordwestlichen Indiens erhalten.

Der Stammeslandbesitz ward mit der allmäligen agrarischen Entwickelung wesentlichen Veränderungen unterzogen. Der Stamm verzweigte sich zu sehr und es begann eine Ausscheidung ungetheilter Familien, welche dem Landbesitz die neue Form des Familienstammbesitzes mittheilte. Diese spätere Form, deren Existenz auch von der englischen Regierung anerkannt worden, findet eine umfassende Anwendung in verschiedenen Theilen Indiens und existirte vor nicht sehr langer Zeit, nach der einstimmigen Behauptung mehrerer Schriftsteller, sogar überall in ganz Indien. Der Familien-Stammbesitz der Ländereien erscheint jetzt wiederum in zweierlei Gestalt: in einzelnen Gemeinden ist der gemeinschaftliche Landbesitz an die Bedingung der Theilung der Erzeugnisse der gemeinschaftlichen Wirthschaft in ungleiche Theile unter die einzelnen Familien geknüpft; in anderen dagegen geschieht dies in der Form individueller Benutzung des Landes durch einzelne Glieder der Stammgemeinde vermittelst individueller Landzutheilung. Bei der ersten dieser Formen des Besitzes wird das Land sowohl von den Gemeindeeigenthümern, als auch von Arrendatoren bearbeitet, wobei die einen, wie die anderen eine gewisse Bodensteuer für die ganze Bevölkerung zahlen; die Resultate der Ernte werden sodann blos unter die Eigenthümer getheilt, je nach ihren Erbrechten, oder genauer, je nach der Nähe der Verwandtschaft mit dem gemeinschaftlichen Stammvater. In den meisten Fällen existirt diese Ordnung übrigens nicht in Betreff des ganzen Gemeindelandes, sondern nur eines Theiles desselben, welches, ohne einer Theilung unter einzelne Familien unterworfen zu sein, fortfährt gemeinschaftliches Gut zu sein, mit Theilung der Ernteerzeugnisse. Die zweite Form des Familien-Stammbesitzes erscheint schon in der Gestalt individueller Landzutheilungen, wobei bei einer solchen Theilung die Grösse der Landparcellen durch die nähere oder entferntere Verwandtschaft der Familien mit dem wirklichen oder vermeintlichen Stammvater des ganzen Stammes bestimmt wird. Dieser Modus des Landbesitzes ist sehr verbreitet, wie in den nordwestlichen Provinzen Indiens, so auch im Pendschab; die öffentliche Meinung achtet dort streng auf die Beibehaltung dieses Systems der durch den Verwandtschaftsgrad zu bestimmenden Landzutheilungen, so dass nicht selten Personen zur Nutzniessung von Land zugelassen werden, deren Vorfahren im Laufe einer oder zweier Generationen an dem Gemeindebesitz keinen Antheil hatten. Derartige Zutheilungen von Ackerland können weder als lebenslänglich, noch als erblich anerkannt werden. Sie verbleiben im Besitz der einen oder andern Familie blos so lange, bis die Nothwendigkeit der Zutheilung neuerer Landstücke an durch Geburt hinzugekommene Verwandte nicht die Ursache einer neuen Theilung des Gemeindeackers wird. Die Umtheilung des Ackers und der Wiesen geschieht auch behufs einer grösseren Uebereinstimmung des Grades der Verwandtschaft mit der Grösse der Landstücke. Häufig wird dies übrigens auf andere Weise erzielt: die Besitzer, welche eine Vergrösserung ihrer Landstücke verlangen, erhalten eine solche aus den wüsten Parcellen oder denjenigen Landstücken, welche noch in dem gemeinschaftlichen Besitz der Glieder eines Stammes sind, wenn diese natürlich noch nicht vertheilt sind. Auf diesem Wege werden individuelle Landstücke de facto lebenslängliche und sogar erbliche, jedoch nur auf so lange, bis sie bearbeitet werden. Jeder besitzt die Parcelle, welche er bebaut, und nur so lange bis die Bearbeitung fortgesetzt wird. Wenn ein Stück Land unbebaut geblieben ist, so verfällt es wieder den uncultivirten Gemeindeländereien und kann von jedem Gliede der Gemeinde eingenommen werden, jedoch nur unter der Bedingung, dasselbe zu bearbeiten und die Steuern zu zahlen. Aber nach Maassgabe des numerischen Anwachsens der Glieder wird es schwierig die Nähe des Verwandtschaftsgrades einer jeden Familie mit dem Stammvater zu bestimmen, wodurch die Grösse des Landstückes bedingt wird. Diese Schwierigkeit wächst noch mehr bei einer gewaltsamen Veränderung des Bestandes der Bevölkerung, bei dem Eintritt eines fremden Elements in die Gemeinde. Alles dieses zusammengenommen führt zu einer äusserst ungleichmässigen Vertheilung der Familien-Landstücke, ruft zahlreiche Klagen hervor und begünstigt indirect die Veränderung der Form des Landbesitzes durch Einführung der periodischen Umtheilungen.

Als Resultat des inneren Kampfes der Interessen, welcher bei allem diesen vor sich geht, erscheint eine neue Form der Dorfgemeindebesitz, wie es Kowalefsky festgestellt hat. Nirgend bietet, nach seinen Worten, der Landgemeindebesitz in Indien eine so sprechende Aehnlichkeit mit dem Typus des Bauerlandbesitzes in Russland dar, wie eine solche Landgemeinde im Pendschab. Die Ländereien jeder Gemeinde sind getheilt in eine bestimmte Zahl von Parcellen, entsprechend der Zahl der in der Gemeinde zählenden Besitzer. Ein jeder Besitzer erhält zu seiner ausschliesslichen Nutzniessung Land, verschieden durch Productivität und Brauchbarkeit. In Betracht der verschiedenen Qualität der Ländereien und ihrer Lage, welche für die Irrigation von Wichtigkeit ist, erfolgt die Vertheilung des Landes nach Reihen oder Schnuren, und jede Familie erhält einige Schnüre in Strichen verschiedenartiger Productivität, was vollständig an die in Russland übliche Methode erinnert. Auf diese Weise wird jeder der Besitzer zur gleichen Theilnahme an den Gemeindebesitz zugelassen und ist dafür verpflichtet zur Leistung verschiedener Prästanden und Abgaben. Jedes Mal, wenn die Bevölkerung heranwächst und eine Ungleichheit der Landtheile eintritt, wird eine Umtheilung vorgenommen. In landarmen Gemeinden werden diese Umtheilungen sogar in kurzen Zeiträumen, in 10, 6, 8, 5 Jahren und nicht selten sogar alljährlich vorgenommen, wie Professor Minajew in seiner Reise durch Indien angiebt. Diese Umtheilungen werden dort mit einer solchen Consequenz vollzogen, dass unlängst die Mitglieder einer und derselben Gemeinde nicht nur ihre Ländereien austauschten, sondern auch ihre Gehöfte und sogar ihre Wohnstätten.

Auf diese Form des Gemeindelandbesitzes, welche der russischen ähnlich ist, beschränken sich die Landverhältnisse in Indien noch bei weitem nicht. In dem Process der allmäligen Entwickelung gelangt der Landgemeindebesitz in diesem Lande bis zu dem Stadium der Entwickelung, welches wir im mittelalterlichen Deutschland und in der gegenwärtigen Schweiz finden. Diese Uebergangsform besteht darin, dass das Acker- und nicht selten auch das Wiesenland in unabänderlichem Besitz einzelner Gemeindeglieder sich befindet und nur die sogenannten Appertinentien sich im allgemeinen Besitz befinden. Hierher gehören vorzugsweise die Impedimenta, zum Theil auch Haine, Sümpfe, Gärten und Stücke von Gehöftland, gemeinsame Triften und Weiden und dergl. Uebrigens hat das indische System eine Abweichung von dem europäischen: bei dem indischen werden zur Benutzung der angegebenen Appertinentien sogar auch diejenigen von den Gemeindegliedern zugelassen, welche zeitweilig aufgehört haben Land zu besitzen, was weder in Deutschland, noch in der Schweiz zugegeben wird.*)

Meitzen hat in einem Vortrage über die Bildung von Dörfern in Deutschland und deren nationale Bedeutung die historische Entwickelung in der Anlage einzelner Dörfer auseinandergesetzt. Er ist zur Ueberzeugung gelangt, dass die Flurwirthschaft sehr vieler Ortschaften in Schlesien ein sehr hohes Alter aufweist: sie führt nicht blos durch Urkunden-Zeugnisse und durch die Feldtheilung in Gespanne auf die markgenossenschaftlichen Besitzverhältnisse zurück, sondern das genossenschaftliche Gemeineigenthum an der Flur hat sich, nach Meitzen, in vielen derselben klar bis auf unsere Zeit erhalten. Nach Hanssen wurden in derartigen Dorfgenossenschaften noch in den funfziger Jahren unseres Jahrhunderts nicht allein Wald und Wiese, sondern sogar noch die Ackerstücke periodisch ausgeloost.

Diese »hufenförmige« Dorfform erscheint, nach Meitzen, mehr oder weniger bestimmt ausgeprägt auch auf dem linken Rheinufer und in allen ebenen Theilen Süddeutschlands. Abweichende Formen bieten unter anderem die Einzelhöfe Westphalens, welche, von einem verwallten Baumgarten umgeben, inmitten ihrer eigenen

*) Golos 1878, Nr. 65.

Feldstücke und in weiter Entfernung von den Nachbarn liegen. Die Bildung solcher Einzelhöfe setzt, nach Meitzen, bereits eine vorgeschrittene Cultur, so wie polizeiliche Sicherheit voraus. Zahlreiche Spuren führen auch darauf zurück, dass dergleichen Einzelhöfe gleichfalls aus Markgenossenschaften hervorgegangen sind. *)

Aber nicht blos in Deutschland findet man die verschiedenen agrarischen Entwickelungsstufen noch heute im Neben- und Uebereinander vorhanden. Auch in Frankreich, in der Schweiz, in Russland und in den anderen Theilen der alten und neuen Welt sieht man Gemein- und Einzelbesitz, Gemein- und Einzelwirthschaft aneinandergereiht, sowie die höchsten technischen Vervollkommnungen bei Bearbeitung des Bodens neben der einfachen Handarbeit; Kreditwirthschaft neben Naturalwirthschaft; intensive Kapitalwirthschaft in der Form von landwirthschaftlichen Fabrikanlagen, künstlichen Berieselungen etc. neben extensiven Wald- und Weidewirthschaften; Grossgrundbesitz neben Zerstückelung des Grund und Bodens in kleinere Einzelwirthschaften.

Ein solches Nach-, Neben- und Uebereinander legen aber nicht blos die agrarischen Verhältnisse an den Tag, sondern gleichfalls die Industrie überhaupt in allen ihren Zweigen, angefangen vom Lastträger bis zur Eisenbahn, angefangen vom Fischerboot bis zum Dampfschiff und Monitor. In den höher cultivirten Gemeinschaften lassen sich viele von den früheren ökonomischen Verhältnissen freilich nur als Ueberbleibsel, als survivals verfolgen, gleichwie in den Naturorganismen einzelne Organe und Gewebe, die bereits längst ihre physiologische Bedeutung verloren haben. Der reale Causalzusammenhang und das Gesetz der Uebereinstimmung des Nach-, Neben- und Uebereinander werden dadurch ebensowenig in Hinsicht auf die physiologische Entwickelung der Gesellschaft, wie hinsichtlich der Einzelorganismen gestört. —

Die sich in Uebereinstimmung der Gesetze des Nach-, Neben- und Uebereinander, der Anpassung, der Vererbung und des Kampfes um's Dasein immer höher potenzirende social-physiologische Differenzirung und Integrirung prägt sich dabei sowohl in den agrarischen Verhältnissen, als auch in der Industrie überhaupt stets als Mehrung von Eigenthum, Recht, Macht und Freiheit

---

*) Zeitschrift für Ethnologie 1871. Bd. III. S. 138.

in dem Sinne aus, wie wir solches bereits wiederholentlich auseinandergesetzt haben (Vergl. Bd. I, S. 81, 116, 209, Bd. II, S. 3, 32, 48, Bd. III, S. 457 und ff.)

Auf dem agrarischen und industriellen Gebiete, ebenso wie auf den anderen socialen Gebieten, haben die Ausdrücke Eigenthum, Recht, Macht und Freiheit eine doppelte Bedeutung. Sie können auf das umgebende Medium bezogen werden und alsdann bedeutet Mehrung von Eigenthum eine vollkommnere Art des Aneignens der Naturkräfte, Mehrung von Recht eine erkenntnissvollere social-physiologische Abgrenzung desselben, Mehrung von Macht — eine gesteigerte Herrschaft des Menschen über die Naturkräfte, Mehrung von Freiheit, — der allmälige Uebergang von Unfreiheit zur Freiheit im social-physiologischen Sinne. Zur näheren Beleuchtung dieses allmäligen Ueberganges können wir den Leser nur auf die geistreichen Auseinandersetzungen in Rau-Wagners ›Lehrbuch der politischen Oekonomie‹ Bd. I, S. 322 und ff., so wie in Hellwalds ›Culturgeschichte in ihrer natürlichen Entwickelung bis zur Gegenwart‹ S. 103 und ff. (2. Auflage) verweisen. —

Eine andere Bedeutung erhalten dieselben Ausdrücke, wenn sie auf die social-physiologische Wechselwirkung der einzelnen Nervenelemente untereinander und mit den Centralorganen des socialen Nervensystems bezogen werden. Alsdann bedeutet Mehrung von Eigenthum, Recht, Macht und Freiheit nicht blos potenzirte Differenzirung und Integrirung der individuellen Kräfte dem umgebenden Medium, sondern auch den anderen Individuen und der ganzen Gesammtheit gegenüber. Um diesen Unterschied vollständig klar aufzufassen, würde es genügen, wenn man sich von der verschiedenen Bedeutung Rechenschaft geben würde, welche eine erhöhte Thätigkeit des Einzelorganismus als selbständiges Individuum in Hinsicht auf das ihn umgebende Medium nach sich zieht und andererseits von der Bedeutung einer gleichen Potenzirung der Thätigkeit der Zelle als Theil des Einzelorganismus. Im ersten Falle steht der Organismus einzeln den Naturkräften gegenüber, die Zelle dagegen kann auf letztere nur mit Hülfe anderer Zellen wirken und muss daher auch die Früchte ihrer Arbeit mit den anderen Zellen theilen.

Die obigen Auseinandersetzungen und Betrachtungen führen zu folgenden Thesen, die noch ferner näher ausgeführt und beleuchtet werden sollen:

1. Der Grundbesitz und die agrarischen Verhältnisse gestalten sich in zweiter Instanz, wie die sociale Zwischenzellensubstanz überhaupt, als Reflex der Conformation und Wechselwirkung des socialen Nervensystems in der ökonomischen, rechtlichen und politischen Sphäre.

2. In zweiter Instanz unterliegen der Grundbesitz und die agrarischen Verhältnisse, wie die Zwischenzellensubstanz überhaupt, den Gesetzen der allmäligen Differenzirung, Integrirung und Potenzirung, des Kampfes ums Dasein, der Anpassung und Vererbung, der Uebereinstimmung des Nach-, Neben- und Uebereinander, der Fort- und Rückbildung, entsprechend der socialorganischen Formel der Mehrung oder Minderung von Eigenthum, Recht, Macht und Freiheit.

3. Die Gestaltung und die fort- oder rückschreitende Entwickelung des Grundbesitzes und der agrarischen Verhältnisse üben ihrerseits einen mächtigen Einfluss auf die Gestaltung und die Entwickelung des socialen Nervensystems rückwirkend aus, gleichwie dasselbe in Hinsicht auf die Zwischenzellensubstanz überhaupt der Fall ist.

4. Die Typentheorie findet auch auf den Grundbesitz und die agrarischen Verhältnisse, wie auf die Zwischenzellensubstanz überhaupt, ihre Anwendung, so dass die fortschreitende Entwickelung und Vervollkommnung derselben von dem Typus in Vereinigung mit der Differenzirungs- und Integrirungsstufe abhängig ist.

5. Das Gesetz der Endosmose und Exosmose hat auch in zweiter Instanz in Hinsicht des Grundbesitzes und der agrarischen Verhältnisse, wie der Zwischenzellensubstanz überhaupt, volle Gültigkeit, indem der Grossgrundbesitz und der mit grösserem Capital versehene Besitz ebenso auf den übrigen Besitz wirkt wie eine mit mehr Energie versehene Zelle auf ihre Umgebung, d. h. assimilirend, aufsaugend.

6. Die pathologischen Erscheinungen in Hinsicht auf den Grundbesitz und die agrarischen Verhältnisse sind in zweiter Instanz dem Wesen nach dieselben, wie auch in Hinsicht auf das sociale Nervensystem, indem sie in beiden Fällen durch einen Umsatz höherer Energien in niedere, durch ein Uebermaass oder einen Mangel an Reiz, durch Thätigkeitsäusserungen, welche nicht am rechten Ort oder nicht zur rechten Zeit vor sich gehen, bedingt werden.

Dieselben Thesen können und müssen mit einigen Abänderungen auf die menschliche Industrie und auf die social-physiologische Entwickelung der menschlichen Gesellschaft überhaupt angewandt werden.

Der Unterschied ist nur der, dass in Hinsicht auf den Grund und Boden und folglich auf die agrarischen Verhältnisse der Mensch mehr der passiven Anpassung unterliegt, indem es weniger in seiner Macht steht, die topographischen, geographischen, tellurischen und atmosphärischen Existenzbedingungen zu ändern und umzugestalten, als die einzelnen, durch die Industrie bearbeiteten, vom Grund und Boden bereits abgelösten Rohstoffe seinen Bedürfnissen anzupassen. In letzterer Hinsicht ist die menschliche Existenz überhaupt weniger durch Zeit, Raum und ausser ihrer Machtsphäre liegende Naturkräfte bedingt. Daher auch in der Industrie überhaupt die active Anpassung (Vergl. S. 146) der socialen Zwischenzellensubstanz an das sociale Nervensystem und nicht die passive die vorherrschende ist. In Hinsicht auf Landbau und die Rohproducte sich aneignende Thätigkeit ist der Mensch mehr Naturmensch, in Hinsicht auf diejenige Industrie, welche die Rohproducte weiter bearbeitet, ist er mehr Gesellschaftsmensch. Im ersten Falle hängt er mehr und unmittelbarer von Naturkräften, im zweiten mehr von socialen Potenzen ab. — Es versteht sich von selbst, dass es sich hier nur um ein Mehr oder Weniger handeln kann und dass dieses Mehr oder Weniger von der social-physiologischen Entwickelungsstufe der Gesellschaft selbst abhängt. In einer hochcultivirten Gesellschaft wird auch Landwirthschaft, Bergbau etc. durch sociale Factoren in hohem Grade bedingt, in der ursprünglichen Gesellschaft ist dagegen auch die Industrie unmittelbar an das umgebende Medium gebunden.

Die passive und die active Anpassung, — von welchen letztere nach Maassgabe der Entwickelungsstufe der ersten gegenüber stets im Steigen begriffen ist, — bildet dabei jedoch in allen Fällen den Ausgangspunkt der social-physiologischen Thätigkeit des Menschen in Hinsicht auf das ihn umgebende Medium, indem durch diese Thätigkeit allmälig die Zwischenzellensubstanz im engeren Sinne ins Leben gerufen wird. Alle anderen Entwickelungsseiten: der Kampf ums Dasein, die Vererbung, das Nach-, Neben- und Uebereinander der Entwickelung, Mehrung oder Minderung von Eigenthum, Recht, Macht und Freiheit, sind nur nothwendige

Consequenzen der passiven oder activen Anpassung, ebenso wie auch alle organischen Vorgänge, Gestaltungen und Entwickelungsphasen der Einzelorganismen einerseits in der physiologischen Thätigkeit der Zellen und Zellengewebe, andererseits aber auch in dem umgebenden Medium, so wie in der Zwischenzellensubstanz wurzeln.

V.

Der social-physiologische Kampf ums Dasein.

Es sind bereits bänderreiche Werke über den Kampf ums Dasein in der ökonomischen Sphäre und über die Analogie desselben mit demjenigen Kampf, welcher in der ganzen organischen Natur herrscht, geschrieben worden. Dieser Kampf ist sogar auf dem Gebiete der Socialwissenschaft durch das epochemachende Werk von Malthus über das Princip der Bevölkerung begründet und beleuchtet worden, noch vordem die Naturkunde denselben als allgemeines Gesetz auch für die anorganische und organische Welt anerkannte.

Aber bis jetzt wurde in Hinsicht auf den Kampf um's Dasein der Mensch gleich dem pflanzlichen und thierischen Einzelorganismus nur als selbständiger Repräsentant einer besonderen höheren Species betrachtet. Die Gesetze des Kampfes ums Dasein wurden daher wenn auch mit Berücksichtigung der höheren Intelligenz, der verfeinerteren Bedürfnisse etc. auf den Menschen nur immer in diesem Sinne angewandt.

Der Mensch kann jedoch nicht allein als Individuum, als Glied einer Species, aufgefasst werden; er bildet zu gleicher Zeit den Theil eines realen Gesammtorganismus — der menschlichen Gesellschaft. Und alle Einseitigkeiten in der Beurtheilung des socialen Kampfes und der socialen Züchtung stammen gerade davon her, dass der Mensch nicht als Zelle dieses Gesammtorganismus, sondern als selbständiger Theil einer Species, gleich den Thieren, betrachtet worden ist.

Die in Folge der Theorie Darwins erschienenen Schriften,

welche die Anwendung des Gesetzes vom Kampfe ums Dasein und von der geschlechtlichen Zuchtwahl auf socialem Gebiete bezwecken, wie: »Physics and Politics, or thoughts on the application of the principles of natural selection and inheritance to political society«, von Walter Bagehot; gleichfalls die »Beiträge zur Theorie der natürlichen Zuchtwahl«, von A. R. Walace (deutsch von A. B. Meyer) sind nur Erläuterungen und weitere Entwickelungsversuche derselben einseitigen und unvollständigen ursprünglichen Anschauung.

Es fragt sich nun: ob auf diesem Wege alle socialen Erscheinungen erklärt werden können: Eigenthum, Recht, Macht, Freiheit, Pflicht, Moral, Religion? — Dass dieses nicht der Fall ist, glauben wir in den ersten drei Theilen unseres Werkes bewiesen zu haben. Alle diese Erscheinungen lassen sich auf natürlichem Wege nur erklären, wenn die menschliche Gesellschaft nicht als Vereinigung von selbständigen Individuen, sondern als ein aus einzelnen Zellen bestehender realer Gesammtorganismus gleich den Einzelorganismen in der Natur anerkannt wird. Nur dann tritt die vollständig reale Analogie zwischen allen Seiten der socialen und organischen Entwickelung hervor, nur dann lassen sich alle socialen Fragen auf natürlichem Wege und auf naturwissenschaftlicher Grundlage erklären. Der Kampf ums Dasein, die natürliche und geschlechtliche Züchtung erhält alsdann für die menschliche Gesellschaft nicht die Bedeutung des Wettstreites der in der Natur einander sich verdrängenden, besiegenden und ausrottenden Individuen verschiedener Gattungen, sondern die Bedeutung der Wechselwirkung der im Einzelorganismus sich differenzirenden und sich wieder zu einem Ganzen vereinigenden Zellen. Hier geht im Uebereinander das vor, was hinsichtlich ganzer Species und Racen im Nebeneinander sich ausprägt. Obgleich das Gesetz dasselbe ist, besteht doch in der Anwendung desselben ein wesentlicher Unterschied. Der Kampf der Zellen im Schoosse des Einzelorganismus, so wie der Menschen in der Gesellschaft wird durch die einheitliche Entwickelung des Gesammtorganismus bedingt, geregelt, in gewisse Formen und Grenzen eingeschlossen und gehalten. In der menschlichen Gesellschaft geschieht das durch Eigenthum, Recht, Macht, Freiheit. Und dass dabei die, die ökonomische, juridische und politische Entwickelung des socialen Organismus bedingenden Entwickelungsseiten vollständig real der physiologischen, morphologischen und tektologischen Seite der Einzelorganismen entsprechen, haben wir schon bewiesen.

So wie die einzelne Pflanze um den Raum und das Thier um den Ort und das Revier kämpfen, so kämpft auch die Zelle im Einzelorganismus und der Mensch in der Gesellschaft um die Stellung und die Hingehörigkeit zu diesem oder jenem Theil des Gesammtorganismus; aber dieser letzte Kampf geht unter dem Einfluss der Entwickelung des ganzen Organismus vor sich, wogegen die Pflanze und das Thier einzeln, oder höchstens in Heerden kämpfen. — Dasselbe ist von dem Kampf um die Nahrung zu bemerken. In der Aussenwelt reisst ein jedes Individuum die ihm zugängliche Nahrung an sich; im Schoosse des Einzelorganismus und in der menschlichen Gesellschaft geht ein Austausch vor sich, eine Production und Vertheilung der verschiedenartigsten Stoffe, Nutzgegenstände, Güter. In der Aussenwelt folgt eine jede Pflanze, ein jedes Thier ihren Neigungen, Bedürfnissen, Strebungen, die nur durch Naturhindernisse aufgehalten und zurückgedrängt werden; im Einzelorganismus geschieht dieses durch Unterordnung des Niederen unter das Höhere und in der menschlichen Gesellschaft vollzieht sich wesentlich dasselbe durch Recht, Macht, Pflicht, Moral, Religion. — Daher ist ein Vergleich der socialen Entwickelung mit dem unter den Einzelorganismen vorgehenden Kampf ums Dasein und mit der durch diesen Kampf bedingten natürlichen und geschlechtlichen Züchtung immer nur ein einseitiger, unvollständiger. Die vollständige Analogie tritt nur hervor, sobald man die menschliche Gesellschaft als realen Gesammtorganismus auffasst und diesen mit den Einzelorganismen der Natur vergleicht. Das ist die einzig wahre, die einzig feste Basis für die Socialwissenschaft. Und nur auf dieser Grundlage wird es uns später ermöglicht werden, alle Erscheinungen in der geistigen und ethischen Sphäre auf Grundlage der allgemein gültigen Naturgesetze zu erklären.

Um die Wechselwirkung der Kräfte, wie sie in der ökonomischen Sphäre des socialen Organismus vor sich geht, vom Standpunkte des Kampfes ums Dasein real aufzufassen, wenden wir uns zuvörderst zu den physiologischen Vorgängen im Pflanzen- und Thierorganismus.

Büchner schildert diese Vorgänge in folgender Weise:*)

*) Physiologische Bilder von Lud. Büchner. Erster Band, S. 246 ff.

›Bisher dachte man sich die Ernährung allein als durch die Gefässe und die in ihnen enthaltene Bildungsflüssigkeit möglich, und findet man in der That an vielen Stellen des Körpers ein so dichtmaschiges, Alles durchdringendes Gefässnetz, dass eine solche Annahme zur Erklärung aller Erscheinungen ausreicht — während dagegen an andern Stellen, und so namentlich an den zur Bindesubstanz gehörigen Geweben, wie Knochen, Knorpel, Sehnen, Bändern, ein solches Gefässnetz fast ganz fehlt. Der entwickelte Knorpel hat gar keine Gefässe mehr. In diesen Theilen nun vereinigen sich die in Bindegewebskörper etc. umgewandelten Zellen mit zahlreichen hohlen Fortsätzen untereinander derart, dass sie ein das ganze Gewebe durchsetzendes System anastomosirender Kanälchen oder ein feines saftführendes Röhrensystem bilden, welches die früher den Gefässen zugeschriebene Rolle übernimmt und eine gleichmässige Ernährung der Theile ohne Gefässe durch intermediäre Saftströmungen bewirkt. Diese sogenannten Zellennetze bieten dem Auge des Beschauers auch einen ästhetisch genussvollen Anblick dar. Vielleicht sind es nicht einmal blos die gefässlosen, sondern auch die gefässreichen Theile des Körpers, welche sich auf diese Weise ernähren, und die Gefässe müssen alsdann nur als die Bahnen betrachtet werden, auf denen die Ernährungsflüssigkeit in die Nähe der ernährungsbedürftigen Theile gebracht wird, und aus denen diese Theile die ihnen nöthige Stoffmenge je nach Bedürfniss und mittelst der activen Thätigkeit ihrer zelligen Elemente anziehen und weiter verarbeiten. Indessen erstreckt sich dieses Verhältniss natürlich nur auf diejenigen Gewebe, welche während der ganzen Dauer ihres Bestehens aus *denselben* Elementen, d. h. aus mehr oder weniger veränderten Zellen zusammengesetzt sind und deren Ernährung demnach gleich der Summe des Stoffwechsels in diesen *bleibenden* Elementen ist — während in anderen Fällen die Zellen unaufhörlich wechseln und der Stoffwechsel des Gewebes auf einer fortwährenden Umgestaltung der Elemente selbst beruht. Es findet, mit anderen Worten, eine fortwährende Verdrängung der einen Zellengeneration durch eine jüngere statt. Diesen interessanten Vorgang bezeichnet Fick mit dem Bilde einer Stadt, deren Bevölkerung auch weit länger als das Leben eines Menschen dauert, im Ganzen beharrlich erscheint und immer denselben Anblick bietet, obgleich sie doch zu verschiedenen Zeiten aus ganz verschiedenen Individuen besteht. Hierbei findet man denn natürlich alle möglichen Entwickelungsstadien in der Zelle neben einander, oft sogar in regelmässiger, räumlicher Aufeinanderfolge. Das eine Ende des Gewebes ist der Bildungsheerd neuer Zellen, das andere deren Abzugskanal, und jede einzelne Zelle macht ihre Wanderung von dem einen zu dem andern Ende und dabei gleichmässig ihren Lebenscyclus von jung zu alt durch. Auf diese Weise ernähren sich die sogenannten Oberhautgebilde, namentlich die äussere, den ganzen Körper bedeckende Haut selbst, an deren äusserster Oberfläche sich das Einzelindividuum durch eine fortwährende Abschuppung und Abstossung der obersten Zellenlager gewissermassen gegen die Aussenwelt abgränzt und in seinen Einzelbestand erhält, während behufs dieser Thätigkeit von Innen her unaufhörlich neues Zellenmaterial als Ersatz zugeführt wird. Dabei verwandeln sich natürlich die Zellen in sich selbst und bilden, auf der äussersten Fläche angekommen, in ihren Innern den, ein so vortreffliches Schutzmittel gegen Aussen abgebenden sogenannten Hornstoff, erreichen damit aber gleichzeitig den Abschluss ihres individuellen Lebens, womit sie nicht mehr weiterbildungsfähig, sondern nun reif zum Abfallen sind. Auch die Bildung von Nägeln und Haaren beruht lediglich auf eigenthümlichen Veranstaltungen der Zellenbildung. Ganz in derselben Weise geht auch die Ernährung der Schleimhäute, des Blutes, vielleicht auch der Knochen und noch einiger andern Gewebe vor sich, während zu denjenigen Geweben, deren Ernährung auf einem Stoffwechsel *bleibender* Elemente beruht, das Bindegewebe, das elastische Gewebe, vor Allem aber das Nerven- und Muskelgewebe zu rechnen sein dürften. Dass es sich namentlich bei der Muskelfaser um ein bleibendes Formelement handelt, wird durch das schon erwähnte Factum bewiesen, dass die Kerne der ehemaligen Zellen in der Scheide der Muskelfaser liegen bleiben, im Zusammenhalt mit der Erfahrung, dass die Erhaltung der Zelle wesentlich an die Thätigkeit des Kerns gebunden erscheint. Daher wachsen oder schwinden auch die Muskeln nicht durch Vermehrung oder Verminderung, sondern lediglich durch Vergrösserung oder Verkleinerung ihrer einzelnen Fasern. In dem zweiten Element des Nervengewebes gar, in der sogenannten Ganglienkugel, welche stetig ihre ursprüngliche Zellenform beibehält, sehen wir die höchste animale Thätigkeit, deren der Thierkörper überhaupt fähig ist, unmittelbar an die Form und Thätigkeit der Zelle selbst gebunden.‹

Etwas Analoges bietet auch die Thierwelt, namentlich diejenigen Species, welche in mehr oder weniger geschlossenen Gemeinschaften leben. —

Es ist in der letzten Zeit bewiesen worden, dass der Sklavenstaat der Ameisen seinen Ursprung in dem Bedürfniss sich Nahrung zu verschaffen wurzelt. Hören wir, was darüber ein umsichtiger Beobachter sagt:

›Oft sieht man die rothen Ameisen Auszug halten, eine Razzia auf Lebensmittel aller Art. Oefters sieht man sie auch wiederkehren mit einem Püppchen der grossen schwarzen Art zwischen den Kiefern, anstatt mit Körnern oder todten Insekten beladen zu sein . . . . . Welchen Zweck sie damit verbinden? Was sie beabsichtigen? Ursprünglich ist es der nackte Cannibalismus, der sie treibt. Die Puppen sind ihnen leckere Kost und wenn der Berichterstatter sie mit denselben in einem Glase einsperrte, so konnte er nach wenigen Tagen constatiren, dass sie ein leckeres Cannibalenmahl an den Säuglingen ihrer Gattung gehabt hatten. Anders werden sie es in freier Natur auch nicht machen. Und es nimmt uns nicht Wunder. Findet sich der Cannibalismus doch überall im weiten Thierreiche‹ . . . .

›Aber die fleissige rothe Ameise schleppt mehr dieser grossen Puppen zusammen, als sie verzehren kann. Im Herrensitze bleiben sie liegen. Aber sie bleiben ja nicht immer Puppen! Ihre Zeit kommt, die Schale reisst und die schwarze grosse Ameise kommt zur Welt. Sie wundert sich gewiss gar nicht über die winzigen rothen Thierchen um sie her, denen sie nicht gleicht. Kennt sie doch keine andere Umgebung als diese. Sie denkt nicht anderes, als dass diese zu ihr gehören, oder sie vielmehr zu diesen. Denn die rothen sind in der Mehrzahl und — haben sie bisher sich als Herren gefühlt, so auch fürder. Die schwarzen sind geborne Sklaven. Sie wollen es nicht anders, denn da sie träger und schwerfälliger und weniger intelligent sind, so lassen sie es sich seltsamer Weise thatsächlich ruhig gefallen, zu dienen, zu gehorchen.‹ *)

Die ferneren Beobachtungen desselben Gewährsmannes führten ihn zu der Ueberzeugung, dass die schwarzen Ameisen nicht, wie man bis jetzt muthmasste, die rothen füttern, ja sogar nicht die Nahrung hinzutragen — ›Jagd, Raub und Fouragiren

*) Ausland, 1875, S. 361.

ist die ritterliche Beschäftigung der Herren‹ —, sondern dass die Bestimmung der schwarzen zu sein scheint, selbst als Nahrung der rothen zu dienen.

Dasselbe Verhältniss findet zwischen den Ameisen und Blattläusen statt, deren Saftröhrchen als Nahrung für erstere dienen und die in Folge dessen auch in Sklaverei im Ameisenstaat gerathen.*)

Da nun aber, wie oben gesagt, der Kampf ums Dasein im Schoosse der menschlichen Gesellschaft nicht dem Kampfe der Einzelorganismen untereinander, sondern dem Wettstreit der Zellen und Zellengewebe, welcher im Innern der Einzelorganismen vor sich geht, analog ist, so wollen wir demzufolge, wie wir es auch in Hinsicht der anderen im Innern der Einzelorganismen stattfindenden Lebenserscheinungen gethan haben, zuvörderst abgesondert die Bedingungen des Kampfes in Hinsicht auf das sociale Nervensystem, alsdann in Hinsicht auf die Zwischenzellensubstanz und schliesslich in Hinsicht auf die Wechselwirkung beider in unsere Betrachtungen ziehen.

Unsere erste Thesis lautet daher folgendermaassen;

Der Kampf ums Dasein der individuellen Nervenelemente des socialen Nervensystems entspricht vollständig real dem Kampfe der Moleküle und Zellen, welcher im Schoosse der Einzelorganismen vor sich geht.

Traube war der erste, der auf Grundlage zahlreicher Versuche über künstliche Zellenbildung den Satz aufstellte, dass die höchst merkwürdige *dominirende* Stellung, welche die Albuminate bei allen physiologischen und speciell membranbildenden Verbindungen einnehmen, darauf beruht, dass sie das *grösste Molekül* besitzen.

›Kraft dieser Eigenschaft,‹ sagt G. Jäger**), ›können Eiweissmembranen *allen übrigen* chemischen Verbindungen, sofern diese überhaupt in dem umspülenden Medium löslich sind und das Eiweissmolekül nicht gänzlich zerstören, den endosmotischen Eintritt gestatten, *nur sich selbst nicht.* Die eine Seite der Lebenserscheinungen, die von den Albuminaten ausgehen, ist mithin zu verstehen als *die Herrschaft des grössten Moleküls* über alle

*) Ebendas. S. 362.

**) G. Jäger: Physiologische Briefe (Kosmos, 1877, Heft I, S. 21).

kleineren und der physikalischen Unmöglichkeit der Autophagie eines Membranbildners.«

Und alsdann schildert G. Jäger den Kampf, der zwischen zwei verschiedenen auf einander treffenden lebendigen Albuminaten vor sich geht, folgendermaassen:

»Sind beide Albuminate lebendig, so handelt es sich um einen *Albuminatkampf*, der mit zweierlei Waffen, nämlich mit chemischen und physikalischen geführt wird. Es wird nicht blos Ekelstoff gegen Lüsternheitsstoff ins Feld geführt, sondern auch elektrolytische Kraft gegen elektrolytische Kraft und mechanische Kraft (Contraktilität) gegen mechanische Kraft. Das Resultat ist wie bei jedem Kampfe, dass der *schwächere Theil unterliegt*, und in diesem Falle wird er auch noch gefressen. Also hier entscheidet die chemische Differenz nicht immer unbedingt direkt, sondern auch indirekt dadurch, dass sie die Grundlage physikalischer Differenzen ist. Wenn z. B. das hochamöboide Protoplasma eines Protisten eine Diatomee oder ein Infusorium umfliesst und einkapselt, so nützt letzterem auch eine allenfallsige chemische Ueberlegenheit schliesslich nichts, weil es durch Erstickung getödtet wird und jetzt eine seiner Waffen, d. h. seine physikalische verloren hat.« *)

Der physiologische Kampf ums Dasein wird also im Schoosse der pflanzlichen und thierischen Einzelorganismen durch mechanische, physikalisch-chemische und elektrolytische Kräfte bedingt und entschieden. Im socialen Organismus treten zu diesen Kräften auch noch die höheren psychophysischen, d. h. die geistigen und ethischen hinzu; wobei aber, wie auch in Hinsicht der Einzelorganismen, die Entscheidung nicht immer von den höheren Potenzen abhängig ist, sondern letztere oft von den niederen Kraftpotenzirungen, die höheren, geistigen und ethischen Strebungen von den thierischen, diese von den anorganischen und mechanischen unterdrückt und besiegt werden. Nur der Sieg der höher potenzirten Kräfte über die niederen führt zum Fortschritt und zur Vervollkommnung. Da aber der einzelne Mensch und die ganze Menschheit nicht immer im Fortschreiten begriffen ist, sondern sowohl die Geschichte als auch die Gegenwart unzählige Abweichungen und Schwankungen im Erreichen höherer Entwickelungsstufen an den Tag legt, so treten demgemäss auch

*) G. Jäger: Physiologische Briefe, Ebendas. S. 23.

zahlreiche durch das Unterliegen der höheren Potenzen unter die niederen bedingte Rückbildungen zum Vorschein. Und dieses geschieht nicht nur in Hinsicht auf den socialen Organismus, sondern die Entwickelungsgeschichte eines jeden Einzelorganismus, einer jeden organischen Gattung und Ordnung führt uns ähnliche Erscheinungen vor Augen. —

Die niederen Naturorganismen bestehen, wie bekannt, abgesehen von der Intercellularsubstanz, nur aus einfachen Zellen und Zellengeweben; die höheren Thierorganismen weisen bereits, nach Maassgabe ihrer Entwickelung, mehr oder weniger Nervenzellen und -gewebe auf, welche immitten der übrigen Zellen und der Zwischenzellensubstanz eingebettet sind. Der sociale Organismus besteht dagegen, als ein unendlich höher entwickelter, nur aus Nervenzellen und -geweben, welche in Folge ihrer grösseren Selbstthätigkeit und Selbstbestimmung mit grösserer oder geringerer Freiheit immitten der sie umgebenden Natur und der von ihnen selbst herangebildeten, durch die verschiedenen Gebrauchswerthe repräsentirten Zwischenzellensubstanz sich bewegen. Die Wechselwirkung zwischen dieser und den socialen Nervenelementen und letzterer untereinander ist daher stets eine psychophysische, in welcher, je nach dem Entwickelungsgrade derselben und in sofern physische oder psychische Productionskräfte im Spiele sind und psychische oder physische Bedürfnisse befriedigt werden, das psychische oder physische Element die Oberhand gewinnt. Keines von diesen beiden Elementen kann jedoch, in Folge der unauflöslichen Verknüpfung zwischen Kraft und Stoff, Leib und Psyche, vollständig unabhängig von dem anderen wirken oder bis auf Null reducirt werden. —

Daraus folgt nun, dass auch im social-physiologischen Kampf ums Dasein stets beide Factoren, der psychische und physische, in verschiedenen Verhältnissen je nach den Bedingungen des Kampfes, sich kund thun und dass die Entscheidung des Kampfes zu Gunsten des Stärkeren stets im psychophysischen Sinne in Hinsicht auf die socialen Nervenelemente und das sociale Nervensystem aufzufassen ist.

Dieses kann uns jedoch nicht verhindern, die Bedingungen des social-physiologischen Kampfes ums Dasein gesondert vom physischen und psychischen Standpunkte aus zu betrachten, freilich unter Anerkennung der unlöslichen Verknüpfung beider. Bildet doch die Trennung des Ungleichartigen und die Vereinigung des Gleichartigen die Aufgabe einer jeden Wissenschaft.

Der physische Factor im social-physiologischen Kampf ums Dasein wird durch die körperliche Ausbildung, die physischen Kräfte, Anlagen, Fähigkeiten, durch die physische Gesundheit des Menschen repräsentirt. Eine physich gesunde, gewandte, physisch gut eingeschulte Bevölkerung kann mehr und bessere Werthgegenstände produciren als eine physisch unentwickelte oder heruntergekommene. Erstere stellt eine höher potenzirte physische Kraft, eine höhere Differenzirung und Integrirung derselben in den kräftiger und vielseitiger entwickelten körperlichen Anlagen dar, als diejenige Bevölkerung die physisch unentwickelt oder in Rückbildung begriffen ist. Im social-physiologischen Kampfe ums Dasein müsste letztere, wenn der physische Factor allein entscheidend wäre, unterliegen. Dabei müssen aber auch nicht blos qualitative, sondern auch quantitative Verhältnisse in Betracht gezogen werden. Auch eine physisch heruntergekommene Bevölkerung kann im social-physiologischen Kampfe ums Dasein caeteris paribus siegen, wenn sie einfach quantitativ mehr leistet, sogar mit Aufopferung ihrer persönlichen physischen oder geistigen Entwickelung und derjenigen der zukünftigen Geschlechter. Eine physisch *schwächere* (im weitesten Sinne des Wortes) Bevölkerung kann unter diesen Bedingungen eine physisch *stärkere* im Wettkampf bei der Production von Werthgegenständen besiegen, wenn z. B. sie einfach mehr Stunden am Tage arbeitet oder überhaupt weniger consumirt und demgemäss weniger Lohn nöthig hat, oder Weiber und Kinder an der Production sich betheiligen lässt ohne die persönliche, physische und psychische, Entwickelung der Arbeiter und der künftigen Geschlechter zu berücksichtigen. Der social-physiologische Kampf ums Dasein wird dabei auf Kosten des werthvollsten socialen Kapitals geführt, der im socialen Nervensystem aufgespeicherten Kraftenergien. Die schädliche Wirkung eines derartig geführten Kampfes, welcher die Erschöpfung der socialen Lebenskräfte in ihren Quellen selbst zur Folge haben muss, ist erst in letzterer Zeit ins Bewusstsein der Culturvölker und der Regierungen getreten und hat eine ganze Reihe gesetzlicher Bestimmungen veranlasst, welche die Beseitigung der schädlichen Folgen des social-physiologischen Kampfes für den körperlichen und geistigen Wohlstand der Arbeiterbevölkerung bezweckt. Hierher gehören die Einschränkungen in Hinsicht auf die Arbeit der Weiber und Kinder auf den Fabriken, die Anordnungen behufs Beseitigung der die Gesundheit der Arbeiter schädigenden Bedingungen in mehreren Productionszweigen etc. Hierher gehören auch die Bestrebungen der Socialisten, die Aufnahme eines Normalarbeitstages in die Gesetzgebung durchzusetzen.

Eine Abnutzung der Zellen und Zellengewebe bei ihrer functionellen und nutritiven Thätigkeit findet nicht nur im socialen, sondern auch im Schoosse der Einzelorganismen statt. Die Abnutzung zieht eine Rückbildung nach sich, wenn keine Regeneration darauf folgt. Dagegen zieht eine, wenn auch sehr grosse Anstrengung von Seiten der Arbeiterbevölkerung nicht immer eine Rückbildung nach sich. Im Gegentheil, erfolgt der Ersatz der Kräfte bald, so kann eine zeitweilige Abnutzung nur von Nutzen sein, indem dadurch die Kräfte gestählt und in ihrer Wechselwirkung durch Action und Reaction entwickelt und höher potenzirt werden.

Claude Bernard unterscheidet zwei Hauptgruppen entgegengesetzter Phänomene, aus welchen der Lebensprocess eines jeden Organismus gebildet wird: die *functionellen* oder die Phänomene der vitalen Abnutzung, und die *organischen* oder die Phänomene der vitalen Concentration oder Herstellung. Claude Bernard erkennt ganz richtig an, dass das organische Leben überhaupt durch zwei, ihrer Natur nach entgegengesetzte Thätigkeiten unterhalten wird: die Verbrennung vermittelst Desassimilation, welche die lebende Materie in den functionirenden Organen abnutzt, und die synthetische Assimilation, welche die Gewebe in den ruhenden Organen herstellt. Wir können jedoch dem französischen Biologen nicht beistimmen, wenn er weiter behauptet, dass die erste dieser Thätigkeiten ihr Material von Aussen als Sauerstoff und aus dem Innern des Organismus selbst in der Form verschiedener Fermente schöpft, die letztere dagegen specielle Agens in den Zellennuclea und Keimen findet. Denn beide dieser Thätigkeiten erhalten ihren Stoff von Aussen und bearbeiten ihn im Innern des Organismus, indem ein Theil desselben zur Herstellung der Gewebe (Production) bestimmt ist und die Herstellung selbst durch Consumtion erreicht wird. Dabei muss man jedoch die Consumtion der Zwischenzellensubstanz, d. h. der für die Ernährung der Gewebe zubereiteten Stoffe von der Consumtion der Gewebe selbst unterscheiden. Letztere wird in einem gesunden Körper durch eine jede Action bedingt, indem z. B. eine jede Muskelbewegung, eine jede Nervenvibration durch eine entsprechende Abnutzung der betreffenden Gewebe begleitet wird. Auf eine solche Consumtion der Gewebe folgt erst eine Consumtion der Zwischenzellensubstanz oder der äusseren Nutzgegenstände überhaupt zum Zweck der Herstellung der abgenutzten Gewebe. Die zu diesem Zwecke zu consumirenden Stoffe müssen jedoch in den meisten Fällen von dem Organismus selbst den verschiedenen Bedürfnissen, Geweben und Organen angepasst, d. h. producirt werden. Dazu gehören aber gewisse Thätigkeitsäusserungen von Seiten bestimmter Gewebe und Organe. Durch diese Thätigkeitsäusserungen werden dabei die Gewebe und Organe abgenutzt und erheischen ihrerseits eine Regeneration, und so fliesst unaufhaltsam der Kreislauf des Lebens. In der ökonomischen Sphäre des socialen Lebens liegt dieser Kreislauf klarer vor Augen, indem die einzelnen Ordnungen der organischen Thätigkeit klarer und bestimmter sich in der Production, Vertheilung und Consumtion der Nutzgegenstände durch die einzelnen Zellenindividuen und Gesammtheiten ausprägen — ein neues Beispiel der Wichtigkeit der vergleichenden Methode nicht nur für die Socialwissenschaft, sondern auch für die Naturkunde und besonders für die Biologie.

Die die Förderung und Hebung des physischen und psychischen Wohlseins der Volksmassen bezweckenden, die Cultur unseres Zeitalters ehrenden Bestrebungen, die Arbeitskräfte zu schonen und zu schützen, müssen aber noch von einem anderen Standpunkte aus betrachtet und gewürdigt werden. Wo es sich um organische Kräfte handelt, muss man nie aus dem Auge verlieren, dass diese Kräfte sich am wenigsten durch äussere Formulirungen auf die Länge in ihren Wirkungen bestimmen lassen und dass sie nicht selten in Folge äusserer Einwirkungen gerade ins Gegentheil dessen, was man beabsichtigt, umschlagen können. Dieses gilt noch in einem sehr viel höheren Grade von den socialen Kräften, gerade weil sie die höchstorganisirten sind.

So liegt auch in Hinsicht auf die Beseitigung der die Volksmassen bedrohenden Folgen einer das Leben gefährdenden Konkurrenz bei der Production von Werthgegenständen, die Gefahr vor, die Lebensenergie der Bevölkerung durch zu grosse Bevormundung, die Selbstthätigkeit und Voraussicht derselben durch Gewährung von zu grossem Schutz und eine zu grosse Erleichterung bei Bekämpfung der Schwierigkeiten zu schwächen und aufzuheben. Die Selbstthätigkeit der Einzelzellen bildet sowohl in den Einzelorganismen, als auch im socialen Organismus die Urquelle jeglicher Lebensthätigkeit; ist diese Urquelle geschwächt oder versiegt sie, so helfen keine äusseren Belebungs- und Anregungsmittel. Die Lebensthätigkeit dieser Quelle kann aber nur durch stete und *selbstständige* Arbeit erhalten werden. Die Uebergabe und Umwälzung eines Theiles der Arbeit, welche von den Einzelzellen geleistet werden soll, auf die Gesammtheit, sie möge nun physischer oder psychischer Natur sein, verringert freilich nicht die Summe der Arbeit, welche der Organismus zu leisten hat, sondern dieselbe Arbeit wird dadurch nur unter die den Organismus bildenden Zellen, aus deren Arbeit die Arbeit des Ganzen zusammengesetzt wird, anders vertheilt. Dass ein solcher Umsatz unter gewissen Bedingungen nützlich sein kann, unterliegt keinem Zweifel. Denn die ganze Production von Werthgegenständen besteht ja auch nur aus zweckentsprechenden Umsätzen von Kräften. Aber dergleichen Verschiebungen der Kraftheerde und Umsätze von Kräften aus den individuellen Nervenelementen in die Centralelemente sind nur unter gewissen Bedingungen zweckentsprechend. Da die Quelle der organischen Lebensthätigkeit eines jeden Organismus in den Einzelzellen liegt, so ist es immer gefährlich, diese Quelle anzugreifen und die Centralelemente auf ihre Kosten zu verstärken. Das beabsichtigen nun aber die Communisten und Socialdemokraten auf socialphysiologischem Gebiete, obgleich auf politischem Gebiete sie gerade den entgegengesetzten Zweck verfolgen.

Die hier ausgesprochenen Bedenken verdienen um so mehr die Würdigung, da im socialen Organismus eine jede physische Thätigkeitsäusserung sowohl der individuellen als auch der centralen Nervenelemente durch psychische Factoren, durch die psychischen specifischen Nervenenergien, welche sich in der Form von geistigen und ethischen Fähigkeiten, Anlagen und Willensäusserungen ausprägen, bedingt wird. Die physischen Energien werden durch directe und indirecte Reflexe gesteigert oder herabgesetzt. Werden nun den individuellen Nervenelementen Ueberzeugungen und Anschauungen beigebracht, welche ihre Selbstthätigkeit und Selbstverantwortung schwächen, so muss solches eine Schwächung der psychischen und folglich auch der physischen Thätigkeit des ganzen Organismus, die ja nur aus der der Einzelzellen in ihrer Gesammtheit besteht, zur unausbleiblichen Folge haben. Demgemäss müsste auch eine Bevölkerung, in welcher die Anschauung verbreitet sein würde, dass sie nur nach Belieben oder nicht mehr als 8 oder 10 Stunden täglich zu arbeiten braucht, im social-physiologischen Kampfe ums Dasein mit einer anderen Bevölkerung, welche ohne ihre Kräfte zu erschöpfen, von Pflichtgefühl und Arbeitslust durchdrungen ist, unterliegen.

Der Streit zwischen Schmoller und Treitschke beweist am Handgreiflichsten, dass es sich nur um Anschauungen, um Betrachtungen derselben Erscheinungen und Gesetze von verschiedenen Standpunkten aus handelt. Denn selbst Treitschke, der Vertreter der freien Concurrenz und der hierarchischen Constituirung der Gesellschaft, sagt: »Der Staat soll die Schwächen des Systems der freien Concurrenz zu heilen suchen durch die Beschützung der Schwachen gegen die Willkür der Unternehmer und durch strenge Gesetze wider jede Art betrügerischer Speculation, aber dabei nicht vergessen, dass der Mensch am Wirksamsten sich selber beschützt .... Es können Zeiten kommen, da die Macht des Grosscapitals der Freiheit der anderen Klassen bedrohlich wird und der Staat sich gezwungen sieht die Erbordnung durch einen Gewaltstreich zu durchbrechen; dies letzte Nothrecht des Staates habe ich nie bestritten, ich bestreite nur, dass ein solcher Nothstand heute vorhanden sei. Der natürliche Gang der modernen Grossindustrie führt zur Bildung grosser Vermögen. Der Staat muss in solcher Zeit mit erhöhter Wachsamkeit sich der Armen und Schwachen annehmen, doch die veränderte Entwickelung der Volkswirthschaft kann er nicht hindern, weil sie von den internationalen Verhältnissen des Weltmarktes abhängt. Und er soll es nicht, weil er nicht zu bestimmen vermag, ob und wann die Centralisation des Capitals aufhört heilsam zu sein; jedes neue Hunderttausend, das die Kruppsche Fabrik ihrem Capitale zugelegt hat, ist bisher der deutschen Volkswirthschaft zu gute gekommen. Er soll es auch darum nicht, weil das Nebeneinander von grossen, mittleren und kleinen Vermögen für die allseitige Ausbildung der Kräfte eines mächtigen Volkes, auch für die Entwicklung der bildenden Künste nothwendig ist.« *)

*) H. Treitschke: Der Socialismus und seine Gönner, S. 137.

Je vollkommener ein Organismus ist, desto höher potenzirt und entwickelt sind bereits diejenigen Zellen, welche als Massensubstrat für seine Entwickelung dienen. Eine jede Zelle durchläuft freilich alle Stadien der niederen Entwickelung, und in dieser Hinsicht sind die Urzellen aller Organismen sich gleich; aber in den niederen Organismen bleibt die Masse der Zellen auf den ersten Stadien der Entwickelung stehen, wogegen die Masse derselben in den höheren Organismen gleich am Anfang höhere Stadien erreicht. So durchlaufen auch in den höchst entwickelten Culturstaaten alle Kinder die niedrigsten Stadien der ethischen und geistigen Entwickelung. Je vollkommener und höher entwickelt eine sociale Gesammtheit ist, desto geringer ist die Zahl derjenigen Individuen, die auf niederen Entwickelungsstadien stehen bleiben, und desto grösser ist die Zahl derjenigen, welche durch Erziehung und Anlagen höhere Stadien erreichen. So bieten uns Deutschland, die Nordamerikanischen Vereinigten Staaten, Frankreich und England in den unteren Schichten der Gesellschaft grössere *Massen* geistig und ethisch entwickelter Individuen, als andere Länder. In manchen Gemeinschaften werden diese Schichten dagegen künstlich im Stadium des ersten Kindheitsalters niedergehalten, wie solches leider nicht selten unter dem Vorwande der Förderung und Erhaltung der religiösen Gefühle geschieht.

In Hinsicht auf die Einzelorganismen findet ganz dasselbe statt. Namentlich scheinen die Blutkörperchen in den vollkommeneren Organismen bereits ursprünglich eine höhere Entwickelungsstufe zu erreichen. Aus den neueren Beobachtungen geht hervor, dass bei dem erwachsenen Menschen und Säugethiere die farbigen Blutkörperchen keine Kerne besitzen, in den ersten Monaten des Embryolebens dagegen sich als wirkliche Bildungszellen mit einem Kern erwiesen haben. Bei Vögeln, Amphibien und Fischen erhält sich dieser kernartige Zustand der farbigen Blutkörperchen während ihres ganzen Lebens. Der Amphioxus, dieses Urwirbelthier, soll gar keine Blutkörperchen überhaupt haben. Nun verschwindet aber der Kern in einer Zelle gewöhnlich in den höheren Stadien ihrer Entwickelung, woraus denn auch hervorgeht, dass die Masse der Blutzellen bei den niederen Thieren, wenn sie überhaupt vorhanden sind, und beim menschlichen Embryo aus Zellen auf einer niederen Stufe der Entwickelung besteht, als beim erwachsenen Menschen und beim höheren Säugethiere.

Dabei muss jedoch bemerkt werden, dass die Entwickelungsstufe der höheren Organe des Einzelorganismus nicht immer direkt von dem Grade der Entwickelung der Masse der Zellen in den unteren Schichten abhängig ist. Die höheren Stände einer Gesellschaft können in Kunst, Wissenschaft und auf religiösem Gebiete ausserordentliches leisten bei vollständiger Barbarei der niederen Stände, ebenso wie das Nervensystem eines Thieres sehr hoch entwickelt sein kann bei sehr schwacher Entwickelung der niederen Zellen und Zellengewebe. Allgemein, umfassend, sicher und anhaltend kann jedoch in beiden Fällen der Fortschritt nur dann vor sich gehen, wenn die höheren Zellen und Zellengesammtheiten die Masse der niederen in ihrer fortschreitenden Entwickelung allmälig nach sich ziehen und in beständiger organischer Wechselwirkung mit letzteren begriffen sind, mit anderen Worten, wenn die mittleren Schichten der Gesellschaft den höher gebildeten folgen und beide das Volk allmälig in Cultur und Bildung nach sich ziehen.

Diese Betrachtungen würden genügen, um die Bedeutung der *Selbstthätigkeit* der Individuen im socialen Organismus, so wie auch die Bedeutung der socialen *Solidarität* auf ökonomischem Gebiete in's rechte Licht zu stellen. Durch Schwächung, Lähmung oder Hemmung der Selbstthätigkeit in allen Theilen der Gesellschaft, besonders aber in den untern Schichten, welche doch immer die Masse bilden, aus denen der ganze Organismus und dessen höhere Schichten ihre Lebenskraft schöpfen, werden diesen, so wie auch der Gesammtheit so zu sagen die Lebensadern abgeschnitten. Bei Schwächung des Princips der Solidarität geht dagegen die bildende Kraft, die functionelle Gegenseitigkeit, das Ernähren der höher entwickelten Theile durch die niederen und das Emporziehen und Anregen der niederen Schichten durch die höheren verloren, oder wird in ihrer Wirkung geschwächt und in zu enge Grenzen beschieden.

Dieses hat für alle Theile und alle Sphären des socialen Organismus seine volle Gültigkeit, also auch auf ökonomischem Gebiete, und speciell in Hinsicht auf die Arbeiterfrage. Der Arbeiter muss auf sich selbst angewiesen, muss zur Selbstthätigkeit angehalten werden, gleich einer jeden Zelle im Einzelorganismus; aber auch die Gemeinschaft hat Pflichten gegen jedes ihrer Glieder, um es zu der höchstmöglichen Potenzirung in der Entwickelung gelangen zu lassen, wie solches auch in den Einzelorganismen geschieht. Diejenige Grenze, bei deren Ueberschreitung einerseits die Bedrückung und zerstörende Hemmung von oben beginnt, andererseits unmässige, die Selbstthätigkeit und Selbsthülfe verleugnende Forderungen von unten aufgestellt werden, ist eine verschiedene für jeden Entwickelungsgrad und jeden Typus des socialen Organismus, wie solches auch in Hinsicht auf die Einzelorganismen der Fall ist. In den religiösen Genossenschaften, welche den Werth irdischer Güter gering schätzen, ist z. B. die Solidarität des socialen Nervensystems eine so hoch gespannte, dass die ökonomische Function auf Gütergemeinschaft gegründet werden kann und die Willensenergie auf blinden Gehorsam. In Gemeinschaften mit demokratischem Typus ist diese Schranke eine andere als in aristokratischen, in monarchisch gestalteten Staaten eine andere als in republikanischen; bei höherer geistiger Entwickelung einzelner Schichten und der ganzen Gesammtheit eine andere als bei niederer Entwickelungsstufe. Es giebt für jeden einzelnen Fall in dieser Hinsicht eine Schwelle zwischen Selbstthätigkeit und Solidarität, über und unter welcher die Wirkung aus einer organisch-productiven, anregenden, entwickelnden, sich in eine destructive, hemmende, rückbildende verwandelt. Desgleichen giebt es auch im Nervensystem, für jeden Theil desselben, eine Schwelle, über welcher die krankhafte Ueberreizung und unter welcher der Mangel an Lebensthätigkeit liegen. Die normale Entwickelung, der Weg zum Fortschritt, zur Vervollkommnung liegt in der Mitte. Wie in den Einzelorganismen, so auch in der menschlichen Gesellschaft sind bei Bestimmung dieser Schwelle Anpassung, Vererbung, der bereits erlangte Entwickelungsgrad, der Typus, das Nach-, Neben- und Uebereinander im ontogenetischen, phyletischen und specifischen Sinne zu berücksichtigen. Nur ein allmäliger, mit dem Ganzen in Einklang stehender Fortschritt kann wirklich bleibende Früchte tragen und vor Einseitigkeit und Zerrüttung bewahren.

Je höher die Entwickelungsstufe eines Organismus, desto höher, aber zugleich beweglicher und verschiebbarer ist die Schwelle zwischen Selbstthätigkeit und Solidarität; und da die menschliche Gesellschaft der höchst entwickelte Organismus ist, da daher auch seine Elasticität, seine Kapitalisirungs- und Kraftauslösungsfähigkeit im Vergleich zu den Einzelorganismen der Natur eine sehr viel grössere ist, so ist jene Schwelle auf socialem Gebiete auch eine sehr viel höhere und beweglichere. Ihre Höhe und Beweglichkeit wird dabei im Grossen und Ganzen durch die sociale Entwickelungsstufe bedingt, ohne deswegen als unbegrenzt und unbestimmbar anerkannt werden zu können. So kann in einer sehr hoch cultivirten Gemeinschaft für die Hebung der unteren Schichten der Gesellschaft durch den Einfluss und die Thätigkeit der höheren sehr vieles geschehen, aber immer nur unter Voraussetzung der Selbstthätigkeit jener Schichten selbst. Zu viel Erziehung tödtet jegliche Thatkraft, jegliche Charakterbildung. Und das ist wahr nicht nur in Hinsicht auf Kindererziehung, sondern auch auf die Erziehung des Volkes. Ebenso kann durch übermässige Sorgfalt von Seiten des Staates, durch Privatwohlthätigkeit etc. die materielle Existenz der Volksmassen, die Thatkraft, die Voraussicht, die Sparsamkeit des Individuums mit der Zeit geschwächt und lahm gelegt werden. Auch hier giebt es nach beiden Seiten hin eine Schwelle, die nicht überschritten werden darf. —

Auf die Frage, wie diese Schwelle jedes Mal zu bestimmen sei, giebt in einem gesunden und normal sich entwickelnden Organismus das Leben selbst nach einigem Schwanken und nach, wenn auch harten, aber dennoch gewisse Grenzen nicht überschreitenden Kämpfen die beste Antwort. Den besten Beweis dafür liefert die Entwickelung der Arbeiterfrage in England, wo Arbeiter und Arbeitgeber, nach hartem Ringen und trotz mancher Ueberschreitungen von beiden Seiten zu einem leidlichen modus vivendi gelangt sind, wo trotz Arbeiteinstellungen und Chartismus im Grossen und Ganzen ein gesundes Verhältniss zwischen Kapital und Arbeit hergestellt ist. In Deutschland und Frankreich ist man leider noch lange nicht so weit. In einem anormal und krankhaft sich entwickelnden Organismus ist die Antwort freilich eine sehr viel schwierigere und gehört dazu oft der ganze Scharfblick eines genialen Staatsmannes, um sie zu entscheiden, und das um so mehr, da der anormale Zustand in irgend welchem Theile oder irgend einer socialen Sphäre auf alle übrigen zurückwirkt, die ökonomische auf die rechtliche und politische, und umgekehrt. Das sehen wir in Frankreich, wo die Arbeiterfrage bereits eine politische geworden ist und beim Sturz von Dynastien, bei Revolutionen, Kriegserklärungen etc. einen Hauptantheil gehabt hat.

Alle socialistischen und communistischen Theorien leiden gerade daran, dass sie die bewegliche natürliche Schwelle, auf welcher sich Arbeiter und Arbeitgeber, Arbeit und Kapital begegnen müssen, für alle Gesammtheiten, für alle socialen Typen, für alle Entwickelungsstufen, trotz verschiedener, oft ausserhalb der Machtvollkommenheit des Einzelnen und sogar der Gesammtheit liegender Verhältnisse, in eine feste, unbewegliche, künstlich ein für allemal zu bestimmende Schwelle verwandeln wollen. Eine jede dieser Theorien kann sich auf praktische Erfahrungen stützen: der Communismus auf die religiösen Genossenschaften aller Zeiten, auf einige Republiken des Alterthums und auf die religiös-communistischen Gemeinden der Vereinigten Staaten; die Socialisten auf die verschiedenartigsten Staatenbildungen und socialen Gestaltungen unter den Natur- und Culturvölkern. Die innern und äusseren Lebensbedingungen aller jener Gemeinschaften waren und sind aber andere, als diejenigen, welche der Entwickelung der modernen grösseren Gesellschaftsgruppen, welche in ökonomischer Hinsicht auf den Welthandel, den Weltverkehr und den Wettstreit mit den strebsamsten Culturvölkern der Gegenwart angewiesen sind, zu Grunde liegen. Hier wird die Schwelle zwischen Selbstthätigkeit und Solidarität nicht durch engere abgeschlossene Gemeinschaften, sondern durch die Entwickelung der ganzen Menschheit und aller selbständigen Staaten unter einander bedingt.

Durch den Protectionismus wird dieser Wettstreit nur in gewissen Schranken gehalten; der Kampf tobt trotz aller künstlichen, von den Staatsgewalten ausgehenden Beschränkungen, unter allen Himmelstrichen und in allen Entwickelungssphären. Hier gilt es Thatkraft, Entschlossenheit, Muth an den Tag zu legen. Wie sollen diese Eigenschaften aber gross gezogen oder erhalten werden, wenn dazu die Gelegenheit nicht geboten wird und höheren Orts, sei es vom Staate, sei es vermittelst der höheren Schichten der Gesellschaft, für Alles gesorgt und jeder Kampf im Schoosse der eigenen Genossenschaft gemieden werden soll. Also Selbstthätigkeit bis zur natürlichen Schwelle und Solidarität bis zu derselben Grenze, darin muss das Losungswort einer gesunden ökonomischen, juridischen und politischen Entwickelung bestehen.

Damit die untern Schichten in diesem Wettstreit nicht unterliegen, müssen sie die Potenz ihrer Arbeit stets auf dem Niveau der Durchschnittspotenz der strebsameren und entwickelungsfähigeren Theile der jetzt lebenden Menschheit erhalten. Diese Durchschnittspotenz ist aber eine stets fortschreitende, vermittelst immer sich erneuernder Entdeckungen, Vervollkommnungen

u. s. w. Die Potenzirung besteht unter Anderen auch darin, dass ein Theil der Arbeit, welchen früher der Mensch selbst verrichtete, den Naturkräften überlassen wird. Eine solche fortschreitende Bewegung kann aber im Schoosse einer Gesellschaft nur bei einer steten energischen Selbstthätigkeit vor sich gehen. Bei der Concurrenz auf dem Weltmarkt ist die potenzirte Arbeit auf irgend einem entlegenen Punkte des Erdballs fähig, den Sieg über die einfachere Arbeit auf jedem anderen Punkte davon zu tragen. Kapital und Arbeit stehen sich nicht auf diesem oder jenem Punkte gegenüber, sondern auf dem ganzen Weltmarkte, und wo es schwache Punkte giebt, da wird auch die Entwickelung gehemmt oder zurückgedrängt durch den Kampf ums Dasein. Wer nicht unterliegen will, muss vorwärts schreiten, und vorwärts schreiten kann man sicher und stetig nur mit eigener und nicht mit fremder Hülfe. Der ganze Streit zwischen den Socialisten und der Manchesterschule ist im Grunde kein principieller, sondern er dreht sich um die relative Durchführung des Staatsreglementirungssystems und des laisser faire. Dieses Verhältniss wird aber gerade durch die Schwelle zwischen Selbstthätigkeit und Individualismus, socialer Thätigkeit und Solidarität bestimmt. Wie diese Schwelle, so sind auch die Principien und die Anwendung des laisser faire und des Reglementirungssystems beweglich und relativ. Vom theoretischen Standpunkte aus wird dieser Streit ein endloser sein; nur das Leben kann denselben entscheiden, wird solches aber für jede Epoche, für jeden Ort und für jede sociale Gestaltung auf verschiedene Weise thun. Das lehrt uns die Geschichte und die Gegenwart und das wird sich auch in Zukunft bewähren. Man muss dabei stets im Auge behalten, dass der sociale Organismus vorzugsweise ein psychophysischer ist, dass die Kapitalisations- und Auslösungsfähigkeit sowohl des socialen Nervensystems als auch in zweiter Instanz der Zwischenzellensubstanz eine unvergleichlich grössere, als die der Einzelorganismen, und dass daher auch die Beweglichkeit der Schwelle zwischen Individualismus und Solidarität eine sehr viel umfangreichere ist. Von diesem Standpunkte aus wird uns der sociale Kampf ums Dasein zwischen dem Individuum, den verschiedenen gesellschaftlichen Schichten und dem ganzen Organismus klar; wir lernen nicht nur seine Bedeutung, sondern auch die Richtung des Weges zur Vervollkommnung und zum Fortschritt sowohl in physischer, als auch in psychischer Hinsicht, sowohl auf ökonomischem, rechtlichem, als auch politischem Gebiete kennen.

Nicht nur der sociale Organismus, sondern auch jeder Einzelorganismus, besonders der menschliche, muss sowohl im Ganzen, als auch in seinen einzelnen Theilen *erzogen* werden.

»Sinnesempfindung ist nicht«, sagt Maudsley*) »wie es dem gewöhnlichen Sprachgebrauch nach scheinen möchte, eine gewisse angeborene Fähigkeit, eine gewisse constante Grösse, sondern nur eine allgemeine Bezeichnung für eine Menge besonderer Erscheinungen, die sowohl bezüglich ihrer Quantität als Qualität die grössten Verschiedenheiten darbieten. Die Empfindungsfähigkeit eines jeden Sinnes ist ein ganz allmälig organisirtes nur durch Erfahrung zur Reife gekommenes Resultat oder Vermögen. Die Gesichtsempfindung eines Erwachsenen und die eines neugeborenen Kindes, das eben die Augen geöffnet hat, sind grundverschiedene Dinge.« —

Maudsley beweist, dass auch die Fähigkeiten des Rückenmarks zum grössten Theil durch Erziehung erworbene sind. Dieses gilt noch mehr vom Gehirn und vorzugsweise vom menschlichen. Im Allgemeinen je vollkommener oder höher entwickelt ein Organ oder ein Individuum, desto mehr sind sie ein Resultat der Erziehung und nicht angeborener Fertigkeiten. Das sehen wir an den jungen Thieren, welche das Laufen, Fliegen, Schwimmen, Essen sofort erlernen, wogegen die menschlichen Individuen in ihren Kinderjahren dazu unverhältnissmässig mehr Zeit und Mühe brauchen. Denselben Unterschied bieten die niederen, rein vegetativen Organe im Vergleich zu den höheren, animalen. Im Grunde liegt aber immer nur ein relativer Unterschied vor.

»Alles«, sagt Maudsley, »was in den verschiedenen Centralganglien angeboren ist, ist ein specifisches Vermögen der betreffenden Organe auf gewisse nur für sie bestimmte Eindrücke zu reagiren. Da aber der durch die Thätigkeit gesetzte Verbrauch immer durch die Ernährung wieder ersetzt und dadurch ein Residuum oder eine Spur davon der Constitution des nervösen Elementes einverleibt wird, so dass dieses bei jeder Wiederholung des betreffenden Eindrucks vollkommener und schärfer gesondert

*) Maudsley: Die Physiologie und Pathologie der Seele (übers. von Böhm) Seite 94.

wird, so kommt es, dass durch die Erziehung und Bildung schliesslich das Angelernte und Erworbene mit dem ursprünglichen angeborenen Wesen der Zelle verschmilzt.*)« —

Diese physiologischen Wahrheiten sind von der grössten Bedeutung auch für den socialen Organismus. In Hinsicht auf diesen hat die *Erziehung* der einzelnen Theile und des Ganzen noch eine sehr viel umfassendere, tiefere und vielseitigere Bedeutung. Die Art, wie eine sociale Gesammtheit functionirt und sich entwickelt, hängt von den psychophysischen Anregungen und Hemmungen ab, welche von den einzelnen oder centralen Nervenelementen vermittelst directer und indirecter Reflexe ausgehen. Hieraus folgt wiederum die Bedeutung der social-physiologischen Wirkung und des Einflusses, welche der Einzelne und der Staat auf die Organisation und Entwickelung einer jeden Gesammtheit im gegenseitigen Kampfe ums Dasein haben. Die Zellen, welche sowohl den Einzelorganismus, als auch die Gesellschaft bilden, sind keine metaphysischen Abstractionen, sondern reale Einheiten.

Der social-physiologische Kampf ums Dasein wird in der Nationalökonomie als Concurrenz und wirthschaftlicher Wettstreit bezeichnet. Wenn von verschiedenen Nationalökonomen auch eine Parallele zwischen letzterem und dem in der Natur vor sich gehenden Kampf ums Dasein gezogen worden ist, so geschah dieses immer mehr im figürlichen als im realen Sinne, und namentlich aus dem Grunde, weil die menschliche Gesellschaft nicht als realer Organismus, und das Individuum als Einzelorganismus, gleich den pflanzlichen und thierischen Individuen, und nicht als Zelle eines höheren Gesammtorganismus aufgefasst wurde.

Um nun die reale Analogie zwischen der physiologischen Thätigkeit der Zellen im Schoosse der Einzelorganismen und jener der Individuen als Glieder der Gesellschaft noch weiter zu verfolgen und bestimmter durchzuführen, wenden wir uns wieder zu den Auseinandersetzungen von G. Jäger in seiner »allgemeinen Zoologie.«

Indem G. Jäger im Allgemeinen die im Schoosse des thierischen Einzelorganismus vor sich gehenden physiologischen Functionen analysirt, unterscheidet er zwei Fälle: die *Gleichartigkeit* und die *Ungleichartigkeit* der in Verband getretenen

*) Ebendas. S. 95.

Zellen. Die gleichartigen Zellen reagiren in gleicher Weise auf die gleichen Reize, resorbiren dieselben Stoffe und sondern die gleichen ab. Dieses Verhältniss der Zellen nennt G. Jäger das *Coordinationsverhältniss* und unterscheidet in Hinsicht auf dasselbe noch eine *passive* Seite: die *Mitleidenschaft* oder *Sympathie*, eine *active* Seite: *Mitarbeiterschaft* oder *Cooperation*, und eine *Bedarfseite*: die Concurrenz *).

Ein derartiges Coordinationsverhältniss, welches sich nach der passiven Seite hin als Sympathie, nach der activen als Cooperation und nach der Bedarfseite als Concurrenz ausprägt, tritt auch im Schoosse des socialen Organismus zum Vorschein; nur muss man stets im Auge behalten, dass alle socialen Gewebe ausschliesslich Nervengewebe sind, die gegeneinander nicht blos durch directe, sondern auch durch indirecte Reflexe reagiren. Daher in Hinsicht auf die social-physiologische Wechselwirkung der psychophysische Factor mehr in den Vordergrund tritt.

Die indirekte Reflexwirkung ist übrigens nicht ausschliesslich dem socialen Organismus eigen. Auch im Schoosse der pflanzlichen und thierischen Einzelorganismen gibt es eine direkte von Zelle zu Zelle gehende und eine indirekte durch die Zwischenzellensubstanz vermittelte Beeinflussung. Die flüssige Intercellularsubstanz eignet sich durch ihre Incompressibilität und Verschiebbarkeit ganz besonders zur Uebertragung mechanischer Bewegung und Wärme von einer Stelle des Körpers auf eine andere, sofern sie in feste Wandungen eingeschlossen ist. Sind die Wandungen steif, so erfolgt die Uebertragung prompt, sind sie elastisch, so geschieht dasselbe successiv.**) Berücksichtigt man nun Das, was von uns im Kapitel des dritten Bandes über »die Elasticität des socialen Nervensystems« auseinandergesetzt worden ist, so wird man zu der Ueberzeugung gelangen, dass hier eine vollständig reale Analogie zwischen der physiologischen Wechselwirkung der Zellen in Einzelorganismen und der psychophysischen Wechselwirkung der Individuen im Schoosse der menschlichen Gesellschaft obwaltet.

Bei der Frage, wie sich gleichartige Zellen zu ihren gleichartigen Genossen verhalten, berücksichtigt G. Jäger zwei Fälle:

1. Die coordinirten benachbarten Zellen stehen in der gleichen

*) G. Jäger: Lehrbuch der Allgemeinen Zoologie. S. 268.

**) Ebendas. S. 272.

Phase des Stoff- oder Kraftwechselrhythmus, sind also z. B. alle müssig oder müde oder arbeitend oder hungrig oder satt. In diesem Falle der absoluten Gleichheit ist die Beziehung ohne Zweifel die der völligen Indifferenz, da zwei ganz gleichartige Dinge nicht auf einander wirken können.

2. Befindet sich dagegen eine Zelle oder Zellgruppe in Folge einer örtlichen nur sie allein treffenden Reizung in der activen Phase des Kräft- und Stoffwechselrhythmus, ihre Artgenossen dagegen in der negativen, so liegt die Möglichkeit einer Beeinflussung vor.*)

Dass diese beiden Fälle auch in Hinsicht auf psychophysische Wechselwirkung, welche zwischen den einzelnen Nervenelementen und diesen und den Centralorganen stattfindet, ihre volle Gültigkeit behalten, liegt auf der Hand.

In Hinsicht auf den Stoffwechsel schildert G. Jäger die gegenseitige physiologische Beeinflussung der Zellen untereinander auf folgende Weise:

Befindet sich eine Zelle im activen Stadium des Stoffwechsels, so kommt in Betracht, dass sie eine Aenderung in dem Medium hervorbringt, das nicht blos sie selbst umgibt, sondern auch die benachbarten müssigen Zellen: sie gibt ihre Umsatzprodukte an das Medium ab und entnimmt ihm auf dem Wege der Resorption von den in ihm vorhandenen Nährstoffen. Da jede Veränderung des Mediums eine Störung des Gleichgewichts zwischen ihm und den Nachbarzellen ist, und jede Gleichgewichtsstörung, sofern sie stark genug ist, zur Erregungsursache wird, so muss schon aus diesem Grunde die Erregung von der primär und genügend stark erregten Zelle sich auf die Nachbarn fortpflanzen.**)

Wie im Schoosse der Einzelorganismen der Erregungszustand einer Zelle auf die benachbarten coordinirten Zellen übertragen wird und wie letztere in Folge dessen in Mitleidenschaft und Mitarbeiterschaft sowohl unmittelbar als auch vermittelst der Zwischenzellensubstanz gezogen werden, so findet dasselbe auch im Schoosse des socialen Organismus in psychophysischem Sinne vermittelst directer und indirecter Reflexe statt, wobei die Circulation der Gebrauchswerthe durch Tausch oder vermittelst des Geldes den Stoffwechsel sowie auch die Nervenreflexe zwischen

*) Ebendas. S. 268.

**) Ebendas. S. 269.

den Individuen und den centralen Nervenorganen vermittelt. Die Consumtion der Gebrauchswerthe durch das Individuum im socialen Organismus ist schon deswegen vollständig der Ernährung der Zellen in den Einzelorganismen analog, weil beide auf denselben chemisch - mechanischen und physiologischen Gesetzen beruhen und das Individuum nur eine höher entwickelte Zelle, die Zelle dagegen ein Individuum in embryonalem Zustande darstellt. Auch die Nervenreflexe gehen zwischen den einzelnen Nervenelementen, sowohl des socialen, als auch des individuellen Nervensystems, nach denselben Gesetzen vor sich, wie wir solches bereits in den früheren Bänden bewiesen haben. Nur der Weg, den die Gebrauchswerthe und die Nervenreflexe machen, um von einem Individuum zu dem anderen zu gelangen, ist scheinbar im Vergleich zu den Vorgängen in den Einzelorganismen ein anderer. Diese Verschiedenheit ist aber nur auf den ersten oberflächlichen Blick eine wesentliche. Sie rührt davon her, dass die menschliche Gesellschaft keine mechanisch geschlossene und begrenzte Gesammtheit darstellt, wie der Einzelorganismus, dessen Zellen sammt der Zwischenzellensubstanz für das menschliche Tastgefühl und das menschliche Auge ein greifbareres und sichtbareres Gesammtobject bilden. Die organischen und folglich auch die physiologischen Entwickelungsgesetze sind aber für die Beiden dieselben. In den Einzelorganismen werden die Nährstoffe durch feste oder elastische Canäle den einzelnen Zellen, Geweben und Organen zugeführt. Im socialen Organismus geschieht dieses durch den Umtausch von Gebrauchswerthen, welche mit Hülfe von psychophysischen Reflexen unter den verschiedenen Individuen und socialen Gruppen ganz nach denselben Gesetzen vertheilt werden, wie die Nährstoffe im Schoosse der Einzelorganismen. Auch auf den höheren Stufen der letzteren spielen die Reflexe bei der Vertheilung der Nährstoffe bereits eine sehr grosse Rolle. Man gedenke nur des physiologisch-medicinischen Ausdruckes: ubi irritatio, ibi affluxus; man erinnere sich nur der Beobachtungen, welche in Hinsicht auf die Vertheilung des Blutes im menschlichen Körper während der Arbeit der Gehirnnerven und während des Schlafes gemacht worden sind. Da nun der sociale Organismus im Gegensatz zu den pflanzlichen Organismen, die nur aus einfachen Zellen bestehen, und im Gegensatz zu den höheren thierischen Organismen, die aus einfachen und Nervenzellen zusammengesetzt sind, ausschliesslich nur aus Nervenzellen besteht, so ist es klar, warum die Vermittelung des Stoffwechsels in der menschlichen Gesellschaft hauptsächlich durch Nervenreflexe bedingt wird.

Wenden wir uns nun zu den Folgen der gegenseitigen physiologischen Beeinflussung ursprünglich coordinirter Zellen im Schoosse der Einzelorganismen, so finden wir, dass diese Beeinflussung ein *Subordinationsverhältniss* der müssigen oder minder erregten Zellen den stärker erregten gegenüber nach sich zieht. Die Ueberlegenheit letzterer äussert sich, nach Jäger, nicht blos in der Fähigkeit, den eigenen Erregungszustand auf die Nachbarn zu übertragen, sondern auch in einer überlegenen *Concurrenz* in Bezug auf den Stoffwechsel.

›Da‹ sagt G. Jäger*) ›die erregte Zelle resorptionsfähiger ist als die müssige, so wird erstere einer Nährstofflösung mehr Nährstoffe entziehen als letztere. Wenn nun die Lösung eine gemeinschaftliche ist, so ist das gleichbedeutend mit einer Verkürzung der müssigen Zelle, sofern sie nicht sekundär und ebenso stark in Miterregung versetzt wird. Dies tritt besonders in der Wachsthumsperiode der Thiere, in der sogenannten *Discorrelation* des Wachsthums zu Tage: die stärker arbeitenden, weil häufiger erregten Theile wachsen stärker als die weniger arbeitenden, bei welchen in excessiven Fällen Verkümmerung durch Nichtgebrauch eintritt.‹

Dass dieselben Folgen in Hinsicht auf Subordination, Concurrenz, Discorrelation des Wachsthums und Verkümmerung auch für die social-physiologischen Processe volle Geltung haben, liegt auf der Hand, indem die persönlichen Anlagen, Fähigkeiten und Kräfte sowie die an den Tag gelegte Energie der Arbeit der einzelnen Glieder der Gesellschaft für die übrigen Theile des socialen Organismus dieselbe Bedeutung haben, wie die Erregtheit und Arbeit der Einzelzelle in Hinsicht auf die benachbarten Zellen des pflanzlichen und thierischen Organismus.

Nun bemerkt aber G. Jäger weiter, dass bei den von Zelle zu Zelle vor sich gehenden Erregungsübertragungen, so wie bei grösseren oder geringeren Leitungswiderständen es sich nicht blos um die Beschaffenheit der einzelnen Zellen, sondern auch darum handelt, ob sie direkt an einander stossen oder durch zwischen gelagerte Interzellularsubstanz distanzirt sind, und dass in letzterem

*) Ebendas. S. 270.

Falle die Beschaffenheit der Interzellularsubstanz wesentlich in Betracht kommen muss, insofern sie die Erregungsübertragung leicht oder schwer vermittelt.*)

Ist die Interzellularsubstanz flüssig, so ist sie, nach G. Jäger, sehr befähigt, eine Vermittlerrolle für chemische Beeinflussung zu unternehmen. Die Sympathie-Beziehungen zwischen denjenigen Zellen, mit denen die flüssige Interzellularsubstanz in Berührung kommt, werden durch die Veränderungen hergestellt, welche durch den Erregungszustand der einzelnen Zellen und Zellengruppen in derselben hervorgebracht werden. Dieses geschieht in den Einzelorganismen ganz in Analogie der Umgestaltungen, welche bei der Arbeitstheilung im Schoosse der menschlichen Gesellschaft den Gebrauchswerthen von Seiten der einzelnen Producenten oder Unternehmungen gegeben werden, Umgestaltungen, in Folge deren physiologisch-sympathetische Wechselwirkungen zwischen den einzelnen socialen Nervenelementen vermittelt werden.

Stagnirt die die Interzellularsubstanz des Einzelorganismus bildende Flüssigkeit und ist sie nur für eine relativ geringe Zahl von Zellen gemeinschaftliches Medium, so stellt sie, nach G. Jäger, sehr innige Sympathiebeziehungen her, d. h. jede locale Reizung wird sich rasch und leicht auf alle Genossen fortpflanzen. Ist es dagegen eine bewegte Flüssigkeit, welche wie Blut und Lymphe gemeinschaftliches Medium für alle Individuen des Zellstaates ist, so gewinnen zwar die Sympathiebeziehungen, nach G. Jäger, an *Extensität*, aber sie verlieren um so mehr an *Intensität*, je grösser die Masse des Mediums ist im Verhältniss zu der Zellenmasse, welche primär durch die locale Erregung getroffen ist, und je rascher sie kreist, und zwar deshalb, weil die durch die örtliche Reizung gesetzte Veränderung des Mediums einen zu geringen Bruchtheil desselben trifft.**)

Dieses die innere physiologische Thätigkeit der Einzelorganismen regulirende Gesetz ist auch für die Begründung der socialphysiologischen Gesetze von der grössten Bedeutung. Denn auch in der menschlichen Gesellschaft wird die *Innigkeit und das nähere Aneinanderschliessen der sympathischen Erregungen durch eine grössere Localisirung, eine geringere Beweglichkeit und Gemeinschaftlichkeit der die sociale Zwischenzellensubstanz repräsentirenden*

*) Ebendas. S. 270.

**) Ebendas. S. 272.

Gebrauchswerthe bedingt. Die Familie, das Geschlecht, der Stamm, die Nationalitäten und Staaten bildeten und bilden jetzt noch in sich abgeschlossene, mehr inneren, als von aussen kommenden Erregungen zugängliche Gruppen, und diese Abgeschlossenheit steigert sich stets in directem Verhältniss zu der Abwesenheit vervollkommneter Verkehrsmittel und im umgekehrten Verhältniss zu der Circulation der Gebrauchswerthe. Wo dagegen fast alle Glieder der Gesellschaft an der Production der für einen jeden Einzelnen nothwendigen Gebrauchswerthe mitwirken und von einem jeden Gliede der Gesellschaft ein kleiner Bruchtheil jedes circulirenden Gutes producirt und umgestaltet wird, dort hört die Localisation und Abgeschlossenheit in Hinsicht auf die sociale Zwischenzellensubstanz auf und tritt die gemeinschaftliche Producirung und Consumtion derselben ein. Eine nothwendige Folge aber davon caeteris paribus ist die, dass *Hand in Hand mit der umfassenderen Circulation der Gebrauchswerthe auch eine immer weiter um sich greifende Irradiation der socialen Nervenreflexe eintritt, und dass im Verhältniss zu diesem Weiterumsichgreifen die Localisirung und Abgeschlossenheit der socialen Nervenreflexe aufgehoben wird.* Die höhere Intensität der socialen Nervenreflexe wird aber zugleich durch denjenigen Theil der Zwischenzellensubstanz, durch diejenigen Gebrauchswerthe wieder hergestellt, deren specielle Bestimmung gerade darin besteht, die psychophysischen Erregungen zu vermitteln, wie z. B. Bücher, Kunstwerke etc. Im Verhältniss zu der Verbreitung und Vergemeinschaftlichung dieses Theiles der Zwischenzellensubstanz steigt die Energie der sympathischen, resp. antipathischen Beziehungen im Schoosse der einzelnen socialen Gruppen und des ganzen Menschengeschlechtes, ebenso wie auch in den Einzelorganismen diejenigen Nährstoffe die Uebertragungsfähigkeit des Nervensystems erhöhen, welche als geeignetere Vermittler zwischen dem entfernteren Theile desselben dienen. —

Im socialen Organismus treten die gemeinschaftlichen und allgemein anerkannten Werthzeichen und das Geld als Vermittler behufs Umtausches aller Gebrauchswerthe ein, sowohl derjenigen, welche die Befriedigung der physischen Bedürfnisse des Menschen bezwecken, als auch derjenigen, welche zur Anregung der geistigen und ethischen Anlagen und Strebungen dienen. Die Bedeutung des Geldes von diesem Standpunkte aus haben wir bereits in Bd. III, S. 179 auseinandergesetzt. Das Geld ist derjenige Theil der socialen Zwischenzellensubstanz, welcher am meisten den

Stempel der Gemeinschaftlichkeit trägt, der am leichtesten circulirt und am weitesten verbreitet ist und daher die Abgeschlossenheit und Insichgekehrtheit der einzelnen socialen Gruppen am meisten aufhebt. Weil sich gerade auf dem Gelde die durch psychophysische Reflexe bedingte Werthschätzung der Güter und Dienste überhaupt concentrirt, so bildet das Geld in den Händen der Einzelnen, der Korporationen, der Stände, des Staates eine concentrirte und höher potenzirte Werthmacht in Hinsicht auf die Production, Vertheilung und Consumtion der Zwischenzellensubstanz, wie kein anderer Gebrauchswerth.

In Hinsicht auf den durch die Zwischenzellensubstanz bedingten und potenzirten socialphysiologischen Wettkampf verdient derjenige Theil der socialen Zwischenzellensubstanz, welcher das Geld im weitesten Sinne dieses Wortes (Metallmünze, Werthpapiere jeglicher Art) bildet, ganz besondere Berücksichtigung. Wir haben bereits im dritten Theile unseres Werkes bewiesen, dass die Entstehung des Geldes und der Werthzeichen jeglicher Art durch die Spaltung des Tausches zweier oder mehrerer Werthe gegen einander in zwei verschiedene Arten, den Kauf und Verkauf, bedingt ist. Dieser, so zu sagen, indirecte Stoffwechsel, durch welchen der sociale Organismus als ein höher entwickelter sich von den Einzelorganismen der Natur auszeichnet, findet eine entsprechende Erscheinung auch in den Thätigkeitsäusserungen des socialen Nervensystems, dessen Reflexe in Folge der höheren Entwickelungsstufe desselben gleichfalls aus directen, welche den thierischen und menschlichen Einzelorganismen eigen sind, in indirecte übergehen. Indem nun die indirecten Reflexwirkungen des socialen Nervensystems sich mit dem indirecten, auf Kauf und Verkauf begründeten socialphysiologischen Stoffwechsel vereinigen, tritt diejenige ökonomische Erscheinung, welche als Geld bekannt ist, zum Vorschein. In dieser Vereinigung im socialen Organismus der indirecten Reflexwirkung und des indirecten Stoffwechsels liegt auch der Grund, warum das Geld als allgemeines Tauschmittel dient. Es ist das Resultat einer combinirten socialphysiologischen und socialpsychophysischen Wirkung. In Hinsicht auf die Zwischenzellensubstanz bildet dieses Resultat einen Integrirungsprocess, indem sich in dem Gelde alle socialphysiologischen Werthe durch Reflexwirkung psychophysisch concentriren. In dieser psychophysischen Integrirung liegt auch die *Macht* des Geldes, indem jede Integrirung überhaupt eine Machtfrage involvirt.

Aus dieser psychophysischen Concentrirung der socialphysiologischen Werthschätzungen im Gelde geht auch die Bedeutung desselben in Hinsicht auf den ökonomischen Wettstreit hervor. Wer ein Capital in Geld besitzt, verfügt demzufolge nicht blos über gewisse Dienste und Güter, sondern über alle Güter und Dienste überhaupt, nach Maassgabe der als Geld in seinen Händen befindlichen Werthe. Der Besitzer des Geldes tritt als Concurrent in dem socialphysiologischen Wettstreit nicht einfach als Besitzer bestimmter Gebrauchswerthe auf, sondern als Bevollmächtigter für alle Werthe im Allgemeinen. Die Concentration von Geldcapitalien in den Händen einzelner Individuen und ganzer Gesammtheiten bildet daher ein aufs Höchste potenzirtes und zugleich differenzirtes und integrirtes Werkzeug im socialphysiologischen Kampf ums Dasein, ein Werkzeug, welches alle anderen an Macht überragt. Vom socialphysiologischen Standpunkte aus ist der Ausdruck: »Geld regiert die Welt« vollständig richtig.

Zu den Potenzirungen der individuellen und vereinigten Nervenelemente des socialen Nervensystems gehört auch der persönliche und öffentliche Kredit, insofern er nicht durch den Besitz von Werthgegenständen, sondern durch persönliche physische und psychische Kräfte, Anlagen und Fähigkeiten erhalten und bedingt wird. Der Kredit fusst überhaupt auf Leistungen und Kraftäusserungen, die noch in der Zukunft erwartet werden. Derjenige nun, welcher in Folge des Vertrauens zu seinen persönlichen Fähigkeiten, seiner Gewissenhaftigkeit, Ausdauer etc. über Mittel disponirt, welche er erst in der Zukunft produciren kann, ein solches Individuum oder eine solche Gesammtheit werden im socialphysiologischen Kampfe ums Dasein denen gegenüber, welche nur über die gegenwärtigen Kräfte und Werthe disponiren, ein grosses Uebergewicht an den Tag legen. Solches macht sich auch im weiteren Sinne geltend in Hinsicht auf anstrebende, jugendlich kräftige, hoffnungsvolle individuelle Naturen und ganze Gesammtheiten gegenüber absterbenden, sich rückbildenden und in sich entzweiten Individuen und Gesammtheiten.

Der persönliche Credit kann durch verschiedene Werthgegenstände und Werthzeichen, wie auch die persönliche Arbeit durch Maschinen und der persönliche Einfluss durch Stellung, Reichthum etc. noch höher potenzirt werden. Geld, Obligationen, Actien, Staatspapiere etc. repräsentiren auch in diesem Falle nur einen Theil der socialen Zwischenzellensubstanz und haben auch hier nur insofern Bedeutung, als sie vermittelst indirecter Reflexe als Repräsentanten entsprechender Werthgegenstände von directem oder indirectem Gebrauchswerthe anerkannt werden. Auch hier, nur mit Hinsicht auf zukünftige Werthe, geht derselbe socialphysiologische Kampf vor sich, wie solcher durch wirkliche Werthe geführt wird. —

In der Finanzgeschichte werden eben solche Schlachten geliefert, wie auf allen anderen socialen Gebieten. So wurde im Jahre 1869 in New-York auf dem Geldmarkte die grosse Schlacht zwischen »Bullen« und »Bären« geschlagen. Hören wir den Berichterstatter über die Handelsgeschichte des Jahres 1869 selbt an:

»Im September bildete sich eine Art Verschwörung von New-Yorker Bankspeculanten, an deren Spitze James Fisk jun. stand. Als Hauptquartier der Verschworenen wurde das Fifth Avenue Hôtel bezeichnet. Sie schossen etwa 40 Millionen Dollars Capital zusammen, ausserdem aber gesellten sich zu dem Complott noch einige Banken und etliche Eisenbahngesellschaften. Diese Millionärbande, die Bullen, hatten sich zum Ziel gesetzt, alles Gold aufzukaufen, um das Agio zu steigern und zu dem gesteigerten Agio dann ihre Einkäufe vorsichtig loszuschlagen. Ihre Gegner, die Bären, die nicht organisirt und vorbereitet waren, suchten das Agio herunterzudrücken durch Angebot von Gold. Am 22. September begann der grosse Kaufhandel. Gold stand noch 136, war aber begehrt. Die Bären brachten 15 Mill. Dollar Gold auf den Markt, aber die Bullen kauften rasch alles auf und Gold stieg von 136½ auf 140. Am 23. September brachten die Bären wiederum Gold auf den Markt, aber es wurde rasch genommen, so dass am Schluss des Tages der Curs zwischen 144 — 143½ schwankte. An diesem Tage wurden in New-York für nicht weniger als 324.524.000 Dollars »Gold« gekauft oder verkauft. Dabei wechselten aber nur 2 Mill. wirkliches Gold die Besitzer, alle übrigen Geschäfte wurden nur auf dem Papier abgeschlossen, da überhaupt damals ausserhalb des Schatzamtes in New-York nur etwa 20 Mill. Doll. wirkliches Gold vorhanden waren. So brach der verhängnissvolle Freitag (24. September) an. Ganz New-York war in Aufruhr. Um 10 Uhr Morgens schon wurden 150 für Gold geboten, um 11 Uhr 155, um 11 Uhr 20 Minuten 160, um 11½ Uhr 162½. So furchtbar war die Aufregung, dass die Telegraphendrähte, welche von dem Agiosaal der Börse die Bülletins den verschiedenen Bankgeschäften zuführen sollten, ausser Thätigkeit geriethen, weil die Drähte durch die ununterbrochene Strömung zu schmelzen begannen. Die Bullen kauften noch immer, bisweilen ganze »Klumpen« von fünf Millionen. Da, um Mittag, verbreitete sich die Nachricht, dass der öffentliche Schatz einige Bankhäuser autorisirt habe, sein klingendes Gold zum Verkauf auszubieten. Darauf platzte die Blase. Einige der »Bullen« bekamen Angst und schlugen los. Am Samstag herrschten jedoch noch immer grosse Schwankungen von 129 bis 134, auch der Sonntag verstrich in Bangigkeit, am Montag aber war die Niederlage der Bullen besiegelt.« *)

Die sociale Zwischenzellensubstanz giebt somit im socialphysiologischen Kampfe ums Dasein, nach dem socialen Nervensystem, welches das eigentliche Grundgewebe des socialen Organismus bildet, den zweiten, secundären Factor ab. Die die Zwischenzellensubstanz bildenden Gebrauchswerthe werden durch die psychophysische Thätigkeit der socialen Nervenelemente aus den ihnen zur Verfügung stehenden Naturkräften umgearbeitet und den menschlichen Bedürfnissen angepasst. Diese Umarbeitung und Anpassung geht aber in der menschlichen Gesellschaft nur ausnahmsweise auf einem unmittelbaren und directen Wege vor sich, d. h. die psychophysischen Kräfte des Menschen haben nur ausnahmsweise zum Resultat die Production der Güter von directem Gebrauchswerthe (Bd. III, S. 268). Die meisten Güter werden nach Erreichung einer gewissen Entwickelungsstufe im Schoosse des socialen Organimus vermittelst anderer bereits producirter Güter, welche man Kapitale nennt (Werkzeuge, Maschinen, Rohproducte, Transportmittel, Gebäude etc.) producirt. Diese Güter haben wir im vorhergehenden Theile unseres Werkes als Güter von indirectem Gebrauchswerthe bezeichnet. Diese Güter oder Kapitale, welche einen Theil der socialen Zwischenzellensubstanz bilden, haben nun zum Zweck die physiologische Arbeit der socialen Nervenelemente höher zu potenziren, zu differenziren und zu integriren. Einige von solchen indirecten Gebrauchswerthen bilden sogar nichts weiter als eine Projection nach Aussen der menschlichen Muskelkraft, wie z. B. Werkzeuge, Maschinen, behufs Erleichterung oder Potenzirung

*) Ausland 1870, S. 292.

der menschlichen Arbeit. Als Beweis, wie weit diese Potenzirung geht, mag hier nur erwähnt sein, dass nach der Berechnung Carey's die in England arbeitenden Maschinen die Arbeit von 600 Millionen Menschen ersetzen.

Im social-physiologischen Kampf ums Dasein werden daher diejenigen socialen Nervenelemente, welche über mehr Kapital, d. h. über höher potenzirte, differenzirte und integrirte Arbeit mit Hülfe der Zwischenzellensubstanz verfügen, caeteris paribus siegen. Und dieses bezieht sich sowohl auf Individuen, als auch auf collective Unternehmen, Vereine, Genossenschaften, ganze Nationen und Staaten. Dank der vermittelst der Zwischenzellensubstanz höher potenzirten Arbeit vermögen solche Individuen und Gesammtheiten nicht nur bessere und billigere Werthe zu produciren, sondern sie sind auch im Stande länger bei ungünstigen Conjuncturen auszuharren und das Eintreten günstiger Verhältnisse mit weniger Opfer und Verlust abzuwarten. Und da der social-physiologische Kampf ums Dasein nicht blos in Hinsicht auf geleistete und zu leistende Arbeit, sondern auch in Hinsicht auf die zu verarbeitenden Naturkräfte vor sich geht, so werden auch diejenigen Individuen und Gesammtheiten, welche über mehr Kapital verfügen, auch mit weniger Anstrengung sich die Mitwirkung derjenigen Naturkräfte sichern können, welche direct oder indirect zur Befriedigung menschlicher Bedürfnisse nothwendig sind. Ein prägnantes Beispiel dazu liefert uns England, welches sich nicht nur der schönsten, an Rohproducten reichsten Theile der Erde bemächtigt hat und seine Besitzungen und Errungenschaften offen oder unter dem Schein von Handels- und anderen Verträgen noch immer weiter ausdehnt, sondern auch in seinen Handelsbeziehungen die zur Befriedigung der Bedürfnisse und zur industriellen Bearbeitung nothwendigen Rohproducte vorzugsweise gegen bereits bearbeitete Waaren und Luxusartikel eintauscht. Ein solcher Tausch kann nur von einer industriell hochentwickelten, mit Capitalien aller Art reich versehenen Gesammtheit schwächeren (im social-physiologischen Sinne) Gesammtheiten gegenüber durchgeführt und erhalten werden. Das englische Volk wird durch die Rohproducte fremder Länder erhalten, welche an Stelle und Ort, wo sie producirt werden, eine zahlreiche einheimische Bevölkerung hätten ernähren können. Wie rückbildend und niederdrückend ein solcher, zwischen einem social-physiologisch Stärkeren und Schwächeren vor sich gehende

Austausch in Hinsicht auf letzteren wirkt, dazu liefert uns die Geschichte und die Gegenwart unzählige Beispiele. Das ganze sogenannte Colonialsystem war darauf gegründet. Der Abfall der Vereinigten Staaten in Nordamerika von der Metropole muss dem Bewusstsein dieser Ungleichheit im Kampfe zugeschrieben werden. Die sogenannten Protectionisten bezwecken durch die von ihnen vorgeschlagenen Steuern ein Gleichgewicht in diesem Kampfe zu Gunsten des Schwächeren herzustellen. Von diesem Standpunkte aus müssen ihre Bestrebungen als vollständig berechtigt anerkannt werden. — Aber auch hier muss noch eine andere Seite berücksichtigt werden. Wenn Schutzzölle als nützlich anerkannt werden können, um eine noch im Werden begriffene Industrie gegen die Concurrenz einer bereits vollständig entwickelten und erstarkten zu schützen, wenn ein solcher Ausgleich auch da als zweckmässig anerkannt werden kann, wo die natürlichen Lebensbedingungen irgend einer Industrie nicht gleichen Schritt mit dem Gegner halten können, so liegt andererseits die Gefahr vor, die Energie, den Unternehmungsgeist, die Ausdauer, die Voraussicht der industriellen Bevölkerung durch äusserlichen, oft unzulänglichen Schutz zu schwächen oder lahm zu legen, wogegen ein wenn auch anfänglich ungleicher Kampf die Kräfte rascher entwickeln und stählen könnte. Die Kunst des Staatsmannes besteht gerade darin, die rechte Mitte zwischen Scylla und Charybdis auch auf diesem Wege einzuhalten.

Bei der unendlichen Mannigfaltigkeit der specifischen Ungleichheit der Zellen treten noch sehr viel complicirtere physiologische Erscheinungen hervor. Auch nach dieser Richtung kann für die sociale Physiologie nur die organische Physiologie der Einzelorganismen als sicherer Leitfaden dienen. —

In Hinsicht auf die Ungleichheit der im organischen Verband lebenden Zellen müssen, nach G. Jäger, für jeden einzelnen Fall folgende Fragen gestellt worden:

1. Bedingt die Ungleichheit eine Ueberlegenheit der einen Zellenart über die andere oder nicht?

2. Welcher Art und welchen Grades ist die etwa vorhandene Ueberlegenheit und worauf basirt sie?

3. Was ist die Folge der Ueberlegenheit der einen über die andere und zwar sowohl für die Thätigkeit der betreffenden Zell-

arten, als auch für das Verhalten des ganzen Zellgemeinwesens nach aussen?

Bei der allgemeinen Ueberlegenheitsfrage unterscheidet G. Jäger wieder, ob die Ueberlegenheit auf allen oder nur auf bestimmten Gebieten des Kraft- und Stoffwechsels vorhanden ist, während in anderen Gleichheit oder das Gegentheil walten kann.

Ueber die Art und Weise, wie die Ueberlegenheit auf den verschiedenen Gebieten des Kraft- und Stoffwechsels zum Ausdruck kommt, stellt G. Jäger folgende Sätze auf:

Auf dem Gebiet des Stoffwechsels haben wir es mit den Verschiedenheiten in Bezug auf die Resorptions-Fähigkeit zu thun. Hier finden wir, und zwar im Leib der Darmthiere, zuerst den Unterschied in Bezug auf die Absorptionsfähigkeit für Sauerstoff zwischen den fixen Zellen und den Wanderzellen des Blutes. Letztere beladen sich an den Athmungsflächen mit Sauerstoff, allein sobald sie in Berührung mit den fixen Gewebszellen gelangen, macht sich die Ueberlegenheit der letzteren in der Weise geltend, dass den erstern ein Theil ihres Sauerstoffes entzogen wird. Damit ist eine Beziehung gegeben, welche G. Jäger als stoffliches *Bedienungsverhältniss* bezeichnet.

Von einem anderen Standpunkte aufgefasst, muss eine ungleiche Resorptionsfähigkeit das Verhältniss der *überlegenen Concurrenz* schaffen. Grenzen Zellen von ungleicher Resorptionsfähigkeit an ein und dieselbe Nährstoffflüssigkeit, so wird die überlegene Zelle von einem bestimmten Nährstoff mehr an sich zu ziehen vermögen als die schwächere. Dabei wird es sich aber nicht nur um quantitative, sondern auch um qualitative Verhältnisse handeln, d. h. es wird eine Zellart eine überlegene Anziehung auf einen bestimmten Bestandtheil der Nährstofflösung ausüben können, während die andere zwar in Bezug auf diesen Stoff inferior, allein in Bezug auf einen anderen Mischungsbestandtheil überlegen ist. In einem derartigen Falle tritt, nach G. Jäger, das Verhältniss der stofflichen *Arbeitstheilung* hervor. *)

Im socialen Organismus tritt die Ungleichartigkeit der einzelnen Zellenelemente noch mehr zu Tage, indem je höher die Entwickelungsstufe eines Organismus überhaupt ist, desto grösser ist auch die Differenzirung seiner einzelnen Theile. Die Ungleichartigkeit in der Gesellschaft wird sowohl von physischen,

*) G. Jäger: Lehrbuch der allgemeinen Zoologie S. 273 und ff.

als auch von psychischen Anlagen, Eigenschaften und Strebungen bedingt, und je höher die sociale Entwickelungsstufe, desto überwiegender tritt der psychische Factor vor dem physischen auch in dieser Hinsicht hervor. Die Differenzirung der persönlichen psychischen und physischen Anlagen und Bedürfnisse wird einerseits durch eine immer grössere Arbeitstheilung hervorgerufen; andererseits wirkt aber eine solche stets höher potenzirte Differenzirung des socialen Nervensystems auf die einzelnen Theile der socialen Zwischenzellensubstanz zurück: es werden höhere, mannigfaltigere und die Bedürfnisse vielseitiger befriedigende Gebrauchswerthe producirt und consumirt. In Folge der ungleichen Arbeitsfähigkeit (Production) und Resorptionsfähigkeit (Consumtion) der einzelnen Elemente des socialen Nervensystems tritt dabei, wie auch im Schoosse der Einzelorganismen, ein auf überlegener Concurrenz und Arbeitstheilung begründetes, stoffliches Bedienungsverhältniss und eine ungleiche Vertheilung der Nährstoffe (Gebrauchswerthe) ein. Lässt man ein Thier verhungern, so verliert es, nach G. Jäger, $^4/_{10}$ (wenn es gemästet war $^5/_{10}$) seiner Körpermasse. Dieser Verlust vertheilt sich aber sehr ungleich: das Fettgewebe ist fast ganz geschwunden, das Blut hat $^3/_4$ seines Gewichtes verloren, das Nervensystem dagegen nur $^1/_5$, das Gehirn sogar fast nichts; ein Beweis dafür dass das Nervenprotoplasma in Bezug auf die Nährstoffanziehung allen andern Protoplasmaarten überlegen ist.*)

Aus letzterem geht noch hervor, dass auch in Hinsicht auf ein und dasselbe Gewebe, wie z. B. das Nervensystem, die höher potenzirten Theile, wie z. B. das Gehirn, in der Nährstoffanziehung den minder entwickelten überlegen sind.

Führt man eine Parallele zwischen diesen Erscheinungen und denjenigen, welche den Mangel an Existenzmitteln für eine Bevölkerung begleiten, — mag nun dieser Mangel die Folge einer directen, durch Sinken der Productionsfähigkeit, Sperrung des Handels, Erschwerung des Verkehrs etc. bedingten Verminderung von Gebrauchswerthen sein, oder durch eine im Vergleich zu den Existenzmitteln unverhältnissmässige Vermehrung der Bevölkerung verursacht werden, — so wird man gleichfalls finden, dass es die niederen, wirthschaftlich schwächeren socialen Schichten sind, welche unter solchen Verhältnissen mehr zu leiden

*) Ebendas. S. 274.

haben und denen zuerst und in grösserer Quantität die Gebrauchswerthe (Nährstoffe) entzogen werden. Unter dem Ausdruck »wirthschaftlich schwächere« Elemente muss man dabei nicht blos diejenigen Individuen und socialen Klassen verstehen, deren persönliche physische und psychische Anlagen und Fähigkeiten weniger productionsfähig sind, sondern auch diejenigen, die über weniger Kapital disponiren, indem letzteres sowohl die Consumtions- als auch die Productionsfähigkeit der Individuen und Berufsklassen erhält und steigert. Schon die Fähigkeit und die Möglichkeit günstigere Conjuncturen abzuwarten, was nur beim Vorhandensein von Kapital, sei es in Form von ersparten Nährstoffen von directem Gebrauchswerthe, sei es in Form von Werthzeichen, möglich ist, sichert eine starke Ueberlegenheit gegenüber den Nichtbesitzenden und von der Hand zum Munde Lebenden. — Diese Ueberlegenheit der wirthschaftlich stärkeren socialen Elemente im umfassendsten Sinne des Wortes über die schwächeren bei Vertheilung der Gebrauchswerthe und bei Ausnutzung des social-physiologischen Stoffwechsels tritt nicht blos bei einem direct oder indirect eingetretenen Mangel an Gebrauchswerthen, sondern auch bei Vertheilurg der Güter, im Falle einer verhältnissmässigen Vermehrung derselben hervor. Gladstone hob in einer am 7. April 1864 im englischen Parlament gehaltenen Rede hervor, dass das steuerbare Landeseinkommen in England von 1843 bis 1852 um 6 Proc., von 1853 bis 1861 um 20 Proc. gewachsen ist, dass aber dieser berauschende Zuwachs von Reichthum und Macht sich nur auf die besitzenden Klassen beschränkt hat.

Diese Ueberlegenheit der wirthschaftlich stärkeren Individuen und Klassen über die schwächeren bei Vertheilung der Gebrauchswerthe und die aus derselben für letztere hervorgehenden Dienstverhältnisse haben ein unerschöpfliches Thema für alle Declamationen, zu allen Zeiten und unter allen Himmelsstrichen, gegen die Ungerechtigkeit in der Vertheilung der irdischen Güter abgegeben und bilden noch heute den Grund der sogenannten socialen Frage.

Wir haben aber gesehen, dass die ungleichmässige Vertheilung der Gebrauchswerthe im socialen Organismus auf einem nothwendigen organischen Gesetze beruht, dass diese Ungleichmässigkeit sogar nach Maassgabe der höheren Entwickelungsstufe nothwendig zunehmen muss, dass daher die Beseitigung dieses Gesetzes unmöglich ist; eine Verminderung aber der Ungleichmässigkeit durch ein Herabsinken von einer höheren wirthschaftlichen Stufe auf eine niedere bedingt sein muss. Dabei müssen wir aber hervorheben, dass unter grösserer Ungleichmässigkeit wir in diesem Falle nicht etwa schroffere Uebergänge von einem Extrem ins andere, von grossem Reichthum zur äussersten Armuth, sondern eine differenzirtere, allmälige, stets höher emporsteigende Stufenleiter in der Vertheilung der Gebrauchswerthe verstehen. Denn je allmäliger und je höher das Emporsteigen, desto mehr Stufen muss es geben, desto ungleichartiger ist die Vertheilung der Güter und desto mannigfaltiger die wirthschaftliche Differenzirung der Gesellschaft.

Ganz besonderen Widerwillen, ja eine ausgesprochene Wuth erregt unter den Vertretern der Nichtbesitzenden diejenige Ungleichmässigkeit in der Vertheilung der Gebrauchswerthe, welche durch das Eigenthum oder, wie sie sich wissenschaftlich ungenau ausdrücken, durch das Capital entstanden ist. Wir haben aber bereits im vorigen Kapitel bewiesen, dass das wohlerworbene Eigenthum eine nothwendige Folge der *activen* Anpassung des Menschen an das ihn umgebende Medium ist; dass nach Maassgabe der Entwickelungsstufe diese Art Anpassungsfähigkeit sich noch stets steigern muss; dass daher eine Beschränkung des Eigenthumsrechtes im Grossen und Ganzen stets ein Herabsinken von einer höheren wirthschaftlichen Entwickelungsstufe auf eine niedere involvirt. Im nächsten Kapitel werden wir beweisen, dass die Vererbung des Eigenthums gleichfalls auf ein nothwendiges Naturgesetz sich gründet, indem dieselbe auf dem allgemein organischen Gesetz der *Continuität* fusst. Mit der Höhe der Entwickelung steigert sich in der ganzen Natur die Continuität, und dieses Princip tritt noch stärker auf socialem Gebiete hervor. —

Aus dem Vorhergehenden gewinnt man zugleich die Ueberzeugung, dass wenn auch die Ungleichmässigkeit in der Vertheilung der Gebrauchswerthe im socialen Organismus auf einem nothwendigen Naturgesetze beruht und diese Ungleichmässigkeit nach Maassgabe der höheren Entwickelung sogar zunimmt, dennoch nicht eine jede Ungleichmässigkeit und Ungleichartigkeit als eine gesunde anerkannt werden muss. Auch nach dieser Richtung hin kann es, wie auch nach allen anderen Richtungen hin, *pathologische* Erscheinungen geben. Ja, man kann behaupten, dass der pathologische Zustand auf diesem Gebiete, wie auch auf manchem anderen, der gewöhnliche ist, der normale Zustand dagegen nur die Ausnahme bildet. Das Gleichgewicht wird erst gewöhnlich nach harten Kämpfen, mit grossen Verlusten und Aufopferungen wieder erreicht. In der menschlichen Gesellschaft geht in dieser Hinsicht, wie auch auf anderen Gebieten, eine stete Action und Reaction vor sich.

Als hervorragende Instanzen in Hinsicht auf die Folgen eines ungleichen Kampfes auf social-physiologischem Gebiete zwischen ganzen Gesammtheiten können uns die Beziehungen zwischen industriell hochcultivirten und barbarischen Völkerschaften gelten.

An den autochthonen Künsten der Afrikaner zeigt uns Schweinfurth (in seinen Abbildungen und Beschreibungen des Kunstfleisses centralafrikanischer Völker) dass der Verkehr mit der Aussenwelt, statt zu befruchten und zu beleben, überall nur zerstörend gewirkt hat. »Je grösser die Fortschritte gewesen, welche hin und wieder in unserer Zeit ein afrikanisches Volk auf der Bahn der äusseren Gesittung gemacht, um so geringfügiger gestaltete sich die eigene Productionskraft, um so grösser wurde die Abhängigkeit in allen Bedürfnissen eines verfeinerten Lebens von der europäischen Industrie; denn diese, unaufhaltsam sich aufdrängend, schliesst von vorn herein jede inländische Concurrenz aus und erstickt jede Regung eines angebornen Nachahmungstriebes. Die Wohlfeilheit der dargebotenen Artikel auf der einen, und die guten Preise, die für rohe Naturproducte gezahlt werden, auf der anderen Seite, erklären zur Genüge diess Verhältniss. Wie könnte man einem Negerschmiede zumuthen, sich an die für ihn so zeitraubende und mühevolle Herstellung eines gewöhnlichen Messers zu machen, wenn ihm ein Dutzend derselben im Tausche gegen einen Kautschukklumpen geboten werden, den er spielend im Walde gesammelt. Die muhamedanischen Völker, welche einen grossen Theil der Nordhälfte Afrikas inne haben, liefern dafür einen noch schlagenderen Beweis, indem dieselben von Jahr zu Jahr sich immer weniger productiv an eigenen Erzeugnissen der Kunst und des Gewerbfleisses zeigen, und einen gleichen Einfluss, wie die europäische Welt auf diese, haben sie selbst wiederum auf die Völker in dem zweiten der vorhin erwähnten Gebiete ausgeübt, was sich am deutlichsten in den Negerstaaten des mittleren Sudans zu erkennen gibt, wo, seit sie dem Islam verfallen, ein gradueller Rückschritt auf der Bahn der äusseren Kultur sich offenbart und die letzten Spuren eines einheimischen Gewerbfleisses in kurzer Zeit zu verschwinden drohen.« *)

Das, was in Hinsicht auf Afrika in dem eben angeführten Beispiele vorgeht, findet seine volle Analogie in denjenigen physiologischen Erscheinungen der Einzelorganismen, welche als *direkter oder indirekter Entzug der Nährstoffe von den schwächeren Protoplasmen durch die stärkeren* bezeichnet wird. Ein direkter Entzug von Nährstoffen zwischen Zellen und Zellengeweben geschieht z. B. in dem Falle, wenn diejenigen Zellen oder Zellengewebe, welche mit den Nährstoffen unmittelbar in Berührung stehen, einen Theil der von ihnen bereits angeeigneten Substanzen ihren mit grösserer Resorptionsfähigkeit versehenen Hintermännern abtreten. Der indirekte Entzug wird in den Einzelorganismen und namentlich in den thierischen durch die kreisenden Ernährungsflüssigkeiten (Blut und Lymphe) vermittelt und findet dann statt, wenn das kräftigere Protoplasma letzteren gewisse Stoffe in sehr hohem Maasse entzieht. Dieses kann alsdann den Austritt der gleichen Stoffe aus einer entfernteren schwächeren Protoplasmaart in das Blut zur Folge haben. Auf diesem Wege wird dem Fettgewebe das Fett entzogen, sobald durch stärkere Arbeit im Muskelprotoplasma ein erhöhter Fettverbrauch stattfindet. **)

Wie es auf social-physiologischem Gebiete sowohl einen direkten, als auch einen indirekten Tausch zwischen Gütern und Diensten, wie es mittelbare und unmittelbare Gebrauchswerthe, wie es direkte und indirekte Reflexe geben kann, so giebt es auch einen direkten und indirekten Entzug von Nährstoffen. Bei diesem *Entzug* muss man nur noch die bei social-physiologischen Processen in höherem Grade wirkenden psychophysischen Factoren mit in Betracht ziehen. Dass dabei der eine Theil immer der stärkere oder der schwächere ist und dem einen mehr entzogen wird, als dem anderen, liegt auf der Hand, wie uns ein solches Beispiel Afrika in seinen Beziehungen zu den industriell entwickelteren Ländern bietet. —

Dasselbe, was in Hinsicht auf social-physiologische Wechsel-

*) Ausland, 1875. S. 885.

**) G. Jäger: Lehrbuch der allgemeinen Zoologie, S. 274.

wirkung zwischen ganzen Gesammtheiten vor sich geht, hat auch seine volle Geltung in Hinsicht auf Individuen, einzelne Unternehmen, Vereine und Genossenschaften. Die Concurrenz der Producenten und Consumenten unter einander, durch welche das Verhältniss des Angebotes und der Nachfrage der Güter und Dienste bedingt wird, ist die Folge dieses Kampfes. Es geht hier aber der Kampf nicht blos zwischen individuellen und gemeinschaftlichen Unternehmen vor sich, sondern auch zwischen den einzelnen Theilen eines und desselben Unternehmens. Zu einem jeden Unternehmen gehören, wie bekannt, dreierlei Factoren: Naturkräfte, Kapital und Arbeit. Jeder dieser Factoren kann sich in verschiedenen Händen befinden, so dass Renten, Zinsen und Lohn verschiedenen Individuen oder Gemeinschaften zukommen. Zwischen diesen Individuen und Gemeinschaften entsteht daher ein Wettstreit um den grösseren oder geringeren Antheil an einem und demselben Unternehmen, welcher vollständig analog ist demjenigen, der zwischen den einzelnen Unternehmen untereinander vor sich geht. Bilden dabei die Inhaber der Naturkräfte (Grundbesitzer, Bergwerks-, Steinkohleninhaber etc.) der Kapitalien (Gebäude, Maschinen, Werthpapiere etc.) und der Arbeitskräfte (Gelehrte, Advokaten, Lehrer, Gewerker, Arbeiter) besondere Berufsklassen und Bevölkerungsschichten, so kann sich allmälig in Folge des social-physiologischen Wettstreites ein Antagonismus, ja eine Feindseligkeit zwischen ganzen Berufsklassen und socialen Schichten und Ständen ausbilden. Dieser Antagonismus steigert sich gewöhnlich noch mehr, sobald die im social-physiologischen Wettstreit begriffenen Klassen und Stände noch andere Gründe zu gegenseitiger Entfremdung oder Feindschaft haben, wie z. B. Spaltungen oder Unterschiede in Hinsicht auf Religionsbekenntnisse, Verschiedenheiten in Sprache, Nationalität, Lebensweise, Lebensanschauungen etc. In Hinsicht auf den Grundbesitz zeigt sich z. B. ein solcher Antagonismus in der Türkei, in Litthauen, in einigen Theilen Oesterreichs. In Hinsicht auf Kapitalbesitz wird in vielen Theilen Europas der Gegensatz zu dem nichtbesitzenden Theil der Bevölkerung dadurch verschärft, dass das grössere Kapital in den Händen von Juden concentrirt ist. Indem andererseits die Socialisten das Nationalitätenprincip in Hinsicht auf die Arbeiterfrage beseitigen, suchen sie den auf diesem Principe begründeten Antagonismus zwischen der Arbeiterbevölkerung der verschiedenen Länder aufzuheben und sie im Wettkampf gegen das Kapital und gegen die Inhaber der Naturkräfte zu vereinigen.

Bis jetzt haben wir in Hinsicht auf den social-physiologischen Kampf ums Dasein die Bedeutung der socialen Nervenelemente und der socialen Zwischenzellensubstanz, so viel es bei der Mannigfaltigkeit und dem gegenseitigen Ineinandergreifen der Erscheinungen möglich war, unabhängig von einander betrachtet. Im wirklichen Leben wird der Kampf auf diesem Gebiete stets zugleich durch beide Factoren bedingt; Naturkräfte, Kapitale und Arbeit werden stets von den physischen und psychischen Kräften der Individuen in Bewegung gesetzt; andererseits können sich aber auch die physischen und psychischen Strebungen, Anlagen und Fähigkeiten des Menschen nach Aussen nicht anders kund thun, als vermittelst Naturkräfte, Kapital und materiell sich ausprägender Arbeit. Wenn nun in denselben Händen höhere persönliche Anlagen und Kräfte und höher potenzirte Zwischenzellensubstanz zusammenfallen, so müssen sich für ein solches Individuum und eine solche Gesammtheit die Bedingungen des social-physiologischen Kampfes ums Dasein ganz besonders günstig gestalten. Ist dagegen die Potenzirung in Hinsicht auf persönliche Eigenschaften und auf die Zwischenzellensubstanz eine getheilte, so gestalten sich die Bedingungen des Kampfes für jeden besonderen Fall nach Maassgabe dieser Getheiltheit und der Bedeutung jedes der beiden Factoren. Eine Vereinigung der beiden Factoren in höherer Potenz zu einem gemeinschaftlichen Unternehmen lässt sich auf verschiedenen Wegen herstellen, wie z. B. wenn ein persönlich befähigter Unternehmer das zu dem Unternehmen nothwendige Kapital anleiht, bei Bildung von Actiengesellschaften etc.

Die Complicirtheit der social-physiologischen Vorgänge wird man dabei nur dann in ihrem vollen Umfange und in ihrer mannigfaltigen Vielseitigkeit würdigen, wenn man sich von der Complicirtheit der physiologischen Processe, welche durch die Arbeitstheilung der Zellen und Zellengewebe in den Einzelorganismen bedingt werden, klare Rechenschaft abgibt.

›Diese Arbeitstheilung kommt‹, sagt G. Jäger*) ›in der Weise zu Stande, dass die eine Protoplasmaart mit dieser, die

*) G. Jäger: Lehrbuch der allgemeinen Zoologie, S. 278 u. 279.

andere mit jener Seite ihres Kraft- und Stoffwechsels, die eine mit ihrer resorbirenden, die andere mit ihrer sekretorischen, die dritte mit ihrer contraktilen Thätigkeit sich an den entsprechenden Gesammtfunktionen des Körpers betheiligt. Das ist aber nicht so zu verstehen, als ob die einzelne Zelle überhaupt nur in dieser einzigen Richtung thätig wäre; im Gegentheil: sie vollführt in der Regel alle elementaren Funktionen, aber der *Nutzeffekt* für den Gesammtorganismus entspringt blos der einen oder andern Seite ihrer Elementarfunktionen, während der übrige Theil ihrer Funktionen ohne direkten Nutzwerth für den Gesammtkörper ist, oder im Gegentheil ihm sogar noch Leistungen auferlegt.‹ —

Im socialen Organismus beruht die physiologische Arbeitstheilung auf dem Umtausch der *Dienste* und *Güter* von directem und indirectem, physischem und psychischem, positivem, negativem und neutralem Gebrauchswerthe. Die verschiedenen Seiten und Phasen dieses Tauschprocesses haben wir bereits im III. Theile unseres Werkes auseinandergesetzt (Kapitel VII bis X) und verweisen daher den Leser auf dieselben.

Bei dem social-physiologischen Kampfe sind, wie auch bei dem Kampfe ums Dasein der Naturorganismen, noch zwei Momente zu berücksichtigen, von welchen der eine sich vorzugsweise auf Raumverhältnisse, der andere auf Zeitverhältnisse bezieht. Das erste Moment findet seine Ausprägung in der *Stellung* der im Kampfe begriffenen Individuen und Gesammtheiten, das andere in den verschiedenen *Conjuncturen*, welche der wirthschaftliche Wettkampf darbietet.

Wenn auch die einzelnen Theile des socialen Organismus im Vergleich zu denjenigen der Einzelorganismen unvergleichlich mehr Beweglichkeit und mechanische Ungebundenheit an den Tag legen, so sind dennoch auch die einzelnen Individuen und socialen Gesammtheiten mehr oder weniger an ihre durch Anpassung (Erziehung), Vererbung (Name, Nationalität, religiöses Bekenntniss, angeerbte physische und psychische Eigenschaften, angeerbtes Vermögen, Stand etc.) oder Zufall (persönliche Beziehungen, Bekanntschaften etc.) bedingte *Stellung* gebunden. Diese Gebundenheit muss freilich im höheren organischen Sinne aufgefasst werden, sie ist aber deswegen nicht weniger eine vollständig reale. Diese oder jene *Stellung*, welche ein Individuum oder eine Gesammtheit einnimmt, kann in Hinsicht auf den social-physiologischen Kampf eine günstige oder ungünstige sein. England nimmt in Hinsicht auf den Welthandel und auf die politischen Verhältnisse eine sehr günstige Stellung ein, Deutschland dagegen eine ungünstigere, was sich auch nach mehreren Richtungen hin sehr stark geltend macht. Ein mit einem historischen Namen und einem grossen angeerbten Vermögen versehenes Individuum nimmt eine ganz andere Stellung in der Gesellschaft ein, als eine Persönlichkeit, welche sich Namen und Vermögen noch erringen muss. So liegt auch in den Einzelorganismen die Ursache der *räumlichen* Sonderung, die sogenannte *Localisirung der Functionen* einzelner Zellen und Zellengewebe, wie G. Jäger richtig hervorhebt*), darin, dass die unter den Mitgliedern des Zellenstaates sich einstellende, die Arbeitstheilung ermöglichende Differenzirung eine Consequenz ihrer verschiedenen räumlichen Lage zu den umgebenden Medien ist. Bei dieser Localisirung hat man es auch in den Einzelorganismen, wie in der menschlichen Gesellschaft, weniger mit der *absoluten* räumlichen Beschränkung einer Function zu thun, als damit, dass sie vorzugsweise von einem bestimmten Körpertheil ausgeübt wird, von anderen Körpertheilen dagegen nur in untergeordneter Weise; so athmet z. B. neben der Lunge auch noch die Haut.

Die sogenannten *Conjuncturen* beziehen sich, wenn man von dem Momente der *Stellung* absieht, vorzugsweise auf für den social-physiologischen Kampf günstige oder ungünstige *Zeitverhältnisse.* Die Bedeutung dieses Momentes ist in der Nationalökonomie bis jetzt nicht nur nicht unterschätzt, sondern im Gegentheil behufs verschiedener Parteizwecke eher überschätzt worden. So wie die *Raumbedingungen*, durch welche die *Localisirung* der physiologischen Functionen in den Einzelorganismen und in der menschlichen Gesellschaft bestimmt wird, beeinflussen auch die durch *Conjuncturen* bedingten *Zeitverhältnisse* eine grössere oder geringere Differenzirung in der Vertheilung der Nährstoffe und Gebrauchswerthe. Eine nothwendige Folge der Conjuncturen, wie auch eine Folge der Beschränkung in Hinsicht auf Raumverhältnisse ist, die Ungleichartigkeit in der Entwickelung der Zellen und Zellengewebe und die Ungleichmässigkeit in der Vertheilung der Nährstoffe. Der durch diese Lebensbedingungen verursachten Ungleichartigkeit und Ungleichmässigkeit kann man

*) G. Jäger: Lehrbuch der allgemeinen Zoologie, S. 279.

ebensowenig vorbeugen, wie es überhaupt unmöglich ist, Raum- und Zeitverhältnisse aus der Welt zu schaffen. Es kann sich also nicht um Beseitigung derselben überhaupt, sondern nur darum handeln, dass die Ungleichartigkeiten und Ungleichmässigkeiten, die durch Localisirung und Conjuncturen, durch Raum- und Zeitbedingungen verursacht werden, nicht in pathologische Erscheinungen ausarten. Um dieses zu verhindern müssen aber vor allem die social-physiologischen Entwickelungsgesetze festgestellt werden, und dieses kann wiederum nur dann erreicht werden, wenn man zur vollen Erkenntniss der realen Analogie, die zwischen den physiologischen Processen der Einzelorganismen und denen der menschlichen Gesellschaft existirt, gelangen wird.

Nachdem wir in den obigen Auseinandersetzungen die socialphysiologische Differenzirung der Einzelorganismen und der menschlichen Gesellschaft auf Localisirung und Conjuncturen, auf Raum- und Zeitbedingungen zurückgeführt und somit das Neben- und Nacheinander berücksichtigt haben, erübrigt uns nur noch den dritten Factor des Gesetzes der Uebereinstimmung des Nach- und Nebeneinander, das Uebereinander auch hier in unsere Betrachtungen hineinzuziehen.

In den Einzelorganismen wird die physiologische Differenzirung nicht blos durch Localisirung der Functionen und durch Zeitconjuncturen, sondern auch noch durch die ungleiche Erregbarkeit der Zellen und Zellengewebe bedingt.

»Grenzen zwei Protoplasmaarten von ungleicher Erregbarkeit aneinander«, sagt G. Jäger*), »so wird eine Reizung das Erregbarere rascher, also früher und auch stärker erregen, als das minder Erregbare und es wird eine Reizstärke geben, wobei sogar nur das erstere, das letstere gar nicht erregt wird: hieraus resultirt eine Ueberlegenheit des ersteren über das letztere.«

Eine weitere Ueberlegenheit beruht, nach G. Jäger, auf grösserer Fähigkeit zur Erregungsleitung. »Wo dieses gegeben ist«, sagt er, »findet im lebenden Protoplasma ein lawinenartiges Anschwellen der Erregungsstärke statt, so dass ein solches Protoplasma ein am Ende der Leitung liegendes anderes Protoplasmastück mit überlegener Kraft trifft.« Diese Beziehungen bestehen, nach G. Jäger, z. B. zwischen dem Nervenprotoplasma und den übrigen Protoplasmen eines Multicellulaten, indem ersteres

*) Ebendas. S. 275.

auf Grund seiner grösseren Erregbarkeit und hohen Leitungsfähigkeit eine *beherrschende* Stellung einnimmt.

Auch im Schoosse der menschlichen Gesellschaft legen die einzelnen Nervenelemente (Individuen) und Gewebe (sociale Gruppen) ungleiche Erregbarkeit an den Tag, was so viel sagen will, dass ihre Arbeitsleistung und -fähigkeit eine verschiedene ist, und was die Ueberlegenheit der Einen über den Anderen, die Beherrschung der Einen durch die Anderen zur Folge hat.

Da nun eine jede grössere Erregbarkeit eine höhere Kraftpotenzirung voraussetzt, so involvirt sie auch ein höheres Uebereinander von Kraftenergien in sich. Die durch eine grössere Erregbarkeit bedingte Ueberlegenheit führt aber zugleich nothwendig auch eine Differenzirung in physiologischer Hinsicht nach sich, gleichwie auch die Localisirung und die Zeitconjuncturen, und vervollständigt somit auch auf diesem Gebiete das Nach- und Nebeneinander durch den dritten Factor, das Uebereinander.

Bringt man nun die verschiedenen Factoren, welche im socialphysiologischen Kampfe ums Dasein zur Geltung kommen: die Potenzirung der socialen Nervenelemente und der socialen Zwischenzellensubstanz, die Stellung beider und die durch günstige oder ungünstige Zeitverhältnisse bedingten Conjuncturen, bringt man diese Factoren mit dem allgemeinen Gesetz der Bewegung der Kräfte überhaupt in Zusammenhang, ein Gesetz, welches wir als Uebereinstimmung des Nach-, Neben- und Uebereinander bezeichnet haben, dann erweisst es sich, dass auch hier dieses Gesetz vollständig zur Geltung gelangt. Denn in der Potenzirung der socialen Nervenelemente und der socialen Zwischenzellensubstanz drückt sich das Uebereinander der Bewegung in Hinsicht auf den social-physiologischen Kampf ums Dasein, in der Stellung der kämpfenden Theile das Nebeneinander, in den Conjuncturen das Nacheinander der Bewegung aus. So bewährt sich auch an dieser Stelle das von uns als das allgemeinste aller Gesetze aufgestellte Gesetz des dreifachen Parallelismus des Nach-, Neben- und Uebereinander der Erscheinungswelt.

Zum Schluss nur noch zwei Fragen.

1. Ist der social-physiologische Kampf ums Dasein ein unvermeidlicher, nothwendiger? und

2. wenn er unvermeidlich und nothwendig ist, welche sind die Bedingungen seiner Entwickelung, seiner Vervollkommnung,

welche sind die höheren Stufen und Formen, in welchen er sich bei fortschreitender socialer Entwickelung kund thut?

Die ganze organische und anorganische Natur stellt uns ein stets wechselvolles Bild des Kampfes ums Dasein der Naturkräfte vor Augen, einen Kampf, dessen verschiedene Abgrenzungen und Phasen sich in den einzelnen Erscheinungen der anorganischen und organischen Natur ausprägen. Dieser Kampf wird nicht nur von den verschiedenen Kraftherden nach aussen geführt, sondern dauert auch noch im Innern eines jeden Körpers zwischen den verschiedenen Kraftpotenzirungen fort. Auch hier bewährt sich das allgemeine Gesetz der Uebereinstimmung des Nach-, Neben- und Uebereinander. Der Mensch als höchst entwickelter Einzelorganismus, welcher durch seine Abstammung und seine Stellung in der Natur mit letzterer durch unauflösliche Bande des realen Kausalverhältnisses verknüpft ist, auch der Mensch unterliegt aus diesen Gründen, gleich den anderen Organismen, den Gesetzen des Kampfes ums Dasein im Nach-, Neben- und Uebereinander, nach Innen und Aussen hin, und sowohl mit seines Gleichen, als auch mit den anderen Geschöpfen der organischen Natur und den Erscheinungen der anorganischen Welt. Aber der Mensch bildet nicht das letzte Wort der organischen Kraftentfaltung.

Er selbst tritt nur als Theil, als Zelle einer höheren organischen Einheit auf, des socialen Organismus. Ist nun letzterer, wie wir es bereits bewiesen haben, gleichfalls ein realer, nach den allgemeinen Naturgesetzen sich entwickelnder Organismus, so folgt daraus, dass auch das allgemeine Gesetz des Kampfes ums Dasein für denselben sowohl in seinen Theilen, als auch in seiner Gesammtheit, sowohl im Nach- und Neben-, als auch im Uebereinander seine volle Gültigkeit behält. Dabei geht der Kampf der Individuen im Schoosse der menschlichen Gesellschaft in Analogie des Kampfes der einzelnen Zellen im Schoosse der Zellengesammtheiten vor, der Kampf der socialen Gemeinschaften und Staaten untereinander dagegen in Analogie des Kampfes selbständiger Organismen.

So sagt auch Schäffle*).

›Was für den Fortschritt der organischen Schöpfung noch

*) Schäffle: Ueber die natürliche Zuchtwahl in der menschlichen Gesellschaft. (Die neue Gesellschaft, 1877, Heft 1, S. 18.)

bestritten ist (?), Vervollkommnung durch die Auslese des Sieges in zahllosen Daseinskämpfen, welche fortschreitend höhere und passendere Lebewesen als Sieger auf den Wahlplätzen des Selbsterhaltungsstreites hinterlassen, das ist nach unserer Ansicht für den Bereich der socialen Entwickelung, für den Gang der Geschichte der Civilisation wirklich eine unbestreitbare Thatsache und ein unverbrüchliches Gesetz: Die »»natürliche Auslese«« ist der nie und nimmer abzuschaffende Schöpfungsmechanismus auch der civilen Welt, auch der bürgerlichen Gesellschaft. Könnte und würde sie beseitigt werden, so fiele zugleich der Fortschritt zu höherer Vervollkommnung. Ein vollständig streitloser Zustand ist in der wirklichen Welt unmöglich; sein Eintreten würde den Eintritt des socialen Todes bedeuten. Bei aller Begeisterung für die Herbeiführung besserer Socialzustände, bei glühendstem Verlangen nach jener Emporhebung der Masse unserer Mitbürger, zu welcher erst unsere Epoche die Mittel der Verwirklichung ausgezeitigt hat, wird doch jeder verständige Parteigänger der »»neuen Gesellschaft«« weit davon entfernt sein, das Gesetz der natürlichen Auslese, den Process vervollkommnender Daseinskämpfe für den ferneren Lauf der civilen Phase natürlicher Schöpfung aufheben zu wollen. Keiner wird Lust haben, an der ehernen Mauer der gegebenen Weltordnung, an dem Gesetz der Erhaltung und des Fortschrittes durch streitvolle Wechselwirkungen, an der granitenen Natur der »»zwieträchtigen Eintracht«« der Welt, an der rerum concordia discors des Horaz, sich vergreifen, beziehungsweise den Schädel einrennen zu wollen.« —

Und dieses Gesetz verliert seine Gültigkeit keineswegs auch in den höchsten Sphären der psychischen Thätigkeit des Menschen, in der religiösen, der wissenschaftlichen, der ästhetischen. Die Geschichte und die Gegenwart sprechen zu deutlich und zu laut, um sogar den oberflächlichen Beobachter nur einen Augenblick in Zweifel zu lassen.

In Hinsicht auf die Vervollkommnung, welche der socialphysiologische Kampf zur Folge hat, muss schliesslich der Unterschied hervorgehoben werden, der zwischen einem Kampf mit vervollkommneteren Waffen im umfassendsten Sinne des Wortes und den *Resultaten* des Kampfes existirt. Ein Kampf kann mit stets höher potenzirten Kräften und Werkzeugen geführt werden und dennoch eine Rückbildung zur Folge haben, wie es z. B. der

Fall sein würde, wenn zwei hoch cultivirte Staaten mit allen von der Wissenschaft dargebotenen Erfindungen in einen Krieg verwickelt sein, schliesslich aber erschöpft, und materiell und geistig zerrüttet aus demselben hervorgehen würden. Dasselbe kann auch in Hinsicht auf jeden Wettkampf auf industriellem Gebiete zwischen den höher entwickelten Gesammtheiten stattfinden. Eine Concurrenz zwischen sehr hoch entwickelten Industriezweigen, denen Intelligenz, Wissenschaft und Naturkräfte in hohem Maasse zur Verfügung stehen, endet nicht selten mit der Rückbildung einer oder beider im Wettkampf begriffenen Wirthschaftsgesammtheiten.

Umgekehrt kann statt einer Rückbildung ein Fortschritt aus einem Kampfe hervorgehen, ungeachtet dessen, dass dabei mit ganz ursprünglichen Waffen gekämpft wird. Solches wäre z. B. zwischen zwei Gesammtheiten der Fall, welche mit einfachen Rohproducten den Markt betreten würden; als Resultat jedoch aus der gegenseitigen Concurrenz würde eine bessere Bearbeitung des Bodens, eine ausgedehntere Anwendung von Maschinen, ein höherer Wohlstand für eine oder beide Landbevölkerungen hervorgehen.

In Hinsicht auf die Resultate des social-physiologischen Kampfes muss auch noch der Unterschied zwischen Vervollkommnung oder Rückbildung des socialen Nervensystems einerseits, und der socialen Intercellularsubstanz andererseits hervorgehoben werden. Eine Arbeiterbevölkerung, welche physisch, geistig und ethisch gekräftigt und höher entwickelt aus dem social-physiologischen Wettkampf hervorgeht, ohne dabei reicher an Werthgegenständen zu werden, stellt eine Vervollkommnung des socialen Nervensystems dar; legt sie dagegen bei einer gleichen Summe von Werthgegenständen physische oder psychische Rückbildungssymptome an den Tag, so beziehen sich die Resultate des Wettkampfes gleichfalls nur auf das sociale Nervenzellengewebe wenn auch im negativen Sinne. Bleibt dieses dagegen psychisch und physisch stationär und steigt der Reichthum der Bevölkerung, so bedeutet solches eine Potenzirung ausschliesslich nur der Zwischenzellensubstanz; fällt unter denselben Bedingungen die Summe der Werthgegenstände und der Gebrauchswerthe, so dient solches als Beweis, dass die Zwischenzellensubstanz bei gleichem Niveau der psychophysischen Energien der Bevölkerung in Rückbildung begriffen ist. Fallen oder steigen beide Factoren, oder steigt der eine bei gleichzeitigem Sinken der anderen, so complicireu sich die durch den Kampf ums Dasein bedingten social-physiologischen Erscheinungen noch mehr. Bei stricter Durchführung des Unterschiedes zwischen Fort- und Rückbildung der socialen Nervenzellengewebe und denen der socialen Zwischenzellensubstanz, wird dabei ein geübtes Auge den leitenden Faden herausfinden, welcher zur Entdeckung des Zusammenhanges der Erscheinungen führen würde.

Aus den vorhergehenden Betrachtungen treten zwei wichtige Wahrheiten hervor. Erstens nämlich, dass nicht aus einem jeden social-physiologischen Kampf ein Fortschritt hervorgeht, sondern, dass bei ungünstigen Verhältnissen für einen Theil der kämpfenden oder sogar für alle der Kampf eine Rückbildung zur Folge haben kann. Der social-physiologische Wettkampf bietet also nicht ein untrügliches und sicheres Mittel zur Vervollkommnung unter allen Verhältnissen und Lebensbedingungen dar, wie es einige Nationalökonomen, namentlich die Anhänger der absoluten Gewerbe- und Handelsfreiheit, behaupten wollen. Sogar in der Natur finden nicht selten höhere Organisationen beim Kampf ums Dasein mit niederen ihren Untergang. Um so mehr in der menschlichen Gesellschaft, wo der Spielraum des Kampfes, die Mannigfaltigkeit der Waffen und der Beziehungen noch eine unvergleichlich grössere ist. Hier ist, was Fort- und Rückschritt betrifft, der Kampf ein zweischneidiges Schwert, und dieses gilt in vollem Maasse sowohl in Hinsicht auf das sociale Nervenzellengewebe, als auch auf die Zwischenzellensubstanz. Zieht man solches in Betracht, so muss man gegen diejenige Lehre Einsprache thun, welche in dem socialen Wettkampf eine sichere und allgemeine Arznei gegen alle socialen Uebel sieht und ihre Anwendung unter allen Lebensverhältnissen anpreist.

Alsdann geht auch aus unserer Betrachtungen hervor, dass die Resultate des Kampfes, wenn auch nicht immer, so doch oft ganz unabhängig von der grösseren oder geringeren Vervollkommnung der bei dem Kampf gebrauchten Waffen sind. Dieses ist besonders der Fall in Hinsicht auf die geistige und ethische Erziehung des Menschen. Zeitungen und Schnellpressen sind noch lange nicht solche Werkzeuge, welche als Garantie für eine ethische und geistige Entwickelung der Menschheit in der Zukunft dienen könnten; sie können im Gegentheil trotz ihrer Vollkommenheit und ihrer Potenzirungshöhe zu Rückbildung und zu intellektueller und moralischer Verwilderung führen.

Fragt man nun schliesslich, worin die durch den social-physiologischen Kampf ums Dasein bedingte Vervollkommnung der menschlichen Gesellschft besteht, so können wir nur wiederholen, was wir bereits früher auseinandergesetzt haben, nämlich: *in Hinsicht auf die individuellen und socialen Nervenelemente und -gewebe besteht die aus dem social-physiologischen Kampfe ums Dasein hervorgehende Vervollkommnung in einer höheren Potenzirung, Differenzirung und Integrirung der physischen und psychischen Organisation des Menschen*, *wie wir solches bereits in den früheren Bänden geschildert haben. In Hinsicht auf die Zwischenzellensubstanz besteht dieselbe Vervollkommnung in einer höher potenzirten, differenzirten und integrirten Production, Vertheilung und Consumtion der Werthgegenstände, in einem Vorherrschen des psychischen und physischen positiven Gebrauchswerthes der Güter und Dienste über dem negativen und neutralen Werth derselben.*

Alles, was in Hinsicht auf Kampf ums Dasein, Unterliegen des Schwächeren, Entzug von Nährstoffen etc. oben gesagt worden ist, muss und darf nur in relativem und bedingtem Sinne aufgefasst werden, unter Voraussetzung einer *gegebenen* Quantität und Qualität von Nährstoffen. Die Vorwürfe, welche uns durch Beseitigung dieser Voraussetzung gemacht werden konnten, weisen wir zum Voraus zurück. *Bei aufsteigender ökonomischer Entwickelung gewinnen alle Theile, sowohl die stärkeren als auch die schwächeren, wenn auch nicht in gleichem Verhältnisse. Desgleichen können bei rückschreitender Entwickelung alle Theile, wenn auch ungleichmässig, verlieren.* Die Lösung der sogen. socialen Frage kann und muss daher nicht in der Beseitigung der Naturgesetze bestehen, sondern in einem steten, folgerechten Fortschreiten, in dem Erheben aus niederen Sphären in höhere, in der stets umfangreicheren Dienstbarmachung der Naturkräfte für die menschlichen Bedürfnisse. Ausserhalb der Naturgesetze können diese Zwecke nicht erreicht werden, innerhalb derselben nur auf dem so eben bezeichneten Wege. Nicht durch Beseitigung des Kapitals, sondern durch Mehrung des Eigenthums und der Arbeitsfreiheit kann der wirthschaftliche Kampf in stets höhere Sphären verlegt werden, wie auch auf rechtlichem und politischem Gebiete nicht durch Beseitigung von Recht und Macht, sondern durch Mehrung derselben und Erweiterung der Freiheit.

VI.

Das social-physiologische Gesetz der Vererbung.

Die Vererbung oder, was dasselbe ist, die Uebertragung der elterlichen Eigenschaften auf die nähere oder entferntere Nachkommenschaft bildet zu jetziger Zeit den Gegenstand umfassender Forschungen sowohl in der Naturkunde, als auch im Gebiete der Socialwissenschaft. Im praktischen Leben ist das Princip der Vererbung bereits in den ältesten Zeiten nie geleugnet worden, so klar und unwiderleglich tritt uns dasselbe auf jedem Schritt in der ganzen organischen Welt, sowohl der pflanzlichen, als auch der thierischen, vor Augen. Aber nur der neuesten Naturkunde war es, Dank den Fortschritten der Biologie, vergönnt, den realen Causalzusammenhang, auf welchem jenes Princip fusst, näher zu ergründen und mit den andern Gebieten der menschlichen Erkenntniss in Uebereinstimmung zu bringen. Nur der neueren Naturkunde und Psychologie war es vergönnt, die Uebergänge zu überbrücken, welche vom Standpunkte der früheren Weltanschauung als unübersteiglich galten. Es wird jetzt wohl schwerlich ein mit den neuesten Errungenschaften der Naturkunde einverstandener Forscher den realen Causalzusammenhang in Zweifel ziehen, laut welchem die menschliche Intelligenz als eine durch die ganze geschichtliche Entwickelung des Menschen errungene höhere Potenz des thierischen Instinktes erscheint und gleich diesem den Gesetzen der Anpassung und Vererbung unterliegt. Sehr treffend sagt Ribot von der menschlichen Vernunft: ›In ihrer Entwickelung durch die Hindernisse der Zeit, des Raumes und den unbegrenzten Wechsel der Wesen hindurch erstrebt sie rastlos ihr Ideal: Alles zu begreifen von dem gewöhnlichsten und kleinsten Vorgange bis zu den ewigen und unbeschränkten Gesetzen des Kosmos. Der Instinkt ist weit bescheidener; er spiegelt die Welt nur unter einem sehr engen Gesichtswinkel wieder, sein Verkehr ist beschränkt, er ist nur einem ganz eng umgrenzten Mittel und nur einer geringen Zahl von Verhältnissen angepasst. Er ist kein ungeheurer Palast, von dem man einen grenzenlosen Horizont überschauen kann, sondern nur ein bescheidenes Häuschen mit einem Fenster. Aber wenn man hinausblicken will, ist der Vorgang in beiden Fällen nicht derselbe?‹ *)

Ribot bezeichnet den Instinkt als eine *zusammengesetzte Reflexhandlung.* Während beim einfachen Reflex einem einfachen Reize eine einfache Gegenwirkung folgt; während bei den entwickelteren Formen der Reflexhandlungen auf einen einfachen Reiz eine Verbindung von Gegenwirkungen folgt, so haben, nach Ribot, bei den sogenanten Instinkthandlungen eine Reihe zusammengesetzter Reize eine gleiche Combination von Gegenwirkungen zur Folge. Als Beispiel führt Ribot den Fliegenschnepper an, der, sobald er aus dem Ei gekrochen ist, gelegentlich mit dem Schnabel ein Insekt hascht. Die Frage nach der Entstehung der Instinkte ist also, nach Ribot, dahin zusammenzufassen: wie können sich die einfachen Reflexhandlungen zu mehr und mehr zusammengesetzten gestalten? **)

Der englische Philosoph Herbert Spencer erklärt diesen Process auf folgende Weise:

›Wenn seelische Vorgänge, die einander immer in derselben Ordnung folgen, sich in der Art enger und enger verbinden, dass sie zuletzt ganz untrennbar werden, so ergiebt sich, dass, wenn eine Gesichts-, eine Tastempfindung und eine Zusammenziehung nach den Erfahrungen einer ganzen Art stets in derselben Reihenfolge sich wiederholen, dass also dann diese verschiedenen Zustände des Nervensystems so dauerhaft mit einander verbunden werden, dass der eine nicht eintreten kann, ohne die andere mit Nothwendigkeit zur Folge zu haben.‹ ***)

Unsererseits glauben wir *die Entwickelung des Instinctes am besten zu erklären, indem wir ihn als das Resultat einer bestimmten Reihenfolge von durch Cumulirung directer und indirecter Nervenreflexe erzeugten Nervenpotenzirungen und Auslösungen bezeichnen.*

Indem der soeben aus dem Ei gekrochene Fliegenschnepper nach einem Insekt hascht, lässt er bestimmte, in seinem Nervensysteme durch frühere Generationen angehäufte und von seinen

*) Th. Ribot: Die Erblichkeit, S. 29, (deutsch von Hotzen).

**) Ebendas. S. 35.

***) Ebendas. S. 36.

Eltern ererbte Kraftenergien aus. Das Insekt giebt nur den Anstoss zu dieser Auslösung, indem es sich in dem Nervensystem widerspiegelt und es nach derjenigen Richtung hin anregt, nach welcher das Nervensystem am wenigsten dem umgebenden Medium gegenüber in Hinsicht auf Kraftauslösung Widerstandsfähigkeit besitzt. Solche instinktmässige Auslösungscentren und -richtungen haben in Hinsicht auf bestimmte Erscheinungen der Aussenwelt, mit denen sie in Berührung treten und welche den Anlass zu den Aeusserungen des Instinktes geben, dieselbe Bedeutung wie die partes minus resistentes in den Beziehungen des Organismus zu bestimmten atmosphärischen und tellurischen Einflüssen der Aussenwelt, in Folge derer bestimmte pathologische Zustände in einzelnen Theilen des Organismus hervorgerufen werden. Diese Zustände, wie auch wiederholte instinktmässige Auslösungen nach denselben Richtungen hin unter denselben Einflüssen, können, nach grösseren oder geringeren Zeiträumen, aus erworbenen Fähigkeiten und Anlagen sich in ererbte umgestalten und consolidiren.

Durch diese unsere Erklärung der Entstehung und Entwickelung des Instinktes wird auch nach dieser Richtung hin der physiologische Boden für die Wissenschaft gewonnen, indem dadurch der Process selbst der Entstehung aufgedeckt wird. An und für sich ist und bleibt dennoch der Instinkt immer Etwas unerklärliches. Dasselbe gilt aber auch für alles Seiende. Wir können in Hinsicht auf jeden Kraftumsatz auch nur den Process des Ueberganges verfolgen, ohne das Wesen selbst der Kraft zu fassen. Wir wissen eben so wenig was Wärme, Elektricität, chemische und mechanische Kraft an sich sind, wie was Instinkt, Gefühl und Intelligenz ihrem Wesen nach sind. Auch hier liegt kein Widerspruch oder eine unübersteigliche Kluft zwischen Physis und Psyche.

Was wir soeben von Kraftauslösungen gesagt haben, hat seine volle Gültigkeit auch in Hinsicht auf Kraftpotenzirungen, durch welche die Bildung und Entwickelung der instinktiven Anlagen im thierischen und menschlichen Nervensystem bedingt werden. Denn jeder Auslösung muss nothwendig eine Kraftpotenzirung in derselben Richtung vorangegangen sein, und andererseits befähigen oft wiederholte gleichmässige Auslösungen die Kapitalisirung der Kraftenergien in derselben Richtung. Wenn der Fliegenschnepper gleich nach dem Verlassen des Eies nach den Insekt greift, ohne irgend eine Erfahrung selbst darin gemacht zu haben, so ist solches nur dadurch möglich geworden, dass seine Vorfahren nach dieser Richtung hin durch lange Uebung ihr Nervensystem potenzirt haben. Andererseits verschärft der neu ins Leben getretene Fliegenschnepper durch Wiederholung derselben Auslösungen die Eigenschaften seiner Voreltern und vererbt sie seinen Nachkommen in höherer Potenz. Dasselbe wiederholt sich im Menschen, wenn er durch Erziehung, Arbeit, Erlernen, Uebung bestimmte physische, geistige oder ethische Anlagen und Fähigkeiten in sich hervorruft und alsdann auf seine Nachkommen vererbt. Diese erhalten schon bei ihrer Geburt bestimmte physische, geistige und ethische Kraftenergien, welche, wenn sie den entsprechenden Anstoss vom umgebenden Medium erhalten, sich vorzugsweise nach bestimmten Richtungen hin auslösen. —

Cumulirung von Nervenenergien durch die Nervenelemente hat im Bereiche der Wirkung der *psychophysischen* Kräfte dieselbe Bedeutung, wie *Resorption von Nahrungsstoffen* durch die einfachen Zellen und Gewebe auf rein *physiologischem* Gebiete; *Auslösung von Nervenenergien* entspricht in demselben Sinne dem Processe der *Absonderung* oder *Secretirung* der Nahrungsstoffe.

Beide Processe gehen auch im Schoosse des socialen Organismus vor sich: der Resorptionsprocess besteht in der Consumtion der Güter und Dienste, der Secretionsprocess in der Production der Gebrauchswerthe. Da aber der sociale Organismus schliesslich aus Nervenzellen besteht, so nimmt jegliche Production und Consumtion von Gebrauchswerthen, mögen sie nun Güter oder Dienste sein, den Charakter von Anhäufungen oder Auslösungen von Nervenenergien an. Solchen Charakter erhält die *Production* vorzugsweise dann, wenn bei der Umgestaltung oder Bearbeitung der Gebrauchswerthe die geistige und ethische Arbeit im Verhältniss zu der physischen vorherrschend ist, und die *Consumtion* dann, wenn die Gebrauchswerthe vorzugsweise psychischer Natur sind. (Vergl. Bd. III, S. 208 und ff.)

Aber da auch bei den höchsten Leistungen des Geistes der physische Factor immer, wenn auch in geringerem Verhältniss, mit im Spiel ist, so entspricht die Production und Consumtion der Güter und Dienste stets zu gleicher Zeit sowohl der Secretion und Resorption, als auch der Auslösung und Anhäufung von Nervenenergien.

Und wie durch letztere die, sowohl die instinktmässigen als

auch bewussten Handlungen bedingende, Reflexwirkung im thierischen und menschlichen Organismus in bestimmte Bahnen gelenkt und eingerahmt wird, und wie dadurch die Erregbarkeit der Zellen und Gewebe sich allmälig für jede derselben als specifische Functionirungsfähigkeiten gestalten, so geschieht solches auch im socialen Organismus durch wiederholte Production und Consumtion der Güter und Dienste in Hinsicht auf die psychischen Anlagen, Fähigkeiten, Strebungen und Bedürfnisse der Individuen und ganzer socialer Gemeinschaften. Mit anderen Worten: die psychophysischen Anlagen und Kräfte des Menschen, als eines Theiles des socialen Organismus, sind das Resultat einer unendlichen Reihe wiederholter Productions- und Consumtionsprocesse, in Folge derer auf *physiologischem* Wege die socialen Nervenelemente sich allmälig entwickelt haben.

Die Production der Güter und Dienste entspricht deswegen dem Absonderungs- oder Secretionsprocess, weil bei jeglicher Production von Gebrauchswerthen eine Verausgabung, eine Decapitalisation von persönlichen, ererbten oder erworbenen, physischen und psychischen Kraftenergien stattfindet. Keine Arbeit ohne Kraftverluste. Und wie dabei in den Einzelorganismen die von einem Theil der Zellen und Zellengewebe abgesonderten Substanzen als höher potenzirte Nährstoffe für andere, nähere oder entferntere, Zellen und Gewebe dienen, so gehen auch in der Gesellschaft die von den Producenten bearbeiteten und umgestalteten Gebrauchswerthe, direct oder indirect, als höhere Werthe zu verschiedenen Consumenten über. —

Bei der Resorption der direct von der Aussenwelt in den thierischen oder pflanzlichen Organismus eintretenden Substanzen durch die Zellen und Gewebe geht dagegen ein Aneignungprocess von Nährstoffen, ein Aufspeicherungsprocess von Kraftenergien vor sich und nur die nicht nahrhaften oder unverdauten Stoffe bleiben als Residuum zurück und werden schliesslich vom Organismus ausgestossen. Obgleich dieser Process auch den Charakter eines Secretirungsprocesses haben kann, so muss dieses nur in dem Sinne aufgefasst werden, dass auch bei der Resorption und Verdauung der Nährstoffe eine bestimmte Aufwendung von Kraft nöthig ist, welche die Nährstoffe von den nicht nahrhaften Substanzen absondert und entweder wiederum ausscheidet oder gar nicht verwendet. — Dasselbe geht auch bei der Consumtion der Gebrauchswerthe im socialen Organismus vor sich, indem bei derselben nicht alle Substanzen und Kräfte der Güter und Dienste verbraucht werden, sondern nur derjenige Theil derselben, welcher zur Erhaltung und Entwickelung der physischen und psychischen Kräfte oder zur zeitweiligen oder bleibenden Erhöhung des Wohllebens des Menschen dienen kann. Der übrige Theil wird gar nicht verbraucht, sondern als unbrauchbar entweder gar nicht consumirt oder nach der Consumtion wiederum ausgeschieden. An Speisen, Kleidungsstücken, Büchern, Kunstwerken wird nur ausnahmsweise alles Material consumirt; es bleiben immer Residua nach, welche den specifischen, physischen oder psychischen, Bedürfnissen dieses oder jenes Individuums, dieser oder jener socialen Gesammtheit nicht entsprechen und daher nicht verbraucht werden.

Die Fleischknochen z. B. gehen noch jetzt in den meisten Wirthschaften verloren und werden nur ausnahmsweise als Nahrungsstoff vermittelst Dampf zubereitet oder als Düngungsmittel verwerthet. Wie viel Material an Kleidungsstücken geht verloren, ohne dass dasselbe ganz verbraucht oder zu weiteren technischen Zwecken bei der Zubereitung von Papier etc. verwandt werde. Wie wenig giebt es Leser, welche sich alles Nützliche und Wahre aus einem gediegenen Werke aneignen. Sie werden immer nur insofern angeregt, als ihre Gehirnnerven specifisch sich dazu eignen. Und die Anregungsfähigkeit ist fast immer nur eine sehr beschränkte. Das nicht physisch oder psychisch Resorbirte oder Verbrauchte wird nicht aufgenommen oder, wenn auch aufgenommen, später als Unverdauliches und Unverdautes wiederum secretirt. Diese Art Secretion ist aber als ein negativer Process aufzufassen, wogegen die Secretion, welche die Zubereitung höher potenzirter Nährstoffe für andere Zellen und Gewebe bezweckt, als eine productive Secretion, als die Secretion im eigentlichen Sinne angesehen werden muss. Und diese Betrachtungen beziehen sich sowohl auf die rein physiologischen, als auch die psychophysischen Processe, auf die Production und Consumtion sowohl der physischen, als auch der psychischen Gebrauchswerthe, indem zwischen Beiden kein absoluter Unterschied existirt: die Nervenzellen und -gewebe ernähren sich und sondern ab, resorbiren und secretiren bei den durch directe oder indirecte Nervenreflexe bedingten psychophysischen Processen ganz nach denselben Gesetzen, wie es auch die einfachen Zellen und Zellengewebe thun, nur mit dem Unterschiede, dass nach Maassgabe der höheren

Entwickelungsstufe der psychische Factor immer mehr an Bedeutung gewinnt.

Die durch eine ganze Reihe von Resorptionen und Secretionen, von Consumtionen und Productionen erworbenen physischen und psychischen Anlagen und Fähigkeiten geben nicht nur der Zelle oder dem Individuum, dem Gewebe oder der socialen Gesammtheit auf eine beschränkte Zeit bestimmt differenzirte und potenzirte Anlagen und Kraftenergien, sondern letztere werden auch auf die spätere Nachkommenschaft *vererbt*.

Der von einer ganzen Reihe von Erdarbeitern oder Lastträgern Stammende wird sich vorzugsweise für Erdarbeiten und zum Lasttragen eignen. So giebt es ganze Seemanns-, Weber-, Bergmannsfamilien und -geschlechter etc. Ebenso weist uns die Geschichte der Wissenschaft und Kunst ganze Forscher-, Musiker-, Malerfamilien und -geschlechter auf. Unter den Dichterfamilien könnte man die von Aristophanes, Ariost, Coleridge etc. nennen. Unter den Malern Bassano, Tizian, van der Velde etc. Unter den Tonkünstlern Bach, Beethoven, Benda etc. Unter den Forschern: die Familien Humboldt, Herschel, Darwin, Geoffroy, Bernoulli etc.

Ebenso sind besondere intellectuelle und ethische Eigenthümlichkeiten in ganzen Familien und Geschlechtern zu Hause. Die einen zeichnen sich durch scharfes Gedächtniss, die anderen durch eine glühende Einbildungskraft, jene durch praktische Vernunftanlagen, diese durch ideale Lebensanschauungen aus. Einzelne Leidenschaften, Gefühle, Charakterzüge, Temperamente gehen gleichfalls als Erbschaft auf die Nachkommenschaft über. Es giebt ganze tugendhafte und lasterhafte Familien und Geschlechter.

Alle diese Eigenschaften haben sich allmälig durch eine ganze Reihe von aufeinanderfolgenden Kraftpotenzirungen und -auslösungen gebildet und entwickelt, in Folge deren das Nervensystem sich zu bestimmten, immer complicirteren Nervenreflexen anpasste und diese erworbenen Eigenschaften in stets ausgeprägterer Form auf die folgenden Geschlechter vererbte.

Aber nicht nur Anlagen, Fähigkeiten und Gefühle im Allgemeinen, auch die einzelnen Sinnesvermögen, ein jedes für sich, werden auf die Nachkommenschaft vererbt, nachdem sie von einem oder mehreren der Voreltern durch Anpassung und Kampf ums Dasein, auf dem Wege der cumulativen Kraftpotenzirung und wiederholten Kraftauslösung, erworben worden sind. So hebt

P. Lucas die Thatsache hervor, dass die eigenthümlichsten Vollkommenheiten und Unvollkommenheiten des Tastsinnes in der Form von Hyperästhesie oder Anästhesie vererbt werden können. Er führt als prägnantes Beispiel dafür eine Frau an, deren Gefühl von einer so grossen Reizbarkeit war, dass sie die kleinste Verletzung als tödtliche Qual empfand. Diese verheiratete sich mit einem Manne, dessen Haut fast ganz unempfindlich war. Sie zeugten eine Tochter, die ebenso unempfindlich war, wie der Vater. Die Besonderheiten des Gesichtes: Weitsichtigkeit, Kurzsichtigkeit, Schielen, Farbenblindheit (Daltonismus) etc. sind erblich. Dass die Anpassung bei der Erwerbung dieser Besonderheiten den Hauptfactor abgiebt, geht ganz besonders aus den Beobachtungen über die Entstehung der Kurzsichtigkeit hervor. Nach Giraud Teulon besteht die Ursache der Kurzsichtigkeit in der anhaltenden Gesichtsarbeit in der Nähe. Daher bildet auch die Kurzsichtigkeit eine Gesichtsunvollkommenheit der höheren Schichten der Gesellschaft und nimmt auch stets mit dem Steigern der geistigen Arbeit, mit Bücherlesen, Schreiben, Setzen etc. zu. Daher fällt auch, nach den Beobachtungen von Prof. Donders, die grösste Zahl der Kurzsichtigen auf die Städte, wogegen die Landbewohner einen sehr kleinen Procentsatz dazu abgeben. — Die Vollkommenheiten und Unvollkommenheiten des Gehörs vererben sich gleichfalls entweder als besondere Feinheit des Gehörs, als Zarthörigkeit, Taubheit, musikalische Anlagen etc. — Der verfeinerte Geruchsinn tritt ganz besonders bei einigen Thieren und bei den Wilden zum Vorschein. Es ist bekannt, dass der Hund seine Herrschaft vorzugsweise durch den Geruch erkennt, oft auf sehr grosse Entfernungen. Die nordamerikanischen Indianer können ihre Feinde oder ihre Beute auf der Jagd durch den Geruch oft meilenweit verfolgen.*) Auch specifische Anlagen des Geschmacksinns werden vererbt; so finden z. B. ganze Völkerschaften, je nach der Kost, die ihren Vorfahren als Nahrung gedient hat, mehr Wohlgeschmack an Fleischnahrung oder an Pflanzenkost und geben dabei speciell den Vorzug entweder dem Hammelfleisch, dem Rindfleisch, der Fischnahrung oder diesem oder jenem Gemüse, dieser oder jener Brodgattung. Der Russe zieht das gesäuerte Schwarzbrod und Sauerkohl vor, der Westeuropäer das Weizenbrod, der Indianer den Reis, der Türke

*) Th. Ribot: Die Erblichkeit, S. 40 und ff.

Schaaffleisch etc. Eine Familie in Schottland unterlag mehrere Generationen hindurch dem instinctiven Triebe der Menschenfresserei. Mehrere Glieder dieser Familie wurden hingerichtet, andere gerichtlich überwacht, um sie von diesem Hang abzuhalten. A. v. Humboldt hat in den von ihm besuchten tropischen Ländern die sogenannte Geophagie, d. h. den Hang zum Verschlingen von verschiedenen Erdgattungen vorgefunden. Meistentheils dient eine Art fetter, stark riechender Thonerde dazu, diesen Hang zu stillen. — Diese Verschiedenheiten in Hinsicht auf die Kost weisen auch auf entsprechende Ungleichartigkeiten in der Functionirung des Geschmacksinnes, welche anfänglich blos durch Anpassung erworben worden sind, allmälig jedoch sich zu physiologischen Besonderheiten gestaltet haben und auf die Nachkommenschaft vererbt worden sind.

Bei der Vererbung können sich in den aufeinanderfolgenden Generationen die psychischen oder physischen Absonderlichkeiten entweder ausgleichen und verschwinden oder sich zu pathologischen Eigenarten verschärfen. So erzählt Dr. Morel die Geschichte einer Familie aus den Vogesen, deren Urgrossvater Dipsomane war und in Folge des Uebermaasses im Trinken starb; der derselben Leidenschaft unterworfene Grossvater starb im Wahnsinne. Sein Sohn war zwar weit nüchterner, aber hypochondrischen Anfällen und Antrieben zum Morde unterworfen, und der Sohn dieses letzteren war schwachsinnig und idiotisch. Die Degeneration des Nervensystems hat sich also anfänglich durch Trunksucht ausgedrückt, alsdann ist sie in Hypochondrie und endlich in Schwachsinn ausgeartet.*) Maudsley hat die Bemerkung gemacht, dass wenn Leute sich geistig überangestrengt haben, um Reichthum und Wohlstand zu erlangen, ihre Nachkommen eine geistige und ethische Verkommenheit, übertriebene Selbstsucht, moralische Zweideutigkeit, ja Schurkerei an den Tag legen. Die Familie Karls des fünften liefert gleichfalls ein Beispiel allmäliger Degeneration. Die Mutter, Johanna von Castilien war tiefsinnig, wie auch mehrere ihrer Vorfahren. Philipp II. war einem wahnsinnigen Glaubensfanatismus ergeben. Dessen Sohn Don Carlos war blödsinnig, sein Bruder Philipp III. schwachsinnig. — Die physische und psychische Degeneration beschränkt sich aber nicht immer nur auf einzelne Familien und Geschlechter.

*) Th. Ribot: Die Erblichkeit, S. 102 und ff.

Sie kann sich auf ganze Stämme und Racen ausdehnen. So artete bei den Byzantinern der Hang der Griechen zur Rednerkunst in Schwatzhaftigkeit, die intellectuelle Feinheit in Sophisterei und Scholastik, die politische Begabung in treulose Diplomatie aus. Dr. Eduard Reich hat sich in seinen zahlreichen Werken mit ganz besonderer Begeisterung der Erforschung der Ursachen der physischen und psychischen Degeneration des Menschengeschlechtes gewidmet, namentlich in seiner ›Nahrungs- und Genussmittelkunde‹, in seiner ›Allgemeinen Naturlehre des Menschen‹ und in anderen Werken. Würden jedoch sich alle pathologischen Zustände durch Erbschaft verstärken und verschärfen, so hätte wahrscheinlich die Menschheit längst aufgehört zu existiren. Durch Kreuzung der Geschlechter, Nationalitäten und Racen gleichen sich die physischen und psychischen Unregelmässigkeiten und Abnormitäten allmälig aus und verschwinden auf immer oder auf eine lange Reihe von Generationen, um alsdann oft in anderer Form wiederum als Atavismus zum Vorschein zu kommen. Oft erben die Enkel ihre physischen und psychischen Eigenschaften von den Grosseltern mit Ueberspringung der Eltern. Die Vererbung geht oft in Seitenlinien über, springt nicht selten von der männlichen Linie auf die weibliche und umgekehrt.

Als eine nothwendige Folge der Anerkennung des Erblichkeitsprincips muss die Entdeckung des biologischen Gesetzes angesehen werden, welches in folgender Thesis zusammengefasst werden kann:

Ein jeder höhere Organismus durchläuft in der Stufenfolge seiner embryologischen Entwickelung alle niederen Entwickelungsstadien seiner Voreltern. —

Bereits im ersten Bande unseres Werkes haben wir dieses biogenetische Gesetz auch auf den Entwickelungsgang der höheren Nervenorgane des Menschen, als Theil eines höheren realen Organismus, der ganzen menschlichen Gesellschaft, ausgedehnt, indem wir folgenden Satz aufstellten:

Ein jeder Mensch durchläuft *real* alle Epochen der historischen Entwickelung der Menschheit ganz eben so, wie der Embryo in den niederen Stadien die Entwickelungsperioden niederer organischer Formen durchläuft.*)

*) Vergl. Bd. I, S. 245.

Dieses Gesetz haben wir später auch in den einzelnen Differenzirungen verfolgt, so wie auch vom rein intellectuellen und ethischen Standpunkte beleuchtet.*)

Aber Overzier bemerkt ganz richtig,**) dass die Entwickelungsgeschichte der Organismen bisher fast ausschliesslich sich zur Aufgabe gestellt hatte, die ontogenetischen Formen als durch Uebergänge vermittelte Glieder vom morphogenetischen Standpunkte aus nachzuweisen, dass aber diese Uebergänge nur dann werden wissenschaftlich erklärt werden können, wenn man sie in ihrem ursächlichen Zusammenhange mit dem unmittelbar Vorhergegangenen wird verfolgt haben, mit anderen Worten, wenn man die Ontogenie vom *physiologischen* Standpunkte aus behandeln wird.

»Das Fortschreiten der Forschung von der systematischen zur morphologischen und von dieser zur physiologischen Betrachtungsweise,« sagt Overzier,***) »liegt in der Natur der Sache begründet. Zuvor musste ein allgemeiner Ueberblick über die Formenverwandlung gegeben sein, ehe man den geheimnissvollen und dunklen Pfaden der physiologischen Entwickelungsursachen folgen konnte. Die erstere dient als Wegweiser für die letztere, aber umgekehrt die letztere auch als neuer Beweis für die Richtigkeit der ersteren. Es wird nicht mehr lange dauern, bis der Grundgedanke des Darwinismus auch auf dem Felde der Physiologie sich Bahn bricht.« —

Ueber die zukünftige Bedeutung der Physiologie stimmt Overzier vollständig mit E. Häckel und G. Jäger überein. Auch sind von letzterem in seinen »Zoologischen Briefen« bereits höchst beachtenswerthe Versuche zur Lösung der Vererbungsfrage vom physiologischen Standpunkte aus gemacht worden.

G. Jäger erklärt die Uebertragung der physischen und psychischen Eigenschaften der Eltern auf die Nachkommenschaft durch die *Continuität des Protoplasma*, welche bei den höheren Organismen durch allmälige Einkapselung in den ursprünglichen Entwickelungsstadien erhalten wird, unter Beeinflussung jedoch bis zur definitiven Einkapselung auch der neu errungenen höheren

*) Vergl. Bd. II, S. 102 u. ff., Bd. III, S. 336.

**) Overzier: Gedanken über die Vererbungserscheinungen und Vererbungswesen, (Kosmos, 1877. II. Heft, S. 87).

***) Ebendas. S. 88.

Entwickelungsstufen. Bei den einzelligen Thieren giebt es, nach G. Jäger*), gar keine Protoplasmadifferenzirung; ihr Protoplasma bleibt stets völlig *embryonal*; bei den nächst höheren Thieren fügt sich eine geringe Differenzirung zu der von G. Jäger als embryonid bezeichneten Beschaffenheit hinzu und zwar so, dass fast alle Zellen des Körpers embryonides Protoplasma behalten. Bei den Enteraten bewahren, nach G. Jäger, nur die Centralzellen, d. h. die des mittleren Keimblattes embryonides Protoplasma und zwar um so leichter, je geringer die Differenzirungsfähigkeit des Protoplasma überhaupt ist. In dem Maasse aber, in welchem diese zunimmt, müssen, nach G. Jäger, die zu Keimzellen, insbesondere aber die zu Eizellen bestimmten Embryonalzellen eingekapselt werden, um sie vor den differenzirenden Einflüssen zu schützen und den embryoniden Charakter ihres Protoplasma zu retten.

Nach der Erklärung G. Jägers handelt es sich also bei der Erzeugung der Stufenleiter höherer Organisationen um eine allmälige Steigerung der Differenzirungsfähigkeit des Keimprotoplasma. Da, nach G. Jäger, die Ausbildung des Körpers durch eine bestimmte, anererbte chemisch-physikalische Beschaffenheit des Keimprotoplasma beherrscht wird, so beruht, von seinem Standpunkte aus, die Thatsache, das z. B. aus dem Keime eines Wirbelthieres immer wieder ein Wirbelthier entsteht, darauf, dass das Protoplasma des Keimes dieselbe chemisch-physikalische Beschaffenheit hat, die *allem Protoplasma* des Erzeugers zukommt. Diese Beschaffenheit äussert sich, nach G. Jägers Auseinandersetzungen, in der Fähigkeit zur Bildung von Hornstoff (keratogene Disposition), Blutfärbstoff (haemoglobigene Disposition), elastischer Substanz (elastigene Disposition) und Leimstoff, (collagene und chondrigene Disposition); bei den höheren Wirbelthieren gesellt sich hinzu die ossigene Disposition (Fähigkeit zur Ablagerung von Knochenerde) die nur den Knorpelfischen fehlt.**) Die Reihenfolge, in welcher diese verschiedenen Dispositionen sich im Laufe der embryonalen Entwickelung ausprägen, entspricht der Stufenfolge der Entwickelung der ganzen Thierwelt und der entsprechenden Imprägnirung des Protoplasma.

Von unserem Standpunkte aus müssen wir nur noch in Hin-

*) G. Jäger: Zoologische Briefe, S. 264.

**) Ebendas. S. 249.

sicht auf den Menschen, als Theil des socialen Organismus, die social-psychophysische Disposition des Protoplasma hinzufügen, indem nicht blos die physischen Eigenschaften, sondern auch die socialen vom Menschen vererbt werden. Durch die directen und indirecten Reflexe, welche im Schosse des socialen Nervensystems vor sich gehen, wird das menschliche Protoplasma derart psychophysisch differenzirt, dass die demselben imprägnirten Dispositionen als geistige und ethische Anlagen, Fähigkeiten, Strebungen und Bedürfnisse den zukünftigen Generationen übermittelt werden und in der embryonalen Entwickelung letzterer in derselben Stufenfolge, wie sie historisch aufeinander gefolgt sind, sich abgekürzt wiederholen. Die individuellen Abweichungen von diesem allgemeinen social-physiologischen Gesetze werden, wie auch in Hinsicht auf pflanzliche und thierische Organismen, durch Anpassung, durch den Kampf ums Dasein und durch die mit denselben verknüpften veränderten Lebensbedingungen bedingt. Dabei werden aber Fortschritt und Rückbildung, Differenzirung, und Integrirung auch auf socialem Gebiete immer nicht blos nach den Gesetzen der individuellen Entwickelung des Einzelorganismus, sondern auch nach denen der Entwickelung der Zellen und Zellengewebe, als Theile einer Gesammtheit, vor sich gehen, indem auch der Mensch nicht blos ein Individuum, sondern auch einen integrirenden Theil der menschlichen Gesellschaft, als eines realen Organismus, darstellt. —

Bezüglich der Constanz und der Variabilität der Vererbung von Anlagen und Eigenschaften stellt G. Jäger in Hinsicht auf die thierischen Organismen folgende zwei Thesen auf.*)

1. Je früher ein Charakter in der Ontogenese eines Thieres auftritt, um so constanter ist seine Vererbung.

2. Bei den Multicellulaten sind die Charaktere der inneren Körpertheile constanter in der Vererbung, als die oberflächlichen, den Einflüssen der Erziehung und Anpassung ausgesetzten.

Beide Thesen haben ihre volle Gültigkeit auch in Hinsicht auf die Vererbung der geistigen und ethischen Anlagen des Menschen, indem auch die Erziehung des Menschen vermittelst einer unendlichen Reihe social-physiologischer Processe im Laufe der ganzen Geschichte der Menschheit vor sich gegangen ist. In Hinsicht auf den Menschen werden demzufolge diejenigen in-

*) G. Jäger: Lehrbuch der allgemeinen Zoologie, S. 243.

tellectuellen und moralischen Anlagen und Bedürfnisse caeteris paribus die constanteren sein, welche der Mensch während seiner geschichtlichen Entwickelung früher erworben hat und welche sich in Folge dessen auch in ihm tiefer verinnerlicht, so zu sagen eingekapselt haben. Bei der ontogenetischen Entwickelung eines jeden Individuums treten daher die geistigen Anlagen und Eigenschaften im Grossen und Ganzen in derselben Reihenfolge auf, wie sie im Verlauf der Geschichte erworben worden sind, mit anderen Worten: die embryologische Entwickelung des Menschen entspricht der paläontologischen der ganzen Menschheit. Da alle diese Processe rein physiologische sind und real vor sich gehen, so kann dasselbe in den kurzen Worten ausgedrückt werden: *ein jeder Mensch durchläuft real die ganze Geschichte der Menschheit.*

Dass dieses Gesetz eine der Grundfesten der Socialwissenschaft der Zukunft sein wird, indem dasselbe die ganze Realität des socialen Organismus im Kurzen wiedergiebt, wird dem Leser zweifelsohne nach allem bereits Gesagten klar sein.

Ausserdem unterscheidet G. Jäger in Hinsicht auf die Vererbung thierischer Organisationsanlagen das Verhältniss der *Correlation* und das der *Discorrelation.* Im ersten Falle treten die physischen und psychischen Anlagen, nach G. Jäger, stets gemeinschaftlich auf oder bleiben gemeinschaftlich latent, oder zeigen gleiche Variabilität. Die Discorrelation besteht, nach G. Jäger, darin, dass die Vererbung des einen Charakters die des andern ausschliesst, oder dass die stärkere Entwickelung des einen Charakters eine schwächere Entwickelung des andern zur Folge hat. Ausserdem hebt G. Jäger noch hervor, dass es einerseits Anlagen giebt, deren Variation stets Variationen anderer correlativer oder discorrelativer Charaktere zur Folge hat, andererseits solche, die in geringerem Grade von den übrigen abhängig sind, entweder in der Richtung der Constanz oder in der Richtung der Variation.*)

Es ist klar, dass auch in Hinsicht der im Schoosse der Gesellschaft vom Menschen erworbenen Anlagen, Eigenschaften und Bedürfnisse die Verhältnisse der Correlation und Discorrelation sich bei Vererbung derselben kund thun. Im socialen Organismus tritt aber das Verhältniss der Discorrelation als das

*) Ebendas. S. 243.

vorherrschende hervor, indem in Folge der grösseren Variabilität des socialen Mediums im Vergleiche zu der Constanz des physischen Mediums, in welchem die Thiere und Pflanzen leben, die Variation eines jeden Gliedes der Gesellschaft oder einer jeden abgeschlossenen socialen Gruppe einen discorrelativen Einfluss auf die anderen Individuen und socialen Gruppen, mit denen jene in Berührung treten, haben muss. Auf diesem discorrelativen Einfluss gründet sich gerade die Theilung der socialen Arbeit und die immer weitere, nach Maassgabe der Entwickelung, Differenzirung der physischen und psychischen Kräfte des Menschen. Die Discorrelation schliesst dabei nicht die Constanz der Vererbung aus, indem dabei die einmal erworbenen Anlagen auch für die künftigen Geschlechter, nur in anderer Zusammenstellung, erhalten und vererbt werden. Bei dem höheren Organismus wird das Verhältniss der Discorrelation in der Vererbung durch die Theilung der Geschlechter begünstigt, indem die Nachkommenschaft gewöhnlich die Eigenschaften beider Eltern in sich vereinigt. Im socialen Organismus geht ausserdem eine Kreuzung auf psychophysischem Wege, vermittelst directer oder indirecter Reflexe, vor sich und die Resultate dieser Kreuzung sind dieselben, wie zwischen den Geschlechtern, Pflanzen- und Thierspecies — eine Discorrelation, die sich entweder im fortschreitendem oder im rückbildenden Sinne kund thun kann.

Cuvier, der Gründer der vergleichenden Anatomie, lenkte die Aufmerksamkeit von der Leistung des zu vergleichenden Organes auf das Thier, in dessen Nutzen jene Leistung verwendet wird. Er war daher der erste, der auf das Verhältniss der Correlation aufmerksam machte. Die Methode Cuvier's wird folgendermaassen von Carus geschildert:

»Er geht nicht, wie es bis jetzt geschehen war, darauf aus, die Functionen eines bestimmten Organs nachzuweisen und an der Vereinfachung oder der grösseren Zusammensetzung eines solchen das Zustandekommen gewisser Functionen zu zeigen, sondern setzt dieses Letztere gewissermassen als bekannt oder gegeben voraus und untersucht nun das Auftreten der verschiedenen anatomischen Systeme in ihren zusammenhängenden und gradweise erfolgenden Modificationen. So schildert er z. B. die Athmungsorgane der Säugethiere, weist den Mechanismus des Aus- und Einathmens, die Form der Luftwege u. s. w. nach und zeigt dann, wie bei Insekten das Athmen nicht an localisirte Organe, sondern an ein den ganzen Körper durchdringendes System geknüpft ist, wie dann bei Crustaceen das Blut an bestimmten Stellen der Körperoberfläche in Athmungsorgane eintritt, bis endlich bei den einfachsten oder den niedrigsten Thieren die ganze Haut athmet. Durch diese Art zu vergleichen, welche man, freilich mit Unrecht, eine besondere Methode genannt hat, wurde Cuvier auf zwei allgemeine Sätze geführt, welche nicht bloss für seine eignen Forschungen, sondern für den Fortgang der Wissenschaft im Allgemeinen von grossem Einfluss geworden sind. Wie es an dem gewählten Beispiele klar wird, stehen nämlich die Modificationen eines Organs nie vereinzelt, sondern müssen stets von bestimmten Modificationen andrer Organe begleitet sein. Geht die Athmung in einem besondern Organe vor, so muss das Blut diesem zugeführt werden: beim Vorhandensein eines localisirten Respirationsorgans muss also auch ein irgendwie entwickeltes Gefässsystem vorhanden sein; fehlt ein solches, dann fehlen auch localisirte Athmungsorgane, oder, wie bei den Insecten, das Blut braucht dann nicht die Luft aufzusuchen, es muss umgekehrt die Luft das Blut suchen. Die an den einzelnen Organen auftretenden Modificationen stehn daher zu einander in Correlation. »Jeder Organismus« sagt Cuvier, »bildet ein einiges und geschlossenes Ganze, in welchem einzelne Theile nicht abändern können, ohne an allen übrigen Theilen Aenderungen erscheinen zu lassen.« — Aus einem einzelnen Theile kann man daher auf alle übrigen schliessen. Dies ist das Gesetz der Correlation der Theile, welches in Cuvier's Händen besonders bei der Reconstruction der in einzelnen Bruchstücken bekannt werdenden fossilen Thiere so ausserordentlich fruchtbar geworden ist. Dasselbe gründet sich auf die nothwendigen Bedingungen der Existenz, ohne deren Erfüllung das Thier nicht zu leben im Stande wäre. In Folge der bei Anwendung dieses Gesetzes gebrauchten Ausdrucksweise hat man in der Auffassung desselben einen teleologischen Erklärungsversuch erblickt, indess mit Unrecht. Denn die Verbindung gewisser Organformen, z. B. der Zehenkrallen mit carnivorem Gebiss vollzieht sich mit Nothwendigkeit, wenn auch diese Nothwendigkeit nicht auf einen directen mechanischen Causalzusammenhang zurückgeführt werden kann. Die Beobachtung der einander begleitenden Veränderungen führte Cuvier nun auf die Erscheinung, dass zwar alle Organe in Abhängigkeit von einander stehen, in Ansehung ihrer Entwickelung, ihres Auftretens, ihrer Form, dass aber einmal innerhalb gewisser Thiergruppen nicht alle Organe einen gleichen Betrag von Veränderungen zeigen, und dann, dass bestimmte Systeme mit andern verglichen weniger in ihrer Form u. s. w. schwanken. Da es sich nun zeige, dass die bedeutungsvolleren Organe in ihrer Form die constanteren seien, so glaubte Cuvier in der »»Unterordnung der Merkmale«« (der Subordination der Charaktere) den Schlüssel nicht blos zum Verständniss gewisser zootomischer Thatsachen, sondern auch zur zweckmässigsten Verwendung der vergleichend-anatomischen Resultate auf die Systematik zu besitzen. Doch entging ihm nicht, dass der Begriff der Unterordnung ein künstlicher ist und dass die Bedeutung, d. h. die Wichtigkeit eines Organs erst durch die Erfahrung festgestellt werden müsse, nämlich durch Nachweis seiner Constanz.*)

»M. F. Bichat (1771—1802) suchte zunächst pathologisch-anatomisch die gleichen Erkrankungsformen auf die gleichartige Natur der ergriffenen Gewebsformen zu beziehen. Mit seiner Abhandlung von den Membranen (1800) und seiner allgemeinen Anatomie (1802) hat er aber den Ausgangspunkt für jene Reihen von Untersuchungen gegeben, welche schliesslich zu dem so wichtigen Nachweise der gleichartigen elementaren Zusammensetzung sämmtlicher Thiere geführt haben.« **)

Die Wechselbeziehung besteht nach Büchner darin, dass alle Organe und Theile des Körpers oder eines organischen Wesens in sympathetischer Beziehung zu einander stehen, die nicht nach Belieben abgeändert werden kann, und dass daher Veränderungen eines Theiles oder Organes auch gewöhnlich von entsprechenden Veränderungen in anderen Organen oder Theilen begleitet sind. Um einige auffallende Beispiele dieser Art anzuführen, so hat man beobachtet, dass verlängerte Beine auch von einem verlängerten Kopf begleitet sind; dass Tauben mit kurzen Schnäbeln auch kurze Füsse haben, dass weisse Katzen mit blauen Augen taub zu sein pflegen, dass unbehaarte Hunde unvollkommene Zähne haben u. s. w.

Am auffallendsten zeigt sich die Wechselbeziehung der Organe in der Geschlechtssphäre und den sogenannten Sexualcharakteren.

---

*) Geschichte der Zoologie von J. Victor Carus, S. 600—603.

**) Ebendas. S. 603.

Auch die Pathologie oder Krankheitslehre weist eine Menge der complicirtesten Wechselbeziehungen nach, z. B. zwischen Neben- Nieren und Färbung der Haut etc.*)

Ed. Reich bemerkt, dass der Kreis der Erblichkeit und Vererbung umsomehr sich ausdehne, je ähnlicher die Verhältnisse unserer Entwickelung denen der Entwickelung unserer Vorfahren sind. ›Stabilität der äusseren Einwirkungen‹, sagt er**), ›Jahrhunderte andauernd, begünstigt das Arten der Sprösslinge nach dem Typus der vorangehenden Generationen. Sind dagegen die äusseren Einflüsse raschem Wechsel unterworfen, erwächst der Sohn unter anderem Himmel und anderen gesellschaftlichen Beziehungen, als der Vater erwuchs, und sprosste dieser unter anderen Constellationen empor, als der Grossvater: so kann mit Sicherheit angenommen werden, dass hier die Peripherie von Erblichkeit und Vererbung eine weit kleinere sein werde.‹ —

Daraus lässt es sich denn auch erklären, woher im Volke und namentlich im Landvolke sich die psychischen und physischen Nationalitätseigenthümlichkeiten, die Nationalitätstypen, länger und reiner erhalten, als in den höheren Schichten der Gesellschaft. Das Medium, in welchem diese sich bewegen, ist immer ein sehr viel mannichfaltigeres und veränderlicheres als dasjenige, welches die Lebensbedingungen der niederen Volksschichten bestimmt. —

Wir fassen alle unsere obigen Auseinandersetzungen in folgender Thesis zusammen:

Gleichwie vom physiologischen Standpunkt eine jede Zelle das Produkt einer Reihenfolge von Secretionen und Resorptionen von Nährstoffen ist, so ist auch vom social-physiologischen Standpunkte betrachtet der Mensch das Resultat unzähliger einzelner Productions- und Consumtionsacten, in Folge derer in ihm in einer gewissen Reihenfolge bestimmte physische und psychische Kraftenergien theils aufgespeichert, theils ausgelöst worden sind, Kraftenergien die ein jedes Individuum theils von seinen Vorfahren angeerbt, theils selbst erworben hat und seinerseits in mehr oder weniger veränderter Gestalt oder Potenz seinen Nachkommen überliefert. —

Dieses *physiologische* Gesetz erklärt nicht blos die *Entstehungsweise* der physischen und psychischen Kraftenergien, sondern

*) Sechs Vorlesungen über die Darwinsche Theorie von C. Büchner, S. 81.
**) Ed. Reich: Der Mensch und die Seele, S. 253.

auch die *Variabilität* und *Vererbung* derselben. Ausserhalb dieses Gesetzes ist Alles dunkel und verworren.

Bis jetzt haben wir aber ausschliesslich nur die Vererbung der persönlichen, psychischen und physischen, Anlagen und Eigenschaften des Menschen in unsere Betrachtungen hineingezogen. Auf dem socialen Gebiete kann aber noch eine andere Art Vererbung, unabhängig von der ersten, die Vererbung der Zwischenzellensubstanz in ihren einzelnen Theilen stattfinden.

Im vierten Kapitel dieses Bandes haben wir die Beziehungen des socialen Nervensystems und dessen einzelner Elemente zur Zwischenzellensubstanz, in ihrer umfassenderen Bedeutung als umgebende Aussenwelt und in ihrer engeren Bedeutung als bereits angeeignete und bearbeitete Gebrauchswerthe, vom Standpunkte der activen und passiven, der einfachen und potentiellen, der directen und cumulativen Anpassung beleuchtet. Wir haben gesehen, dass die active, potentielle und cumulative Anpassung nach Maassgabe der organischen Entwickelung im steten Steigen begriffen ist, dass aber eine Anpassung überhaupt und um so mehr diejenige, welche durch die höheren Entwickelungsstufen bedingt wird, nur bei folgerechten Beziehungen, bei einer continuirlichen Wechselwirkung zwischen dem socialen Nervensystem und dessen einzelnen Elementen einerseits und der Intercellularsubstanz im umfassenderen und engeren Sinne andererseits, möglich ist. So lange die anorganischen Kräfte noch vollständig regellos ohne feste Abgrenzung gegen einander walteten, konnte auf unserem Erdball überhaupt kein organisches Leben entstehen. Ebenso ist ein sociales Leben im höheren Sinne unmöglich, solange weder Familie, noch Geschlecht, Stamm, Nationalität oder Staat irgend welche feste Punkte, ohne continuirliche Beziehungen zwischen den Individuen und zwischen diesen und der socialen Zwischenzellensubstanz geschaffen hat. Die festen und continuirlichen Beziehungen zwischen dem socialen Nervensystem und dessen einzelnen Elementen einerseits und der socialen Zwischenzellensubstanz andererseits haben wir als Eigenthum und, falls dasselbe gegenseitig oder von den Centralorganen anerkannt worden ist, als Eigenthumsrecht bezeichnet.

Nun kann aber diese Continuität der Beziehungen sich nicht blos auf das Leben der einzelnen Nervenelemente, der Individuen, beschränken. Die psychischen und physischen Anlagen und Eigenschaften werden von den Eltern auf die Nachkommenschaft vererbt. Solches genügt aber nicht. Damit eine Continuität in den Beziehungen zwischen den Generationen auch in Hinsicht auf die Zwischenzellensubstanz erreicht werde, muss auch eine Vererbung dieser Substanz, eine Vererbung der einzelnen Gebrauchswerthe stattfinden. *Ohne Vererbung der Zwischenzellensubstanz würde die Continuität in den Beziehungen zwischen dem socialen Nervensystem und den Gebrauchswerthen nicht über das individuelle Leben der einzelnen Elemente hinausreichen.* Da nun diese Beziehungen einerseits in der Anpassung des Menschen an die Zwischenzellensubstanz, in der von uns als passive Anpassung bezeichneten, andererseits aber und, nach Maassgabe der höheren Entwickelungsstufe, immer verhältnissmässig mehr in der activen Anpassung, d. h. vorzüglich in einer stets gesteigerten Produktion der Werthgegenstände bestehen, so ist es klar, dass eine höhere socialphysiologische Entwickelung überhaupt nur unter der Bedingung der Ausdehnung der continuirlichen Wechselwirkung zwischen socialem Nervensystem und Interzellularsubstanz über das individuelle Leben der einzelnen Nervenelemente, mit anderen Worten nur unter der Bedingung der Vererbung der Gebrauchswerthe möglich ist. Ohne diese Bedingung muss nothwendig, auf Grundlage des allgemeinen organischen Entwickelungsgesetzes, der organische Zusammenhang zwischen den aufeinander folgenden Generationen von Zellen und Geweben in Hinsicht auf die durch die Zwischenzellensubstanz repräsentirten Nährstoffe unterbrochen werden. Jede Unterbrechung in der Continuität widerspricht aber dem Wesen der organischen Entwickelung überhaupt; sie hebt die Folgerichtigkeit in der Potenzirung, Differenzirung und Integrirung der Kräfte auf; sie führt das Organische auf die Stufe des Anorganischen zurück. Im Schoosse des socialen Organismus würde sich eine derartige Unterbrechung in der Continuität der Beziehungen zwischen den aufeinanderfolgenden Generationen und der Zwischenzellensubstanz durch Beschränkung der Produktion, Mangel an Energie, Unternehmungs- und Erfindungsgeist, Mangel an Ersparnissen und an Kapital ausprägen. Eine Gesammtheit, in welcher eine solche Unterbrechung in der Continuität nicht stattfinden würde, wird daher nothwendig caeteris paribus eine höhere social-physiologische Entwickelungsstufe erreichen und im Kampfe ums Dasein, bei einem wirthschaftlichen Wettstreit mit der ersten Gesammtheit, nothwendig den Sieg davontragen.

›Setzt man‹ sagt Th. Ribot*), ›die Entwickelung ohne Vererbung, so wird jede Veränderung zu einer vorübergehenden; eine jede Abänderung, sei sie gut oder schlecht, nützlich oder schädlich, würde mit dem Einzelnen verschwinden. In so enge Grenzen eingeschränkt, würde die Entwickelung jede Bedeutung, jede Tragweite einbüssen, und nichts als eine werthlose Zufälligkeit werden.‹ —

›Setzt man die Erblichkeit ohne Entwickelung, so giebt es nichts als eine endlose, unglaublich eintönige Erhaltung derselben ein für allemal festgestellten Typen. Die leiblichen Merkmale, die Instincte, die geistigen und sittlichen Fähigkeiten würden ohne jede Abänderung erhalten und weiter vererbt. Nichts würde sich vermehren, Nichts sich vermindern, Nichts sich wandeln.‹

›Setzt man dagegen Entwickelung und Erblichkeit zugleich, so werden Leben und Abwechselung möglich. Die Entwickelung führt zu leiblichen und geistigen Abänderungen; die Gewohnheit befestigt sie im Einzelnen, die Vererbung in der Art. Diese angesammelten und im Laufe der Zeit dem Organismus einverleibten Abänderungen machen in der Reihenfolge der Geschlechter neue Abänderungen möglich, und so wird die Vererbung gewissermaassen eine schöpferische Kraft.‹ —

Die Erblichkeit hat ganz dieselbe Bedeutung auch in Hinsicht auf die sociale Zwischenzellensubstanz. Nur durch die Vererbung der Gebrauchswerthe wird sie zu einer, ganze Geschlechter vereinigenden, sich stets unabhängig von der Existenz der Individuen aufspeichernden, schöpferischen Kraft. Damit aber die Erblichkeit auch der Gebrauchswerthe nicht in ein blos eintöniges Erhalten des Bestehenden ausarte, muss sich auch in Hinsicht auf die Zwischenzellensubstanz zur Vererbung die Entwickelung gesellen, d. h. eine stete Umgestaltung des bereits Erworbenen zu höheren, vollkommeneren Zwecken. Nur wenn diese beiden Factoren Hand in Hand gehen, ist ein continuirlicher Fortschritt, eine folgerechte Vervollkommnung möglich. Fehlt einer derselben, so tritt entweder Starrheit ohne Leben, oder Zerfahrenheit ohne Continuität in der Entwickelung ein.

Es ist mit Recht bemerkt worden, dass nur durch die genügende Würdigung des Erblichkeitsprincips und durch die Anerkennung seiner Bedeutung auch auf socialem Gebiete die

*) Th. Ribot: Erblichkeit, S. 313.

einheitliche Grundlage für eine vernünftige und wahrhaft sittliche Welt- und Lebensanschauung gewonnen werden kann; dass nur die Gesetze der Vererbung den sicheren Leitfaden abgeben können, mit welchem die Geschichte der Menschheit bis in ihre Uranfänge hinauf verfolgt werden und welcher die Richtung des Entwickelungsganges des Menschen in der Zukunft andeuten kann. — Eine jede Vererbung, sowohl der psychischen als auch der physischen Eigenschaften der Organismen, hat stets mit den auf dem Wege der Anpassung an das umgebende Medium *erworbenen* Eigenschaften begonnen. Was nie *erworben* worden ist, konnte auch nicht *vererbt* werden. »Alles« sagt Lamark, »was die Natur die Einzelwesen durch den Einfluss der Verhältnisse, denen ihre Gattung lange Zeit hindurch ausgesetzt war, erwerben oder einbüssen liess, erhält sie mittelst der Zeugung für die neuen Wesen, welche jene hervorbringen, vorausgesetzt, dass diese Veränderungen beiden Geschlechtern oder denjenigen, die diese neuen Individuen zeugten, gemeinsam waren.« —

Bisher hat man die Erwerbung der physischen und psychischen Eigenschaften des Menschen vorzugsweise in Hinsicht auf das physische und psychische Medium erforscht, ohne genügende Berücksichtigung der vom Menschen selbst ausgehenden activen Anpassung und Umgestaltung des Mediums selbst. Das durch die Arbeit des Menschen, durch seine Production umgestaltete und seinen Bedürfnissen in der Form von Gebrauchswerthen angepasste Medium wirkt seinerseits auf den Menschen physiologisch und morphologisch zurück und ruft wiederum im Menschen psychische und physische Eigenschaften hervor, die, nachdem sie erworben worden sind, auch später vererbt werden können. In den höheren Schichten der Gesellschaft werden durch verfeinerte Gewohnheiten und durch psychische und physische Anpassung an den sie umgebenden Luxus bestimmte Eigenschaften erworben und vererbt, die den untern Klassen in Abwesenheit der jene Anpassung hervorrufenden Gebrauchswerthe fehlen. Unter dem Einflusse der Differenzirung der Gebrauchswerthe erleiden dabei auch die psychischen und physischen Eigenschaften verschiedener Individuen, Berufsklassen und Stände, in Folge ungleichartiger Lebensweise, ungleichartiger Befriedigung der Bedürfnisse, manchmal grosse Divergenzen in ihrem Entwickelungsgange. Es bilden sich unter dem Einfluss derartiger divergenter Existenzbedingungen sogar ganz ausgesprochene Typen. So der Typus des Landlords, des Bauers, des Fabrikarbeiters, des Seemanns etc. Diese Typen stellen besondere sociale Species und Gattungen dar, welche unter dem Einflusse verschiedenartiger, durch die Gesellschaft selbst geschaffener directer und indirecter, psychischer und physischer Gebrauchswerthe (Landgüter, Ackergeräthe, Maschinen, Verkehrsmittel etc.), ungleichartige Gewohnheiten, Anlagen, Strebungen, Bedürfnisse etc. anfänglich erworben und später auf die Nachkommen vererbt haben. Es ist klar, dass dabei, unabhängig von den directen, persönlichen Beziehungen, von der directen Reflexwirkung der socialen Nervenelemente, auch im hohen Grade der Einfluss der socialen Zwischenzellensubstanz, durch die verschiedenen Gebrauchswerthe in der Form von producirten Gütern, maassgebend gewesen ist und stets sein wird. Dieser Einfluss ist bis jetzt unterschätzt worden und demzufolge auch die Bedeutung, welche die durch die Vererbung der Güter bedingte Continuität auf die Vererbung der psychischen und physischen Eigenschaften des Menschen in seiner geschichtlichen Entwickelung gehabt hat und stets in Zukunft haben wird.

Jene Continuität muss dabei von zwei Standpunkten aus gewürdigt werden, vom Standpunkte der Production und von dem der Consumtion.

Unter dem Einfluss der durch die Vererbung der Zwischenzellensubstanz bedingten Continuität des umgebenden Mediums differenziren sich durch Production stets derselben Gebrauchswerthe immer bestimmter und höher gewisse psychische und physische Eigenschaften, welche ohne jene Continuität nie eine höhere Entwickelungsstufe erreicht hätten, so z. B. die der ansässigen und besitzlichen Landbevölkerung, die der Besitzer von Banquierhäusern etc.

Dasselbe gilt auch vom Standpunkte der Consumtion aus. Eine Continuität in Hinsicht auf die Consumtion bestimmter Gebrauchswerthe ist nur bei Vererbung des Vermögens denkbar. So z. B. konnte der Landadel seine specifischen psychischen und physischen Eigenschaften nur dadurch erwerben und vererben, dass auch der Grundbesitz von Generation zu Generation vererbt wurde.

Hebt man die Vererbung der Zwischenzellensubstanz auf, so wird zugleich, wir wiederholen es, die durch diese Vererbung bedingte Continuität der psychischen und physischen Eigenschaften des Menschen aufgehoben.

Man wird freilich darauf erwidern, dass zur Vererbung der psychischen und physischen Eigenschaften des Menschen eine Vererbung der Gebrauchswerthe nicht unbedingt nothwendig ist; dass die Continuität der ersten von der letzteren nicht nothwendig abhängt, indem dieselben Gebrauchswerthe durch Tausch und Kauf auch durch ganze Generationen ohne Vererbung derselben erworben werden können und auf diese Weise die Continuität in der Anpassung an das durch den Menschen umgestaltete Medium erreicht werden kann. Ein Landgut, ein Haus, ein Gemälde, eine Violine, ein Buch brauchen gerade nicht vererbt zu sein, damit der Besitzer derselben ein guter Landwirth, ein Stadtbewohner, ein grosser Künstler, ein tiefer Forscher werde. Wir haben solches auch nicht behauptet. Niemand wird aber verneinen können, dass zur Erwerbung jener Gebrauchswerthe und zur Entwickelung der Anlagen und Kräfte, welche einen erfahrenen Landwirth, einen gebildeten Städter, einen grossen Künstler und Gelehrten ausmachen, bereits vorhandene Mittel nöthig sind und dass caeteris paribus die Aussichten sehr verschieden sind für diejenigen, die sich diese Mittel erst erwerben müssen, und für diejenigen, die selbst oder deren Eltern oder Verwandten bereits durch Erbschaft über jene Mittel verfügen. Dieses gewinnt noch mehr an Bedeutung, sobald man nicht blos einzelne Individuen, sondern ganze Klassen und Schichten der Gesellschaft in Betracht zieht. Kunst und Wissenschaft können eine höhere Entwickelungsstufe nur in der Gesellschaft erreichen, in welcher es wohlhabende, in ihrem Besitz nicht blos durch Erwerb, sondern auch durch Erbschaft gesicherte Klassen gibt. Die gehörige Musse, die Verfeinerung des Geschmackes, das höhere geistige Leben etc. können sich nur in den von der täglichen Nothdurft des Lebens befreiten Klassen entwickeln und erhalten. Nur in solchem, durch Generationen hindurch continuirlich geschaffenen und rückwirkenden Medium können auch die entsprechenden Eigenschaften und Anlagen erworben und auf die zukünftigen Generationen vererbt werden. Die Verbreitung und Ausdehnung der Cultur besteht gerade darin, dass auch für die niederen Schichten der Gesellschaft ein derartiges continuirliches Medium geschaffen werde. Aber auch für die niedrigsten Klassen kann die Continuirlichkeit gleichfalls nur durch Vererbung des bereits geschaffenen Mediums erreicht werden.

Die einer jeden socialen Schicht zur Verfügung stehende

Summme von Gebrauchswerthen wird in dem Ausdruck ›Standard of life‹ zusammengefasst. Der Standard of life steigt mit der Höhe der Cultur. Bei den wilden Völkern steht er am niedrigsten. In Asien, namentlich in China, Indien, in allen muhamedanischen Staaten niedriger, als in Europa und in den christlichen Gemeinschaften. Der Verfasser der ›Reisebilder aus dem europäischen Russland und dem Kaukasus‹ E. Heyking *) knüpft an seine Charakterisirung der niederen Schichten der Bevölkerung von Tiflis folgende Betrachtungen:

›Man begreift, mit welcher Nichtachtung das Menschenleben im Oriente behandelt wird und wie Krieg und Pest hier seit Jahrhunderten aufräumen konnten, ohne irgend solche Verheerungen und Stockungen des Lebens dabei anzurichten, wie das in civilisirten Ländern der Fall sein müsste. Welche Mühe und Kosten hat die Herstellung eines deutschen Professors beansprucht, im Vergleich zu jenem tartarischen Wasserträger, der seinen classisch geformten Thonkrug wie ein Lastthier auf seinem Rücken hinaufträgt. Was Wunder da, wenn beim Tode des Professors man von einem schweren Verluste spricht, der die grosse Firma des Menschengeschlechts betroffen, während das Verscheiden des tartarischen Lastträgers nicht anders in Rechnung kommt, als dass an seine Stelle ein zweiter Lastträger geschoben wird. Diesselbe Wohlfeilheit des Menschenlebens und seiner Erhaltung erklärt auch die Verkehrs- und Erwerbsbeziehungen der Orientalen. Es wäre schlechterdings unerklärlich, wovon die Hunderte kleiner Gewerbtreibender und Ladenbesitzer, die in den Bazaren dicht gedrängt bei einander ihr Geschäft treiben, leben, wenn das Räthsel nicht in ihrer unglaublichen Bedürfnisslosigkeit und der Wohlfeilheit aller Lebensmittel seine Lösung fände. Die Niedrigkeit des Standard of life ist noch heute der mächtigste Erhalter der orientalischen Staaten trotz all ihrer elenden Missregierung.‹

Nun ist aber eine Erhöhung des Standard of life im Grossen und Ganzen nur bei Vererbung des erworbenen Vermögens möglich, indem nur unter dieser Bedingung die Continuität, ohne welche nichts höher Potenzirtes in der organischen Welt zu Stande kommen kann, in Hinsicht sowohl auf Production, als auch auf

*) E. Heyking: Reisebilder aus dem europäischen Russland und dem Kaukasus, S. 56.

Consumtion, zwischen den fortlaufenden Generationen erzeugt werden kann. Es fällt freilich bei der Bestimmung des wahren und positiven Standard of life auch schwer ins Gewicht, ob die das Medium bildenden Werthe von positivem, negativem oder neutralem, von psychischem oder physischem Gebrauchswerthe sind. (Vergl. Bd. III, S. 253 und ff.) Denn ein Medium von vorwiegend neutralen und negativen Gebrauchswerthen würde das Niveau des Standard of life nur so zu sagen negativ erhöhen, indem nur die positiven Gebrauchswerthe die Fähigkeit besitzen, die physischen und psychischen Kräfte des Menschen zu erhalten und weiter zu entwickeln. (Vergl. Bd. III, S. 223 und ff.) Der Charakter des Standard of life wird ausserdem auch noch davon abhängen, ob die Natur der Gebrauchswerthe eine vorwiegend psychische oder physische ist. (Vergl. Bd. III, S. 227 und ff.), indem nur die psychischen Gebrauchswerthe, wenn sie positiver Natur sind, die Eigenschaft besitzen, die geistigen und ethischen Kräfte des Menschen zu entwickeln, die physischen Gebrauchswerthe, auch wenn sie dabei positiv sind, dagegen nur den materiellen Wohlstand bedingen. Alle diese verschiedenen Arten von Gebrauchswerthen können aber überhaupt, im Grossen und Ganzen, nur eine höhere Potenzirung erreichen und continuirlich auf das Individuum, auf Klassen, Schichten und Stände und auf die ganze Gesellschaft potenzirend rückwirken, wenn sie von Generation zu Generation *vererbt* werden. *Auf diesem unerschütterlichen Naturgesetze fusst die Nothwendigkeit der Vererbung des Eigenthums, als Mittel zur Erreichung höherer socialer Entwickelungsstufen. Bei Einschränkung oder vollständiger Abschaffung der Vererbung des Eigenthums muss, auf Grundlage desselben Naturgesetzes, caeteris paribus nothwendig das Gegentheil, das heisst eine Rückbildung in der socialen Entwickelung eintreffen.*

Die *Erblichkeit* der persönlichen Anlagen, Eigenschaften und Strebungen ist von je her sowohl in der Wissenschaft, der Philosophie, der Ethik, als auch in der Religion der persönlichen *Freiheit* entgegengesetzt worden. Ererbt der Mensch von seinen Vorfahren alle seine guten und bösen Anlagen, ist er grausam oder wohlwollend, muthig oder feige, fleissig oder faul, intelligent oder bornirt, talentvoll oder ungeschickt etc. nicht durch sich selbst, nicht in Folge erworbener Eigenschaften, sondern in Folge der von seinen Vorfahren erhaltenen Erbschaft, so bleibt für die persönliche Freiheit ein nur sehr geringer Spielraum übrig. Dieses ist auch von der christlichen Kirche in der Lehre von der Erbsünde und der Erlösung nicht durch eigenes Verdienst, sondern durch die Gnade Gottes und die Verdienste des Erlösers, anerkannt worden. In der Philosophie ist die die Willensfreiheit leugnende Lehre unter den Namen *Determinismus* bekannt. Jeder Gedanke, jede Willensregung, jede Handlung des Menschen würden nach dieser Lehre durch äussere Anregungen und innere Gründe oder Motive, welche jedoch auch ihren Ursprung von äusseren Ursachen ableiten, bestimmt, würden zum voraus durch unwandelbare, nothwendige Gesetze und Verhältnisse determinirt sein. Der Mensch bilde sich nur ein, er handle frei; in der Wirklichkeit ist er nur der Vollzieher der Entscheidungen und Befehle, welche ihm entweder durch seine Vorfahren oder von aussen gekommen sind.

Wir haben bereits im ersten Theile unseres Werkes (S. 37 und ff.) auseinandergesetzt, dass sowohl Nothwendigkeit, als auch Freiheit nur relative wenn auch nothwendig mit einander verknüpfte Begriffe sind; dass der eine ohne den anderen undenkbar ist; dass man daher nicht bestimmen kann, wo die Nothwendigkeit aufhört und die Freiheit beginnt oder umgekehrt, sondern dass allerorten in der anorganischen und organischen Natur, wie auch in Hinsicht auf den Menschen und die menschliche Gesellschaft, in jeder inneren Regung und äusseren Thätigkeit Nothwendigkeit und Freiheit in einander verschmolzen sind und nur ihr gegenseitiges Verhältniss, nach Maassgabe der Entwickelungsstufe und der Potenzirung der Kräfte, ein verschiedener ist. Hier handelt es sich aber nicht um den Gegensatz zwischen Freiheit und Nothwendigkeit überhaupt, sondern nur zwischen Freiheit und Erblichkeit. In letzterer Hinsicht erhält Freiheit auf den niederen Stufen der organischen Entwickelung die Bedeutung der *Variabilität* und in Hinsicht auf die geistige und ethische Entwickelung des Menschen die Bedeutung von *Erziehung* im umfassendsten Sinne des Wortes, als Inbegriff aller psychischen Einflüsse der Familie, der Gesellschaft, des Staates, welche die ererbten Anlagen und Eigenschaften des Individuums entwickeln, rückbilden oder umgestalten können. —

Die Frage, in wie fern die Erziehung bestimmend auf die psychophysischen Kräfte des Menschen wirken kann, ist sehr verschieden beantwortet worden. Helvetius behauptete, alle Menschen seien mit gleichen Fähigkeiten geboren und alle Unterschiede müssen auf Verschiedenheiten in der Erziehung zurückgeführt werden. Locke war der Meinung, dass von 100 Menschen 90 durch die Erziehung zu guten oder schlechten, nützlichen oder schädlichen Gliedern der Gesellschaft gemacht werden. Leibnitz sagte: ›Ueberlasst mir die Erziehung und ich werde vor Ablauf eines Jahrhunderts Europa umgestalten. Andere Forscher und vorzugsweise einige der neueren Psychologen verfallen in das entgegengesetzte Extrem. Sie behaupten, dass die Erziehung nur sehr unbedeutend und nur sehr allmälig die Anlagen und Fähigkeiten des Menschen zu heben im Stande ist, dass solches nur durch Generationen, nachdem die neuerworbenen Eigenschaften, so zu sagen, ins Blut übergegangen sind, erreicht werden kann.

Nach unserer Meinung ist das Gesetz, durch welches das Verhältniss zwischen Erziehung und Vererbung bestimmt wird, dasselbe, welches auch dem Verhältniss zwischen Nothwendigkeit und Freiheit überhaupt zu Grunde liegt und welches in der Thesis zusammengefasst werden kann: *Je höher die Entwickelungsstufe oder die Potenzirung der Kräfte, desto mehr neigt sich das Verhältniss zu Gunsten der Freiheit und Erziehuug, je niedriger die Entwickelungs- und Potenzirungsstufe, desto mehr gewinnt die Starrheit und Unveränderlichkeit in der Vererbung psychophysischer Anlagen an Bedeutung.*

In den Uranfängen der menschlichen Gesellschaft hatte die Race eine sehr viel entscheidendere Bedeutung in der Entwickelung der Menschheit, als jetzt. Der Fortschritt wurde meistentheils nur durch vollständige Ausrottung der niederen Racen möglich. Der patriarchalische Staat fusste fast ausschliesslich auf Blutsverwandtschaft. Die Eintheilung der Gesellschaft in den alten Culturstaaten Indiens und Aegyptens war gleichfalls auf Blutsverwandtschaft der verschiedenen Klassen gegründet. Die Griechen und Römer verhielten sich den Barbaren gegenüber als Wesen einer höheren Ordnung, welche mit jenen fast nichts gemein hatten. Die Eintheilung der Gesellschaft in Stände und Berufsklassen, abgesehen von der Blutsverwandtschaft, ist ein Resultat der neueren höheren Cultur. Durch die Schwächung des Princips der Blutsverwandtschaft tritt aber gerade der andere Factor, der der Variabilität, der Erziehung und der persönlichen Freiheit hervor.

Wenden wir uns nun von der Vererbung und der Variabilität

der persönlichen Eigenschaften zu denen der Zwischenzellensubstanz, so finden wir, dass auch in Hinsicht auf letztere das Verhältniss der beiden Factoren durch dasselbe Gesetz bestimmt wird. Die Vererbung der Gebrauchswerthe ist bereits von Haus aus nicht in der Weise an die Persönlichkeit des Menschen gekettet, wie die der vererbten physischen und psychischen Anlagen. Die sociale Zwischenzellensubstanz mit allen zu derselben gehörenden Werthgegenständen bildet immer nur das, wenn auch durch die menschliche Arbeit umgestaltete, äussere Medium, welches die Entwickelung des Menschen bestimmt und bedingt. Dennoch ist im Laufe der Entwickelung der menschlichen Gesellschaft auch in Hinsicht auf die Vererbung der socialen Zwischenzellensubstanz ein allmäliger Uebergang von Gebundenheit zur Freiheit bemerkbar. Da die Gemeinschaft der Güter in Hinsicht auf Familie, Geschlecht und Stamm den Urtypus des Eigenthumsrechtes für jede unentwickelte sociale Gemeinschaft bildet und da bei dieser Art des Besitzthums das Vererbungsrecht des Einzelnen in der Masse der ganzen Gemeinschaft verschwindet, so war auch ursprünglich die Vererbung der Gebrauchswerthe eine durch Sitte und Gesetz fest bestimmte. Der ganze patriarchalische Staat fusste auf der Idee der Gemeinschaft der Interessen aller Glieder des Geschlechtes und auf der Unveräusserlichkeit des Vermögens, als Eigenthum nicht des Einzelnen, sondern der Familie und des Stammes. In Griechenland und in Indien ging die Erbfolge von Mann zu Mann nach dem Gesetze der Erstgeburt und erst später wurden die jüngeren Söhne und Töchter zu einer Betheiligung an der Erbschaft hinzugezogen.

Nach dem indischen Gesetzbuch des Narada waren die Söhne verpflichtet die Schulden der Väter zu bezahlen und diese Verpflichtung hörte nur mit der vierten Generation auf. Wurde ihr nicht nachgekommen, so ereilte den Schuldigen die Strafe auch nach dem Tode. »Der Sohn«, heisst es, »soll sein eigenes Eigenthum verlassen und des Vaters Schulden bezahlen, sonst fällt er in eine Welt der Qualen. Wer mehr empfängt, als ihm gebührt und es nicht dem Eigenthümer zurückgiebt, wird in dessen Hause als Sklave, Diener, Weib oder Vieh wiedergeboren. Wenn ein Mann nicht bezahlt, was zu seinem Nutzen geborgt ist, oder eine Schuld, die er versprochen, kann diese Summe bis zu einer Milliarde anwachsen. Ist die Milliarde voll, so wird er als Sklave bei jeder neuen Geburt im Hause des Gläubigers wiedergeboren, bis die Schuld bezahlt ist. Wenn ein Büsser oder ein Mann, der ein Opferfeuer unterhielt, stirbt, ohne seine Schuld bezahlt zu haben, so geht das Verdienst seiner Andacht oder seines Opferfeuers auf den Gläubiger über.« *)

Nach Fustel de Coulanges hat das alte Recht der Hindu kein Testament gekannt, desgleichen das athenische Recht bis auf Solon, das spartanische bis zum Peloponnesischen Kriege so wie das alte römische Recht bis auf das Gesetz der zwölf Tafeln. **) Die Testirfreiheit ist somit eine Frucht der höheren rechtlichen und ökonomischen Entwickelung der Gesellschaft, obgleich auch in den neueren Culturstaaten sich die Vererbung des Vermögens durch Zwang in Folge verschiedener Rücksichten erhalten hat.

Der Gegensatz zwischen Erblichkeit und Freiheit in Hinsicht auf die sociale Zwischenzellensubstanz tritt nicht blos vom Standpunkte der einzelnen Persönlichkeit betrachtet hervor, sondern auch vom Standpunkte der Strebungen, Rechte und Bedürfnisse der anderen Glieder der Gesammtheit. Schon die Vererbung höherer persönlicher physischer und psychischer Kraftenergien gibt dem Besitzer derselben einen ungeheuren Vorsprung vor den anderen Gliedern der Gesellschaft und sichert ihm im Wettkampf des Lebens die Uebermacht und den Sieg. Nicht mindere Vorzüge, namentlich auf ökonomischem Gebiete, geniesst der Besitzer eines grossen ererbten Vermögens vor allen denjenigen, die ihre Existenzmittel erst erwerben müssen. Im Daseinskampf und im Wettkampf der ökonomischen Interessen folgt aus dieser Ungleichheit eine Uebermacht zu Gunsten Einzelner und eine Einschränkung der Freiheit Anderer, welche sogar bis zu einer Unterdrückung der Entwickelung der physischen und geistigen Kräfte ganzer Berufsklassen und Schichten der Gesellschaft führen kann. Es frägt sich nun: in wie fern ist eine solche durch die Vererbung des Vermögens bedingte Ungleichheit, welche zur Beschränkung der Freiheit Anderer führt, mit dem Streben und der Berechtigung Aller nach Vervollkommnung und höherer Entwickelung vereinbar.

Hier tritt nun aber wiederum das von uns aufgestellte Gesetz hervor, nach welchem es keine absolute Nothwendigkeit und keine absolute Freiheit geben könne, sondern dass eine jede Natur-

*) Magazin für die Literatur des Auslandes 1877, S. 168.

**) Th. Ribot: Erblichkeit, S. 393.

erscheinung, so wie eine jede sociale Thätigkeitsäusserung stets beide Factoren zugleich nur in verschiedenen Verknüpfungen, ausprägt. So drückt auch die Vererbung des Eigenthums nicht blos das Princip der Nothwendigkeit, sondern auch zugleich das der Freiheit aus. Ein jedes *ererbte* Vermögen muss früher einmal *erworbenes* gewesen sein. Mit der Freiheit des Erwerbes ist aber die Freiheit der Ueberlieferung des Erworbenen auf die Nachkommen eng verknüpft. Die Beschränkung dieses Rechtes würde eine Beschränkung der persönlichen Freiheit involviren. Daraus folgt, dass die Vererbung des Vermögens nicht blos auf dem Princip der Nothwendigkeit, sondern auch auf dem der Freiheit fusst, und dass eine Beschränkung dieses Rechtes eine Beschränkung der Freiheit sein würde. Andererseits involvirt aber eine jede Maassregel, möge sie nun vom Staate oder von irgend einer socialen Gruppe ausgehen, welche den Schutz des Einzelnen im Wettkampf des Lebens gegen ein Uebergewicht der anderen Glieder der Gesellschaft zum Zweck hat und folglich zur Sicherstellung der Freiheit der schwächeren Individuen oder socialen Gruppen bestimmt ist, — eine jede solche Maassregel involvirt zugleich eine Einschränkung der Freiheit, indem sie Schutz sogar solchen gewährt, die dessen gar nicht bedürfen oder denselben möglicherweise auch gar nicht wünschen. Der Schutz der Einen ist der Entfaltung der Kräfte der Anderen hinderlich, zieht überhaupt der gegenseitigen Wechselwirkung der Kräfte im Schoosse des socialen Organismus Schranken, welche mit der freien Entwickelung Aller schwer vereinbar sind. Wenn man auch einerseits zugeben muss, dass eine jede Machtentfaltung, also auch die des Vermögens, einen zerstörenden Einfluss ausüben kann, so muss man andererseits auch den wohlthätigen und die Entwickelung fördernden Einfluss dieser Machtentfaltung nicht unterschätzen. Schränkt man die ökonomische Machtentfaltung ein, so mögen unter gewissen Verhältnissen die der Freiheit der anderen Glieder der Gesellschaft schädlichen Folgen theilweise beseitigt, aber dabei auch die productive Kraft, welche von der Concentration und Vereinheitlichung der Mittel abhängig ist, gelähmt und beseitigt werden. In solchen Fällen wird diejenige sociale Gesammtheit, welche über eine solche concentrirte Kraft verfügt, im Wettkampf mit denjenigen, welche dieselbe beseitigt oder nicht zur Entwickelung haben kommen lassen, eine grosse Uebermacht an den Tag legen. Man ignorirt nicht ungestraft die nothwendigen

Folgen der Naturgesetze, und die durch die Vererbung der Gebrauchswerthe bedingte *Continuität* in der social-physiologischen Entwickelung ist, wie auch in der organischen Entwickelung überhaupt, eine conditio sine qua non der Vervollkomnung.

Da Alles sowohl in der Natur, als auch in der menschlichen Gesellschaft relativ ist, so kann auch die Vererbung der Zwischenzellensubstanz weder vom praktischen, noch vom theoretischen Standpunkte aus als etwas Absolutes, die Erhaltung des Erworbenen durch die Nachkommenschaft als etwas Unveränderliches anerkannt werden. Einige Gebrauchswerthe gewinnen an Werth im Verlaufe der Zeit, wie z. B. Grundbesitz, Häuser etc. immitten einer ökonomisch aufstrebenden Gesellschaft; desgleichen Kunstwerke berühmter Künstler etc. Die meisten Gebrauchswerthe verlieren dagegen mit der Zeit an Werth, einerseits durch Gebrauch und die zerstörende Einwirkung des umgebenden Mediums, wie z. B. Speisen, Kleidungsstücke, Möbeln, andererseits in Folge psychischer Bedingungen, wie z. B. Aenderung der Moden, des Geschmacks etc. Dergleichen Ursachen wirken am wenigsten auf das Geld, namentlich wenn es durch die edlen Metalle repräsentirt wird; aber diese unterliegen, wie auch alle Gebrauchswerthe, der durch Nachfrage und Angebot bedingten Werthschätzung, welche, wie auch die aller übrigen Güter, schwankend ist. Als Folge dieser Schwankungen ergiebt sich, dass eine und dieselbe Summe zu verschiedenen Zeiten ungleiche Werthe repräsentirt. Alle diese Schwankungen treten noch mehr in grösseren Zeiträumen, durch welche die Vererbung der Gebrauchswerthe von ganzen Generationen bedingt wird, hervor. Dabei werden die Objecte selbst, aus welchen die Erbschaften bestehen, nur ausnahmsweise in derselben Form und derselben Substanz erhalten, sondern sie werden in Umlauf gesetzt, durch neue Arbeit ganz oder theilweise umgestaltet und so in Hinsicht auf Tausch- und Gebrauchswerth bald vergrössert, bald verringert. Dass dabei auch die persönlichen Eigenschaften der zeitweiligen Besitzer in hohem Grade maassgebend sind, versteht sich von selbst.

Sollte daher sogar der Staat das Erbrecht als ein vollständig unbeschränktes anerkennen, so würde auch dieses nicht die absolute Erhaltung der Gebrauchswerthe für eine Reihe von Generationen sicher stellen können. Diese Erhaltung könnte vielleicht eher durch gewisse Beschränkungen in Hinsicht auf Vererbung und Dispositionsrecht erreicht werden, wie uns solches die den verschiedenen Korporationen, Vereinen etc. gehörigen Besitzlichkeiten beweisen. — Die Besteuerung des Erbrechtes aus rein fiscalischen Gründen unterliegt einer anderen Betrachtungssphäre. Die Beschränkung, welche der Staat in dieser Hinsicht dem Erbrecht auferlegt, hat dieselbe Bedeutung, dieselben Ursachen und denselben Zweck, wie auch die durch Auflagen und Steuern bedingte Einschränkung des Eigenthumsrechtes überhaupt. Eine jede Steuer involvirt den Begriff einer Verkürzung der dem Individuum gehörigen oder zukommenden Güter oder Dienste zu Gunsten der Gemeinschaft. Giebt man überhaupt zu, was auch Niemand je bestritten hat, dass der Staat, als Repräsentant der Gesammtinteressen aller Glieder der Gesellschaft, das Recht hat einen Theil der von ihnen erworbenen oder ererbten Gebrauchswerthe zu gemeinschaftlichen Zwecken zu verwenden und solche, sei es als Steuern oder in der Form von obligatorischen Leistungen (Wehrpflicht, Naturalleistungen) zu erheben, giebt man solches zu, so kann es sich schon nicht mehr darum handeln, ob Erbschaftssteuern überhaupt berechtigt sind, sondern in wie fern sie nach der von einer Gesammtheit bereits erreichten Entwickelungsstufe, nach den physischen und psychischen Anlagen und Eigenthümlichkeiten der Bevölkerung, nach dem historischen Entwickelungsgange der Gesammtheit praktisch ausführbar wären und welche Folgen sie auf die weitere ökonomische und sociale Entwickelung haben könnten. In einer Gesammtheit z. B., in welcher der Trieb nach Aufhäufung und Ersparung von Gebrauchswerthen zu Gunsten der künftigen Geschlechter noch sehr schwach vertreten ist, könnte eine Erbschaftssteuer einen solchen schwachen Trieb noch mehr hemmen oder ganz lähmen; wogegen dieselbe Steuer in einer Gesammtheit mit sehr starken Vererbungstrieben und bereits stark angewachsenen Kapitalanhäufungen möglicherweise eine sehr heilsame Wirkung als Hemmung gegen unmässige Anhäufung von Reichthümern in einzelnen Händen haben würde. —

Ganz richtig bemerkt Rau-Wagner, dass für die Volkswirthschaftslehre demgemäss die Aufgabe vorliegt, die geschichtlich überkommene und die in Geltung stehende Rechtsordnung des Personenstandes und des Eigenthums einer Prüfung auf ihre national-ökonomischen Leistungen und Wirkungen, auf ihre Zweckmässigkeit und Reformbedürftigkeit zu unterziehen. »Bei dieser Prüfung«, sagt er*), »muss aber vor Allem nicht der

*) Rau-Wagner: Lehrbuch der politischen Oekonomie, Bd. I, S. 310.

privatwirthschaftliche Standpunkt in der üblichen fehlerhaften Weise mit dem volkswirthschaftlichen ohne Weiteres identificirt werden. Ferner hat zwar der Gesichtspunkt der *Production* und das Interesse an einer *möglichst gesteigerten* Production bei der Prüfung gewiss eine wohl berechtigte grosse Bedeutung auch für die ganze Volkswirthschaft. Aber dann eben muss der Gesichtspunkt der *Vertheilung* des Volkseinkommens und Volksvermögens und die Anforderungen beachtet werden, öfters selbst dominiren, welche hinsichtlich einer *möglichst günstigen* Vertheilung der individuellen Einkommen nach den früher entwickelten Grundsätzen zu stellen sind. Denn die *Vertheilung* des Volkseinkommens hat für die Cultur des Volks und damit für das ganze Volksleben die wichtigsten Folgen.« —

Eine jede Besteuerung involvirt eine Beschränkung der Rechte des Individuums. Dieser individuellen Rechtsbeschränkung entspricht aber das Recht des Staates, mit dem von ihm erhobenen Steuern für das Gesammtwohl zu wirken. Umgekehrt involvirt die Freiheit der Individuen über ihre Person und ihr Vermögen unumschränkt zu verfügen die Unfreiheit des Staates in Hinsicht auf Verfügung über irgend welche Mittel zu Gunsten der Gesammtheit. Hier treten also wiederum die beiden Gegensätze: Vielheit und Einheit, Differenzirung und Integrirung, Privat- und Gesammtinteresse, Individuum und Staat einander gegenüber. Beide Factoren treten in jeder Erscheinung, in jedem anorganischen, in jedem organischen Körper, in jeder socialen Gesammtheit zum Vorschein. Keiner von diesen Factoren kann vollständig unterdrückt, kann auf Null reducirt werden oder im Verhältniss zu dem anderen eine unendliche Grösse darstellen. Daher können auch weder die Freiheit noch die Unfreiheit auch in Hinsicht auf die Verfügung über die materiellen Mittel von Seiten des Individuums und des Staates einerseits auf Null reducirt werden und andererseits als unbeschränkt angesehen werden. Ein unbeschränktes Verfügungsrecht des Individuum über die Gebrauchswerthe würde den Zerfall der Gesammtheit zur Folge haben, sowie eine unbeschränkte Besteuerung des Privateigenthums zu Gunsten des Staates jede individuelle Selbstständigkeit und Selbstthätigkeit lähmen und unterdrücken würde. Es handelt sich also auch hier um den Kampf zwischen Individuation und Solidarität, einen Kampf, aus welchem je nach den Existenzbedingungen der Kämpfenden Fort- oder Rückschritt, Vervollkomnung oder Rückbildung, Leben oder

Tod hervorgehen können. Die Beurtheilung dessen aber, in welchem Maasse, bei welchen Lebensbedingungen, an welchem Orte und zu welcher Zeit dieser oder jener Modus, diese oder jene Anregung oder Hemmung anzuwenden wäre, das ist die Aufgabe der Staatskunst. Die Aufgabe der Wissenschaft besteht dagegen in der Analyse der Erscheinungen und in der Ergründung der Gesetze, welche der socialen Entwickelung zu Grunde liegen.

›Wir kranken Alle, die Einen mehr, die Anderen minder an dem ›ewig Gestrigen‹, heisst es in einem Artikel der socialistischen Revue ›Die Zukunft.‹ *)

Ja, aber das ewig Gestrige ist die Vergangenheit, und die Vergangenheit bildet die Continuität der organischen Entwickelung, welche kein einziger Organismus ungestraft entbehren kann.

Die Continuität in der Geschichte bezeichnet Karl Hillebrand, **) als den idealen Zusammenhang der auf einander folgenden Geschlechter. ›Wenn ich ein Buch lese«, sagt er, »eine Landschaft anschaue, mit einem Menschen verkehre, so ist das, was mir davon bleibt, das wenige, aber charakteristische, was mir davon im Gedächtnisse haftet, die Idee des Buches, der Landschaft, des Menschen: so ist die im Volksgeiste lebende Geschichte die Idee des Volkes, und je voller, je intensiver, je greifbarer diese Geschichte lebt, desto reicher, kräftiger, plastischer ist die Idee. Darum eben giebt's keine Geschichte, die sich mit der englischen vergleichen liesse, selbst wenn nie ein Shakespeare und ein Walter Scott sie uns so lieb, einer tieferen Auffassung so zugänglich gemacht hätten. Geht man nun herum in gewissen Quartieren Londons, so tritt einem das so recht leibhaftig vor die Augen, und man begreift erst was für eine gewaltige Künstlerin die Geschichte ist, so gewaltig fast, wie die Natur. Wie hässlich sind die Privatbauten in Cornhill und Cheapside, wie plump und roh Mansionhouse und die Börse, wie geschmacklos gar die Einzelheiten in alle dem, und doch giebt's, vom rein malerischen Standpunkte aus, wenig schönere Gemälde als das jenes Stadtviertels, das so herangewachsen ist seit Jahrhunderten, über das ein Ton sich, die Misstöne auflösend, hingelagert hat, wo alles, selbst das

*) Die Zukunft: 1878, Heft 16, S. 475.

**) Karl Hillebrand: Zeiten, Völker und Menschen, Bd. III, S. 37.

Widersprechendste, im Zusammenhang ist, ein lebendiges Antwerpen oder Gent, schön von jener Schönheit, die uns an gewissen Landschaften entzückt und von der der Philister sagt: »›Was kann ihnen aber nur an dieser flachen Gegend gefallen. Da ist ja doch kein Wasserfall, keine Ruine, kein Felsblock, es ist ja unser einfach Ackerland, auf dem wir alle Tage arbeiten . . .‹‹

›Noch auffallender als in London ist jene Anhänglichkeit an das Vergangene, an den überlebenden, Stein oder Form gewordenen Geist der Väter, in gewissen Städten der Provinz, vor allen in Oxford. Es dürfte wohl kein reizenderes Stadtbild geben als die lange, in schöner Biegung gewundene Hauptstrasse von Oxford mit ihren unzähligen Erkern, Thürmen, romanischen, gothischen, Renaissance- und Rococo-Façaden: da sieht man mit Leibesaugen die geistige Geschichte Englands; in diesen Hallen, diesen Capellen, diesen Büchersälen, diesen herrlichen Parks — jedes College hat seinen Park, der zwischen durch die Mauern in die Strasse lugt — da ist die Elite der englischen Jugend seit Jahrhunderten erzogen worden; hier sammelte die englische Gelehrsamkeit, hier dachte der englische Gedanke, hier tobte sich die englische Lebenslust aus. Und alles das ist nicht mit einem Spalier umgeben, museenhaft katalogisirt, entseelt, zur Schau gestellt; es lebt heute noch gerade so lebendig wie vor Jahrhunderten, es wimmelt von Jugend, es ist warm vom Bewohntsein; derselbe Katheder dient dem Professor von heute, der einst dem Professor der Reformationszeit gedient; und die Studenten spielen Cricket mit ihren flachen Mützen auf denselben Wiesen, auf denen ihre Vorvoreltern mit denselben flachen Mützen Cricket gespielt und die Fäuste gerührt. Und da ist auch nicht eine Lücke; nicht ein Ring fehlt in der Kette bis hinauf ins Mittelalter.‹ —

Was ist es nun aber, was uns in diesem Gemälde, in diesem Leben so gemüthvoll und zugleich so tief und gehaltvoll anweht? Es ist das Princip der *Continuität*, welches uns hier, in seiner vollen Kraft und seiner tiefen Bedeutung für alles organische Leben, in Form und Geist, physisch und psychisch entgegentritt. Unbewusst oder halbbewusst fühlt Jedermann, dass das, was Hillebrand mit so beredten Worten uns hier schildert, ein Resultat langen, ununterbrochenen organischen Wachsens ist, dass in jenen Gemälden Alt-Englands sich Altes und Neues die Hand reichen und dass diese Vereinigung eine lebendige Kraft in Vergangenheit, Gegenwart und Zukunft in sich birgt. Die Aufgabe der Wissenschaft besteht darin, das Geheimniss dieser Kraft zu analysiren und zu begründen, das unbewusste oder halbbewusste Gefühl zu erklären und zu klarer Erkenntniss zu bringen. Es ist nun gerade das Gesetz der *Continuität*, durch welches jegliche höhere organische Entwickelung bedingt wird, das hier in höherer Potenz sich gestaltet und uns ein höheres, kräftigeres, gehaltvolleres sociales Leben vorführt, von welchem wir uns wie von allem Höheren, wenn auch nur unbewusst, angezogen fühlen. Diese höhere Potenz der Continuität beseelt hier sowohl die Güter und Gebrauchswerthe, d. h. die sociale Zwischenzellensubstanz, als auch die Individuen und Geschlechter, d. h. das sociale Nervensystem. Eine Erhaltung dieser Continuität ist aber nur durch Vererbung Beider möglich; ohne Vererbung würde der organische, physische und psychische, Zusammenhang sowohl zwischen den Gütern und Gebrauchswerthen, wie auch zwischen den Generationen aufhören. Dadurch, dass die englische Gesellschaft die *Continuität* ihrer historischen Entwickelung in allen Schichten der Gesellschaft bis jetzt in höherem oder geringerem Grade zu bewahren gewusst hat, ist ihr eine grosse materielle und ethische Kraft auch für die Zukunft erwachsen. Dort wo diese Continuität gewaltsam, wie in Frankreich, oder aus Mangel an Widerstandskraft, wie in den rohen und unentwickelten Gemeinschaften, welchen eine neue Cultur von aussen zugeführt wird, zerstört wird, dort rächt sich diese Unterbrechung durch krankhafte Erscheinungen, welche nicht selten den Untergang der Gemeinschaft zur Folge haben, immer aber eine organische Schwäche verursachen.

Es frägt sich nun aber: ist Continuität im socialen Organismus in Hinsicht auf die Entwickelung der Zwischenzellensubstanz ohne individuelles und solidarisches Erbrecht, ist ein social-physiologischer Zusammenhang in Hinsicht auf die einzelnen Generationen ohne Familie und psychische Continuität der Geschlechter möglich? Diejenigen, die solches verneinen, stehen mit einem nothwendigen Naturgesetz in Widerspruch und sind ausser Stande die Consequenzen zu beseitigen, welche die Abweichung von diesem Gesetze nothwendig nach sich ziehen muss. Das Negiren des Erbrechtes hat eine rein negative, zerstörende Bedeutung, indem es ausserhalb der Macht der Verneiner dieses Princips steht, jenen Consequenzen vorzubeugen. Ebenso könnte man nur die Consumtion und nicht die Production als berechtigt und vernünftig anerkennen wollen. Es würde sich nur dabei um die Kleinigkeit handeln: wer alsdann die Menschheit vom Hungertode erretten würde. —

Die St. Simonisten glaubten die sociale Frage durch die Aufhebung des Erbrechts lösen zu können. In neuerer Zeit ist eine Reform des Erbrechts zu Gunsten der Nothleidenden von Bluntschli und Brater in der Weise vorgeschlagen worden, dass das subsidiäre Erbrecht des Staates, welcher jetzt bloss erbenlose Verlassenschaften antritt, erweitert werde, so dass das Erbrecht der Gesammtheit um als Eigenthumsform zu wirken 1) mit dem Erbrecht der Sippen in Conkurrenz trete, 2) durch die Lehre des Pflichttheils gegen zerstörende letztwillige Verfügungen geschützt, und dass 3) das dem Staate angefallene Erbgut nicht zu öffentlichen Verwendungen benützt, sondern zu neuer Verleihung an Privatpersonen, vorzüglich zu privatrechtlicher Ausstattung dürftiger Familien wieder hingeleitet werde.*)

A. Wagner und Max Wirth befürworten die Einführung neuer progressiver Erbschaftssteuern unter Aufhebung des Intestaterbrechts entfernter Seitenverwandten. Sie gehen aber darin auseinander, dass A. Wagner eine solche progressive Erbschaftssteuer zu Gunsten des Staates einführen will, M. Wirth dagegen einer progressiven Erbschaftssteuer, welche einfach in den Staatsseckel zu fliessen hätte und in den Ausgaben wieder figuriren würde, abgeneigt ist, weil und in so weit sie das produktiv angelegte Kapital schmälern und dadurch indirect die Arbeitsgelegenheit vermindern könnte. M. Wirth würde sich mit einer solchen Steuer nur unter der Bedingung befreunden, dass deren Ertrag gleich Stiftungen für öffentliche Zwecke bleibend angelegt würde, also z. B. zu Gunsten von Universitäts- und Volksschulfonds, Armenfonds, Spitälern, Bibliotheken, und etwa zum Zweck der Einführung neuer, bewährter Industriezweige.**)

Es handelt sich aber bei den extremen Schulen nicht blos um Erbschaftssteuern, sondern um Aufhebung des Erbrechtes, ebenso wie es sich für die Communisten nicht blos um relativ höhere Besteuerung des Privateigenthums zu Gunsten des Staates oder zu Gemeindezwecken handelt, sondern um Aufhebung des Privat-

*) Vergl. M. Wirth: Die sociale Frage.

**) Ebendas, S. 18.

eigenthumsrechtes. Eine jede Besteuerung kann freilich als eine partielle Aufhebung des Privateigenthums-, resp. des Erbrechtes zu Gunsten der Gemeinschaft angesehen werden. Eine solche Besteuerung hat aber insofern Berechtigung, als ihre Höhe durch Lebensverhältnisse bestimmt wird, welche einer jeden speciellen Gemeinschaft eigen sind. Eine Negirung des Rechtes des Staates, Privateigenthum und Erbschaften zu besteuern, involvirt eine Negirung der Solidarität der Gemeinschaft und des Staates überhaupt. Andererseits involvirt aber auch eine absolute Negirung des Privateigenthums- und des Erbrechtes die Negirung jeglicher social-physiologischer Selbstthätigkeit und Selbbestimmung des Individuums. Beides widerspricht denjenigen nothwendigen Naturgesetzen, welche dem socialen Organismus mit den Einzelorganismen der Natur gemein sind.

Den rein *physischen* Zusammenhang zwischen den Geschlechtern auf Grundlage des allgemeinen organischen Gesetzes der Vererbung aufzuheben, das liegt ausserhalb der Macht aller Verbesserer der menschlichen Gesellschaft. Ein jeder Mensch trägt in seinem physischen Organismus Alles Das, was seine Vorfahren von den ihrigen ererbt und selbst an persönlichen Anlagen, Trieben und Eigenschaften erworben haben. Könnten jene Weltverbesserer diesem Gesetz selbst ausweichen oder dasselbe für die Menschheit ausser Kraft setzen, so hätte die Negirung des Erblichkeitsprincips noch einen Sinn. Solches sind sie aber, wie gesagt, ausser Stande zu thun. Es erübrigt ihnen also nur die höheren Potenzen der Erblichkeit, welche im Grunde nur als Ausflüsse aus jener niederen, rein physischen Potenz anerkannt werden müssen, zu negiren. Darin liegt eine Inconsequenz, die sich auch sofort nothwendig strafen muss, indem bei Beseitigung der höheren Erblichkeitspotenzen, welche durch Eigenthum, Familie, durch den rein psychischen Factor der Continuität der Geschlechter bedingt wird, der niedere Factor, der rein physische, um so stärker hervortreten und den Menschen schliesslich in den thierischen Urzustand zurückdrängen muss. Durch Anerkennung der höheren Continuitätspotenzen wird dagegen der thierische, vorzugsweise physische Factor zu den höheren social-physiologischen Entwickelungsstufen erhoben, veredelt, idealisirt, wie solches durch Vererbung des Namens oder des Vermögens, durch Geburtsadel, Erbverhältnisse überhaupt etc. geschieht.

»Wenn die Einsicht der Nation zu der Erkenntniss käme«,

sagt Sybel*), »dass das Privateigenthum Diebstahl wäre, so verstände es sich, dass die Gesetzgebung es abschaffte. Wenn die Einsicht der Nation die Ueberzeugung gewänne, dass das Erbrecht weder verständige noch sittliche Begründung hätte, so wäre es ganz in der Ordnung, es aufzuheben.« Sybel hebt hervor, dass Lassalle, bei aller Heftigkeit seiner Polemik die letzten Consequenzen seines Systems nie nackt ausgesprochen hat, indem er seine nächsten Bekämpfer nicht einzuschüchtern, von den Zuschauern aber möglichst Wenige abzuschrecken wünschte. Lassalle hat niemals die Abschaffung des Privateigenthums geradezu gefordert, sondern höchstens darauf hingedeutet, als auf den unvermeidlichen Abschluss einer weltgeschichtlichen Entwickelung. Um so entschiedener aber, sagt Sybel, redet er von der wesentlichsten Grundlage des vollen Privateigenthums, von dem Erbrecht. Er stellt dies dar, in ausführlicher Entwickelung, als ein Erzeugniss gewisser nationaler und geschichtlicher Anschauungen, die längst in Europa abgestorben sind. Ihr Product, das Erbrecht, erscheint also nicht mehr wie ein wachsender Baum, der gesunde Wurzeln in dem Grunde lebendigen Sittenbewusstseins hat, sondern wie eine wurzellose Stange, welche der Gesetzgeber jeden Tag auf den Kehricht werfen kann. Die alten Römer, sagt er, die Schöpfer unseres testamentarischen Erbrechts, glaubten, dass der letztwillig ernannte Erbe das Gefäss sei, in welches der persönliche Wille des Erblassers übergehe, und so weit über den Tod hinüber inmitten der irdischen Verhältnisse fortdauere. Die alten Germanen, von denen wir unser Intestat-Erbrecht haben, betrachteten als Eigenthümer des Vermögens nicht den augenblicklichen Inhaber, sondern die gesammte Familie desselben, so dass bei dem Tode des Vaters und dem Einrücken des Sohnes dieser kein neues Eigenthum empfing, sondern nur in der Verwaltung desselben freiere Hand bekam. Wer aber glaubt heute noch, fragt er, an den römischen Satz, dass der persönliche Wille des Erblassers in den Erben hineinfahre? Nach unseren Vorstellungen erlischt der Wille mit dem Tode, oder wird von der Erde hinweg zu Himmel und Hölle entrückt; ist es nicht blödsinnig, einem nicht mehr vorhandenen Willen die Befugniss zu allen Festsetzungen über Vermögensrechte

*) H. v. Sybel: Die Lehren des heutigen Socialismus und Communismus. Seite 77.

einzuräumen? Und eben so ist das germanische Gesammteigenthum der Familie bei uns verschwunden; der Vater ist voller, alleiniger Eigenthümer seines Vermögens; im Augenblick seines Todes wird das Vermögen herrenlos; welch ein Grund spricht noch dafür, dass das Gesetz den Sohn ohne Weiteres Besitz davon ergreifen lässt? Unsere Erbgesetze, schliesst Lassalle, stehen völlig in der Luft; sie sind nur noch ein einziges, grosses Missverständniss; sie sind eine völlig willkürliche Regulirung der Hinterlassenschaften von Societäts wegen. Die Folgerung liegt auf der Hand; nichts hindert die Societät, vielmehr Alles ladet sie ein, den alten Plunder über Bord zu werfen und jede Hinterlassenschaft sich selbst zu neuer, gerechter Vertheidigung anzueignen.

»Diese Erörterung, so plausibel sie klingt«, erwidert darauf Sybel, »hat blos zwei Fehler: ihre historische Voraussetzung ist höchstens zur Hälfte wahr, und wäre sie völlig wahr, so würden Lassalle's Consequenzen daraus nicht folgen. Jene Ansicht des römischen Erbrechts ist historisch unbegründet. Den Beweis dieser Kritik kann ich natürlich an dieser Stelle nicht entwickeln, sondern nur die Versicherung anzunehmen bitten, dass das Urtheil unserer historischen Rechtswissenschaft darüber einstimmig ist. Dann aber, hätte in Bezug auf Romulus oder Cicero Lassalle ganz das Richtige gesehen, was thäte es uns? Gewiss, jedes lebendige Rechtsinstitut entspriesst aus der Wurzel eines lebendigen Moralbegriffs und nimmt mit jeder Veränderung des letzteren veränderte Formen an. Umgekehrt aber wirkt es selbst auch wieder auf die sittlichen Anschauungen zurück und treibt hier neue Wurzeln: nichts ist uns geläufiger in Geschichte und Leben als diese Wahrnehmung. Das Königthum z. B. hat Jahrhunderte lang zu seiner sittlichen Voraussetzung die persönliche Freundschaft und Treue zwischen Lehnsherrn und Vasallen gehabt; heute ist von solchen Stimmungen nur bei äusserst wenigen Bürgern die Rede, aber um so wärmer verehren Millionen die Erbmonarchie als den festen Halt und Anker des Staates, als die in den Republiken unbekannte Bürgschaft der Stetigkeit des öffentlichen Rechts. Die ursprüngliche sittliche Grundlage des Königthums ist verschwunden, aber die Wirksamkeit des bestehenden Königthums hat sich eine neue in den Gemüthern erzeugt. So glauben wir im Erbrecht nicht mehr an jene Art von Seelenwanderung des Erblassers in den

Erben hinein, um so mehr aber sind wir von der Ueberzeugung erfüllt, dass auch in Vermögenssachen jedes menschliche Wirken werthlos und inhaltlos wird, wenn es sich seine Zwecke nur für die Dauer des einen Menschenlebens setzen darf. Betrachte man Tod und Unsterblichkeit wie man wolle, der rechte volle Mensch wird verstümmelt, wenn man ihm verbietet, in seinen Kindern und in seinen Werken fortzuleben, und dieses Verbot würde in dem Augenblicke ausgesprochen, in welchem die Staatsgewalt das Erbrecht, das testamentarische oder verwandtschaftliche, aufhöbe. Man kann sich denken, dass das Gesetz den Kreis der erbberechtigten Verwandtschaft einmal erheblich einschränkt, oder dass es die Befugnisse des testirenden Erblassers gegenüber seinen Kindern enger oder weiter zieht; ein Angriff aber auf den Bestand des Erbrechts überhaupt würde die tiefsten und edelsten Gefühle der Menschenbrust zum äussersten Widerstande entflammen.«

VII.

Die physiologische Socialpathologie.

Schleiden's grosses Verdienst besteht darin, dass er die Zelle als letztes Formelement aller lebendigen Erscheinungen aufgestellt und anerkannt hatte. Darauf stellte Virchow die Thesis auf, dass die Zelle nicht blos in Hinsicht auf die zweckmässige und normale, sondern auch in Hinsicht auf jegliche pathologische Thätigkeit das letzte Formelement bilde. Von dieser Thesis schloss Virchow auf die andere, nicht minder wichtige, dass ein jedes pathologische, aus einzelnen Zellen zusammengesetzte Gebilde sowohl im menschlichen als auch im thierischen Organismus ein gesundes physiologisches Vorbild habe, mit anderen Worten, *dass es keine pathologische Form gebe, deren Elemente nicht auf irgend eine gesunde Form in der thierischen Oekonomie zurückgeführt werden könne.*

Auf die Frage: worin die Abweichung der Thätigkeit der krankhaften Zellen und Gewebe von der der gesunden bestehe, antwortet Virchow, dass es keine andere Art von Häterelogie in den krankhaften Gebilden gebe, als die ungehörige Art ihrer Entstehung oder ihres Vorkommens, und dass diese Ungehörigkeit sich entweder darauf bezieht, dass *ein Gebilde erzeugt wird an einem Punkte, wo es nicht hingehört, oder zu einer Zeit, wo es nicht erzeugt werden soll, oder in einem Grade, welcher von der typischen Norm des Körpers abweicht.* Mit anderen Worten: *eine jede krankhafte Erscheinung besteht entweder in einer aberratio loci, einer aberratio temporis, einer Ueberreizung oder einem Mangel an Reiz der einfachsten organischen Formelemente, der Zellen.*

Dieselben Thesen hat Maudsley auch zur Erklärung aller psychischen Krankheiten angewandt, indem er bewies, dass sowohl das intellectuelle als auch das ethische Irrsein in einem Functioniren der Nervenelemente am unrechten Orte, zur unrechten Zeit, in einer Ueberreizung oder einem Mangel an Reiz bestehe.

Die von Virchow und Maudsley aufgestellten Thesen wandten wir in unserer psychophysischen Socialpathologie (Bd. III, Kap. XII) auch auf die socialen Erscheinungen an. Da der sociale Organismus gleich den Einzelorganismen der Natur ein realer ist, und aus einem Nervensystem und einer Zwischenzellensubstanz besteht, so ist es klar, dass die Gesetze der pathologischen Entwickelung der menschlichen Gesellschaft mit denen der Naturorganismen übereinstimmen müssen. Von diesem Standpunkte ausgehend bewiesen wir, dass auch *im social-psychophysischen Sinne eine jede krankhafte Erscheinung auf eine Thätigkeit am unrechten Orte, zur unrechten Zeit, auf eine Ueberreizung oder einen Mangel an Reiz der einfachsten Formelemente des socialen Organismus, der Individuen, zurückzuführen ist.*

Dasselbe hat nun seine volle Gültigkeit nicht blos im psychophysischen, sondern auch im functionellen Sinne.

Eine aberratio loci würde im social-physiologischen Sinne darin bestehen, dass entweder die Consumtion (Resorption), oder die Secretion (Production) oder endlich der Austausch (Vertheilung) von Gebrauchswerthen (Nährstoffen) am unrechten Orte vor sich gehen würde. Solches würde z. B. der Fall sein, wenn die zu consumirenden directen Gebrauchswerthe nicht an den rechten Consumenten gelangen, wenn die Production auf falsche Bahnen geleitet, wenn der Absatz der Waaren falsche Richtungen einschlagen, wenn Personen oder Werthe in Hinsicht auf ihre functionelle Thätigkeit an ungeeignete Orte gebunden sein würden u. s. w.

Eine aberratio temporis würde im social-physiologischen Sinne in einer unzeitgemässen Consumtion oder Production von Gebrauchswerthen bestehen, in einem verfrühten oder verspäteten Austausch oder Absatz derselben etc.

Eine Ueberreizung würde in demselben Sinne sich als Ueberproduction, Ueberconsumtion oder Ueberspeculation, als krankhaftes Streben nach leichtem und schnellem Gewinn, als Schwindel etc. gestalten. Als krankhafte Ueberreizung würde auch gelten müssen, wenn die functionelle Thätigkeit von Seiten einzelner Stände, Berufsklassen, Korporationen, Individuen zum Schaden anderer Theile des socialen Organismus sich kund thun würde, oder auch wenn eine übermächtige physiologische Thätigkeit von Seiten des Staates die Selbstthätigkeit, den Unternehmungsgeist, die Selbstbestimmung der Individuen oder der einzelnen socialen Gruppen hemmen oder lähmen würde u. s. w. Ein Mangel dagegen an Reiz würde sich als Saumseligkeit, Faulheit, Mangel an Unternehmungsgeist, an Sparsamkeit, an Voraussicht etc. ausprägen. Und dasselbe würde der Fall sein, wenn die socialphysiologischen Erregungsmechanismen, sei es in Hinsicht auf das Individuum, auf einzelne sociale Schichten oder den Staat in ihrer functionellen Thätigkeit sich als kraftlos oder erschlafft erweisen würden.

Eine Ueber- und Unterproduction und -consumtion kann entweder eine allgemeine oder eine partielle sein. Eine allgemeine Ueberproduction findet statt, wenn in allen Productionszweigen so viel producirt wird, dass die Güter von directem und indirectem Gebrauchswerthe nicht gehörig und bei Zeiten consumirt werden können. Denn auch die Ersparnisse und Capitalien müssen Abfluss erhalten, müssen, wenn auch mittelbar, verbraucht und verwerthet werden. Auch in dieser Hinsicht ist ein Ueberfluss möglich. Ein solcher ökonomische Zustand würde im thierischen und pflanzlichen Organismus dem Zustande entsprechen, wenn eine Pflanze oder ein Thier über zu viel Nährstoffe überhaupt disponiren und in Folge dessen an einer allgemeinen Unverdaulichkeit leiden würde. Das umgekehrte würde bei einem allgemeinen Mangel an Nährstoffen, bei einer allgemeinen Unterproduction und -consumtion an Nährstoffen stattfinden. —

Partielle Ueber- und Unterproductionen und -consumtionen,

finden dann statt, wenn blos in einzelnen Zweigen zu viel producirt oder consumirt wird, so dass nur einzelne Individuen, Gewebe und Organe eine functionelle Ueberreizung oder Unverdaulichkeit an den Tag legen oder nur an einem partiellen Mangel an Nährstoffen leiden.

Dieser pathologische Zustand ist der am häufigsten vorkommende. Alle Industrie-, Handels-, Geld- und Finanzkrisen sind Folgen partieller Ueber- oder Unterproductionen oder -consumtionen. Die Krisen dienen dabei aber nur als greifbare äussere Ausprägungen, als hervorragende Instanzen zur Bezeichnung der Höhepunkte der pathologischen Zustände, nach welchen die Krankheit gewöhnlich umkehrt oder der normale Zustand wieder eintritt. Die neuere ökonomische Geschichte weist zahlreiche welterschütternde social-physiologische Krisen auf; in kleinerem Umfange wiederholen sie sich aber an verschiedenen Punkten des Weltmarktes täglich, fast stündlich, gleichwie auch der gesundeste Einzelorganismus beständig physiologischen Krisen unterworfen ist. Die Gesundheit eines Organismus muss daher weniger darnach beurtheilt werden, ob er überhaupt physiologischen Krisen unterworfen ist, als vielmehr darnach, ob er die Fähigkeit besitzt, in verhältnissmässig kurzer Frist und ohne zu viel Anstrengung und Verlust an Kräften die Krise zu überstehen und zu bewältigen.

Keine Länder haben grössere und erschütterndere Industrie-, Handels- und Geldkrisen zu überstehen gehabt, als England, Frankreich und die Vereinigten Staaten, und alle sind sie reicher, kräftiger und gesunder aus diesen Krisen hervorgegangen. Nur ganz arme und ökonomisch unentwickelte Länder unterliegen keinen solchen Krisen; höchstens dass in denselben in Folge des Einflusses von Naturkräften, wie z. B. von Missernten etc. ein einfacher Mangel an den nothdürftigsten Gebrauchswerthen eintritt. Daher kann man im Grossen und Ganzen die Thesis aufstellen, *dass der Umfang und die Intensität der Ueber- und Unterproductionen und -consumtionen caeteris paribus in directem Verhältnisse zu dem Umfange des Marktes (im umfassendsten Sinne des Wortes), so wie zu der Schnelligkeit des Umsatzes der Werthe und endlich zu der Höhe derselben steht.* — Durch den Umfang des Marktes wird das Nebeneinander, durch die Zeit des Umsatzes das Nacheinander, durch die Höhe der Werthe das physiologische Uebereinander in dieser Thesis ausgedrückt. Diese drei

Factoren treten also auch wiederum hier bei Bestimmung der pathologischen Zustände, sowohl der Gesellschaft als auch der Einzelorganismen, zum Vorschein — ein neuer Beweis der allumfassenden Bedeutung dieser Factoren.

Bei einer jeden, sowohl einer allgemeinen, als auch einer partiellen Ueber- und Unterproduction und -consumtion muss nicht blos einerseits eine Ueberreizung und andererseits ein Mangel an Reiz in Hinsicht auf die functionelle Thätigkeit der Zellen, Gewebe und Organe vorausgesetzt werden, sondern es wird sich bei genauerer Beobachtung und einer richtigen Diagnose der pathologischen Erscheinungen zugleich jedes Mal erweisen, dass dabei die functionelle Thätigkeit am unrechten Ort und zur unrechten Zeit vor sich gegangen ist, d. h. dass das Zuviel oder Zuwenig in der Production oder Consumtion auch deswegen entstanden ist, weil die producirten Güter oder Dienste den Raum- und Zeitverhältnissen nicht entsprochen haben. Denn wenn auch einerseits vorausgesetzt werden könnte, dass zeitweilig die vorhandenen Bedürfnisse aller Individuen und socialen Gewebe durch die in Umlauf begriffenen Güter und Dienste bereits befriedigt worden sind, und die über dieses Maass producirten directen Gebrauchswerthe wirklich als überflüssig erscheinen, so kann man doch andererseits dem Verbrauch der Güter und Dienste von indirectem Gebrauchswerthe, d. h. der productiven Anhäufung von Kapitalen keine Grenze setzen. Das Unrichtige in der Production, die Ueberproduction unter solchen Verhältnissen würde also darin bestehen, dass statt Güter und Dienste von indirectem Gebrauchswerthe, solche von directem Gebrauchswerthe producirt worden sind.

In allen diesen Fällen, d. h. bei der Ueber- und Unterproduction und -consumtion sind es zugleich die social-physiologischen Erregungs- und Hemmungsmechanismen, welche krankhaft afficirt werden. In Kapitel X dieses Bandes haben wir auseinandergesetzt, dass durch dieselben der ganze ökonomisch-physiologische Process vermittelt und regulirt wird. Geht er pathologisch vor sich, so liegt die Ursache darin, dass jene Mechanismen zu viel oder zu wenig, am unrechten Ort oder zur unrechten Zeit erregt oder gehemmt worden sind. Auch kann, wie wir es bewiesen haben (S. 105 u. ff.), die Heilung nur auf demselben Wege erlangt werden, d. h. durch eine Reaction gegen die übermässige Erregung oder Hemmung oder gegen die Functionirung am unrechten Ort und zur unrechten Zeit, eine Reaction, welche die Erregung oder Hemmung im entgegengesetzten Sinne bewirken muss.

Nach Dunoyer*) giebt es für die Gesellschaft tausend Mittel, die Freiheit der Besitzübertragung zu hemmen und der Vertheilung der Werthe, welche durch die Arbeit erzeugt werden, bestimmte Richtungen zu geben. Sie kann es, indem sie gewisse Veräusserungen, namentlich die des Grundeigenthums, mit Hindernissen umgiebt, ferner indem sie verhindert, dass die Besitzer solcher Güter dieselben leicht verkaufen, verpfänden, mit Hypotheken belasten können; indem sie diese Acte mit Schwierigkeiten aller Art umstellt, indem sie Zwangs-Expropriationen fast unmöglich macht; indem sie zuweilen gewisse Besitzlichkeiten für eine ganze Reihe von Generationen an gewisse Familien unveräusserlich bindet; indem sie in anderen Fällen bestimmt, dass sie dieselben nie verlieren können und indem sie Besitzer sorgfältig vor sich selbst und vor den Folgen ungeordneter Lebensweise, in die sie verfallen könnten, schützt, so dass sie fast aufhören Besitzer zu sein, oder es nur halb sind, dass sie über ihr Gut gar nicht mehr, oder nur in ganz unvollkommner Weise verfügen können. Die Gesellschaft kann die Freiheit des Austausches und des Besitz-Wechsels hemmen, indem sie die directen und indirecten Steuern vermehrt und indem sie dadurch merklich die Kosten der Production vergrössert; indem sie bewirkt, dass die Waaren mit dem Betrage solcher aufeinander folgenden Taxen belastet in den Handel kommen, dass ihr Preis dadurch bedeutend erhöht wird und sie schwerer verkauft werden können.

Die Gesellschaft kann ferner der Freiheit des Austausches und des Besitzwechsels Hindernisse in den Weg legen durch die Steuern, mit welchen sie den Austausch und den Besitzwechsel selbst belegt. Sie kann anordnen, dass ein Besitzthum nicht aus einer Hand in eine andere übergehe, ohne dass ein guter Theil in ihren Händen zurückbleibe. Ja, die Besteuerung kann so weit gehen, dass nach einer ziemlich begrenzten Zahl von Besitzwechseln, der ganze Werth des Besitzthums in die Hände des Staates übergehe.

Die Gesellschaft könnte endlich mehr oder weniger die Freiheit des Austausches hemmen, indem sie nach Willkür die Orte bestimmen würde, an denen gewisse Waaren verkauft werden

*) Dunoyer: De la liberté du travail. Bd. III, S. 466.

können, indem sie, nach Willkür, den Preis vieler anderer Waaren feststellte, indem sie ferner nach Willkür die tauschenden Personen zwingen würde, zum Abmessen und Abwägen der auszutauschenden Dinge oder gar zum Bezahlen des Preises sich der vom Staate gewählten Beamten zu bedienen, welchen das Monopol für alle Dienstleistungen dieser Art übergeben werden würde; indem sie endlich Münzen ohne Werth in Umlauf setzen und den Werth der wirklichen Münzen beschränken würde.

Dass sowohl das sociale Nervensystem als auch die socialen Zwischenzellensysteme bei allen dergleichen pathologischen Erregungen, Hemmungen und Krisen eine grosse Elasticität an den Tag legt*), das lehrt uns die Geschichte der ökonomischen Entwickelung aller Zeiten und Länder. Die Elasticitätsfähigkeit steigt dabei caeteris paribus im Verhältniss zu der Höhe der ökonomischen Entwickelungsstufe der Gesellschaft. Als prägnantes Beispiel dazu kann uns die Liquidation der Kriegskosten durch Frankreich nach dem letzten deutsch-französischen Kriege dienen. L. Say berechnet diese Kosten im Ganzen auf circa $8^1/_2$ bis 9 Milliarden Frcs. Nach der Berechnung Hirschfeld's erreichen diese Kosten, wenn man die übrigen Schädigungen des Nationalwohlstandes mit einrechnet, die ungeheure Summe von 20 Milliarden Frcs.

Eine ähnliche Elasticität zugleich auf finanziellem und industriellem Gebiet hatte bereits vordem England während der grossen Napoleonischen Kriege an den Tag gelegt. Die geringe Elasticität, welche dagegen Deutschland nach dem deutsch-französischen Kriege unter ökonomisch günstigen Verhältnissen gezeigt hat, kann nur als Beweis einer Schwäche in der Functionirung der social-physiologischen Erregungs- und Hemmungsmechanismen der deutschen Gesellschaft dienen.

Wenden wir uns zu den *Resultaten* der krankhaften Thätigkeit der Zellen (Individuen) und Gewebe (socialen Gesammtheiten), so haben wir bereits in der psychophysischen Socialpathologie bewiesen (Bd. III, S. 415), dass eine solche *Thätigkeit stets eine Degeneration oder Rückbildung der afficirten Theile oder des Ganzen nach sich zieht, so wie dass umgekehrt eine jede Degeneration oder Rückbildung einen pathologischen Zustand involvirt.*

---

*) Vergl. Bd. III. Kapitel X.

Auch diese Thesis hat ihre volle Geltung nicht blos vom psychophysischen Standpunkte, sondern gleichfalls im socialphysiologischen Sinne. Der pathologische Charakter einer Ueberproduction z. B. besteht gerade darin, dass als Rüchschlag nach einer solchen Ueberreizung der productiven Kräfte stets eine Lähmung und auch eine Rückbildung derselben folgt.

Eine Ueberproduction oder Ueberconsumtion haben dabei immer die Bedeutung von Entzündungen, auf welche auch in den Einzelorganismen Degenerationen der afficirten Theile folgen.

Betrachtet man die Ausprägungen der physiologischen Thätigkeit der menschlichen Gesellschaft auf den verschiedenen Stufen socialer Entwickelung, zu verschiedenen Epochen und unter verschiedenen Himmelsstrichen, so gelangt man zu der Ueberzeugung, dass der normale Zustand die Ausnahme bildet, der pathologische dagegen die Regel.

Vollständig normale Organismen, vollständig normale Entwickelungen bilden auch in der organischen Natur die Ausnahme. Wird der anormale Zustand nicht gehoben, tritt keine Reaction von Innen oder Aussen gegen denselben ein, so unterliegt der Organismus der Zersetzung und schliesslich dem Tode. Zu solchen extremen Schwankungen und Abnormitäten gelangen jedoch die Organismen nur ausnahmsweise. Gewöhnlich weichen sie von den normalen Lebensbedingungen blos in gewissen Schranken ab, um alsdann, wenn auch nur zeitweilig, den normalen Zustand wieder zu gewinnen.

Es unterliegt wohl keinem Zweifel, dass auch die jetzige sociale Organisation nicht nach allen Seiten hin normal functionirt, dass in ihrer Thätigkeit unzählige Erscheinungen an den Tag treten, welche als pathologische anerkannt werden müssen, indem sie das Resultat entweder einer aberratio loci, einer aberratio temporis, einer functionellen Ueberreizung oder eines Mangels an Reiz involviren und ihrerseits Hemmungen und Lähmungen in verschiedenen Theilen, so wie auch in den Centralorganen hervorrufen. Es frägt sich aber: werden die Vorschläge zur Reorganisation der Gesellschaft, wie sie z. B. von den Communisten und den extremen Socialisten formulirt werden, nicht noch grössere Störungen, eine stärkere Degeneration hervorrufen? — Wenn man berücksichtigt, dass die Verwirklichung dieser Vorschläge nur vermittelst Ausdehnung der ökonomischen Thätigkeit der

Centralgewalt auf alle Gebiete des Privatbetriebes bei äusserster Einschränkung der Selbstbestimmung und Selbstthätigkeit der Individuen möglich ist, so wird man zu der Ueberzeugung gelangen müssen, dass dabei eine functionelle Ueberreizung der Centralelemente des socialen Nervensystems eintreten, dass die Functionirung der individuellen Elemente übermässig eingeschränkt werden, dass eine Hemmung und Lähmung letzterer in Folge dessen und schliesslich eine Degeneration auch der Centraltheile nothwendig eintreten wird.

Denn die Centraltheile sind ja auch im Grunde nichts Anderes, als höher potenzirte, durch ihre Stellung oder durch Conjuncturen zur Herrschaft über andere Theile des Organismus gelangten individuellen Elemente. Verlieren diese an Lebensenergie und Lebenskraft, so tritt, früh oder spät, auch für die Gesammtheit eine Schwächung oder Rückbildung nothwendig ein. Die Centralelemente können unmöglich an und für sich Kraftenergien in dem Maasse besitzen, dass sie mit denselben stets alle Theile des Organismus ohne Zuthun letzterer mit frischen Kräften versorgen könnten. Im Gegentheil, die Kraftenergien der Centraltheile bilden nur die Essenz, die Resultante der Kraftenergien der individuellen Elemente. Diese können sich aber nur erhalten und weiter entwickeln, wenn sie stets selbstständig functioniren und ihre eigenen Kräfte selbstthätig durch Wechselwirkung unter einander und mit dem umgebenden Medium erneuern. Diese selbstthätige Wechselwirkung der individuellen Nervenelemente im socialen Organismus kann eben so wenig durch die Centralelemente, resp. durch die functionelle Thätigkeit der Staatsgewalt ersetzt werden, wie in den pflanzlichen und thierischen Einzelorganismen die Functionirung der einzelnen Zellen und Geweben durch die Centraltheile. Letztere schöpfen und erneuern im Gegentheil ihre Kräfte aus den einzelnen Zellen und Geweben.

Berücksichtigt man die zur Reform der Gewerbe-Ordnung von verschiedenen Seiten gemachten Vorschläge, so überzeugt man sich leicht, dass, wie Dannenberg auf der 1877er Generalversammlung des Vereins für Socialpolitik richtig hervorgehoben hat, die zahlreichen Klagen über den Zustand des gewerblichen Lebens sich insgesammt auf die Erscheinung zurückführen lassen, dass die Gewissenhaftigkeit in der Arbeit, wie in dem Verhältniss zwischen Arbeitgeber und Arbeitnehmer, ferner die Lust an der Arbeit und im Zusammenhange mit Beiden die Arbeitsleistung seit einer Reihe von Jahren erheblich abgenommen haben. Als Hauptursachen dieser Erscheinung sind anzusehen die Lockerung des Rechtsverhältnisses zwischen Arbeitgeber und Arbeiter, Lehrherrn und Lehrling, in deren Folge die Verletzung eingegangener Verpflichtungen in sehr vielen Fällen faktisch straffrei geschehen kann, sowie ferner die Verminderung der dem gewerblichen Hülfsarbeiter sich darbietenden Aussicht, zu einem selbstständigen Betriebe zu gelangen.

Die Ursache dieser Rückbildung liegt also in dem Mangel an wirthschaftlichen und ethischen Motiven zu gewissenhafter Arbeit und Ausdauer, in einem Mangel höherer Reize in Verbindung mit dem Streben nach niederen Genüssen und schnellerer Bereicherung, was auf erhöhte Reizbarkeit nach einer degenerativen Seite hinweist.

Was schlägt nun Dannenberg vor, um diese krankhaften Erscheinungen in normale umzuwandeln?

Seine Anträge bestanden auf der Generalversammlung des Vereins in Folgendem:

Die Fortbildungs-Anstalten müssten den Charakter von Fachschulen annehmen; das Bestreben müsste dahin gehen, sie soweit wie möglich mit den einzelnen Gewerben in Verbindung zu bringen, damit sie sich den besonderen Bedürfnissen derselben thunlichst anpassen.

Zur Wiederbefestigung des Rechtsverhältnisses zwischen Arbeitgeber und Arbeiter, Lehrherrn und Lehrling habe der Staat für prompte Verfolgbarkeit des Rechtsbruches zu sorgen.

Unmündige Arbeiter und Arbeiterinnen haben ein Arbeitsbuch zu führen, welches die erforderlichen Angaben in Betreff des Personenstandes, sowie Eintragungen über Beginn und Ende des Arbeitsverhältnisses, ferner etwaige Abweichungen von den ortsüblichen oder gesetzlich vorgeschriebenen Arbeitsbedingungen zu enthalten hat. Lehrverträge sind gleichfalls in dieses Arbeitsbuch einzutragen.

Bruch des Arbeits- und Lehrvertrages sei im Wege der Schadenersatz-Klage, bei welcher auf Lohnbeschlag bis zur Höhe der Ersatzsumme erkannt werden kann, zu verfolgen. Im Unvermögensfalle tritt die entsprechende Haft ein.

Alle aus dem Arbeits- und Lehrverhältniss herstammende Streitigkeiten seien von Schiedsgerichten zum Austrag zu bringen, die zu gleichen Theilen aus Arbeitgebern und Arbeitern, unter Vorsitz eines von der Gemeindebehörde ernannten Richters bestehen.

Bei Abfassung gesetzlicher Bestimmungen über die gewerbliche Arbeit von Frauen und Kindern sei als Richtschnur zu nehmen, dass die Verwendung von Kindern im schulpflichtigen Alter zu gewerblichen Arbeiten nur im Falle nachgewiesener völliger Unentbehrlichkeit stattfinden soll.

Die Haftpflicht der Arbeitgeber und Unternehmer für Unfälle, welche von ihnen beschäftigten Arbeitern zustossen, sei auf alle diejenigen Fälle auszudehnen, in welchen sie nicht nachzuweisen vermögen, dass die eingetretene Beschädigung Folge eigener Fährlässigkeit des Beschädigten oder Zuwiderhandelns gegen ausdrückliche Bestimmungen der Fabrik- oder Werkstatt-Ordnung seitens derselben ist.

Die gedeihliche Fortentwickelung und praktische Ausnutzung gewerblicher Fortbildungs-Schulen, die Errichtung und Wirksamkeit gewerblicher Schiedsgerichte, die Einführung zweckentsprechender Legitimationen für gewerbliche Arbeiter, die Ausdehnung der Haftpflicht auch auf den kleinen gewerblichen Betrieb, namentlich aber die gehörige Controlle des Lehrlingswesens sowohl gegenüber dem Lehrherrn, wie dem Lehrling, haben eine lebhafte Betheiligung der Gewerbetreibenden, sowohl der Arbeitgeber, wie der Arbeitnehmer, an der Verwaltung dieser Angelegenheiten zur Voraussetzung. Soweit sich Verbände von Arbeitgebern und Arbeitern und in Ermangelung solcher auch Verbände, an denen blos Arbeitgeber oder Arbeiter theilnehmen, vorfinden, welche nach Ansicht der Ortsbehörden genügende Garantien ihrer Leistungsfähigkeit bieten, seien dieselben zur Verwaltung dieser Angelegenheiten heranzuziehen, auch kann ihnen dieselbe unter Oberaufsicht der betreffenden Behörde ganz übertragen werden. Die Errichtung solcher Verbände sei thunlichst zu fördern.

Professor Schmoller erkennt in seinem Referat über die Reform der Gewerbeordnung in derselben Generalversammlung die freie Concurrenz als einen der mächtigsten psychologischen Motoren des Fortschritts an; aber sie ist für ihn doch nur ein psychologischer Druckapparat neben andern; sie kann einen günstigen Reiz ausüben, aber sie muss es nicht, sie thut es nicht immer; es spielen neben ihr unzählige andere Faktoren. Desswegen will der Prof. Schmoller sich nicht auf sie, als auf ein Dogma vereidigen lassen, das er schwöre, überall anzuwenden; sondern sie ist ihm eine Einrichtung, die er nüchtern im praktischen Leben prüfen, je nach Menschen und Verhältnissen, Sitten und Zeiten anwenden oder durch anderes ersetzen will. Er will sie nicht verbannt haben wegen jedes kleinen Missstandes, wie er umgekehrt einen staatlichen Eingriff, z. B. in die Kinderarbeit, desswegen nicht verwerfe, weil er da und dort Missstände erzeugt. Nur wo die Prüfung der Gesammtverhältnisse ganz überwiegend Schattenseiten zeigt, will er die Concurrenz in gewisse rechtliche Schranken gebannt wissen. Nur wo überwiegend günstige Folgen von rechtlichen Schranken zu erwarten sind, wo die Sitte sicher nicht reicht, verlangt er solche.

Wo sich also schwere Missstände und empfindliche Lücken zeigen, da fordert Schmoller theilweise, dass der Staat oder die Gemeinde selbst als Unternehmer auftreten und, mit Rücksicht auf das Gesammtinteresse und die harmonische Entwickelung des Ganzen, vor Allem mit Rücksicht auf die schwächern nothleidenden Gesellschaftsklassen die betreffende Bedürfnissbefriedigung übernehmen. Da aber dieses zunächst doch nur an ganz vereinzelten Punkten möglich ist, müssen vorläufig dem freien Spiel der privatwirthschaftlichen Kräfte gewisse staatliche und polizeiliche Organe gegenübertreten, so wie das Vereinsleben und die Organe der Selbstverwaltung sich um diese Missstände und Lücken kümmern und sie vom Standpunkt der Gemeininteressen, vom sittlichen Standpunkt des anständigen Geschäftslebens aus bekämpfen. Schmoller fordert vor Allem ein neues, den modernen technischen Bedürfnissen ebenso wie den sittlichen und rechtlichen Ideen unserer Zeit entsprechendes Gewerberecht.

Das Gewerberecht soll aber, nach Schmoller, ein wirkliches, brauchbares, vollendetes Recht sein im formellen und materiellen Sinne. Der Staat, wenn er dem Einzelnen Schranken auferlegt, soll diese Schranken als allgemein gültige nnd fassbare, klar anwendbare, präcise Rechtssätze formuliren; diese Schranken sollen dem Einzelnen nicht als Polizeiwillkür eines untergeordneten Organes der Staatsgewalt, nicht als dehnbare gummiartige Fessel, die heute so und morgen so drückt, die an einem Ort eng zusammengeschnürt ist, am andern so ausgeweitet wird, dass alles durchschlüpft, sondern als allgemeines klares Recht des Staates gegenüber treten.

Neben diesem Formellen fordert aber Schmoller ein weiteres Materielles von dem neuen Gewerberecht, und das ist ihm noch wichtiger. Er verlangt von diesem, wie von allem Recht, dass es ein gerechtes Recht sei. Der innere Rechtfertigungsgrund für alles positive Recht liegt, wie Schmoller richtig hervorhebt, in seinem sittlichen Gehalt, in seinem ethischen Zweck. Demzufolge stellt er die Forderung eines anständigen Geschäftsverkehrs, fordert den Kampf gegen Betrug und Ausbeutung, die Rücksichtnahme der Gesetze und Einrichtungen auf die Lage der unteren Klassen, auf ein normales Familienleben besonders bei ihnen, die Sorge für Erhaltung des Mittelstandes, die Sorge für nicht zu schroffe und ungerechte Vertheilung des Einkommens.

›In allen diesen Verhältnissen‹ sagt Schmoller ›ist eine normalere und gerechtere Gestaltung des Geschäftslebens denkbar und möglich; und wenn das Recht nicht das Meiste, nicht Alles thun kann, so spielt es doch eine wesentliche Rolle dabei. Vor allem ist die Forderung zu erheben, dass in allen diesen Verhältnissen der eigentliche Wahrer des Rechts, der Staat als solcher und seine Beamten das grosse nobile officium, das den preussischen Beamtenstand gross, den preussischen Staat mächtig gemacht hat, das nobile officium des Schutzes der Schwachen, der Unmündigen, der Nichtsachverständigen nicht aus der Hand gebe, sondern fest in den Händen behalte.‹

Erinnert man sich, was wir in Kapitel III über die socialphysiologischen Erregungs- und Hemmungsmechanismen auseinandergesetzt haben, so wird es klar, dass auch diese Vorschläge nichts Anderes bezwecken, als die Thätigkeit dieser Mechanismen entweder zu erregen oder zu hemmen, nichts Anderes verfolgen, als die Thätigkeit der einzelnen Elemente, Individuen und Gewebe, in gehörige Schranken in Hinsicht auf Reizbarkeit, so wie auf Raum- und Zeitverhältnisse zu versetzen. Durch dergleichen Regulirungen soll der Uebergang vom krankhaften in den normalen Zustand bezweckt werden. Darin soll und kann auch nur die Heilung bestehen. Die Unzweckmässigkeit der Vorschläge der Communisten und extremen Socialisten besteht nicht darin, dass sie absolut andere Mittel vorschlagen oder absolut andere Zwecke verfolgen, sondern darin, dass ihre Mittel und Zwecke noch grössere anormale Abweichungen in Hinsicht auf Reiz, Ort und Zeit zur Folge haben müssen, als diejenigen Zustände, welche sie heilen wollen.

So ist z. B. der Vorschlag einen *Normalarbeitstag* einzuführen. um den Einzelnen gegen die Uebermacht des Unternehmers und des Kapitals und gegen die Herabdrückung durch die Concurrenz des sogenannten Standard of life unter das Niveau der nothwendigsten Existenzmittel zu schützen und um auch dem mittellosen Arbeiter die Möglichkeit zu geben, sich geistigen Beschäftigungen zu widmen, — so ist die Einführung eines solchen Normalarbeitstages ohne Aufhebung der Einzelwirthschaften und ohne Einführung einer allgemeinen staatlichen Zwangswirthschaft nicht möglich. Letztere ist aber gleichbedeutend mit Unterdrückung jeglicher individueller Selbstthätigkeit und Selbstbestimmung, d. h. mit einer Hemmung oder Lähmung der physiologischen Thätigkeit der primären Formelemente des socialen Organismus. Der *Normalarbeitstag* würde in Folge dieser Hemmung und Lähmung eine immer geringere Kraftenergie darstellen und endlich in einfaches Faullenzen um die Wette der ganzen Arbeiterbevölkerung ausarten. Denn die nöthige Erregung des individuellen Interesses kann nicht durch das Gesammtinteresse oder durch Zwangsmaassregeln ersetzt werden. In der Armee wird das Privatinteresse durch Disciplin, Ehrenbezeugungen, Vaterlandsliebe etc. ersetzt; in den alltäglichen wirthschaftlichen Beziehungen fallen diese Momente weg. Der Kriegsdienst nimmt ausserdem nur eine geringe Zahl Jahre des Lebens der Individuen in Anspruch, wogegen die wirthschaftliche Thätigkeit das ganze Leben hindurch dauert. Endlich verwerthet der Staat durch den Kriegsdienst zu gemeinschaftlichen Zwecken die bereits in den Individuen aufgespeicherten und entwickelten psychischen und physischen Kräfte, wogegen die physiologische Aufgabe der Gesellschaft gerade darin besteht, diese Kräfte aufzuspeichern und zu entwickeln.

Die Einführung des Normalarbeitstages würde somit eine Lähmung der individuellen Kräfte in Folge einer zu grossen Ausdehnung der physiologischen Thätigkeit der socialen Centralelemente nach sich ziehen. Nach Maassgabe der Hebung des geistigen und ethischen Niveaus der Entwickelung der Volksmassen werden freilich immer höhere Factoren und Motive auch in den wirthschaftlichen Wettstreit und Kampf ums Dasein eintreten. Gewissenhaftigkeit, Ehrgefühl, Mitgefühl für den Nächsten, Solidaritätsgefühl mit der Gesammtheit, alle diese Motive werden, nach Maassgabe der geistigen und ethischen Entwickelung der Menschheit, auch auf ökonomischem Gebiete immer mehr in den Vordergrund treten. Aber diese Factoren werden gerade nicht durch Unterdrückung, sondern durch Stärkung der Individualität zur Geltung gebracht werden können.

Der Wilde arbeitet nur dann, wenn er durch Hunger oder andere physische Bedürfnisse dazu gezwungen wird. Er spart meistentheils gar nicht. Die unteren Klassen der Bevölkerung der meisten Culturstaaten befinden sich mehr oder weniger auch jetzt noch auf derselben Stufe. Es gibt in Europa ganze Völker, die weniger sparen, wie z. B. der Spanier, der Italiener, und die mehr sparen, wie der Franzose und der Engländer. Es sind Nationen und Länder, wo die Ersparnisse einfach bei Seite gelegt und unproductiv verwandt werden, wie in der Türkei und in den muhamedanischen Staaten überhaupt, und solche, wo sie in Ackerbau, Industrie, Handel productiv in Umsatz gesetzt werden, wie Deutschland, England etc. In dieser Hinsicht, was Fleiss, Voraussicht, Sparsamkeit, Unternehmungsgeist anbetrifft, zeigt uns die ganze Menschheit ein Nacheinander in der allmäligen geschichtlichen Entwickelung, ein Nebeneinander der jetzt lebenden Völkerschaften und Nationen und ein Uebereinander in den vorgerücktesten Culturstaaten, welche untereinander im Grossen und Ganzen übereinstimmen. Wie der Wilde, wenn er sich etwas verdient hat, sofort sein Geld verthut, indem er sich seinen niedrigsten physischen Trieben zügellos hingiebt, ohne an den morgenden Tag, an Familie, geistige Genüsse etc. zu denken, so thut es auch noch jetzt der unentwickelte Arbeiter sogar in den industriell am höchsten stehenden Culturstaaten. Wie das Leben der Neger, Indianer und Eskimos zwischen schrankenlosem Schmausen bei günstigen Verhältnissen (einer guten Jagd, reichem Fischfang etc.) und Verhungern bei ungünstigen Conjuncturen schwankt, so ist dasselbe mit den Arbeitern vieler Culturländer beim Steigen und Fallen der Löhne der Fall. Als vor einigen Jahren die Löhne in den Kohlenbergwerken von Renfrewshire in England plötzlich stark stiegen, beschränkte sich ein Theil der Arbeiter darauf, nur drei Tage in der Woche zu arbeiten. Dabei verthaten sie, wie Smiles*) erzählt, ihren höheren Verdienst in den Schenken oder unternahmen Spazierfahrten, sogenannte Whiskey-Ploys am Seestrande. An den Montagen nach solchen Gelagen hatte das Gericht in der nächsten Stadt

*) S. Smiles: Die Sparsamkeit, S. 79,

mit einer Menge von Männern und Weibern mit blauen Augen und Löchern in den Köpfen zu thun.

»Vor der Zeit der hohen Löhne«, sagt Smiles, »war das Geschäft in einer Stunde abgethan gewesen, ja zuweilen gab es hier nichts zu thun. Aber als sich die Löhne verdoppelten, konnte der Richter kaum in einem Tage durchkommen. Es schien, als ob hohe Löhne mehr Faulheit, mehr Whiskey und mehr Löcher in den Köpfen und Gesichtern bedeuteten.«

Und ferner:

»Die Zeiten der hohen Löhne hinterliessen keinen sehr guten Eindruck in der Seele des Volkes. Die Preise stiegen, die Sitten sanken, und die Arbeit, die gethan wurde, wurde schlecht gethan. Der Charakter der britischen Arbeiterschaft erlitt eine beträchtliche Verschlechterung. Wir fingen an uns zu sehr auf das Ausland zu verlassen. Der Handel wurde in grosser Ausdehnung vernichtet, und sowohl die Arbeiter als die Arbeitgeber erlitten einen ungeheuren Verlust an Capital.« *)

In Deutschland wiederholte sich dieselbe Erscheinung nach dem letzten Kriege. Als die Maurer in Berlin drei bis vier Thaler täglich verdienten, fuhren sie in Droschken zur Arbeit und liessen sich während der Arbeit Champagner serviren. Ob sie dabei besser und schneller arbeiteten, steht sehr in Frage.

Die Besitzer eines grossen Eisenwerkes in der Nähe von Newcastle bezeugen, dass mit Ausnahme einiger Fälle die Arbeiter und ihre Familien, die nicht selten drei bis vierhundert Pfund St. jährlich verdienen, das Meiste von ihrem Verdienste verthun. Ein Arbeitgeber im südlichen Wales bezeugt, dass nur eine kleine Minderheit der Arbeiter auf's Sparen bei guten Löhnen bedacht ist; gewöhnlich legen sie ihr Geld im Ankauf von kleinen Häusern an. Die grosse Mehrzahl der Leute verthut dagegen das Geld ehe es verdient wird und zwar in der leichtfertigsten Weise. Grosse Summen werden vertrunken und erst gegen die Mitte in jeder Woche tritt dann die Ernüchterung ein. Derselbe Arbeitgeber bemerkt, dass wenn die Löhne niedrig stehen, die Leute regelmässiger arbeiten und dass überhaupt ihr Zustand in jeder Hinsicht, sowohl im moralischen als im physischen Sinne, gesünder ist.**)

---

*) Ebendas. S. 82.

**) Ebendas. S. 83.

Auch unter den gebildeten Klassen findet man Zügellosigkeit, Frohnen niedriger Begierde, Sorglosigkeit etc. Aber die Fälle, in welchen in einer gebildeten Familie das Familienhaupt die Hälfte oder ein Drittel seines ganzen, für den Unterhalt der Familie und die Erziehung der Kinder bestimmten Verdienstes vertrinken würde, sind doch nur selten, wogegen sie unter der Arbeiterbevölkerung einiger Gegenden Englands die Regel bilden. Es ist ein Zustand vollständiger Verwilderung, der nur durch geistige und moralische Erziehung der Arbeiterklassen beseitigt werden kann.

Worin besteht nun die Erziehung ganzer socialer Klassen und auf welchem Wege muss sie vor sich gehen?

Darauf antworten wir, dass, da die niederen Klassen der Gesellschaft, noch jetzt nicht selten jeglicher Selbstbeherrschung ermangeln; da bei ihnen die niederen Triebe oft die höheren Bedürfnisse unterdrücken; da sie sorglos und unentwickelt sind, sie ebenso zu erziehen sind, wie die Menschheit überhaupt während ihrer ganzen geschichtlichen Entwickelung erzogen worden ist. Nur müssen dabei die rohen, von der Geschichte in Anwendung gebrachten Mittel beseitigt und die durch die Cultur gegebenen zweckentsprechenderen Erziehungsmittel angewandt werden. Die Geschichte unterdrückte gewaltsam; sie rottete aus; der Schwächere, Sorglosere, Ungeschicktere unterlag. Die Cultur ist berufen statt auszurotten, zu entwickeln, Schwäche in Kraft, Sorglosigkeit in Voraussicht zu verwandeln. Kirche, Erziehungs- und Bildungsanstalten, Vereine, Genossenschaften, Unterstützungskassen, Sparkassen, Schriften, Kunstwerke etc., das sind die Erziehungsmittel eines Culturstaates. In wie fern die Thätigkeit in dieser Hinsicht der Staatsgewalt oder der privaten Initiative vorbehalten werden muss, hängt von einer so grossen Zahl von Factoren, vom Volkscharakter, von der Entwickelungsstufe, von den socialen und politischen Gestaltungen etc. ab, dass darüber im allgemeinen sich nichts bestimmen lässt, sondern in jedem einzelnen Fall besonders entschieden werden muss. Ein Fortschritt in Hinsicht auf die niederen Schichten der Gesellschaft wird aber nur dann erreicht werden, wenn das Niveau derselben in physischer, geistiger und moralischer Hinsicht erhöht werden wird, wenn mit anderen Worten nicht blos die materiellen Existenzmittel vermehrt sein werden, sondern auch durch psychophysische Reflexe, welche von den höheren Schichten ausgehen müssen, die höheren

Nervenorgane der Volksmassen so potenzirt sind, dass die niederen Triebe durch sie beherrscht sein werden.

Mit anderen Worten: der sociale Fortschritt der Volksmassen wird nicht blos durch den objectiven Standard of life, d. h. durch die äusseren Existenzmittel bedingt, sondern auch durch den subjectiven, von der Entwickelungsstufe der persönlichen Anlagen und Eigenschaften abhängigen Standard of life bestimmt.

Dem *Standard of life* hat man bis jetzt immer nur erstere Bedeutung gegeben, indem man unter diesem Ausdruck ausschliesslich nur die Durchschnittssumme derjenigen zur Existenz nothwendigen Mittel verstand, welche den Individuen der unteren Volksklassen zukommen. Der Standard of life ist in dieser seiner Bedeutung, wie wir bereits gesehen haben, ein sehr verschiedener.

Er kann aber noch eine rein subjective Bedeutung haben, nämlich die mittlere Höhe der physischen und psychischen Entwickelungsstufe der untern Klassen ausdrücken. In der ersten Bedeutung wird der Standard of life nur auf die sociale Zwischenzellensubstanz bezogen, in letzterer Bedeutung nur auf die socialen Nervenelemente.

Auch in dieser zweiten Bedeutung kann der Standard of life, je nach den ökonomischen, rechtlichen, politischen Beziehungen und socialen Gestaltungen, ein sehr verschiedener sein.

Das Ziel der Socialwissenschaft muss nun darin bestehen, den Standard of life nicht blos im objectiven, sondern auch im subjectiven Sinne zu erhöhen.

Aus dem Vorgehenden geht nun folgender Satz hervor:

*Der subjective Standard of life eines Volkes oder, was dasselbe ist, die mittlere physische und psychische Entwickelungsstufe der Volksmassen steht nicht in unmittelbarem und directem Verhältniss zu der Höhe der Löhne und dem Tauschwerth der Güter und Dienste, sondern wird vielmehr durch den positiven, negativen oder neutralen Charakter der physischen und psychischen Bedürfnisse und der sie befriedigenden Gebrauchswerthe bedingt.**)

Hohe Löhne können, wie wir bereits hervorgehoben haben, dazu verwandt werden, negative und dabei vorzugsweise physische Gebrauchswerthe in grösserem Umfange zu consumiren und dadurch das Niveau der physischen und psychischen Ent-

*) Vergl. Bd. III, Kapitel VII bis X.

wickelungsstufe des Volkes herabzudrücken; wogegen niedrige Löhne zur Befriedigung positiver und verhältnissmässig höherer psychischer Bedürfnisse verwandt werden und eine Erhöhung der mittleren Entwickelungsstufe des Volkes zur Folge haben können.

Man erinnere sich, was wir bereits im zweiten Theile unseres Werkes in Hinsicht auf den *mittleren Menschen vom embryologischen Standpunkte aus* festgestellt hatten.*) Wir erkannten bereits damals an, dass die ganze Socialwissenschaft in ihrer umfassendsten Bedeutung die Feststellung des mittleren Menschen zum Gegenstand haben muss und dass die Stufe der Entwickelung einer jeden socialen Schicht, einer Korporation, eines Standes, einer Bevölkerung, einer Nationalität, eines Staates durch die Höhe der psychophysischen Entwickelungsstufe des mittleren Menschen bestimmt und bedingt wird. *Dem mittleren Menschen in Hinsicht auf seine functionelle Thätigkeit, als Producent und Consument, entspricht nun gerade Das, was wir jetzt als subjectiven Standard of life bezeichnen.*

Dasselbe, was wir dort vom *embryologischen* Standpunkte aus beleuchtet haben, betrachten wir jetzt vom *social-physiologischen* Standpunkte aus. Darin besteht der ganze Unterschied. Aehnlich könnte man sich auch eine mittlere Grössenpotenz für die Zellen eines jeden Einzelorganismus oder eines jeden Gewebes und eines jeden Organs entweder vom embryologischen oder vom physiologischen Standpunkte aus, d. h. entweder als mittlere Stufenhöhe der Entwickelung oder als mittlere Resorptions- und Secretionsenergie denken und, nach Maassgabe solcher mittleren Entwickelungsstufen oder Kraftenergien, die Potenzirung oder Leistungsfähigkeit des Gewebes, des Organs oder des Gesammtorganismus beurtheilen oder bestimmen. Je höher die mittlere Potenzirung und je höher und mannichfaltiger die mittlere Resorptions- und Secretionsfähigkeit der Zelle, desto höher und vielseitiger muss auch ceteris paribus die Entwickelung und physiologische Thätigkeit des ganzen Gewebes, Organs und Gesammtorganismus sein.

Der mittleren Resorptions- und productiven Secretionsfähigkeit der Zelle entspricht nun im social-physiologischen Gebiete der Standard der mittleren Arbeit. Durch die Durchschnittsenergie der Consumtions- (Resorptions-) und Productions- (Secretions-)

*) Bd. II, S. 235 u. ff.

fähigkeit aller Glieder wird die social-physiologische Thätigkeit einer jeden socialen Gruppe und der menschlichen Gesellschaft überhaupt bestimmt. Es *kann* kein anderes Mittel, keinen anderen Weg geben, das Niveau des social-physiologischen Lebens zu heben, als vermittelst der durchschnittlichen Erhöhung der Consumtions- und Productionsfähigkeit der Individuen. Namentlich sind es die positiven Gebrauchswerthe, welche allein zur Erhaltung und Entwickelung der physischen und psychischen Kräfte des Menschen dienen, so wie auch die Resorptions- und Secretionsfähigkeit der Zellen in den Einzelorganismen in directem Verhältniss zu denjenigen Substanzen, welche als positive Nährstoffe gelten, steht.

Sowohl der subjective als auch der objective Standard of life wird dabei einerseits durch die Energie und den Umfang der Production, anderseits aber zugleich auch durch den Charakter und die Höhe der Consumtion bedingt, gleichwie auch die functionelle Energie der Zellen in den Einzelorganismen zugleich durch ihre secretorische und Resorptionsthätigkeit bestimmt wird. Es giebt Zellen, deren productive secretorische Thätigkeit sehr viel zweckentsprechender vor sich geht, als ihre durch die Resorption bedingte Ernährungsthätigkeit. Bei anderen Zellen geht letztere zweckentsprechender vor sich, die secretorische Thätigkeit dagegen mit weniger Energie.

Es giebt Zellen und Zellengewebe die nach beiden Richtungen hin zugleich entweder eine höhere oder geringere Energie an den Tag legen. Im ersteren Falle steigt sowohl der subjective, als auch der objective Standard of life verhältnissmässig am höchsten, im letzteren Falle hält er sich ceteris paribus am niedrigsten. Vergleichen wir z. B. den französischen Arbeiter mit mit dem englischen, so wird sich ergeben, dass im Grossen und Ganzen der englische Arbeiter mehr Energie, Ausdauer und Pflichttreue bei der Arbeit an den Tag legt, als der französische. In Hinsicht auf die productiv-secretorische social-physiologische Thätigkeit steht daher der subjective Standard of life des englischen Arbeiters höher als der des französischen. Aber letzterer ist sparsamer, nüchterner, enthaltsamer und überragt daher den englischen Arbeiter in Hinsicht auf den Charakter der Consumtion (Resorption). Von diesem Standpunkte aus steht das Niveau des subjectiven und objectiven Standard of life des französischen Arbeiters höher, als das des englischen. Der englische Arbeiter steht aber, zugleich was Production und Consumtion anbetrifft, über den italienischen und den spanischen; letztere stehen dagegen in beiden Fällen unter dem französischen, woher denn auch nach beiden Richtungen hin der wirthschaftliche Wettstreit für beide Theile ein äusserst ungleicher wird, und das Niveau des subjectiven und objectiven Standard of life des Arbeiters in England, Italien, Frankreich und Spanien sich noch immer mehr zu Gunsten des Stärkeren gestaltet.

Um wie viel niedriger steht aber noch in dieser Hinsicht der peruanische Indianer, dessen Gleichgiltigkeit in Glück oder Unglück, in Reichthum oder Armuth, für gute oder schlechte Kost, sprüchwörtlich geworden ist. Wenn er sich nur den Bauch füllen und Coca kauen kann, ist er zufrieden. Selbst seine natürlichen Fähigkeiten, die, den vorhandenen Alterthümern nach zu schliessen, früher nicht unbedeutend gewesen sein können, erscheinen heute noch geringer, als die des Negers.*)

Man hat vielleicht mit Recht diese Apathie der amerikanischen Indianer der communistischen Organisation der Amerikanischen Culturstaaten der Inka und der Azteken zugeschrieben. Auch die Leichtigkeit, mit welcher diese Staaten durch die europäischen Eroberer gestürzt wurden, wird von mehreren Historikern dadurch erklärt, dass die Masse des Volkes, in Folge der communistischen und socialistischen Organisation jener Staaten, jeglicher Selbstthätigkeit und Selbstbestimmung verlustig gegangen war.

L. Bamberger schildert recht drastisch die pathologischen Erscheinungen auf social-physiologischem Gebiete, welche namentlich in Deutschland die Verbreitung communistischer und socialistischer Ideen nach sich zieht. »Der socialistische Anlauf« sagt er**), »bedroht das Ganze des Verkehrslebens; einzelne Functionen dieses Lebens sind bereits durch die bekannten Schäden auf die bekannte Weise gestört. Ein Beispiel möge es klar machen. Auch in Frankreich sind die socialistischen Ideen in die Köpfe der Arbeiter eingedrungen, auch in England zum Theil. Auch in Frankreich und in England ertönen die Klagen, dass der Geist des Unfriedens und der Verstimmung die Leistungsfähigkeit und den Leistungswillen des Arbeiters heruntergedrückt habe. Aber wie viel weniger verheerend hat dieses Zusammen-

*) Ausland 1870, S. 1193.
**) L. Bamberger: Deutschland und der Socialismus, S. 42.

treffen gewirkt als in Deutschland! Dort auch fand wol der schlimme Geist Köpfe, in die er sich einnistete, aber sehr unvollkommen gehorchten ihm die geschickten Hände. Die Hände waren gewohnt Gutes zu leisten, und keine Doctrin der Welt vermag einen geschickten Arbeiter dahin zu bringen, dass er sich ungeschickt anstelle. Bei uns dagegen war der Uebergang vom trotzigen Sinn zum lässigen Thun viel leichter. Das Gewerbe war im Durchschnitt weniger auf Ernst und Freude an der Arbeit erzogen als in England und Frankreich! beim lieblosen Betriebe klang es lieblich ins Ohr, dass man einem ungerechten Herrn diene. Und wie der Diener, so der Herr! Wie die Lehre von der Ausbeutung durch das Kapital ein Geschlecht fand, das bereit war, sich am Kapital durch mittelmässige Arbeit zu rächen, so fand auch der auf den unnatürlich raschen und grossen Gewinn zugespitzte Geschäftsdrang ein Geschlecht von Principalen, das sich mit Wonne in dieses unechte Treiben stürzte. In dem Herausstaffiren des äusserlichen Anscheins, in der Kunst des Anpreisens, in der Reclame mit einem Wort, haben wir alle Nachbarvölker erreicht. Wer den Inseratentheil unserer Zeitungen vornimmt, oder die Schilder musternd durch unserer grossen Städte Gassen wandert, muss sich angewidert fühlen von dem Uebermaass gemeiner Marktschreierei, die ihr scheussliches aus der Misshandlung der deutschen und französischen Sprache zusammengeflicktes Kauderwelsch überall aufdrängt. »»Armuth schändet nicht««, und es ist nicht zu leugnen, dass wir gegen unsere Nachbarn an Reichthum zurückstehen. Aber der Anlauf, die Dinge blos durch einen ungeheuern Aufwand von pausbackigen Redensarten auszugleichen, der schädigt ganz gewiss. Früher waren wir arm, aber bescheiden, jetzt sind wir noch nicht reich, aber die Bescheidenheit sind wir los geworden. Das Selbstlob beschränkt sich nicht auf die Industrie. Das ästhetische und literarische Gebiet hat womöglich noch Stärkeres in diesem Artikel aufzuweisen. Die Lobhudelei auf Gegenseitigkeit leistet das Unglaubliche bei Autoren und Recensenten. Auch hier hat sich ein Vorrath hochtrabender Ausdrücke aufgehäuft, in welchen die federführenden Gevatterschaften täglich bis über die Ellbogen hineingreifen, um sich und das Publikum zum Narren zu halten. Ueber jedes Dienstgebäude, das mit Zink beklebt wird, über jeden Bazar, den eine vornehme Dame patronirt, ergiesst das ästhetische Tintenfass einen Schwall von erhabenen Ausdrücken, dass man glauben könnte, wir wären in den üppigsten Flor eines medicäischen Zeitalters eingetreten. Alles ist, »»hoch stilvoll««, alles ist »»tief sittlich««, genau so, wie jeder Sudelkoch mit goldenen Buchstaben über seine Thür schreibt: »»Hoftraiteur und Restaurant erster Klasse.««

Alles das sind Symptome einer Rückbildung auf social-physiologischem Gebiete, welche durch eine Schwächung der Production und Consumtion, durch ein pathologisches Sinken des physischen und psychischen Standard of life bedingt wird.

Der social-physiologische Kampf ums Dasein, der sogenannte wirthschaftliche Wettstreit oder die Concurrenz kann somit seinerseits pathologische Zustände zur Folge haben, namentlich wenn die Uebergänge zwischen den organischen Gestaltungen, wenn die Zwischenglieder der schroff sich gegenüberstehenden Interessen und Strebungen unterdrückt und aufgehoben werden.

Symptome eines solchen pathologischen Zustandes zeigen uns viele Gebiete Englands, Frankreichs, Russlands und Deutschlands, wo das Kleingewerbe durch die Concurrenz des mit grösseren Kapitalien arbeitenden Fabrikwesens allmälig ganz verdrängt wird.

Der Kampf zwischen dem Gross- und Kleinbetriebe bildet eine nothwendige Folge der ganzen neueren industriellen Entwickelung.

R. Gneist sagte auf dem Eisenacher Socialistencongress (7. October 1872): Der heutige Kampf zwischen Kapital und Arbeit ist nicht die Folge des »Mammonismus«, der Aufhebung der Wuchergesetze, der Manchester-Schule etc., sondern er ist die Folge unserer Gewerbe- und Agrar-Gesetzgebung, die Folge der Stein-Hardenberg'schen Gesetzgebung, die Folge der gesammten deutschen Socialgesetzgebung des neunzehnten Jahrhunderts. Es ist thöricht, irgend eine Partei dafür verantwortlich machen oder deshalb anklagen zu wollen. Wären alle diese Gesetze nicht in Ruhe und Ueberlegung bereits gegeben, so würden wir sie heute kopfüber, unter allen Gefahren der Uebereilung, auf einmal erlassen müssen. England, Frankreich, Amerika würden uns dazu zwingen, denn Deutschland mit den älteren Grundsätzen der gebundenen Arbeit, der Hörigkeit und der Zünfte würde heute nicht mehr wirthschaftlich existiren können. Wir können über die so gegebene Grundlage nicht mehr zurück. Die Folge einer stetig fortschreitenden Freiheit des Erwerbes und der Freizügigkeit ist aber unabänderlich, dass mit Wegfall aller Zwischenschranken sich zuletzt Kapital und Arbeit unmittelbar und massenhaft in Angebot und Nachfrage einander gegenübertreten. Sind alle Schranken der freien Benutzung des Kapitals aufgehoben, so müssen auch alle noch vorhandenen künstlichen Beschränkungen der arbeitenden Klassen fallen. Jede offene oder versteckte ›Polizei der Arbeit‹ wird damit hinfällig. Nachdem England darin vor einem Menschenalter vorangegangen, nachdem Frankreich unter Napoleon III. darin gefolgt war, musste Deutschland unabänderlich in der Befreiung der arbeitenden Klassen nachfolgen. Auch für diese Frage ist kein Zurückgehen möglich. Die Koalitionsfreiheit der arbeitenden Klassen wurde damit für Deutschland zu einer Nothwendigkeit, welche von entgegengesetzten Parteien gefordert und durchgesetzt ist.*)

›Der allmälige stetige Rückgang des selbständigen Kleingewerbes‹, sagt auch Dannenberg**), ›ist sowohl an sich selbst, wie durch seine Folgen eine der wichtigsten Erscheinungen auf dem Gebiete des gewerblichen Lebens. Die Zahl derjenigen Handwerker, welche durch den Betrieb eines eigenen Geschäftes sich und ihre Familie ernähren, ist entschieden im Abnehmen; die Statistik, welche uns nachweist, dass z. B. in Preussen die Zahl der Handwerksmeister zugenommen habe, irrt insofern, als der Name »›Meister‹« längst aufgehört hat, einen *selbständigen* Arbeiter, den Besitzer eines *eigenen* Geschäftes zu bezeichnen. Immer grösser wird die Zahl derjenigen Arbeiter, welche, obgleich aus den Reihen der eigentlichen Lohnarbeiter, der Gesellen und Gehülfen ausgeschieden, doch in Wirklichkeit nach wie vor ihnen angehören, indem sie meistens nach dem Misslingen des Versuches sich auf eigene Füsse zu stellen — wieder als Hülfsarbeiter thätig sind. Ihre Lage ist insofern meistens erheblich schlimmer als die der letzteren, weil sie gewöhnlich verheirathet sind, und also von dem Lohne, der für einen unverheiratheten Gesellen wohl vollständig ausreicht, eine Familie ernähren sollen, was nur in den seltensten Fällen ohne die schwersten Entbehrungen möglich ist.‹ . . . .

Ausserdem ist es, nach Dannenberg, unzweifelhaft, dass die Lage derjenigen Handwerksmeister, welche noch selbständig für eigene Kundschaft arbeiten, sich gegen früher entschieden ver-

*) Vergl. G. Hirth: Ueber Volksbildung und Rechtsgleichheit, S. 19.
**) J. Dannenberg: Das deutsche Handwerk und die sociale Lage, S. 80.

schlechtert hat. Da die Miethe für Werkstatt und Wohnung, der Preis der Nahrungsmittel und sonstigen Lebensbedürfnisse, der Gesellenlohn erheblich gestiegen ist, dagegen der Preis der fertigen Arbeit unter dem Drucke der zunehmenden Concurrenz, namentlich der Grossindustrie, sich nicht entsprechend erhöht hat und zum Theil sogar niedriger geworden, so steht einer sehr bedeutenden Steigerung der Herstellungskosten keine entsprechende Vermehrung des Verkaufswerthes gegenüber. Die dadurch entstandene Differenz muss der Producent durch Verringerung seines Arbeits- und Unternehmergewinns tragen. »Kein Wunder also, wenn die Lage des selbständigen Kleingewerbes eine progressiv ungünstigere geworden ist und mehr und mehr Mitglieder desselben in das besitzlose Proletariat heruntersinken, wenn dem entsprechend also der gewerbliche Mittelstand an Zahl und Bedeutung stetig abnimmt.« Nach Dannenberg ist das allmälige Verkommen des gewerblichen Mittelstandes, des kleinen und mittleren selbständigen Handwerkbetriebes nicht nur auf's höchste beklagenswerth im Interesse der direct davon Betroffenen, sondern es enthält auch eine Gefahr für den ganzen Bestand der jetzigen gesellschaftlichen Zustände, die zu übersehen sich bitter rächen würde. »Wenn es«, sagt er, »je dazu kommen sollte, dass einer compacten Masse der von ihrer Hände Arbeit Lebenden nur noch die wohlhabenden und speciell sogenannten gebildeten Klassen gegenüberstehen, so lässt sich leicht voraussehen, welches Resultat der erste Zusammenstoss bringen müsste. Die wohlhabenden und gebildeten Klassen werden nicht, wie der Abgeordnete Lasker meinte, die socialdemokratischen Arbeiter mit Knütteln todt schlagen — dazu fehlt ihnen ausser den anderen Erfordernissen schon die Zahl — sondern sie werden in dem Augenblick, wo nicht mehr ein starker zahlreicher Mittelstand, der eigenen Besitz zu vertheidigen hat, ihnen zum Rückhalt dient, überwältigt werden. Niemand hat also ein grösseres Interesse daran, diesen gewerblichen Mittelstand aufrecht zu erhalten, als gerade die höheren Klassen.«

Ebenso wichtig aber ist, nach Dannenberg, die Aufrechterhaltung eines gewerblichen Mittelstandes für die Arbeit, da für die grosse Mehrzahl der Handwerksgesellen und sonstigen Arbeiter die Gründung eines eignen kleinen selbständigen Geschäfts die einzige Zukunftshoffnung ist. »Eine Carriere«, sagt er, »wie Borsig in Berlin, Krupp in Essen, Zimmermann und Hartmann in Chemnitz, kann unter 10000 Arbeitern kaum Einer machen; für die übrigen 9999 bleibt, wenn es ihnen nicht gelingt, ein kleines selbständiges Geschäft zu errichten, keine weitere Aussicht als zeitlebens Hülfsarbeiter zu bleiben, d. h. auf jede Hoffnung im Leben weiter zu kommen, verzichten.« —

Dasselbe Verschwinden und Verkommen des Kleingewerbebetriebes tritt in Russland zum Vorschein, wo namentlich die ländliche Bevölkerung, welche bis jetzt in ganzen Dörfern und Bezirken sich bestimmten Gewerken widmete, stark darunter leidet. —

Aehnliche krankhafte Erscheinungen des Unterdrückens durch den wirthschaftlichen Wettstreit, des kleinen Besitzes durch den grösseren und mächtigeren können auch auf agrarischem Gebiete vor sich gehen. Das alte römische Latifundiensystem kann als hervorragende Instanz dafür dienen. Auch in England, und namentlich in Schottland und Irland, sind die Verhältnisse in dieser Hinsicht als krankhaft zu bezeichnen.

Bei einer derartigen Ungleichheit im wirthschaftlichen Wettstreit schlagen sogar alle günstigen, so wie auch die ungünstigen Conjuncturen nur zu Gunsten des Stärkeren um.

»Jedermann weiss«, sagt Hirth*), »dass die Jahre 1871 und 1872 für das Grosskapital, namentlich für Banquiers, Grosshändler und Grossindustrielle, die günstigsten, d. h. gewinnreichsten waren, die in Deutschland überhaupt erlebt worden sind; wer es nicht glaubt, der frage einen ehrlichen Gründer.« Desgleichen erklärte in der Sitzung des preussischen Abgeordnetenhauses vom 24. Januar 1873 der Minister des Innern, über die enorm grosse Auswanderung im letzten Jahre interpellirt, unter sehr lebhafter Zustimmung jener Versammlung: »Diejenigen Beweggründe, welche die Bevölkerung nach den grossen Städten zusammendrängen, brauche ich Ihnen nicht weiter auseinander zu setzen, sie liegen auf der Hand. Dazu kommt die Auswanderung . . . . Da sind es, wenn ich von persönlichen Gründen absehe, namentlich wirthschaftliche und politische Motive, welche in Betracht kommen. Eine Erscheinung, die sich in den letzten zehn Jahren unserer Erfahrung wiederholt hat, ist die, dass die Auswanderung am stärksten ist nach einem Kriege. Das liegt auch in der Natur der Sache. Es ist theils die Furcht vor einem neuen Kriege,

*) G. Hirth: Ueber Volksbildung und Rechtsgleichheit S. 43.

theils der Rückschlag der Vermögensverluste, die erlitten worden sind, und die Vermögensverluste sind gerade, was das kleine Kapital anbetrifft, ganz enorm. Die Kraft der Bevölkerung wird durch den Krieg ungeheuer in Anspruch genommen, namentlich auch das kleine Kapital, weil es, wenn ich mich so ausdrücken darf, weniger widerstandsfähig ist; es wird absorbirt. Die Leute, die in den Krieg gezogen sind, müssen meistentheils, wenn sie zurückkommen, von vorn anfangen; dieses Manöver nochmals zu wiederholen, dazu haben wenig Leute Lust.« — »Also in Folge eines Krieges, einer Staatsaktion«, fügt Hirth hinzu, »die bei unserem Wehrsystem nur möglich ist durch blutige Opfer aller Volkskreise, die auf Kosten Aller zum Schutze Aller unternommen ist, — in deren unmittelbarer Folge hat sich eine grossartige Verschiebung der privaten Vermögensverhältnisse zugetragen, zu Gunsten der grossen und zu Ungunsten der kleinen Besitzer. Wie kann man Angesichts solcher Erfahrungen noch von »absolutem« Eigenthum sprechen! Nein, der Staat ist bei jedem privaten Vermögenserwerb zwar stiller, aber sehr einflussreicher Theilnehmer und kann zu seinem Genossenschafter mit Recht sagen: »Was Du hast und gewinnst, hast und gewinnst Du mit mir und durch mich.« Eine gerechte Besteuerung aber erscheint hiernach nicht mehr als ein fatales Recht des Staates, sondern als eine heilige Pflicht, deren strenge Erfüllung allein das wider Willen an den Armen und Schwachen begangene Unrecht aussöhnen kann.«

Lorenz v. Stein hebt unter den krankhaften Erscheinungen der Mitwerbung die Massenproduction, die Ueberproduction, die Productionskrise, alsdann die Ueberspeculation und die Handelskrisis hervor. Die Mitwerbung artet in Ausbeutung aus, sobald die grössere wirthschaftliche Macht zugleich das Recht auf die Bedingungen des Erwerbes des Einen durch den Anderen enthält. Die Formen der wirthschaftlichen Ausbeutung sind, nach L. v. Stein: der Geldwucher, der Lohnwucher, der Schwindel und die mit ihm in Zusammenhang stehenden Erscheinungen. Die äusserste Form des wirthschaftlichen Unrechtes ist das wirthschaftliche Verbrechen.*)

Die Arbeiterstrikes lähmen nicht selten auf längere Zeit die productiven Kräfte ganzer Bevölkerungen. Während der Arbeits-

*) L. von Stein: Die Volkswirthschaftslehre. (Zweite Auflage), S. 424 u. ff.

einstellung in Preston verloren die Arbeiter an Lohn nahe an einer halben Million Pfund Sterling und kehrten alsdann unter den alten Bedingungen an die Arbeit zurück. Die Baugewerke in London verloren dreimalhunderttausend Pfund und konnten ihren Verlust nur in sechs Jahren, wenn sie unter denselben Bedingungen gearbeitet hätten, decken. Die Eisenarbeiter in Northumberland mussten für um 10% herabgesetzte Löhne ihre Arbeit wieder aufnehmen, nachdem sie vier Monate mit Nichtsthun zugebracht und zweimalhunderttausend Pfund eingebüsst hatten. Die Kohlengräber und Eisenarbeiter in Süd-Wales striketen während vier Monate und verloren dabei nach Lord Aberdeen's Angabe nicht weniger als drei Millionen Pfund Sterling allein an Löhnen.*)

Dass dabei auch die wenigen Mittel, die den Arbeitern noch nachblieben, auf Trinken und Befriedigung anderer niedriger Triebe verwandt wurden, das ist leider nur zu wahr. Somit wurden durch jene Arbeitseinstellungen nicht blos die productiven Kräfte der Bevölkerung gelähmt und herabgedrückt, sondern auch die Consumtion wandte sich vorzugsweise auf den Verbrauch von negativen Gebrauchswerthen.

Man hat berechnet, dass die jährliche Ausgabe der arbeitenden Klassen in England für geistige Getränke und Tabak, von denen die ersteren entschieden zu den negativen Gebrauchswerthen gerechnet werden müssen, letzteren aber höchstens ein neutraler Gebrauchswerth zuerkannt werden kann, nahezu 60 Millionen Pfund St. beträgt. In Russland consumirt das Volk Branntwein für circa 200 Millionen Rubel jährlich.

Sind das nicht Alles pathologische Erscheinungen? — Wie viel physische Gesundheit, wie viele moralische und geistige Anlagen werden durch den Genuss dieser Gebrauchswerthe nicht für Generationen untergraben!

Auch Schmoller bemerkt, dass die jetzigen plötzlichen Lohnsteigerungen keine Garantie dafür sind, dass der Arbeiterstand auf die Dauer sich hebe und dass aus seinen bessern Elementen wieder ein gesunder Mittelstand erwachse.

Auf die Frage, ob wir nicht wenn auch zeitweilig dadurch zurückgehen, dass wir einen Theil unseres Mittelstandes verlieren, dass ein Theil dieses Mittelstandes sich in ein besitzloses und

*) S. Smiles: Sparsamkeit, S. 172.

kulturloses Proletariat verwandle, lautet Schmollers Antwort folgendermaassen*):

›Die moderne Grossindustrie mit ihren ungesunden Räumen und Wirkungen, mit ihren Störungen und Krisen, mit ihrer Frauen- und Kinderarbeit, mit ihrer gewerblichen Erziehung, mit dem Sinn und der Gesittung, die sie bisher mehr oder weniger dem Arbeiterstand gegeben, hat überall, wo nicht besondere ideale Persönlichkeiten oder besonders günstige Verhältnisse im entgegengesetzten Sinne arbeiteten, dieselben traurigen Folgen gehabt. Unser Grossgrundbesitz hat da, wo er ausschliesslich vorherrscht, wo er nicht mit kleinem Besitz durchsetzt ist, wo massenhafte besitzlose Tagelöhnerschaaren einigen ganz wenigen vornehmen Grundbesitzern gegenüberstehen, theilweise noch traurigere sociale Resultate aufzuweisen; ein in jeder Beziehung moralisch und wirthschaftlich verwahrloster Arbeiterstand tritt uns hier entgegen, der zwar im 19. Jahrhundert sicher sich auch etwas gehoben hat, aber eben mit dieser Hebung bis zu jener Stufe des Bewusstseins gekommen ist, die ihn jetzt in Schaaren nach Amerika treibt.‹

In Hinsicht auf die Strikes bemerkt Dannenberg**), dass wenn ein ernster Strike, sei es in der Fabrikindustrie, sei es im Handwerk, einmal ausgebrochen ist, es im Interesse der Allgemeinheit liege, dass er rein und ungestört bis ans Ende durchgekämpft werde. ›Nur wenn auf beiden Seiten die Verhältnisse selbst ungehindert zur Wirkung kommen können, wird das Resultat eines Strike ein wenigstens für einige Zeit endgültig abschliessendes sein, und deshalb ist es ein Fehler gewesen, der sich jetzt empfindlich rächt, dass bei uns in Deutschland Jahrelang die Arbeitgeber der Organisation der Arbeiter keine ähnliche ihrerseits entgegengesetzt haben. Nichts befördert mehr muthwillige Strikes, als leicht errungene Siege coalisirter Arbeitermassen gegen isolirte Arbeitgeber, und nichts ist gerade deshalb auf die Dauer gefährlicher für die Arbeiter selbst. Die früher so blühende Glasindustrie Newcastles ist durch einen Strike der Arbeiter, in welchem sie, da die angegriffenen Arbeitgeber ohne Unterstützung blieben, siegten, vollständig vernichtet und die Arbeiter, welche temporär

*) G. Schmoller: Ueber einige Grundfragen des Rechts und der Volkswirthschaft, S. 107.

**) J. Dannenberg: Das deutsche Handwerk und die sociale Frage, S. 103.

den Lohn höher hinauftrieben, als die allgemeinen Verhältnisse des Geschäftes es gestatteten, haben damit die Henne geschlachtet, welche die goldenen Eier legte.«

Die Begriffe von »Ueberbevölkerung« und »Mangel an Bevölkerung« sind keine absoluten, sondern nur relative Begriffe, die durch zwei Factoren: das sociale Nervensystem und die sociale Zwischenzellensubstanz bedingt werden. Da nun das sociale Nervensystem sowohl in Hinsicht auf die Quantität der Nervenelemente (Bevölkerungszahl) als auch ihre Qualität (Arbeitsenergie, Moralität, Sparsamkeit, Voraussicht etc.) eine stets fluctuirende Grösse darstellt, desgleichen aber auch die sociale Zwischenzellensubstanz sowohl in quantitativer Hinsicht (Accumulation von Werthgegenständen, Preissteigerungen etc.), als auch in quantitativer (Verbesserung oder Verschlechterung der Gebrauchswerthe, höhere oder geringere Productivität des Capitals etc.), so hängt die Ueberbevölkerung oder, wie Karl Marx sie nennt, die Surpluspopulation, so wie der Mangel an Bevölkerung oder Arbeitskraft von unzähligen stets fluctuirenden Grössen ab, die sich fortwährend gegenseitig höher oder niedriger differenziren und integriren, fort- oder rückbilden, potenziren oder auslösen und durch den wirthschaftlichen Wettstreit sich gegenseitig ins Gleichgewicht setzen.

K. Marx schildert folgendermaassen diese Fluctuationen:*)

»Das gesellschaftliche Gesammtcapital betrachtet, ruft die Bewegung seiner Accumulation bald periodischen Wechsel hervor, bald vertheilen sich ihre Momente gleichzeitig über die verschiedenen Productionssphären. In einigen Sphären findet Wechsel in der Zusammensetzung des Kapitals statt ohne Wachsthum seiner absoluten Grösse, in Folge blosser Concentration; in anderen ist das absolute Wachsthum des Kapitals mit absoluter Abnahme seines variablen Bestandtheils oder der von ihm absorbirten Arbeitskraft verbunden; in anderen wächst das Kapital bald auf seiner gegebenen technischen Grundlage fort und attrahirt zuschüssige Arbeitskraft im Verhältniss seines Wachsthums, bald tritt organischer Wechsel ein und contrahirt sich sein variabler Bestandtheil; in allen Sphären ist das Wachsthum des variablen Kapitaltheils und daher der beschäftigten Arbeiterzahl stets verbunden mit heftigen Fluctuationen und vorübergehender

*) K. Marx: Das Kapital, S. 654.

Produktion von Surpluspopulation, ob diese nun die auffallendere Form von Repulsion bereits beschäftigter Arbeiter annimmt oder die mehr unscheinbare, aber nicht minder wirksame, erschwerter Absorption der zuschüssigen Arbeiterbevölkerung in ihre gewohnten Abzugskanäle. Mit der Grösse des bereits functionirenden Gesellschaftskapitals und dem Grad seines Wachsthums, mit der Ausdehnung der Produktionsleiter und der Masse der in Bewegung gesetzten Arbeiter, mit der Entwickelung der Produktivkraft ihrer Arbeit, mit dem breiteren und volleren Strom aller Springquellen des Reichthums dehnt sich auch die Stufenleiter, worin grössere Attraktion der Arbeiter durch das Kapital mit grösserer Repulsion derselben verbunden ist, nimmt die Raschheit der Wechsel in der organischen Zusammensetzung des Kapitals und seiner technischen Form zu, und schwillt der Umkreis der Produktionssphären, die bald gleichzeitig, bald abwechselnd davon ergriffen werden. Mit der durch sie selbst producirten Accumulation des Kapitals producirt die Arbeiterbevölkerung also in wachsendem Umfang die Mittel ihrer eigenen relativen Ueberzähligmachung.« Es ist klar, dass diese Schilderung nur in Hinsicht auf pathologische Fluctuationen als richtig erkannt werden kann.

Ziehen wir diejenigen physiologischen Processe, welche den Charakter der Gährung haben, in unsere Betrachtungen, so erweist sich, dass auch diese mehr oder weniger einen pathologischen Charakter an den Tag legen.

»Derjenige, welcher gründlich die Natur der Gährungserreger (Fermente) und der Gährung erforscht«, sagte bereits vor mehr als zwei Jahrhunderten Robert Boyle, »wird wahrscheinlich mehr als jene, welche die Erscheinung nicht kennen, in der Lage sein, sich Rechenschaft über gewisse Krankheiten zu geben, welche nie vollständig begriffen werden dürften, ohne dass man in die Lehre von der Gährung eindringt.« *)

Im dritten Capitel des dritten Bandes dieses Werkes haben wir bereits die realen Analogien, welche zwischen der organischen Gährung und den im socialen Organismus vor sich gehenden Gährungsprocessen im allgemeinen hervorgehoben.

Hier wollen wir diese Analogien nur noch weiter vom physiologisch-pathologischen Standpunkte aus verfolgen.

---

*) Ausland, 1878, S. 442.

Nach der Theorie von Pasteur, welcher durch seine Forschungen über die Gährung bahnbrechend auf dem Gebiete der Aetiologie und Therapie vorgegangen war, entstehen Typhus, Cholera, Blattern und andere ansteckenden Krankheiten durch Einführung in den thierischen und menschlichen Organismus von Keimen niederer pflanzlicher und thierischer Organismen, welche, indem sie sich entwickeln und vermehren, das Blut zersetzen, die Gewebe zerstören und den Tod herbeiführen.

Folgender Fundamentalversuch giebt ein anschauliches Bild von dieser Lehre:

»Man stellt nebeneinander zwei offene Gefässe mit einer durchsichtigen Zuckerlösung, in deren jedes ein empfindliches Thermometer eingesenkt ist. In das eine Gefäss gibt man eine winzige Menge Bierhefe; das andere bleibt unversetzt. In den ersten zwölf Stunden bemerkt man keine Veränderung. Später beginnt die mit Hefe versetzte Lösung zu gähren und sich zu trüben und das Thermometer steigt merklich; am zweiten Tage ist die Gährung vollständig und das Thermometer steht in diesem Gefässe um 2⁰ höher, als in dem daneben hingestellten mit reiner Zuckerlösung. Dieser Störungszustand dauert fünf Tage; nach dieser Zeit stellt sich die Temperatur wieder mit jener in dem benachbarten Gefässe gleich, die Flüssigkeit klärt sich und lässt einen bedeutenden Niederschlag von Bierhefe fallen. Am nächsten — also am sechsten — Tage des Versuches beginnt die Flüssigkeit in dem *nebenstehenden* Gefässe, welcher *keine* Hefe zugesetzt worden war, von selber zu gähren. Das in dieselbe gesenkte Thermometer zeigt eine Temperaturerhöhung von mehr als 1⁰, welche sechs Tage dauert, nach welcher Zeit sich die Flüssigkeit ebenfalls unter Absatz von Hefe klärt.«

»Es besteht hier«, heisst es nun weiter in dem Artikel des »Ausland«: »Neues über die Bacterienforschung« *), »eine unleugbare Aehnlichkeit zwischen dem Fieber, welches in einem Glase Zuckerwasser verläuft, und einem Ausschlagsfieber, z. B. den Pocken. Die absichtliche oder zufällige Einimpfung, die Incumbationszeit, die Aeusserung der ersten Symptome, die Erhöhung der Temperatur, die Vermehrung der ansteckenden Substanz, ferner die Defervescenz und das Aufhören der Störung.«

*) Ausland, 1878, S. 443.

Davaine und Rayer hatten 1850 nachgewiesen, dass sich im Blute der am Milzbrand gefallenen Thiere Legionen von mikroskopischen Organismen von der Form durchsichtiger Stäbchen vorfinden. Auch Davaine gelangte zu dem Schluss, dass die Brandbeule nichts anderes sei, als eine Gährung, die im Körper des Menschen durch die aus dem Blute der Thiere dahingelangten Organismen hervorgerufen worden ist.*)

Pasteur hat bewiesen, dass nicht blos der Milzbrand, sondern auch die Septicämie durch Vibrionen verursacht wird. Obermeier hat 1868 gleichfalls im Blute der mit Wechselfieber Behafteten Vibrionen gefunden, die sich in Spiralen bewegen und die er in Folge dessen Spirillen benannte.

»Begreiflicherweise« heisst es dann schliesslich in demselben Artikel**), »hat die Theorie der Ansteckungskeime zahlreiche Anhänger, namentlich in Deutschland und Grossbritannien; allein ihre Gegner verdienen ebenfalls volle Beachtung. Beide Theile führen gewichtige Gründe ins Gefecht; das Feld der Debatte wurde aber hiebei immer schärfer begrenzt und die Frage ist jetzt auf ihren einfachsten Ausdruck zurückgeführt, nämlich: ist es der mikroskopische Organismus, welcher, im Keime zugeführt, durch seine Entwickelung die Krankheit erzeugt, oder ist es die Krankheit, welche, durch die Erzeugung eines geeigneten krankhaften Mittels den untergeordneten Organismen Gelegenheit bietet, sich in demselben zu entwickeln? Diese Doppelhypothese hat erst jüngst eine lebhafte Discussion unter denjenigen Personen hervorgerufen, welche sich mit der Untersuchung der durch die Reblaus angerichteten Verwüstungen befassten. Ist die Phylloxera *Ursache* oder *Wirkung*. Die Erfahrung hat gelehrt, dass sie das Erstere sei, und man wird wahrscheinlich bei der weiteren Untersuchung der zymotischen Krankheiten zu dem nämlichen Resultate gelangen. Uebrigens gibt es noch eine dritte Hypothese, nämlich die, dass der Organismus in sich selbst, durch eine Veränderung des Protoplasmas, ein specifisches Gift erzeuge, und diese Hypothese zählt viele angesehene Aerzte in England und Frankreich zu ihren Anhängern.«

Vergleicht man das oben angeführte Experiment in den zwei Gefässen und die oben angeführten Vorgänge bei anstecken-

*) Ebendas. S. 443.

**) Ausland, 1878, S. 446.

den Krankheiten mit den krankhaften Processen, welche von einem socialen Körper zu dem anderen übergehen, so wird man zwischen jenen und diesen gleichfalls auffallende reale Analogien finden. Die Uebertragung von krankhaften Ideen, Theorien, Anschauungen, Strebungen und Bedürfnissen, durch welche im socialen Organismus dieser oder jener pathologische Zustand hervorgerufen wird, geschieht nie ohne ein materielles Substrat. Die Uebertragung kann nämlich auf directem Wege vermittelst einzelner Nervenelemente (Individuen), welche als Träger der krankhaften Ideen, Anschauungen, Strebungen, Bedürfnisse von einer socialen Gesammtheit in die andere hinübergehen, bewerkstelligt werden. Oder die Verbreitung der krankhaften Ideen, Begriffe etc. geht auf indirectem Wege vermittelst der Zwischenzellensubstanz (Schrift, Druck, Kunstwerke, Zeitungen, Bücher etc.) vor sich. Ein jedes Individuum, welches in Folge von Reflexen pathologisch gestimmt und potenzirt wird, und alsdann seine krankhaften Energien auf verschiedenartigen Wegen auslöst, dient als Keim zu neuen pathologischen Erscheinungen ganz in demselben Sinne und ebenso real, wie dieses mit den Vibrionen und Spirillen der Fall ist. Auch hier erweist sich schliesslich ein Bodensatz oder Gährungsproduct in der Form von zerstörten Gebrauchs- und Tauschwerthen, mangelhaft producirten und ungesund (negativ) consumirten Werthen, welche als Detritus sich von den gesunden socialen Nährstoffen und Nervenelementen ausscheiden.

Bis jetzt hat man, unserer Meinung nach, nicht genug bei Beobachtung der Gährungsprocesse und der mit denselben in Verbindung stehenden ansteckenden Krankheiten die beiden Hauptfactoren, durch welche das physiologische Leben der Organismen bedingt wird, die Zellengewebe und die Zwischenzellensubstanz, von einander geschieden, nicht genug die Bedeutung eines jeden Factors für sich festgestellt. Im socialen Organismus trennen sich die beiden Factoren mit mehr Bestimmtheit und Klarheit. Daher wäre die Durchführung der realen Analogien zwischen den durch die Gährungsprocesse in den Einzelorganismus einerseits und in der Gesellschaft andererseits verursachten pathologischen Processen von der grössten Wichtigkeit auch für die medicinischen Wissenschaften. Es würde sich dabei, unserer Ueberzeugung nach, auf Schritt und Tritt die Behauptung bewahrheiten, dass die real vergleichende Methode nicht blos einen festen Grund für die Socialwissenschaft schafft, sondern auch zu neuen Entdeckungen und zur Eröffnung neuer Durchblicke und Erweiterung des Sehkreises in der Naturwissenschaft dienen muss.

Schliesslich sei hier nur noch bemerkt, dass die für Contagienträger gehaltenen Bacterien, Vibrionen etc., welche sich innerhalb erkrankter und absterbender Organe in abgeschlossenen Gewebezellen finden, von Prof. Karsten für *pathologische Zellenformen*, gleich den Eiter- und Hefezellen, gehalten werden. Eigene organische Arten repräsentiren alle diese Zellenformen aus diesem Grunde nicht. Auch sei es nach Karsten's Meinung schon deshalb unstatthaft, diese einfachen Zellen für vollkommen organische Species zu halten, da sie weder einen Zeugungsakt noch Eier und Samen erkennen lassen. Auch die grosse Beweglichkeit der Vibrionen sei kein Beweis für deren thierische Natur; es seien lebhaft bewegliche unzweifelhafte Pflanzen und Thierzellen, mit und ohne sichtbare Bewegungsorgane, bekannt. Es bleibt, wie Karsten meint, nichts übrig als auch diese hefeartig sich vermehrenden, einfachen Zellen, die schon K. Müller aus Halle vor Jahren als Pseudophyten bezeichnete, für pathologische Produkte zu halten, da man sich bei sorgfältiger Beobachtung davon in der That überzeugt, dass sie innerhalb der Zellen von Thieren und Pflanzen entstehen und nicht nach Art der Parasiten in dieselben hineinwachsen. Die Entwickelung der gewöhnlichen Hefe aus Pflanzenzellen sei längst allgemein bekannt: auch sie vermehren sich, nachdem sie frei geworden, in passenden Flüssigkeiten. Das gleiche Verhältniss findet mit Bacterien, Vibrionen etc. statt: sie entwickeln sich im Innern erkrankter Gewebe, tragen zu deren rascherer Desorganisation bei, werden aus dem erkrankten Organismus frei und übertragen zum Theil die gleiche Krankheit auf gesunde Individuen.*)

Wenden wir uns jetzt zu den eigentlichen Zersetzungsprocessen.

Nägeli theilt in seinem neuesten Werke über die niederen Pilze in ihren Beziehungen zn den Infectionskrankheiten und der Gesundheitspflege**) vier Gruppen von freiwilligen organischen Zersetzungsprocessen.

1. Die Zersetzung durch Sprosspilze (Wein- und Bierhefe), welcher vorzugsweise die Gährung entspricht.

---

*) Ausland, 1873, S. 860.

**) C. v. Nägeli: Die niederen Pilze, S. 7.

2. Die Zersetzung durch Spaltpilze oder Fäulnisshefe, wohin namentlich die Fäulniss gehört.

3. Die Zersetzung durch Schimmel, welcher im Allgemeinen die Verwesung entspricht.

4. Die rein chemische, ohne Einwirkung von Organismen erfolgende Zersetzung, welcher einige Vermoderungsprocesse entsprechen.

Diese vier Gruppen bilden zwei Hauptgruppen, indem in den drei ersten die Zersetzung durch fremde Organismen verursacht wird, in der letzten dagegen sie unabhängig von anderen Organismen erfolgt.

Diese zwei Hauptkategorien von Zersetzungen finden auch im socialen Organismus statt. Wenn die functionelle Thätigkeit der socialen Gesammtheiten in Folge krankhafter Resorption (Consumtion) oder Secretion (Production) der Individuen und der einzelnen Gruppen, durch Mangel an Reiz oder Ueberreizung, durch Thätigkeiten am unrechten Ort und zur unrechten Zeit eine derartige organische Desorganisation und Rückbildung hervorruft, dass der Organismus in seine einzelnen Bestandtheile zerfällt und dabei die Fähigkeit verliert einheitlich weiter zu wirken; wenn eine Einzelwirthschaft oder ein wirthschaftliches Unternehmen statt durch Entziehung von Kapital, Einstellung der Arbeit oder Erschöpfung der Rohproducte auseinanderfällt, dann entsteht die einfache, nicht durch fremde Organismen bewirkte Zersetzung. Wird jedoch ein solches Zerfallen durch Concurrenz, wirthschaftliches Schmarotzerthum etc. verursacht, so entspricht dasselbe der ersten Hauptkategorie der in den thierischen und pflanzlichen Einzelorganismen vor sich gehenden Zersetzung.

Ebenso, wie es eine wirthschaftliche, kann es auch eine rechtliche, politische, moralische, intellectuelle, religiöse Zersetzung geben. Die ganze social-psychophysische Wechselwirkung geht ebenso real vor sich, wie die ökonomische; wie hier, so auch dort besteht sie in Consumtion (Resorption) und Secretion (Production), indem die Reflexwirkung zwischen den einzelnen Theilen des socialen Nervensystems ihrem Wesen nach ganz nach denselben Gesetzen vor sich geht, wie die Reflexwirkung des thierischen und menschlichen Nervensystems und dieses seinerseits aus Zellen besteht, wie alle übrigen Zellengewebe der Einzelorganismen.

Daher werden eben alle auch in den höheren socialen Sphären vor sich gehenden Zersetzungsprocesse gleichfalls durch zwei

Ursachen bedingt: entweder durch innere social-physiologische Ursachen oder durch solche, welche von fremden Organismen, durch das sogenannte Parasitenthum, im umfassendsten Sinne des Wortes, herrühren. So wie in den Einzelorganismen, werden auch im socialen Organismus die Parasiten durch niedere organische Formen vertreten, und wie im pflanzlichen und thierischen Einzelorganismus die Pilze, Protisten und Vibrionen auf die höheren Gewebe und Organe zerstörend wirken, so thun es auch im socialen Organismus die rechtlich, politisch moralisch, intellectuell und religiös unentwickelten oder pathologisch wirkenden Individuen. Auf die höheren Nervenorgane ihrer Mitmenschen und das sociale Nervensystem wirken sie ebenso zersetzend, wie die Pilze, Protisten und Vibrionen des Thier- und Pflanzenreichs. Dass die Zwischenzellensubstanz dabei auch mit im Spiel ist, versteht sich von selbst. Einerseits ziehen die niederen organischen Formen im Innern der höheren Organismen einen Theil der Zwischenzellensubstanz an sich und entziehen dadurch die den Zellen und Geweben des Organismus nothwendige Nahrung. Andererseits lähmen sie aber auch zugleich durch ihre zerstörende Wirkung die functionelle Thätigkeit der Zellen und Gewebe und verursachen dadurch eine mangelhafte und unzweckmässige Production und Consumtion der Nährsubstanzen. In beiden Fällen wird auch in Hinsicht auf die Zwischenzellensubstanz ein Zersetzungsprocess verursacht, der seinerseits auf die Zellen und Zellengewebe zurückwirkt. Und Beides hat seine volle Gültigkeit sowohl in Hinsicht auf die Einzelorganismen, als auch auf den socialen Körper.

Zu den pathologischen Symptomen auf ökonomischem Gebiete gehört auch die Umsetzung der Güter und Dienste vom positiven Gebrauchswerthe in den negativen (Vergl. Bd. III. S. 223 und ff.).

Als prägnantes Beispiel, wie positive Gebrauchswerthe in negative umschlagen, kann die Opiumproduction in Ostindien und China dienen. Da der Mohn den fettesten Boden fordert, so wurden gerade die schönsten Korngegenden von Benares, Behar und anderer Theile Nord- und Central-Indiens nach und nach zu Mohnpflanzungen verbraucht mit entsprechender Schmälerung des Getreidebaues. In letzterer Zeit wurden über 100,000 Acres der reichsten Ebenen Central-Indiens und 550,000 Acres im Gangesthal, auf denen früher Korn, Zucker, Indigo gebaut wurde, dem Mohn überliefert. Ein Correspondent der Times constatirt, dass bereits 1,033 000 Acres des fruchtbarsten Landes in Indien mit Mohn bepflanzt werden.*)

Dass das Opium, ausgenommen wenn es als Heilmittel in der Medicin in kleinen Dosen genossen wird, einen *negativen* Gebrauchswerth im höchsten Maasse, sowohl vom physischen als auch ethischem und geistigem Standpunkte aus, darstellt, geht aus zahlreichen ärztlichen Zeugnissen hervor. Die physischen Wirkungen des Opiums sind, nach Dr. Graves von Kanton: Verlust des Appetites, Abmagerung, fahles, bleiernes Aussehen; die socialen: spätes Aufstehen, beständiger Zeitverlust durch das viele Schlafen, allmälige Erschöpfung des Vermögens durch die immer grösseren und leichtsinnigeren Ausgaben für das Opium, Vernachlässigung der Familie, Versetzung der Kleider, endlich Verkauf der Kinder; die moralischen: Reizbarkeit des Temperaments, Hang zur Lüge, Zweideutigkeit und Betrügerei.**)

Ebenso wie die Production und Consumtion der Gebrauchswerthe, kann auch die Vertheilung der Güter und Dienste im Schoosse einer Gesellschaft eine anormale und pathologische sein.

Das altindische Gesetzbuch des Narada, welches von J. Jolly ins Englische übersetzt worden ist, theilt alles Eigenthum in drei Kategorien ein: reines, geflecktes und schwarzes. Ersteres wird erworben durch Lehren der Veda, Muth, Andacht, von einem Mädchen als Mitgift oder von einem Schüler, für ein Opfer oder durch Erbschaft; geflecktes Eigenthum — durch Wucher, Landbau, Handel, Zoll, Zahlung für gewerbliche Arbeit, für einen geleisteten Dienst, als Erstattung einer geleisteten Wohlthat; endlich schwarzes Eigenthum durch Sclavenleistungen, Spiel, Raub, Zufügung von Schmerzen, Diebstahl, Verkleidung und Betrug.***)

Vom ethischen Standpunkte aus müsste man auch noch jetzt das Eigenthum als reines, geflecktes und schwarzes bezeichnen, nur müsste die Eintheilung in Uebereinstimmung mit der höheren christlichen Ethik gebracht und an die modernen Wirthschaftsverhältnisse angepasst werden. So müsste z. B. das durch Börsenspiel erworbene Vermögen als beflecktes, das durch Schwindel

*) Ausland, 1878, S. 308.

**) Ebendas. S. 309.

***) Magazin für die Literatur des Auslandes, 1877, S. 169.

als schwarzes bezeichnet werden. Das könnte freilich nur in Hinsicht auf den Erwerb geschehen, indem das Eigenthum selbst, an und für sich, keine Abzeichen trägt, auf deren Grundlage die verschiedenen Kategorien zu unterscheiden wären. —

So sagt auch Schmoller*): »Zu jeder Zeit hat es ehrliche und unehrliche Erwerbsarten gegeben, hat es nebeneinander Eigenthum gegeben, das rechtlich und sittlich legitim erworben, solches, das zwar formell berechtigter aber sittlich unberechtigter Weise gewonnen, endlich solches, das unrechtlicher und unsittlicher Weise erworben war; zu jeder Zeit galt es für legitim, Sitte und Recht so umzugestalten, dass die unehrlichen Erwerbsarten erschwert, die ehrlichen gefördert wurden, dass eine gerechtere Vertheilung des Eigenthums für die Zukunft angebahnt und wahrscheinlich wurde. Jede Aenderung des Steuerwesens, jede Vorschrift über Niederlassung, Gewerbewesen, Bauwesen, jeder öffentliche Strassen-, Canal-, Wegebau, jede Aenderung der Handelspolitik greift indirect in die bestehende Vertheilung des Eigenthums ein, beeinflusst die künftige Eigenthumsordnung. Es gibt keine Bestimmung des öffentlichen und privaten Rechts, die nicht direct oder indirect auf die Einkommensvertheilung und damit auf die Eigenthumsordnung wirkte, keine gesetzgeberische Reform, bei der nicht zu überlegen wäre, ob und wie ihre Wirkung nach dieser Richtung sein werde.«

Ad. Wagner stimmt der idealen Forderung, welche Schäffle für die Einkommenvertheilung aufstellt, bei, indem er als beste volkswirthschaftliche Gestaltung der Einkommenprocesse in der menschlichen Gesellschaft diejenige Vertheiluug des gesellschaftlichen Productionsertrags bezeichnet, bei welcher die sittliche Gemeinschaft im Ganzen und in der Abstufung aller ihrer Gliederungen zum höchsten Maasse der Gesittung und hiernach zum höchsten Maasse aller wahrhaft menschlichen Befriedigungen zu gelangen vermag.**)

Wie ist nun solches vom idealen Standpunkte aus aufzufassen ohne dass der reale Boden dabei verloren gehe?

Prof. v. d. Goltz sagt:***)

»Das Bestreben nach einer möglichst gleichen Vertheilung

*) G. Schmoller. Ueber einige Grundfragen des Rechts und der Volkswirthschaft, S. 57.

**) Ad. Wagner: Lehrbuch der politischen Oekonomie, Bd. I. S. 117.

***) Fr. Th. v. d. Goltz: Die sociale Frage, S. 25.

der materiellen Güter hängt innig zusammen mit der heutzutage ziemlich allgemeinen Ueberschätzung von deren Werth. Reichthum und Glück werden als identisch erachtet; geschieht dies schon in den höheren Klassen, so darf man sich über die nämliche Anschauung in den niederen Ständen, welchen das Gegengewicht einer grösseren geistigen Bildung fehlt, durchaus nicht wundern. Wäre dieselbe gerechtfertigt, so müssten die Einwände gegen eine gleiche Gütervertheilung verstummen; denn dass blos gewissen Volksklassen die Möglichkeit eines glücklichen Daseins offen stehen soll, wäre nicht zu rechtfertigen. Materialismus, Socialismus und Communismus bedingen sich gegenseitig; es ist nicht Zufall, sondern innere Nothwendigkeit, wenn die moderne Socialdemokratie der Religion und der Moral den Krieg erklärt. Sie weiss recht wohl oder fühlt es doch instinktiv, dass ihr Hauptgegner in dem sittlichen und religiösen Bewusstsein zu finden ist, welches die Menschen lehrt, dass das wahre Glück im tiefsten Grunde nicht auf einem ausgedehnten Besitze irdischer Güter, sondern auf derjenigen Zufriedenheit und Genügsamkeit beruht, welche aus dem Glauben an Gott und an eine göttliche Weltregierung hervorgehen. Alle, welche solchen Glauben bekämpfen und in dem Volke zu vernichten sich bestreben, arbeiten der Socialdemokratie, bewusst oder unbewusst, in die Hände.«

»Eine gleiche oder annähernd gleiche Vertheilung der materiellen Güter würde demnach nicht nur wirthschaftlich unzulässig sein, sondern auch den beabsichtigten Zweck verfehlen; denn sie würde nicht geeignet sein, der Menschen wahres Glück zu erhöhen. Die tägliche Erfahrung zeigt es Jedem, welcher die Augen hierfür öffnen will, dass das Glück keineswegs mit dem Reichthum gleichen Schritt hält, ja dass die glücklichsten Menschen fast niemals unter den reichsten zu finden sind. Um wirklich glücklich zu sein, muss man einen zufriedenen Sinn besitzen und diesen erwirbt oder bewahrt man in bescheidenen Verhältnissen leichter als in glänzenden. Es ist meine aufrichtige Ueberzeugung, dass man selbst heutzutage, wo schon so vielfach die Lebensanschauungen der arbeitenden Klassen künstlich auf unnatürliche Bahnen geleitet sind, doch bei diesen mindestens ebenso viel Glück und Zufriedenheit findet als im Kreise der sogenannten höheren Stände.«

Man muss also den äusseren, durch den Tauschwerth der Güter und Dienste bedingten social-physiologischen Beziehungen, obgleich sie von grosser Wichtigkeit sind, dennoch nicht mehr Bedeutung zuerkennen, als sie es verdienen; man muss überhaupt die äussere Stellung und die vergänglichen Güter in ihrer Bedeutung für das innere Glück des Menschen nicht überschätzen. Und dasselbe lehrt uns auch die real-genetische Socialwissenschaft. Sie zeigt uns, dass die nach aussen gekehrte Seite der physiologischen Thätigkeit der Gesellschaft zu quantitativen Beziehungen führt (Vergl. Bd. III, S. 335) und daher untergeordneter Natur ist, ganz ebenso, wie auf rechtlich morphologischem Gebiete die äusseren, rein formellen Beziehungen den inneren, ethischen Beweggründen untergeordnet sind. Gegen Ideen, Gewissen, Ueberzeugungen haben sich die äusseren Zwangsmittel immer als unzureichend erwiesen. Denselben Gegensatz, wenn auch nicht in demselben Grade, bieten Tausch- und Gebrauchswerth der Güter. Der Tauschwerth wird mehr durch äussere Verhältnisse: Conjuncturen, Angebot und Nachfrage etc. bedingt; der Charakter des Gebrauchswerthes hängt dagegen von der Persönlichkeit des Menschen selbst ab. Die nützlichsten Güter: Luft, Wasser, Brod, nützliche Bücher, gesunde Vergnügungen sind zugleich auch die billigsten. Es hängt von einem Jeden ab die billigsten Güter am nützlichsten psychisch und physisch zu verwerthen. In einer höher ökonomisch entwickelten Gesellschaft, in welcher alle physiologischen Beziehungen der Individuen und socialen Klassen auf dem Wege des Tausches vermittelt werden, tritt freilich der Tauschwerth, also der mechanische, äussere Factor mehr hervor; aber seine Bedeutung verbleibt doch immer dieselbe; er ist und bleibt doch immer nur der äussere, formale Factor. Bei gesunden und normalen Verhältnissen, wenn die Production im Grossen und Ganzen eine fortschreitende ist, kann daher wohl bei günstigen Conjuncturen das Capital einen gewissen Druck auf die Arbeitslöhne ausüben und sogar auf Kosten letzterer schneller, als es billig wäre, wachsen. Dabei braucht aber die Stellung der Arbeiter nicht nothwendig eine schlechtere zu sein. Im Gegentheil, wird das auf diesem Wege angewachsene Capital wiederum productiv angelegt oder werden die für den Unterhalt der Arbeiter nothwendigen Gebrauchswerthe besser und billiger producirt und, — was die Hauptsache ist und in den Händen der Arbeiter selbst liegt — vernunftgemässer und moralischer consumirt, so gewinnt der Arbeiter in seiner ökonomischen Stellung trotz des Druckes und der Uebervortheilung von Seiten des Capitals sogar quantitativ. Die Qualität der Gebrauchswerthe, d. h. ob sie sich als positive, neutrale oder negative, psychische oder physische, directe oder indirecte gestalten, wird vorzugsweise durch die subjectiven Anlagen, Bedürfnisse, Strebungen des Individuums selbst bedingt. Hier hat das ideale Princip weiteren Spielraum, obgleich auch hier, wie auch nach anderen Richtungen, nur relativ. Je höher die ökonomische Entwickelungsstufe, desto mehr tritt auch nach dieser Richtung hin der Factor der Zweckmässigkeit, Freiheit und Geistigkeit vor dem der Kausalität, Nothwendigkeit und Materialität hervor.

Lassalle bemerkt in seiner Broschüre über die indirecten Steuern, dass wenn Jemand 20, 50, 100 Mal reicher ist als ein Anderer, er deshalb nicht 20, 50, 100 Mal mehr Salz, Brod oder Fleisch isst, 50 oder 100 Mal mehr Bier oder Wein trinkt, 50 oder 100 Mal mehr Bedürfniss nach Ofenwärme oder Heizungsmaterial hat, als ein Arbeiter oder Kleinbürger.

Ed. Fries bemerkt seinerseits dazu, dass ein Mensch mit grossem Einkommen sich vorzugsweise *bessere* Dinge anschafft.*)

Der Einzelne und die Gesammtheit können aber auch *schlechtere* Dinge bei grösserer Concentration von Werthen consumiren, negative, statt positive und neutrale Werthe, und dann nimmt die Consumtion einen *pathologischen* Charakter an.

Ad. Wagner bemerkt ganz richtig, dass die bisherige Nationalökonomie, auch in ihren streng wissenschaftlichen Vertretern, vollends aber in den Schriften und Artikeln der freihändlerischen Publicistik, die Einkommenlehre zu einseitig aus dem Standpunkte der Produktion behandelt. Den Rath: »zuerst müsst ihr mehr produciren, dann könnt ihr auch mehr vertheilen«, erkennt Wagner als einen einseitigen an. »Natürlich« sagt er**), »ist eine grössere Production immer die conditio sine qua non für ein zu vertheilendes grösseres Gesammtproduct. Aber daraus folgt nicht, dass die Production allein die Voraussetzung der Vertheilung überhaupt und einer gewissen Art der Vertheilung ist. Vielmehr ist auch eben so gut umgekehrt eine bestimmte Art der Vertheilung des Volkseinkommens eine maassgebende Bedingung

*) Ed. Fries: Die sogenannte sociale Frage oder die neueste Volksverdummung S. 72.

**) A. Wagner: Lehrbuch der politischen Oekonomie von Rau, Bd. I, Seite 116.

für eine bestimmte Art der Production und innerhalb gewisser Grenzen selbst für die Höhe der gesammten Production. Production und Vertheilung des Volkseinkommens stehen also immer in Wechselwirkung und das eben muss die Einkommenlehre berücksichtigen.«

In engem Zusammenhange mit der Art der Vertheilung der Güter und Dienste steht das sogenannte Lohngesetz, so wie auch die pathologischen Erscheinungen, die aus demselben entspringen.

L. Brentano, Lange, Thornton, Marx, Lassalle, Schmoller, Treitschke, Schäffle und viele andere Forscher haben von entgegengesetzten Standpunkten den Unterschied zwischen Arbeitskraft und Waare durchgeführt und hervorgehoben. Die Smith'sche Schule hat die Unterschiede für so gering erachtet, dass sie vom national-ökonomischen Standpunkte aus Arbeit und Waare fast für identisch erklärten; die Socialdemokraten finden den Unterschied dagegen so wesentlich, dass sie es fast für ein Verbrechen an der Menschlichkeit erkennen, der Arbeit die Eigenschaft einer Waare zuzuschreiben. —

Beide Anschauungen leiden aber an Uebertreibungen. Denn einerseits ist es auch vom wissenschaftlichen Standpunkte aus nothwendig, den weitgehenden Unterschied zwischen der Arbeitskraft und den übrigen Tauschwerthen durch diejenigen wesentlichen Momente zu begründen und anzuerkennen, welche sich auch im Leben auf Schritt und Tritt kund thun. Andererseits ist es aber auch unmöglich, die Arbeit nicht als Tauschwerth anzuerkennen, indem dieses durch nothwendige sociale und Naturgesetze bedingt wird.

Sehen wir nun, worin der Unterschied zwischen Waare und Arbeit besteht.

Nach Thornton besteht dieser Unterschied darin, dass bei Nichtbenutzung der Arbeitskraft jeder Augenblick unwiderbringlich verloren geht und dass daher die Arbeit sich nicht gleich anderen Waaren aufbewahren lässt.

L. Brentano findet dagegen den Unterschied als einen sehr viel weitgehenderen. Er vergleicht die Arbeit mit den Kapitalnutzungen, welche, gleich dem Verhältniss zwischen Arbeit und Arbeitskraft, in untrennbarem Zusammenhange mit dem Kapital stehen und gleich jenen nur bei einer vollkommenen Herrschaft über das Kapital möglich sind, indem ein Jeder, der einem Andern seine Arbeit verkauft, zugleich ihm auch dadurch die Herrschaft über seine Arbeitskraft auf eine bestimmte Zeit zuerkennt. Aber nur so weit geht, nach L. Brentano, die Aehnlichkeit zwischen Arbeitskraft und Kapital. Das Kapital ist selbst auch zugleich Waare. »Ganz anders aber«, sagt L. Brentano*), »ist es mit der Arbeitskraft; sie ist nicht Waare, sondern nichts Anderes, als der Mensch selbst; sie ist nicht willkürlich von ihrem Besitzer producirt und dieser nicht selbst für ihr Dasein verantwortlich; beide kommen als eine untrennbare Einheit zusammen und unabhängig vom eigenen Willen in die Welt, und zwar kommt der Mensch nicht zu Zwecken ausser sich selbst, sondern ist Selbstzweck. Darin nun, dass in dem einen Falle der Verkäufer selbst etwas Verschiedenes ist von dem Genutzten, dessen Nutzung verkauft wird, darin, dass das Genutzte, das Kapital, selbst Waare ist, darin, dass im anderen Falle der Verkäufer selbst identisch ist mit dem Genutzten, dessen Nutzung verkauft wird, darin dass dieses Genutzte nicht Waare ist, sondern Selbstzweck und das Centrum des ganzen Wirthschaftssystems, liegt der ganze Unterschied der Arbeit von andern Waaren und zwar ein gewichtiger. Denn da Jeder, der die Nutzung von etwas kauft, dadurch nothwendig die Herrschaft über das Nutzung Gebende erlangt, erwirbt der Käufer der Arbeit durch seinen Kauf auch die Herrschaft über die Arbeitskraft, d. h. über den ganzen Menschen, also auch über dessen Genussfähigkeit und dessen Genüsse, über dessen ganzes physisches, intellectuelles, moralisches und sociales Dasein.«

Dieser Unterschied ist richtig, nur muss er noch weiter durchgeführt werden. Nicht der einzelne Mensch ist als Selbstzweck zu betrachten, sondern die Gesellschaft und die Menschheit in ihrer Gesammtheit, in Vergangenheit, Gegenwart und Zukunft, mit Einschluss ihrer höchsten Strebungen und ihrer idealsten Zwecke und Ziele. Und dieses gilt ebenso für die ökonomische, als für alle anderen Sphären. Mit Beschränkung der Selbstzwecke des Menschen auf das Individuum oder die Familie, wenn auch nur auf ökonomischem Gebiete, leugnet man das Princip der Solidarität, welche den socialen Organismus zu einem Ganzen verbindet. Man ignorirt dabei das Band,

*) L. Brentano: Das Arbeitsverhältniss gemäss dem heutigen Recht. Seite 185.

welches sowohl im socialen, als auch im Einzelorganismus die Selbstthätigkeit des Einzelnen und die Gesammtthätigkeit des Ganzen verknüpft und bestimmt. Um ein vollständiges Bild und eine wahre Erkenntniss auch in dieser Hinsicht zu erlangen, muss man sich wieder den Analogien zwischen dem socialen und den Naturorganismen zuwenden. Dann wird sich erweisen, dass individuelle Arbeit den Thätigkeitsäusserungen der einzelnen Elemente des Nervensystems, Waare und Kapitalnutzung dagegen der Wirkung der Zwischenzellensubstanz entsprechen. Dann wird aber auch zugleich die Solidarität klar, welche zwischen den einzelnen Nervenelementen und dem ganzen Nervensystem, so wie auch zwischen diesem und der Zwischenzellensubstanz existirt. Diese Parallele wird uns denn auch als Leitfaden zur Bezeichnung der übrigen Unterschiede zwischen Arbeit und Waare, welche sonst noch von verschiedenen Seiten hervorgehoben worden sind, dienen.

Lassalle hat in seinem offenen Antwortschreiben vom 1. März 1863 an das Central-Comité zur Berufung eines allgemeinen deutschen Arbeiter-Congresses das ökonomische Lohngesetz in Folgendem formulirt:

Das eherne ökonomische Gesetz, welches unter den heutigen Verhältnissen, unter der Herrschaft von Angebot und Nachfrage nach Arbeit, den Arbeitslohn bestimmt, ist dieses: dass der durchschnittliche Arbeitslohn immer auf den nothwendigen Lebensunterhalt reducirt bleibt, der in einem Volke gewohnheitsmässig zur Fristung der Existenz und zur Fortpflanzung erforderlich ist. Dies ist der Punkt, um welchen der wirkliche Tageslohn in Pendelschwingungen jederzeit herumgravitirt, ohne sich jemals lange weder über denselben erheben, noch unter denselben hinunterfallen zu können. Er kann sich nicht dauernd über diesen Durchschnitt erheben, — denn sonst entstünde durch die leichtere, bessere Lage der Arbeiter eine Vermehrung der Arbeiterehen und der Arbeiterfortpflanzung, eine Vermehrung der Arbeiterbevölkerung und somit des Angebots von Händen, welche den Arbeitslohn wieder auf und unter seinen früheren Stand herabdrücken würde.

Der Arbeitslohn kann auch nicht dauernd tief unter diesen nothwendigen Lebensunterhalt fallen, denn dann entstehen — Auswanderungen, Ehelosigkeit, Enthaltung von der Kinderzeugung und endlich eine durch Elend erzeugte Verminderung der Arbeiterzahl, welche somit das Angebot von Arbeiterhänden noch verringert und den Arbeitslohn daher wieder auf den früheren Stand zurückbringt. Der wirkliche durchschnittliche Arbeitslohn besteht somit in der Bewegung beständig um jenen seinen Schwerpunkt, in den er fortdauernd zurücksinken muss, herumzukreisen, bald etwas über demselben (Periode der Prosperität in allen oder einzelnen Arbeitszweigen), bald etwas unter ihm zu stehen (Periode des mehr oder weniger allgemeinen Nothstandes und der Krisen).

Ricardo's Annahme, dass immer mehr Arbeit zur Gewinnung der nothwendigen Nahrungsmittel aufgewendet, und dass hierdurch der Getreidepreis und mit ihm der Geldlohn der Arbeiter beständig in die Höhe getrieben werden müsse, beruht, nach der Anschauung der Socialisten*), auf einer falschen Voraussetzung. Auch der Theil seines Lohngesetzes wird von ihnen als hinfällig anerkannt, nach welchem der Arbeitslohn eine immer grösser werdende Quote vom Gesammt-Arbeits-Ertrage in Anspruch nehmen soll.

Rodbertus dagegen hat den Beweis liefern wollen, dass die Vertheilung des Nationalproductes nach den ›natürlichen‹ Gesetzen des Tauschverkehrs das Resultat mit sich bringe, dass bei steigender Productivität der Arbeit der Lohn der Arbeiter ein immer kleinerer Antheil am Product wird.

Nach den ›natürlichen‹ Gesetzen des Tausches, wie Rodbertus sich spottend ausdrückt, bestimmen Nachfrage und Angebot den Preis jeder Waare. Steigende Nachfrage treibt den Preis in die Höhe und verlockt dadurch zu stärkerer Production der über den Werth der Productionskosten bezahlten Waare und verursacht daher Einstellung der Production. Der Preis jeder Waare hat demnach die Tendenz sich den Productionskosten gleichzustellen; ideell gedacht, fällt Preis und Werth in dem Augenblick zusammen, in welchem Nachfrage und Angebot sich die Wage halten. Dann heisst es in der socialistischen Revue ›die Zukunft‹ weiter:**)

›Unterstellt man diesen Zustand, so erhält der Gesammtarbeiter den wirklichen Werth seiner Waare, der Arbeitskraft, im Lohne ausgezahlt. Der Werth seiner Arbeitskraft ist genau so gross, wie der Werth aller Lebensmittel, welche zur Erhaltung des Gesammtarbeiters, seiner Familie und seiner Kinder noth-

*) Die Zukunft 1878, Heft 12, S. 341.

**) Ebendas. S. 343.

wendig sind. Er kauft sich für den erhaltenen Lohn diese nothwendigen Lebensmittel, d. h. also, bei der Vertheilung des Gesammt-Einkommens der Nation erhält der Gesammt-Arbeiter ein bestimmtes Quantum von Waaren. Dieses Quantum richtet sich nun nicht nach der Menge der geleisteten Arbeit, auch nicht nach der Menge der erzeugten Producte, sondern nach der auf das Nothwendige beschränkten Consumtion des Arbeiters. Es bleibt sich also gleich, ob der Arbeiter viel oder wenig Gebrauchswerthe hergestellt hat, ob in diesen Gebrauchswerthen viel oder wenig Arbeitszeit zu Tauschwerth kristallisirt ist; es bleibt sich gleich, ob der dem Gesammt-Kapitalisten zufallende Theil des Einkommens gross oder klein ist.«

»Durch die fortschreitende Erkenntniss der Naturkräfte und durch ihre Einspannung in den Dienst des Menschen wird die Productivität der Arbeit erhöht, d. h. es wird bei gleich grossem Aufwand von Arbeit mehr Product fertig gemacht. Die Nähmaschine z. B. vermehrt die Productivität der Arbeit der Näherin, indem sie dieselbe befähigt, anstatt 30 Stiche 300 Stiche in der Minute zu machen. Wird also die Productivität der Arbeit im Ganzen oder im Einzelnen, in allen oder auch nur in gewissen Productionszweigen vermehrt, so wird hierdurch das Quantum von Genussmitteln vergrössert, welches das Gesammt-Einkommen der Nation bildet und zur Vertheilung kommt.«

»Der Antheil, der dem Gesammt-Arbeiter zufällt, ist eine bestimmte Quantität, nicht eine bestimmte Quote der verschiedenen Arbeitsproducte. Sind x Masse Lebensmittel, y Masse Kleidungsstücke, z Masse Wohnungen producirt worden, und beträgt der zur Erhaltung der Arbeiter nothwendige Bedarf genau die Hälfte, so erhalten die Arbeiter wie die Kapitalisten je $\frac{x}{2}$ Masse Lebensmittel, $\frac{y}{2}$ Masse Kleidungsstücke und $\frac{z}{2}$ Wohnungen. Die Productivität der Arbeit soll sich nun bei Erzeugung der Lebensmittel und Kleidungsstücke verdoppelt haben, bei Herstellung der Wohnungen gleich gross geblieben sein. Das Gesammt-Product besteht also nun aus 2 x Lebensmitteln, 2 y Kleidungsstücken und z Wohnungen. Die Quantität, welche der Arbeiter erhält, bleibt gleich gross; er erhält jetzt wie früher $\frac{x}{2}$ Lebensmittel, $\frac{y}{2}$ Kleidungsstücke und $\frac{z}{2}$ Wohnung, der Antheil der Kapitalisten ist sich aber nicht gleich geblieben, sie erhalten jetzt $1^1/_2$ x Lebensmittel, $1^1/_2$ y Kleidungsstücke und $z/_2$ Wohnungen. Die Verdoppelung der Productivität der Arbeit hat die dem Arbeiter zufallende Quote an Lebensmitteln und Kleidung von der Hälfte auf den vierten Theil reducirt, den Antheil der Kapitalisten von der Hälfte auf drei Viertel erhöht.«

»Mit der zunehmenden Productivität der Arbeit sinkt aber auch der Tauschwerth des Products, und damit sein Preis. Die Maschinenarbeit macht deren Erzeugnisse billiger; die mit der Spinnmaschine und dem mechanischen Webestuhl hergestellte Leinwand kostet weniger, als die mit dem Handspinnrad und dem Handwebestuhl erzeugte. Da nun der Gesammt-Lohn der Arbeiter in dem zu ihrer gewohnheitsmässigen Erhaltung nothwendigen Quantum von Producten besteht, der gezahlte Geldlohn sich daher nach dem Preise der Producte richtet, welche für diesen Lohn gekauft werden müssen, so muss auch der Geldlohn der Arbeiter sinken, sobald die hauptsächlichsten Lebensmittel billiger werden. Letzteres ist der Fall, sobald die Productivität der auf Getreidebau verwendeten Arbeit zunimmt; dass diese Productivität zugenommen hat und immer noch zunehmen muss, dürfte nach den vorstehenden Erörterungen zweifellos sein.«

Einer solchen Vertheilung der Güter und Dienste würde in Hinsicht auf die Arbeiterbevölkerung zweifelsohne ein ausgesprochen pathologischer Charakter anhaften. Es fragt sich nun aber: zieht das Lohngesetz *nothwendig* stets solche Resultate nach sich? — Um uns darüber Rechenschaft zu geben, suchen wir die realen Analogien in Hinsicht auf die functionelle Thätigkeit der Einzelorganismen und des socialen Organismus nach dieser Richtung herzustellen.

Wie alle Bewegungen in der Natur, wie jegliche organische Entwickelung, so unterliegt auch der die physiologische Thätigkeit der Einzelorganismen bedingende Stoffwechsel einem bestimmten Rhythmus. Dieser Rhythmus wird durch zwei entgegengesetzte Zustände der Zellen und Gewebe hervorgerufen: dem des *Sattseins,* in welchem das Protoplasma gar keinen oder nur einen sehr beschränkten Stoffwechsel nach aussen unterhält, und dem Zustande des *Hungers,* während dessen ein lebhafter doppelseitiger Stoffwechsel, bestehend aus Nahrungsaufnahme (Resorption) und Absonderung (Secretion) stattfindet.*)

*) G. Jäger: Lehrbuch der allgemeinen Zoologie, S. 92.

Auch der Stoffwechsel im socialen Organismus wird durch jene zwei Zustände des Sattseins und des Hungers der Individuen und socialen Gruppen bedingt, wobei der erste Zustand die Bedeutung der Befriedigung der physischen und psychischen Bedürfnisse überhaupt, der zweite Zustand die der Nichtbefriedigung derselben im umfassenderen Sinne erhält. Die Resorption der Nahrungsstoffe durch die Zellen und Gewebe entspricht dabei der Consumtion der Güter und Dienste von Seiten der Individuen und socialen Gruppen, die Secretion dagegen der productiven Thätigkeit derselben.

Der Rhythmus des physiologischen Stoffwechsels wird seinerseits durch einen Rhythmus in dem Kraftwechsel bedingt, welcher, nach G. Jäger, in folgenden drei Zuständen besteht:

1. Dem Zustand der *Thätigkeit* oder *Arbeit*, welcher sich als eine durch verschiedene *Reize* hervorgerufene *Erregbarkeit* der Zellen und Gewebe kund thut.

2. Dem Zustand der *Müdigkeit* oder *Arbeitsunfähigkeit*, der darin besteht, dass die Erregbarkeit des Protoplasmas ganz aufgehoben oder wenigstens soweit vermindert ist, dass die Stärke der dasselbe betreffenden Reize nicht mehr zur Erregung ausreicht und somit Ruhe herrscht.

3. Dem Zustand der *Müssigkeit* oder *Arbeitsfähigkeit*, der darin besteht, dass die Erregbarkeit, also die Fähigkeit zu arbeiten, vollständig vorhanden ist, allein die Abwesenheit von Reizeinwirkungen Ursache ist, dass die Ruhe nicht gestört, somit keine Arbeit verrichtet wird.

Die Beziehung zwischen den beiden Rhythmen, dem des Stoff- und dem des Kraftwechsels, schildert nun G. Jäger folgendermaassen:

›Der Zustand des *Sattseins* fällt zusammen mit dem Zustand der *Müssigkeit*. Mit dem Eintritt in den Zustand der *Thätigkeit* oder *Arbeit* beginnt ein lebhafterer Stoffwechsel, der aber vorwaltend *negativer* Art ist, d. h. es überwiegt die *Stoffabgabe* über die *Annahme*. Damit ist der Anfang für den Eintritt des *Hungerzustandes* gegeben, der in seinem Höhepunkt mit dem Zustand der *Müdigkeit* zusammenfällt. Mit der Stillung des Hungers (der Sättigung) und der Beseitigung der Müdigkeit (der Erholung) tritt das Protoplasma in den gesättigten und müssigen Zustand zurück.‹ *)

*) Ebendas. S. 93.

Passen wir diese Terminologie den social-physiologischen Vorgängen an, so muss es heissen:

Die Befriedigung der Bedürfnisse, sowohl der physischen als auch der psychischen (Zustand des Sattseins), erhöht im Menschen die *Arbeitsfähigkeit*, aber verringert seine *Arbeitsthätigkeit* und bringt daher einen Zustand hervor, welcher dem der *Müssigkeit* der Zellen entspricht. Der Zustand der *Thätigkeit* der auf den der *Müssigkeit* folgt, besteht in der *Production* der Güter und Dienste (Secretion, Stoffabgabe) und bildet in Hinsicht auf die Kraftenergien des Producenten einen Stoffwechsel vorwaltend negativer Art, indem eine jede Arbeit mit *Kraftaufwand* verbunden ist.

Darauf folgt die physische und psychische *Ermüdung (Hungerzustand)*. Behufs Herstellung der Kräfte erfolgt alsdann die *Consumtion* von Gebrauchswerthen, (Resorption von Nährstoffen), bei welcher die Stoffaufnahme über die Stoffabgabe überwiegt. Mit der *Befriedigung* der Bedürfnisse (der *Sättigung*) und der Beseitigung der *Müdigkeit* (der *Erholung*) tritt das Individuum oder die sociale Gruppe in den *arbeitsfähigen und unthätigen (gesättigten und müssigen)* Zustand zurück.

Es versteht sich von selbst, dass in Folge des überwiegenden Einflusses des psychischen Factors über den physischen die beiden Rhythmen nach Maassgabe der socialen Entwickelungsstufe sich in ihren gegenseitigen Beziehungen mit immer grösserer Freiheit bedingen, obgleich der Grundton derselben auch in den höchsten Sphären der geistigen und ethischen Entwickelung doch immer derselbe bleibt. Nach Maassnahme der Erreichung höherer individueller und socialer Entwickelungsstufen wechseln sich die rhythmischen Perioden gegenseitig immer unregelmässiger ab; werden umfangreicher; sie schwellen an und fallen oft scheinbar ohne Grund. Die Ursache davon liegt in der grösseren Elasticität des socialen Nervensystems und in der durch dieselbe bedingten Fähigkeit, grössere Kraftenergien in längeren Zeiträumen aufzuspeichern und sie alsdann in Folge von geringen, das Gleichgewicht störenden Einwirkungen und Anstössen plötzlich und mit einem Male auszulösen.

Aus dem eben Geschilderten geht hervor, dass die treibende Kraft zur Entwickelung und Vervollkommnung sowohl im Einzelorganismus als auch in der menschlichen Gesellschaft nicht in der Befriedigung, sondern in der Nichtbefriedigung der Bedürfnisse liegt und daher *Wohlstand* und *Entwickelungsfähigkeit* und

-thätigkeit lange nicht dasselbe bedeuten und sich gegenseitig decken. Wenn man nun daraus nicht folgern muss, als ob das Aushungern der ganzen Menschheit oder einzelner socialer Klassen und Schichten behufs Anregung zu grösserer Thätigkeit und Productionsfähigkeit wünschenswerth wäre, so muss man doch andererseits auch den Zustand des Sattseins nicht als einen *unbedingt* idealen und *unter allen Umständen* dem Wohlstand und der Production günstigen ansehen. Wie nach anderen Richtungen, so giebt es auch hier für jede Gesellschaft, jeden Stand, jede Volksklasse eine besondere functionelle Schwelle, über welche hinaus die *Ueber*sättigung und der Müssiggang und *unter* welcher die Degeneration durch Aushungern beginnt. Die Socialisten berücksichtigen nur diesen letzten Fall, der in einer cultivirten Gesellschaft nur sehr selten vorkommt, und leiten aus demselben für sich die Berechtigung ab, die ganze Oekonomie der Gesellschaft als natur- und vernunftwidrig darzustellen.

Das Niveau der Bedürftigkeit der Arbeiterklasse ist nach Maassgabe der ökonomischen Entwickelung der menschlichen Gesellschaft im Grossen und Ganzen stets gestiegen. Der englische Arbeiter hat mehr nothwendige Bedürfnisse als der Buschmann. Es sind also nicht blos physische. sondern auch *ethische* und *psychophysische* Factoren, welche dieses Niveau bedingen. Lassalle selbst spricht immer nur von den *gewohnheitsmässig* erforderlichen Lebensbedürfnissen. Die *Gewohnheiten* stehen aber mit den *Sitten* in Verbindung und diese mit der *Sittlichkeit*, mit der *Lebensanschauung*, mit den *Ansprüchen* an das Leben. Wenn nun das Niveau der Lebensbedürfnisse der Volksmassen und die Mittel zu ihrer Befriedigung sich bis jetzt stets gehoben haben und mit einer fortschreitenden Cultur auch in der Zukunft steigen müssen, so kann nicht mehr von einem *ehernen*, sondern nur von einem *organischen* Lohngesetze, in welchem nach Maassgabe der Entwickelungsstufe immer mehr der ethische und psychische Factor die Oberhand gewinnen wird, die Rede sein. Auch nach dieser Richtung stimmt die Entwickelung der Gesellschaft mit der der Einzelorganismen überein, indem auch die Bedürftigkeit der Zellen in den höheren Einzelorganismen, nach Maassgabe ihrer Vervollkommnung, stets im Steigen begriffen ist. Die Thierzellen consumiren höher potenzirte Nährstoffe, als die Pflanzenzellen, die Nervenzellen höhere Nährstoffe als die gewöhnlichen Zellen. Die Pflanzenzellen sind in Hinsicht auf Bedürftigkeit Botokuden, die Nervenzellen — Culturmenschen. Das Herabdrücken der Bedürftigkeit der Nervenzelle zu der einer einfachen Thierzelle und dieser zu der Bedürftigkeit der Pflanzenzelle würde eine pathologische Erscheinung in demselben Sinne sein, wie das Herabsinken der gewohnheitsmässig nothwendigen Bedürfnisse des Arbeiters in einem Culturstaate zu dem Niveau der Bedürfnisse eines Botokuden. Möglich ist ein solches Herabsinken und es geschieht auch in einzelnen Fällen. Dass solches aber nicht nothwendig ist, das beweist das stete Steigen des Niveaus der Bedürftigkeit der Volksmassen bei allen Culturvölkern.

Ausserdem lassen die Socialisten dabei ausser Acht, dass es in jeder Gesellschaft, um so mehr in einer ökonomisch höher entwickelten, nicht ein, sondern mehrere Niveaus für den Lohn giebt. Jede Gegend, jede Zeit, jeder Beruf, hat einen *besonderen* Lohnsatz. Die Socialisten sprechen dagegen immer nur vom Arbeiterlohn über oder unter dem Niveau der Bedürfnisse der Arbeiterbevölkerung *im Allgemeinen*, was in der Wirklichkeit nie vorkommt.

Da die Entwickelungsfähigkeit und das Streben nach Vervollkommnung für das Menschengeschlecht als unbegrenzt angesehen werden muss, so sind auch die Bedürfnisse desselben als unbeschränkt anzuerkennen. Die durch die Befriedigung eines Theils der Bedürfnisse gehemmte Triebkraft, wird durch die Nichtbefriedigung anderer Bedürfnisse wieder erweckt. Alles hängt also davon ab, ob sich das Individuum oder die sociale Gesammtheit bei der Befriedigung der niederen und der allernothwendigsten Bedürfnisse beruhigt und in dem Zustande der Müssigkeit verbleibt oder ob neben und über den niederen und nothwendigen Bedürfnissen sich noch höhere und verfeinertere kund thun, die das Individuum und die Gesellschaft zu immer höherer Thätigkeit anspornen. Fehlen letztere, so hört der Zustand der Müssigkeit und der Unerregtheit erst dann auf, wenn wiederum die Bedürftigkeit in Hinsicht auf die nothwendigen und niederen Bedürfnisse eintritt. In dieser Lage werden sich alle diejenigen Gesellschaftsklassen befinden, welche plötzlich, ohne dass höhere Bedürfnisse und Strebungen bereits in ihnen erweckt und vorhanden sind, in einen unverhältnissmässig grösseren materiellen Wohlstand gerathen. Eine nothwendige Folge dieses Ueberganges würde unter solchen Bedingungen ein Fallen der Arbeitsenergie und der Productionskraft der Bevölkerung sein.

Wogegen beim Vorhandensein höherer Strebungen letztere die Triebkraft zur weiteren Entwickelung und Vervollkommnung abgeben würden. Dass diese Triebkraft auch ihrerseits wiederum auch von innen herausgearbeitet und von aussen angeregt werden kann, geben wir zu. Aber sie muss da sein, damit die organische Bewegung nicht ins Stocken gerathe.

Nicht blos in Hinsicht auf das Lohngesetz, auch in Hinsicht auf das Kapital sind pathologische Erscheinungen möglich, die eine Rückbildung desselben nach sich ziehen. Dadurch kann aber weder das Lohn- noch das Capitalgesetz aufgehoben, oder ein anderes an deren Stelle gesetzt werden. Bei einer gesunden und fortschreitenden Entwickelung muss die Entwickelung der Arbeiterbevölkerung Hand in Hand mit der Kapitalbildung und -anhäufung gehen. Nur dann wird die *Vertheilung* der Güter und Dienste als eine gesunde anerkannt werden können.

Das Falsche in den Folgerungen der Socialisten besteht gerade in der Voraussetzung, als ob *nur* die Löhne in Folge von ungünstigen Conjuncturen, von einer ungesunden Vertheilung der Gebrauchswerthe oder anderen Ursachen, dermaassen herabsinken können, dass eine social-physiologische Rückbildung eintreten müsse. Dasselbe kann aber auch in Hinsicht auf Kapitalbildung und Aneignung von Naturkräften der Fall sein. Und tritt in Hinsicht auf letztere eine Rückbildung ein, so wird sie nothwendig auch auf die Löhne und das ganze Wohlsein der Arbeiterbevölkerung zurückwirken. Die Löhne können nicht für sich allein regulirt werden ohne dass eine derartige Reglementirung auf die anderen Productionsfactoren zurückwirke. Ist diese Rückwirkung eine ungünstige, so werden Kapitalbildung und Naturkraft deteriorirt und ihre Degeneration hebt die Resultate der Reglementirung der Löhne gleichfalls auf. Es ist ein geschlossener Kreis, aus welchem man weder gewaltsam noch durch künstliche Mittel heraustreten kann.

Für Kapitalbildung und -anwendung, für Ausbeutung und Befruchtung der Naturkräfte müsste es auch »eherne« Gesetze geben, wenn es ein »ehernes« Lohngesetz gäbe. Im Grunde sind aber alle diese Gesetze keine ehernen, sondern es sind *organische* und dabei für alle Productionsfactoren zugleich nothwendige Gesetze. Diese einfache Wahrheit wird von den Socialisten und Communisten ganz unberücksichtigt gelassen, und in derselben liegt dennoch der ganze Schwerpunkt der sog. socialen Frage. Man kann nicht nur eine Gruppe von Gesetzen berücksichtigen und die anderen ignoriren. Die Natur rächt sich sofort. Und diese Ueberzeugung wird um so unerschütterlicher, je mehr man sich mit dem Gedanken vertraut machen wird, dass die menschliche Gesellschaft ein Organismus nicht blos im figürlichen Sinne, sondern ein realer Organismus ist.

Virchow hat die Bemerkung gemacht, *dass jedesmal, wenn die Entwickelung der Elemente schnell erfolgt, man eine mehr oder weniger heterologe, d. h. krankhafte Entwickelung fürchten müsse. Eine homologe, direct hyperplastische Bildung setzt immer eine gewisse Langsamkeit der Vorgänge voraus.**)

Das hat seine volle Gültigkeit auch auf social-physiologischem Gebiete.

So sagt auch Fr. List:**)

»Soll die Prosperität den Individuen und Nationen Glück bringen, so muss sie dauernd sein. Dauernd wird sie aber nur, wenn sie allmälig steigt und wenn die Nation sich im Besitz der Garantien dieses Steigens und dieser Dauer befindet. Niedriger Tauschwerth des Grund und Bodens ist ungleich besser als Fluktuation im Tauschwerth; nur allmäliges, aber anhaltendes Steigen desselben verbürgt der Nation dauernde Prosperität, und nur im Besitz einer eigenen Manufakturkraft liegt bei ausgebildeten Nationalitäten die Garantie regelmässigen und dauerhaften Steigens.«

Jegliche plötzliche, unfolgerechte Schwankungen auf ökonomischem, wie auch auf physiologischem Gebiete überhaupt, tragen stets einen pathologischen Charakter an sich, indem sie den Stempel des Anorganischen an den Tag legen. Wir wollen hier nur einige Beispiele zur Bekräftigung dieser Wahrheit anführen, indem wir uns an die belehrenden Ausführungen von J. Huber über den Socialismus im Alterthum halten.

Nach Huber kam es in Sparta zu grösseren Unterschieden in den Besitzverhältnissen erst nach dem peloponnesischen Krieg, wo in Folge der Siege und der errungenen Hegemonie Gold und Silber massenhaft nach Sparta strömten und statt der alten Strenge und Zucht Ueppigkeit und Weichlichkeit sich einstellten.

---

*) Vergl. Bd. III, S. 427.

**) Fr. List: Das nationale System der politischen Oekonomie, S. 208.

›Einerseits‹, sagt er, ›wurde eine grosse Selbstsucht in der Aneignung von Gütern und in der Ausbeutung der Mitbürger herrschend, was einen tiefen Gegensatz zwischen den wenigen sehr Reichen und der grösseren Anzahl völlig Verarmter zur Folge hatte. Neben dieser Verarmung der Bürger ging andererseits die Abnahme der freien Bevölkerung einher; denn die Besitzlosen scheuten sich eine Familie zu gründen. Von den früheren 9000 vollberechtigten Spartiaten gab es 369 v. Chr. kaum mehr 2000; 25 Jahre später kaum 1000 und zur Zeit der Könige Agis III und Kleomenes II nur noch 700, von denen 600 schwer verschuldet waren und etwa das letzte Hundert, welches zu zwei Fünftheilen aus Frauen bestand, den Boden von ganz Lakonien besass. Schon in den ersten Decennien des 4. Jahrhunderts vor Christus plante Kinadon eine Niedermetzelung der Reichen und eine neue Theilung der Güter, doch wurde sein Vorhaben rechtzeitig verrathen, und büsste er dasselbe mit dem Tode. Da stellten sich endlich zwei Könige von Sparta selbst, Agis III und Kleombrotos II, an die Spitze des Volkes zur Wiederherstellung der Lykurgischen Verfassung. Ein allgemeiner Schuldenerlass, die Zuerkennung politischer Rechte an Nachbarn und Fremde, welche noch in der Kraft des Lebens standen und die Erziehung von Freien genossen hatten, dann eine neue Vertheilung des Grundbesitzes wurde geplant. König Agis, eine edle von den besten Gesinnungen gegen sein Vaterland erfüllte Natur, ging über seinen Bestrebungen zu Grunde; hingegen führte der Sohn seines Mörders, Kleomenes III, die Restauration mit blutiger Gewalt durch, aber sein Werk überdauerte nicht sein Leben. Nach ihm schmeichelte Chilon, in dem Streben nach der Königswürde, der Menge abermals mit der Hoffnung auf Gütervertheilung; nachdem auch seine Bemühungen missglückt waren, kam es zwischen 206—192 v. Chr. in Sparta und Argos zu einer furchtbaren socialen Revolution, wobei der Tyrann Nabis die Reichen berauben und tödten, die Tempel plündern und die Beute an die befreiten armen Bürger und Heloten, sowie an sein Heer, ein aus allen Weltgegenden zusammengelaufenes Gesindel, vertheilen liess.‹

Hier tritt uns also eine Action und Reaction in der ökonomischen Sphäre zwischen den höheren und niederen Klassen einer Gesammtheit entgegen, welche einen ausgesprochen pathologischen Charakter trägt. Die unausbleibliche Folge davon musste eine allgemeine Degeneration der functionellen Organe sein. —

In Athen treten dieselben Zustände in veränderter Form hervor. So heisst es bei Huber:

›In Attika war das Königthum ein Hort der niederen Klassen gegen die Mächtigen gewesen; als mit Kodrus dasselbe zu Ende ging, da missbrauchten die Adelsgeschlechter der Eupatriden das Clientelverhältniss, in welchem Bauern und Handwerker zu ihnen standen, zu schweren Belastungen derselben. Eine allgemeine Verarmung griff unter diesen arbeitenden Kreisen um sich, nur um hohen Zins (mindestens 8 Procent) waren von den Eupatriden Darlehen zu erhalten. Wenn nun der Schuldner — was gewöhnlich geschah — seine Verpflichtungen nicht erfüllen konnte, so hatte der Gläubiger das Recht sich an dessen Gut zu entschädigen. Reichte der Werth des Besitzthums zur Löschung der Schuld nicht aus, so konnte der Gläubiger den Schuldner mit seinen Kindern zu seinen Sklaven machen. Der ruinirte Bauer war schon zufrieden, wenn er als Pächter auf seinem früheren Eigenthum fortwirthschaften und nur ein Sechstel des früheren Ertrages für seine Sustentation herausschlagen konnte. Eine dumpfe Gährung bemächtigte sich des gedrückten Volkes, der Adel sollte vernichtet und seine Güter vertheilt werden. Da beschwichtigte Solon, dem die Vollmacht gegeben wurde zwischen Adel und Volk den Frieden zu vermitteln, durch die Seisachtheia (Lastenerleichterung) den drohenden Sturm der socialen Revolution. Die Gläubiger sollten nur sieben Zehntel ihres ausgeliehenen Capitals erhalten, die Schulden wurden durch Erhöhung des Geldwerthes vermindert, Schuldhaft und Schuldsklaverei aufgehoben und der Zinsfuss herabgesetzt. Durch diese volksthümlichen Massnahmen rettete Solon den Mittelstand und damit Athen. Dem Hang zum Müssiggang suchte Solon dadurch zu begegnen, dass er den unvermögenden Eltern zur Pflicht machte, ihre Kinder ein Handwerk, womit sie sich ernähren könnten, erlernen zu lassen, damit nicht aus ihnen eine unnütze Last dem Staat erwachse. Ja, jeder Bürger sollte von Staatswegen zur Arbeit angehalten und jeder unvermögende Müssiggänger vor Gericht gezogen werden können, um sich hier über die Mittel seiner Subsistenz auszuweisen. Mangelnder Nachweis einer einträglichen Thätigkeit und fruchtlose Ermahnungen zur Arbeit konnten mit Verkürzung des Bürgerrechts und mit Ehrlóserklärung bestraft werden.«

Dergleichen Maassnahmen konnten jedoch nur in einer Gesammtheit mit einer beschränkten Zahl von Gliedern, die auf einem beschränkten Territorium vereinigt waren, wirksam sein. Dennoch hatte bereits Perikles wiederum mit einem zahlreichen verarmten Demos zu rechnen. »Athens blühender Handel, welchen es seit den Perserkriegen betrieb, und seine mächtige Stellung an der Spitze der Bundesgenossenschaft führten dem Staate bedeutende Einnahmen zu; aber es steigerten sich auch die Ansprüche ans Leben; die Bürger, ohnehin die Arbeit als etwas unwürdiges betrachtend, verfielen noch mehr in Faulheit und forderten, im Gefühle der Herrschaft über einen grossen Theil von Griechenland, ihre Erhaltung vom Staat und von den Bundesgenossen. Es ist eine lehrreiche Wahrnehmung, die wir auch in der Geschichte Roms machen, dass siegreiche Kriege, welche eine Nation übermässig bereichern und die früheren Gränzen des Wohlstandes bedeutend verrücken, derselben verderblich werden können. Die grosse Speculation findet sich ein, welche ungeheure Vermögen schafft und den mittleren Besitz allmälig austilgt, Geldoligarchie und Pauperismus treten nebeneinander auf, und während die Reichen ihren Luxus fortwährend steigern und darüber physisch und moralisch verfaulen, haben auch die Väter der nun verarmten Massen aus der besseren Zeit, die sie noch gesehen, ihren Nachkommen Arbeitsscheu und Genusssucht vererbt. Um den Armen die Theilnahme an den Volksversammlungen und den Gerichtsverhandlungen, an den Festen und Theatern zu erleichtern, auch um ihnen eine bessere Mahlzeit zu verschaffen, führte Perikles das Theorikon ein, nämlich ein Geldgeschenk von Seiten des Staats an das Volk. Ebenso wurde jetzt der Bürger für die Leistung des Kriegsdienstes bezahlt. Diese Staatsspenden, welche die Demagogen nach Perikles Tod auf das Dreifache erhöhten, waren für manche Bürger die Hauptnahrungsquelle. In Zeiten der Theuerung gab es dann auch ausserordentliche Vertheilungen von Getreide und Lebensmitteln. Alle diese Schenkungen an das Proletariat wurden zum Theil aus dem Säckel der reichen Athener und zum Theil von den Bundesgenossen beigetrieben. Unter nichtigen Vorwänden wurde das Vermögen der ersteren confiscirt, so dass Isokrates klagte: es sei gefährlicher reich zu sein als ein Verbrechen zu begehen; denn im letzteren Falle könne man

Verzeihung erlangen oder bestraft werden, im ersteren aber sei man dem sicheren Verderben preisgegeben.« *)

Auch die moderne industrielle Entwickelung verursacht durch ihre schroffe Schwankungen zahlreiche pathologische Erscheinungen.

»Es gibt« sagt Huber**), »habgierige und gewissenlose Unternehmer, welche in den Zeiten reichen Verdienstes ihre Werkstätten übermässig ausdehnen, und, wenn der Rückschlag eintritt, die durch hohe Löhne angelockten Arbeiter wieder auf die Strasse werfen. Es giebt leichtsinnige Arbeiter genug, welche nur dem höchsten Lohn nachjagen und sich in die grossen Städte drängend all' ihren Verdienst verprassen.«

Huber bemerkt ausserdem, dass nach Ausbruch der letzten Handelskrisis vielfach darüber geklagt wurde, dass die neue Gesetzgebung zu sehr den Andrang von Arbeitern vom Lande in die grossen Städte erleichtere, und dass in der grossen Speculationsperiode viele Fabriken durch hohen Lohn Arbeiter aus ihren gewohnten soliden, wenn auch nur bescheideneren Verdienst abwerfenden, Beschäftigungen gelockt hätten, um sie nach Ausbruch der Krisis wieder zu entlassen, noch bevor die zwei Jahre verflossen waren, welche ihnen das Recht gegeben hätten an dem neuen Wohnsitz im Fall der Arbeitslosigkeit unterstützt zu werden. Eine grosse Anzahl von Arbeitern fiel dadurch, sagt Huber, ihren Heimathgemeinden zur Last, nachdem sie sich die verschwenderischen Gewohnheiten der Fabrikarbeiter angeeignet und überhaupt an der Solidität ihres Charakters vielfach Schaden genommen.

Auch alle Regierungsmaassregeln, welche einen plötzlichen Wechsel oder Umschwung in den ökonomischen Verhältnissen verursachen, führen zu pathologischen Erscheinungen, wie z. B. plötzliche Erhöhungen oder Herabsetzungen der Steuern, Veränderungen der Tarife, Einführung von Staats- oder anderen Monopolen u. s. w. Durch dergleichen Massregeln sind nicht selten ganze Industriezweige zu Grunde gerichtet worden. Die neuere ökonomische und finanzielle Geschichte der verschiedenen Länder ist reich an solchen Beispielen.

---

*) Joh. Huber: Der Socialismus. (Beilage zur Allg. Zeit. 1878, Nr. 205.

**) Der Socialismus im deutschen Reiche. (Allgem. Zeit. 1878, Nr. 170.)

Bei Auseinandersetzung der Grundlagen der *psychophysischen Socialpathologie* haben wir (Bd. III, S. 451) hervorgehoben, dass einerseits der gesunde und normale, andererseits aber auch der krankhafte und pathologische Zustand eines Individuums und einer socialen Gesammtheit nicht mit der Höhe der Entwickelungsstufe verwechselt werden müsse, indem *ein sehr hoch entwickelter Organismus krank und ein sehr niedrig potenzirter vollständig gesund sein kann.* Wir stellten damals sogar die Behauptung auf, dass je höher die organische Entwickelungsstufe, desto leichter und öfter ein Organismus pathologischen Anfällen und Zuständen ausgesetzt sei.

So schildert auch Lassalle in seinem »Arbeiterprogramm« folgendermaassen die Schwächen und Gefahren der neueren Grossindustrie im Vergleich zu der industriellen Entwickelung des Mittelalters.

Im früheren Mittelalter producirte man, da nur eine sehr geringe Anzahl von kostbaren Producten die Theuerkeit des Transportes ertrug, fast nur für das Bedürfniss der eigenen Localität und sehr beschränkter nahe gelegener Absatzkreise, deren Bedürfniss eben deshalb ein bekanntes, festes und unschwankendes war. Das Bedürfniss oder die Nachfrage ging der Production oder dem Angebot voraus und bildete die bekannte Richtschnur dafür. Der Unterschied des Handwerksbetriebes von dem Fabrikations- oder Grossbetrieb besteht, nach Lassalle, hauptsächlich darin, dass entweder das Bedürfniss abgewartet wird, um zu produciren, wie z. B. der Schneider seine Bestellung abwartet, um einen Rock zu machen, der Schlosser, um ein Schloss zu verfertigen, oder dass doch, wenn auch manche Gegenstände im Voraus gearbeitet werden, sich im Ganzen diese Vorausarbeit beschränkt auf ein Minimum des erfahrungsgemäss genau bekannten Bedürfnisses in der eigenen Localität und ihrer nächsten Nachbarschaft, wie z. B., wenn ein Klempner eine gewisse Anzahl von Lampen im Voraus arbeitet, von denen er weiss, dass der städtische Bedarf sie bald absorbirt haben muss.*)

Die characteristischen Eigenschaften einer vorherrschend in dieser Weise producirenden Gesellschaft, sind, nach Lassalle, Armuth oder doch nur eine bescheidene Wohlhabenheit und dagegen eine gewisse Festigkeit und Stabilität aller Verhältnisse.

---

*) Ferd. Lassalle: Arbeiterprogramm, S. 12.

Jetzt dagegen ist, nach Lassalle, allmälig durch die unablässige Wechselwirkung ein total entgegengesetzter Character der gesellschaftlichen Arbeit und damit aller Lebensverhältnisse eingetreten; »Wenn früher das Bedürfniss vorausging dem Angebot, der Production, diese nach sich zog und bestimmte, ihre Richtschnur und ihr bekanntes Maass bildete, so geht jetzt die Production, das Angebot, dem Bedürfniss voraus und sucht dieses zu erzwingen. Es wird producirt nicht mehr für die Localität, nicht mehr für das bekannte Bedürfniss nahe gelegener Absatzkreise, sondern für den Weltmarkt. Es wird producirt ins Weite und Allgemeine hinein, für alle Welttheile, für ein schlechthin unbekanntes und nicht zu bestimmendes Bedürfniss, und damit das Product sich das Bedürfniss nach ihm erzwingen kann, wird ihm eine Waffe mitgegeben, die Billigkeit. Die Billigkeit ist die Waffe des Products, mit der es sich einerseits den Käufer erobert und mit der es anderseits alle andern Waaren derselben Art aus dem Felde schlägt, die gleichfalls auf den Käufer eindringeu wollen, so dass in der That unter dem System der freien Concurrenz ein jeder Producent hoffen kann, wie riesenhafte Massen er auch producire, für alle diese Absatz zu gewinnen, wenn es ihm nur gelingt, durch bessere Bewaffnung seiner Waare mit Billigkeit die Waaren seiner Mitproducenten kampfunfähig zu machen.«

Der hervorstechende Character einer solchen Gesellschaft ist, nach Lassalle, grosser, unermesslicher Reichthum, andrerseits ein grosses Schwanken aller Verhältnisse, eine fast beständige sorgenvolle Unsicherheit in der Lage der Einzelnen, verbunden mit einer sehr verschiedenartigen Betheiligung der zur Production Mitwirkenden an dem Gewinn der Production.

In unserer Socialpathologie hatten wir demzufolge vom Standpunkte der psychophysischen Wechselwirkung des socialen Nervensystems und der Zwischenzellensubstanz folgende Thesis aufgestellt:

Der krankhafte Zustand setzt eine Thätigkeit der Zellen (Individuen) und Zellengewebe (Gesammtheiten) am unrechten Orte und zur unrechten Zeit, sowie eine Ueberreiztheit und einen Mangel an Reiz nur in Hinsicht auf diejenige Entwickelungs- und Potenzirungsstufe voraus, welche eine Zelle oder Gesammtheit durch Vererbung, Anpassung, Stellung, Unter- und Ueberordnung, Integrirung und Differenzirung, bereits erreicht hat, sowie in Hinsicht auf den bereits ausgebildeten Typus oder die bereits angehäuften specifischen Energien.

Diese Thesis hat ihre volle Gültigkeit auch in Hinsicht auf die physiologische Entwickelung des Individuums und der Gesammtheit. Auch vom physiologischen Standpunkte aus kann nur eine folgerecht organische, stufenweise, in Uebereinstimmung der Theile und des Ganzen, des Nach-, Neben- und Uebereinander sich vollziehende Entwickelung, abgesehen von der Entwickelungsstufe selbst, als eine gesunde und normale angesehen werden. Aus demselben Grunde muss eine zu rasche, wenn auch höhere Potenzirung der Kräfte, eine zu schnelle Erreichung wenn auch höherer Entwickelungsstufen sowohl im psychophysischen, als auch im physiologischen Sinne in manchen Fällen als eine krankhafte Erscheinung anerkannt werden.

So bemerkt auch Held*), dass bei schroff ausgebildetem Privateigenthum und weitestgehender Vertragsfreiheit, d. h. bei extrem ausgebildetem Individualismus der Machtkampf zwischen Arbeit und Kapital um die Lohnhöhe eine bedrohliche Gestalt annehmen, oft zerstörend wirke, dass schliesslich die stärksten d. h. die reichsten und klügsten Individuen am meisten gewinnen und die Gefahr entstehe, dass die Gesellschaft immer mehr in die schroff getrennten Gruppen des Grosskapitals und des Proletariats zerfalle. Angesichts dieser Uebel sind, nach Held, Reformpostulate zu formuliren; jedenfalls aber müssen solche Reformpläne in ganz gleichmässigem Gegensatz zu dem extremen Individualismus von Ricardo und der Manchesterschule und zu dem extremen Socialismus von Marx stehen. Die Nationalökonomie, welche die gegenwärtigen Verhältnisse objectiv schildert und als Product allmäliger historischer Entwickelung begreift, müsse sich nicht mit starrem Festhalten am Bestehenden begnügen, sich aber auch nicht zu utopischen Zukunftsplänen versteigen, sondern Fingerzeige geben, wie die vorhandenen wirthschaftlichen Kräfte zunächst ins beste Gleichgewicht gebracht werden könnten.

Trotz aller Mannigfaltigkeit der social-pathologischen Zustände auf physiologischem Gebiete, von denen wir hier nur einige hervorragende Instanzen haben beleuchten können, müssen sie jedoch alle auf die drei Momente zurückgeführt werden, welche

*) A. Held: Socialismus, Socialdemokratie und Socialpolitik, S. 60.

von Virchow in Hinsicht auf die Cellularpathologie festgestellt worden sind und welche wir auch bereits im dritten Bande unseres Werkes auf die psychophysische Socialpathologie ausgedehnt haben. Diese drei Momente werden in dem Satze zusammengefasst: eine jede pathologische Erscheinung involvirt entweder eine aberratio temporis, oder eine aberratio loci, eine Ueberreizung oder einen Mangel an Reiz der einzelnen Elemente, aus denen der Gesammtorganismus zusammengesetzt ist.

Dieses wichtige Grundgesetz weist auch zugleich auf die Mittel und Wege der Heilung hin sowohl in Hinsicht auf die Einzelorganismen, als auf die menschliche Gesellschaft. Nur an der Hand dieses Gesetzes kann die Staatskunst die richtigen Mittel zur Heilung der socialen Schäden finden, wie auch die Medicin bei Beseitigung der krankhaften Erscheinungen im menschlichen und thierischen Organismus auf dasselbe Gesetz sich gründen muss.

Selbsterhaltungstrieb, Selbstgefühl, Eigenliebe, Ehrgeiz, sind an und für sich keine krankhaften Erscheinungen. Ohne Werthhaltung des eigenen Ichs würde der Mensch überhaupt zu gar nichts fähig sein. Wenn der Selbsterhaltungstrieb in bestimmten Grenzen wirkt, so erscheint er als Tugend: Voraussicht, Vorsorglichkeit, Sparsamkeit, Fleiss, Verbesserung der Lage der Familie etc.

Nur bei Ueberreizung des Selbsterhaltungstriebes tritt der pathologische Character zum Vorschein.

So sagt auch H. Contzen:*)

Man wird nicht läugnen, dass die Selbstsucht jetzt über den Sinn für das Gemeinwohl sehr dominire. Wo aber die Mehrzahl eines Volkes nicht ernstlich danach strebt, die Verfolgung der wirthschaftlichen Interessen mit der sittlichen Stimme in selbstbefriedigenden Einklang zu setzen, bei der Bitte ums tägliche Brod für sich, zugleich nicht auch daran denkt, dass dieselbe dauernd nur durch praktische Pietät in Theilnahme Aller an Aufopferung für die materiellen, wie geistig-sittlichen Bedürfnisse des Ganzen befriedigt werden könne, muss ein Volksleben naturnothwendig zuletzt auf der abschüssigen Bahn des Privategoismus dem Zersetzungsprocess anheimfallen. — Der Schein eines auf den Füssen selbsttäuschenden Schwindels stehenden Fortschritts

*) H. Contzen: Ueber die sociale Bewegung der Gegenwart, S. 111.

ist dann nur dem sich zeigenden Feuerscheine eines herankommenden Endes mit Schrecken zu vergleichen. Wir haben derartige Beispiele an dem Ausgange der Völker der alten Welt mit Händen zu greifen vor uns und sehen es kommen, wie allmälig, aber sichern Schritts das virtus post nummos der despotischen Reaction oder der Auflösung in Selbtsverblendung vorarbeitet. Die höhere sittliche Weltordnung hat nun einmal ihre ebenso organischen, nicht ungerächt zu übersehenden Gesetze wie die physische. Der Ueppigkeit folgt Ruin, der Mässigung Stärke.

In einem Artikel der Eisenacher Ztg., Nr. 242, 1874 heisst es desgleichen: »Nach unserer Ueberzeugung findet sich aber die Ursache einer ganzen Reihe socialer Schäden darin, dass so vielen Menschen das Bewusstsein der Pflicht abhanden gekommen oder mindestens getrübt ist. Man hat in dieser Richtung von verschiedenen Seiten gesündigt! es haben die öffentlichen und privaten Institutionen sich nicht immer klar gemacht, welche Gefahren damit heraufbeschworen werden, wenn man das Bewusstsein der Pflicht nicht zur vollen Geltung kommen lässt. Gewinn- und Genusssucht auf der einen, Fanatismus und Herrschsucht auf der andern Seite, haben die starke Säule, welche in dem Bewusstsein der Pflicht für die Volkswohlfahrt begründet ist, zum Wanken gebracht. Wenn der Ehegatte und Vater zuerst an die Befriedigung seiner persönlichen Neigungen und dann erst an seine Familie denkt; wenn die Frau und Mutter zunächst ihre individuellen Genüsse und Freuden und dann erst die Verwaltung ihres Hauswesens im Auge hat; wenn die Kirche zuerst an ihre Herrschaft und dann an ihre sittliche Aufgabe sich erinnert; wenn der Arbeitgeber und Unternehmer nur an seine Bereicherung und nicht auch an seine ihm helfenden Arbeiter denkt, und wenn endlich der Arbeiter nur das »Geniessen des Lebens« als ein »menschenwürdiges Dasein« betrachtet; dann ist das Bewusstsein der Pflicht zu Schaden gekommen; dann ist der Begriff der rechten Ehre und wahren Würde verloren gegangen; dann endlich ist auch der Weg zum Glück der Familien, zur Wohlfahrt in Gemeinde und Staat verschüttet! Schon in der Familie und in der Schule ist es geboten, die Jugend zu gewöhnen, dass sie in der Erfüllung ihrer Pflichten ihre Ehre, ihren Stolz und ihre Freude findet. Eine solche Erziehung ist nicht schwer; man muss nur den Kindern mit dem rechten Beispiel vorangehen! Ein Kind, das Vater, Mutter und Lehrer streng und freudig ihren Pflichten leben sieht, bekommt schon dadurch einen sittlichen Halt, einen edlen Stolz, es Denen nachzuthun, die ihm lieb sind. Nicht anders ist es in dem Verhältniss von Meister und Lehrling, von Herrschaft und Dienstboten. Nicht die vielen Schüsseln und gefüllten Gläser, nicht luxuriöse Garderobe und die Bedientenschaar bedingen ein »menschenwürdiges Dasein«, sondern insoweit Jemand seine Pflicht voll und ganz erfüllt, ist er menschenwürdig!« *)

Im dritten Bande unseres Werkes unterschieden wir bei Feststellung der Grundlagen der *psychophysischen Socialpathologie*, die krankhaften *objectiven* von den ungesunden *subjectiven* Erscheinungen auf socialem Gebiete (Bd. III, S. 451.) Auch vom *social-physiologischen* Standpunkte aus hat diese Unterscheidung ihre volle Gültigkeit. Wie es bereits ins Leben getretene krankhafte social-physiologische Erscheinungen giebt, so kann es auch noch nicht verwirklichte social-ökonomische Theorien und Systeme geben, die einen pathologischen Charakter aufweisen.

Der Beleuchtung vom real-genetischen Standpunkte aus solcher krankhaften social-physiologischen Theorien und Systeme werden die nächsten Kapitel gewidmet werden.

---

*) Vergl. H. Contzen: Ueber die sociale Bewegung der Gegenwart. S. 102.

VIII.

Der Socialismus.

Ehe wir zur Beleuchtung derjenigen ökonomischen Theorien und Systeme schreiten, welche unter der allgemeinen Benennung »Socialismus« bekannt sind, müssen wir hervorheben, dass diese Benennung eine sehr elastische ist und dass unter derselben sehr verschiedene, ja nicht selten entgegengesetzte Begriffsbestimmungen zusammengefasst werden. Aus diesem Grunde kann auch eine Kritik des Socialismus als einer feststehenden Lehre, als eines abgeschlossenen Systems eigentlich nicht stattfinden. Wenn eine jede Schule, eine jede Secte, eine jede Partei unter einem und demselben Ausdrucke etwas Anderes versteht, wenn die Grenzen der Begriffsbestimmungen nicht zusammenfallen, so muss der Streit entweder aufhören oder sich bis ins Unendliche fortspinnen ohne dass man sogar über die Grundlagen des Systems oder der Theorie einig werden könne.

Eine der besten Definitionen für diejenige Lehre, welche unter der allgemeinen Bezeichnung »Socialismus« bekannt ist, ist unserer Meinung nach von Prof. Kosegarten ausgegangen. Er nennt *socialistische* und im weiteren Sinne *communistische* Systeme diejenigen, die sich die gänzliche oder theilweise *Auflösung der Privatwirthschaften* · mit ihren Vermögensmassen und die Umwandlung derselben in *Gesammtwirthschaften von Gemeinden* oder beziehungsweise in eine fast *allumfassende Staatswirthschaft* zur Aufgabe gestellt haben und solches namentlich zum Zwecke der *Aufhebung der freien Concurrenz*, als eines Kampfes der Einzelinteressen und eigennützigen Bestrebungen, und der daraus hervorgehenden *Uebermacht der Vermögenden über die besitzlosen Arbeiter*, insbesondere zum Zwecke der sogenannten *Organisation der Arbeit*, durch welche die *Erhöhung des Arbeitseinkommens (Arbeitslohns)* gegenüber dem *Einkommen von Capital und Grundbesitz* bewirkt werden soll.*)

*) W. Kosegarten: Geschichtliche und systematische Uebersicht der National-Oekonomie, S. 40.

Diese Definition präcisirt genau die *Tendenz* des Socialismus, ist aber auch zugleich so umfassend, dass sie alle socialistischen und communistischen Lehren, angefangen von den Systemen Owens, St. Simons und Fouriers bis auf Louis Blanc, Proudhon, Marx, Lassalle und die der neueren Socialdemokraten und Communalisten in sich einschliesst. Aber gerade weil diese Definition so umfassend ist, leidet auch sie an Unbestimmtheit. Denn der Mittel zur Erreichung jener Zwecke sind unendlich viele und bei der Verwirklichung von Theorien, Systemen und Utopieen liegt gerade der ganze Schwerpunkt in der Möglichkeit der Verwirklichung, sowie in den Mitteln zur Erreichung der Zwecke.

Daher werden wir in den folgenden Auseinandersetzungen uns in Hinsicht auf die socialistischen Lehren auch nur auf allgemeine Bemerkungen beschränken und dem Leser selbst überlassen müssen, die Anwendung der früher ausgeführten socialphysiologischen Gesetze auf die einzelnen Fälle anzuwenden, was übrigens nicht schwer fallen kann sobald der ganze Mechanismus der social-physiologischen Thätigkeit der Gesellschaft auf realgenetischem Wege sich der Erkenntniss des Lesers wird aufgeschlossen haben.

Wir setzen dabei voraus, dass der Leser mit diesen Theorien und Systemen, sowie mit dem pro und contra der vorgebrachten Argumente, bereits bekannt ist. Unsere Aufgabe kann nur darin bestehen, jene Theorien und Systeme von dem von uns eingenommenen realgenetischen Standpunkte aus zu beleuchten, so wie auf die realen Analogien hinzuweisen, welche zwischen den Bedürfnissen und Bestrebungen, die jenen Theorien und Systemen zu Grunde liegen, und denjenigen Trieben, welche der ganzen organischen Natur gemein sind, existiren.

Schäffle schliesst seine ›Quintessenz des Socialismus‹ mit den Worten: »Gewöhne man sich endlich an concretes Denken und Urtheilen in dieser ungeheuren Frage, und entziehe man sie dem wüsten Einfluss der Schlagworte, der Vorspiegelungen, der Leidenschaften, der Vorurtheile, der Selbstbelügung und der Denunciationen! Sonst gehen darob alle Stände mit der Civilisation zu Grunde.« *)

*) A. Schäffle: Die Quintessenz des Socialismus, S. 68.

Denken wir concret! Es frägt sich nun aber, auf welchem Wege, auf welchem Boden das concrete Denken über sociale Erscheinungen möglich ist?

Die abstracte Methode hat man während Jahrhunderten auch in der Philosophie, Psychologie und Naturkunde gebraucht und ist dabei keinen Schritt weiter gekommen. In der praktischsten aller Fragen, in der sogenannten socialen Frage wird aber gerade und fast ausschliesslich noch diese Methode in Anwendung gebracht. Unzählige Missverständnisse, Wortstreitigkeiten und inhaltsleere Theorien sind hier, wie auf allen anderen Gebieten, die unausbleibliche Folge dieser Methode gewesen. Karl Marx gründet z. B. in seinem Hauptwerke »Das Capital«, aus welchem die Socialisten ihre Hauptargumente schöpfen und welches als Evangelium des Socialismus gilt, seine ganze Lehre auf der für die Waaren verbrauchten Zeit. Für ihn ist die *gleiche unterschiedslose abstract menschliche Arbeit* die eigentliche *Werthsubstanz* und diese Arbeit selbst wird ihrerseits nach der für die Production verbrauchten *Zeitdauer* bemessen. Dieser abstracte Werthmesser, die Zeitdauer der abstract menschlichen Arbeit wird alsdann von Marx als Grundlage zur Vertheilung des Socialertrages vorgeschlagen.

Dr. G. Calberla bemerkt in seiner Widerlegung von Marx ganz richtig: Die Zeit ist die Hülle der Thätigkeit des Arbeiters: der Arbeiter kann wohl Arbeit leisten, aber nie Arbeitszeit.« *) Und in Hinsicht auf Marx's Theorie einer »gesellschaftlichen Durchschnittsarbeitskraft«, welche als Werthmesser für alle Leistungen dienen soll, wie diese wiederum durch die zu denselben verbrauchte Zeitdauer gemessen werden sollen, fragt Calberla: »Was bezeichnet denn eigentlich *unterschiedslose gleiche*, was ist denn *abstract menschliche* Arbeit? Was allein können wir, was *müssen* wir uns unter ihr vorstellen? Blosse zweckentkleidete, daher nicht an sich nützliche Bethätigung der vitalen Kraft? Blosse Bewegung die an sich völlig werthlos ist?« Nur dann, sagt Calberla, erhält Arbeit Werth, *wenn sie ihre abstracte gleiche Unterschiedslosigseit verliert*, indem sie von den Elementen der bunten Mannigfaltigkeit der nützlichen Zwecke durchdrungen,

*) Georg Calberla: Karl Marx, das Capital und der heutige Socialismus, S. 45.

beherrscht, geleitet und dadurch zur *verschiedenartigen Arbeit gestempelt und werthvoll wird.*

Ganz ebenso wie Marx Arbeit und Capital als *abstracte* Grösse behandelt, werden von den übrigen Socialisten die Begriffe Individualismus und Solidarität, collectivistische und Privatproduction etc. aufgefasst. Diese Art der Auffassung fusst aber nicht blos auf eine äusserlich angewandte Methode. Wäre das der Fall, so wäre dem Uebelstande leichter zu steuern. Es würde sich nur um die Ersetzung einer wissenschaftlichen Methode durch eine andere handeln. Diese Art der Auffassung hat sehr viel tiefere Wurzel geschlagen. Sie entspringt einer ganzen Geistesrichtung, einer besonderen Art des Denkens, und dieses ist sehr viel schwerer umzugestalten, als die Ersetzung einer wissenschaftlichen Methode durch eine andere.

Ein Umschwung in der Anschauungsweise wird in Hinsicht auf die socialen Erscheinungen wahrscheinlich noch langsamer vor sich gehen und wird noch schwerere Kämpfe zu bestehen haben, als solches in Hinsicht auf die Naturkunde der Fall war. Schon die einfache Auffassung der menschlichen Gesellschaft als reales Wesen erfordert sehr viel mehr geistige Anstrengung, erfordert eine sehr viel weitere Differenzirung und Integrirung der den realen Vorgängen entsprechenden allgemeinen Begriffe, als die Auffassung der einzelnen Naturerscheinungen.

Letztere werden gerade von den unentwickelteren Geistern am concretesten aufgefasst und widergegeben, weil sie den Sinnen leichter zugänglich sind. Eine der Hauptaufgaben der Naturkunde besteht in Folge dessen darin, die Sinne zu controliren, durch Experimente festzustellen, ob die Sinne durch unwesentliche und zufällige Eigenschaften nicht getäuscht werden. Zur concreten Auffassung der Naturerscheinungen bedarf es daher keiner besonderen Anstrengungen des Verstandes oder der Einbildungskraft. Die socialen Erscheinungen stehen dagegen in Zeit und Raum so vereinzelt da, sie bieten unseren Sinnen gegenüber eine solche Zerfahrenheit, dass zur einheitlich-concreten Auffassung derselben eine vielseitige und angestrengte Geistesarbeit nöthig ist.

Die heutige Nationalökonomie darf aber Marx und den Socialisten am wenigsten Vorwürfe über die abstracte Behandlung der wissenschaftlichen Fragen machen. Ist doch ihre wissenschaftliche Methode, ihre ganze Anschauungsweise, trotz Statistik und ganzer Berge von Zahlen und Daten, dieselbe wie bei letzteren.

Fragen wir also noch einmal: unter welchen Bedingungen und Voraussetzungen ist concretes Denken auf socialem Gebiete überhaupt möglich? Darauf antworten wir: *nur durch die Auffassung der menschlichen Gesellschaft als eines realen Organismus.*

Durch diese Auffassung fällt der Begriff einer abstracten menschlichen Gesellschaft und folglich auch die Auffassung aller socialen Vorgänge als abstracter Erscheinungen weg. Es bleiben nur bestimmte sociale Gemeinschaften: England, Frankreich, Russland, der reale Menschheitsorganismus, diese oder jene Genossenschaft etc. übrig. Die abstracten socialen Begriffe erhalten alsdann ihre wahre Bedeutung, indem durch dieselben nur die Vereinheitlichung der concreten Eindrücke im menschlichen Geist zum Ausdruck gelangt. Nach aussen hin, in Hinsicht auf die objective Welt, haben sie nur insofern Bedeutung, als der Mensch selbst unter dem Einfluss gewisser abstracter Begriffe, — mögen sie nun falsche oder richtige sein, d. h. mögen sie den Raum- und Zeitverhältnissen, den concreten Zusammenstellungen der Kräfte ausserhalb des Menschen entsprechen oder nicht, — im wirklichen Leben seinen Thätigkeitsäusserungen diese oder jene Richtung geben kann. Damit nun aber der Wille des Menschen in seinen Kraftausprägungen richtig, d. h. entsprechend den concreten Verhältnissen der Aussenwelt geleitet werde, ist gerade auch nothwendig, dass die ihn leitenden abstrakten Begriffe jenen Verhältnissen entsprechen, dass sie eine wahre und nicht eine falsche Widergabe und Abspiegelung derselben seien. Dieses wiederum kann auf socialem Gebiete nur dann erlangt werden, wenn die socialen Erscheinungen sowohl in ihrer Mannigfaltigkeit als auch in ihrer Einheitlichkeit *concret* aufgefasst werden, was nur durch die Erkenntniss der einzelnen menschlichen Gesammtheiten als realer Wesen erreicht werden kann.

Wir behaupten nicht, dass auf diesem Boden überhaupt keine fehlerhaften, einseitigen und schädlichen Auffassungen möglich seien. Sind solche doch. trotz der bereits seit längerer Zeit angewandten inductiven Methode, auch in der Naturkunde möglich. Wir behaupten nur, dass durch diese Methode, wie auch in der Naturkunde, die falschen Anschauungen, Systeme und Theorien leichter rectificirt und zurecht gestellt werden können, dass man besser vor Einseitigkeit und Wortstreit bewahrt wird, dass endlich die ganze Anschauungsweise eine natürlichere und gesündere sein wird, sobald der Standpunkt geändert worden ist.

Zur Bekräftigung dieses nur ein Beispiel. Die Reducirung des Werthes der Güter und Dienste auf allgemeine menschliche Arbeit und letzterer auf Zeitquanta und die Lehre über die Vertheilung des Socialertrages nach Maassgabe letzterer — das sind abstracte Begriffe, welche die Volksmassen nur verwirren können. Sie werden von letzteren immer nur concret und daher der abstracten Lehre nicht entsprechend aufgefasst werden. Wenn aber der Volksmasse wissenschaftlich und praktisch die Ueberzeugung beigebracht wird, dass ein jeder Arbeiter nur eine Zelle im Gesammtorganismus ist, dass er in Hinsicht auf Production, Vertheilung und Consumtion der Güter und Dienste *nothwendig* denselben Gesetzen unterliegt wie die Zelle in Hinsicht auf Resorption, Ausscheidung und Vertheilung der Nährstoffe im Schoosse des Einzelorganismus, dass diese Gesetze zugleich aber auch ethische sind, dass die Gesammtheit nur unter Festhalten an diesen Gesetzen existiren kann, dass die Erreichung höherer Entwickelungsstufen wohl möglich ist, aber nicht durch Aufstellung abstracter, den concreten Verhältnissen nicht entsprechender Theorien, sondern durch Ergründung und richtigere Auffassung jener Verhältnisse und unter Beobachtung der Naturgesetze, — wenn diese Auffassung, dieses Wissen im Volk so zu sagen ins Fleisch und Blut übergehen wird, dann werden alle einseitigen und falschen abstracten Begriffe von selbst schwinden. Die Leidenschaften und ihre Folgen werden freilich dadurch nicht aus der Welt geschafft werden; die Vernunft wird aber nicht mehr durch falsche Theorien und Systeme verdunkelt und umspannt sein und wird mit mehr Kraft und Erkenntniss die Leidenschaften und niederen Triebe zügeln können, wogegen jetzt nicht selten ihnen in Theorie gefröhnt und Vorschub geleistet wird.

Nachdem wir dieses vorausgeschickt haben, suchen wir die verschiedenen Standpunkte des heutigen Socialismus, seine verschiedenen Verknüpfungen mit anderen Interessen-, Gedanken- und Gefühlssphären klar zu legen.

Johannes Huber fasst den Socialismus vom idealen Standpunkte auf, indem er sagt:*)

›Die heutige Bewegung des Socialismus wird mit der Wucht elementarer Gewalt wirken, wenn seine Ideen erst mit der Macht

*) J. Huber: Der Socialismus: Augsb. Allg. Zeit. 1878, Nr. 97.

einer religiösen Begeisterung die Massen ergreifen. Denn sind diese Ideen einmal das höchste Denken und tiefste Fühlen der Massen geworden, so sind sie denselben nicht nur ihre Seele, sondern mehr als das, sie sind ihnen ihr Gott geworden, von dem sie ihre ganze Glückseligkeit erwarten und an dessen Sieg sie nicht zweifeln können. Mit der Glaubensstärke des Mysticismus und mit der Zuversicht des Fatalismus gehen sie dann für ihre Verwirklichung in den Kampf. Jede grosse Weltwende, das Christenthum, die Reformation, die französische Revolution, brach aus den Tiefen eines in seinem innersten Wesen umgewandelten Volksgeistes hervor. Der Socialismus wirkt aber nur darum begeisternd, weil er, wie verwerfend er sich auch gegen den Glauben vergangener Zeiten geberden und wie materialistisch er seine Weltansicht ausbauen möge, doch selbst ein Glaube, selbst Idealismus ist — nämlich der Glaube an die Möglichkeit einer in Liebe und Glück geeinten Menschheit und auf Grund dieses Glaubens ein drängender, energischer, werkthätiger Idealismus, der, um den Ideen des Rechts und der Menschlichkeit ein historisches Dasein zu verschaffen, die in praktischem Materialismus versunkene Welt aus den Angeln sprengen will.«

»Diess ist die merkwürdige Physiognomie und der Widerspruch unserer Zeit, dass eine Gesellschaft, welche doch noch officiell zu Religion und Kirche hält, an allen Idealen des Lebens bankerott geworden ist und den crassesten Materialismus auf allen Gebieten entwickelt, während diejenigen, welche sie umgestalten wollen, gerade im Namen des Materialismus alles das fordern und anstreben, was Religion und Christenthum gebieten. Dort wuchert auf dem Grund einer ethisch-religiösen Weltansicht der Materialismus des Lebens, hier steigt aus der Theorie des Materialismus ein Idealismus der That empor. Den einen ist ihr Gott zu einer Art von Vergangenheit geworden, sie brauchen ihn nicht, solange die materielle Grundlage ihrer Existenz wohl bestellt ist, sie pflegen seiner nur wieder zu gedenken, sobald dieselbe ins Wanken geräth. Die Noth macht sie erst wieder fromm. Die anderen haben in ihren Geschichtsidealen einen Gott der Zukunft, auf den sie unermüdet ihren Blick richten, der in ihnen lebt, ihre Thatkraft befeuert und auch ihren Willen ethisiren müsste.«

»Entsprungen auf den einsamen Höhen des kühnsten Denkens und genährt von den grossen Ereignissen der letzten Zeit, wie von Gewittern, gleicht der Socialismus einem jungen Bergbach, der alles was sich ihm in den Weg stellt zerstört oder vor sich hertreibt. Eine Weile mag man seinen wilden Andrang stauen, schliesslich aber immer mächtiger anschwellend durchbraust er alle Dämme und trägt die Verheerung weit und breit ins Land. Sucht ihn vielmehr in einem geordneten Bett in die Gesellschaft selbst hineinzuleiten; dann kann er zu einem Strom des Segens werden!«

Auch Schäffle fasst den Socialismus von seiner idealen Seite auf, indem er sagt:*)

»Es ist nicht richtig, dass der Socialismus das Eigenthum überhaupt negire. Es ist nicht richtig, dass er das Privateigenthum schlechtweg aufhebe. Es ist nicht richtig, dass er ohne Productionsmittel arbeiten, das Capital im technischen Sinn beseitigen müsse. Es ist nicht richtig, dass er Grossproduction ausschliesse. Es ist nicht richtig, dass er innerlich materialistisch und zuchtlos sein müsse. Es ist nicht richtig, dass er Familie und Erbrecht principiell negire. Es ist nicht richtig, dass er Freizügigkeit, freie Berufswahl absolut ausschliesse, dass er die Freiheit des Bedarfs, des Haushaltes, der Geselligkeit, der Vereinsbestrebungen grundsätzlich aufhebe. Es ist aber richtig, dass er zahllose und schreiende Missbräuche mit der Wurzel ausreissen will und höchst consequent ein folgenschweres Socialprincip vertritt. Von den finanziellen Consequenzen für den Militäraufwand gar nicht zu reden. Absichtlich haben wir diesfalls falsche Vorstellungen zerstört, welche nur geeignet sind, in eine gefährliche Ruhe und Sicherheit einzuwiegen.«

G. Calberla bemerkt seinerseits:**)

»Die socialistische ist nicht nur eine materielle, eine Magenfrage, sie ist auch eine religiöse Frage. Jene früheren Aufstände und Kämpfe der Massen sind vergleichbar Kriegen um Brod, um irdische Güter. Der Kampf des Socialismus gegen die bestehende Gesellschaft ist die Verschmelzung eines Religionskrieges mit einem Kampfe um das meiste Brod!«

»Der Grund davon ist leicht ersichtlich. Unter den Ursachen des Socialismus erwähnten wir als eine vornehmliche das Ab-

*) Schäffle: Quintessenz des Socialismus, S. 65.

**) G. Calberla: „Karl Marx: Das Capital und der heutige Socialismus", S. 15.

schwächen, das Herausreissen der religiösen, speciell der christlichen Ideen, aus dem Volke, aus hoch und niedrig. Weil der Mensch das Bedürfniss hat, Ideale in der Brust zu tragen, denen er nachstrebt, kann das Herz eines Volkes nicht leer bleiben. Und wo ein Ideal herausgerissen, gestohlen wird, da nistet sich ein anderes ein; und nicht immer ein edleres, erhebenderes!«

So heisst es denn auch in der »Neuen Gesellschaft.« *)

»Es ist wahr, die sociale Frage ist in erster Linie eine Magenfrage, aber sie ist es nicht ausschliesslich; ihr folgt dicht auf dem Fusse die Frage nach dem Zwecke der Welt, nach dem Wesen des Glücks und nach der Bestimmung des Menschen, d. h. nicht nach einer ihm von aussen (Gott) gegebenen Bestimmung, sondern nach seiner eigenen sittlichen Selbstbestimmung. Würde der Zweck des Socialismus ausschliesslich darin bestehen, die Magenfrage zu beantworten, so wäre er trotz aller Gegnerschaft nur eine ephemere Erscheinung, die mit der Erreichung der materiellen Wohlfahrt an ihrem Ziele angelangt wäre, um dann sofort zu verschwinden; nein — im Socialismus ruht die Erkenntniss, dass die materielle Wohlfahrt die unbedingt nothwendige Grundlage jeder idealen, intellectuellen ist, dass das Geistes- und Gemüthsleben sich nur da gesund und für die Dauer entfalten kann, wo es nicht durch den physischen Kampf beeinträchtigt und vernichtet wird, und diese im Socialismus ruhende Erkenntniss nennen wir seine sittliche. Die Culturgeschichte der Menschheit ist im idealen Sinne und im letzten Grunde ein Kampf um diese Erkenntniss; sie bildet den einen Pol, an dem sich alles zusammenschaart, das nicht vom krassen Egoismus befangen ist; am entgegengesetzten Pole finden wir alle Diejenigen, von denen der Hindu so schon sagt: der Schleier der Maja verdunkelt ihren Blick.«

Die socialistische Revue die »Zukunft« sagt ihrerseits: **)

»Wie ehedem der Rechtsstaats-Idealist, so geht jetzt noch der Socialist von einem grossen Gesammtideal aus, von welchem er alles Einzelne in seiner Theorie und Praxis ableitet. Es kann nicht in Zweifel kommen, dass dies eine starke Einheitlichkeit und eine konsequente und nachhaltige Energie mit sich bringt. Aber allerdings ist zuzugeben, dass es auch Gefahren in sich

*) Die Neue Gesellschaft: Ueber das Sittliche im Socialismus, S. 330.
**) Die Zukunft 1877, Heft II, S. 38.

birgt. Es liegt in der Natur der Sache, dass ein solches höchstes Ideal in einem so grossen Abstande von der Wirklichkeit steht, dass es sich, wenigstens seinem ganzen Umfange nach, nicht ohne Weiteres in dieselbe verpflanzen lässt, sondern als regulatives Endziel, dessen volle Verwirklichung in ferner Zukunft liegt, nur zur Ableitung von näheren, unmittelbar realisirbaren Zwecken (Mittelidealen) verwenden lässt. Hier liegt nun allerdings die Möglichkeit vor, dass der Socialismus, sowohl bei Aufstellung seines Gesammtideals als auch bei Ableitung der speciellen, unmittelbar zu realisirenden Aufgaben, in der That in Utopien und Hirngespinnste verfalle. Will er sich und das Volkswohl hievor schützen, so hat er die dringende Aufgabe, jeden einzelnen Punkt in seiner Theorie in seiner inneren Nothwendigkeit darzuthun und an jedem einzelnen Punkte seine Ueberlegenheit den entgegenstehenden Theorien gegenüber nachzuweisen, thunlichst auch schon die Möglichkeit und den Weg der Verwirklichung bei jedem einzelnen Punkte sich klar zu machen.«

Adolf Held bemerkt: *)

»Die oberen Klassen müssen dem falschen, der Revolution dienenden extremen Socialismus der Arbeiter entgegensetzen den wahren, friedlichen, gesetzestreuen, gemässigten Socialismus des aristokratischen Besitzes. D. h. es muss bei ihnen die Unterordnung der individuellen Interessen unter die idealen Ziele der Gesammtheit ein freudig anerkanntes bewusstes Princip werden. Wir müssen die sociale Ordnung wollen als ein Mittel, damit die Gesammtheit ihre Kulturaufgaben erfüllen, ihrem ewigen Ziele, der Vervollkommnung des Menschen, ungestört zustreben könne. Wir müssen Ideale im Herzen tragen, die hoch stehen über dem Wunsch, materielle Bedürfnisse der Einzelnen zu befriedigen und wir müssen diesen idealen Sinn in beständigem opferwilligen Dienste der Gesammtheit bethätigen. Die Gesammtheit, der wir dienen, muss uns gleichsam über unser beschränktes individuelles Sein emporheben, wir müssen unsere Kraft potenziren als Glieder eines Organismus, dessen höheren Zielen fortgesetzt dienend nachzustreben unsere fortgesetzte höchste Befriedigung sein muss.«

Geffken sagt: **)

»Jene wilde Feindschaft gegen alle menschliche und gött-

*) A. Held: Socialismus, Socialdemokratie und Socialpolitik, S. 114.

**) Geffken: Der Socialismus, S. 9.

liche Ordnung, die in unserer heutigen Socialdemokratie unleugbar besteht, ist an sich so wenig im Wesen des Socialismus begründet wie die Phantastereien eines Fourier oder Enfantin, sie brauchte sich nicht zu zeigen, wenn die Grundforderung des Socialismus über Nacht erfüllt werden könnte. So ist es in seinem Princip keineswegs gegeben, dass die Ehe aufhöre, vielmehr ist einer seiner Apostel, Proudhon ihr eifrigster Verfechter, er erklärt sie für die einzig ehrwürdige Institution, weil sie in ihrer Reinheit ein Vertrag absoluter Selbstaufopferung, eine Incarnation der Gerechtigkeit sei, und verwirft energisch die Emancipation der Frauen, mit der Mill uns beglücken möchte. Es ist auch durchaus falsch, wenn man behauptet, der Socialismus wolle in dem Sinne das Eigenthum aufheben, dass niemand mehr etwas Eigenes besitzen solle oder von Zeit zu Zeit alles Eigenthum neu vertheilt werden solle; nicht einmal die Aufhebung des Erbrechts liegt nothwendig in seinem Princip. Ebenso ist es ein grobes Missverständniss, aus den Declamationen der Socialisten gegen das Kapital den Schluss zu ziehen, es solle dasselbe überhaupt beseitigt werden, und so gewiss ihr Treiben heute gottlos-materialistisch ist, so würde auch das noch nicht unbedingt Folge einer socialistischen Gestaltung der Gesellschaft sein.«

Wie die Anschauungen über Individualismus und Staat, Freiheit und Unterordnung bei den Socialisten auseinandergehen, sieht man aus Folgendem.

Nach Dr. Mülberger spielen in der socialistischen Bewegung zwei Gedanken die Hauptrolle: der Associationsgedanke und der Staatsgedanke. Letzterer gipfele in der Grundanschauung, dass der Socialismus unter anderem dazu da sei, vermittelst des »allmächtigen Staats« den Individualismus zu bekämpfen, während unter allen Principien das individuellste — die Freiheit sei, welche der Socialismus gleichzeitig zu verwirklichen bestrebt ist. Mülberger findet darin einen Widerspruch. —

Darauf erwidert nun die socialistische Revue »die Zukunft:«

»Was denkt sich denn Herr Mülberger bei dem Satze »die Freiheit ist das individuellste aller Principien?« »Freiheit«, die ich meine. Ja, welche Freiheit denn? Im Namen der Freiheit haben bisher alle Unterdrücker und Ausbeuter geredet und gehandelt. Und gerade diejenige Partei, welcher als der Repräsentant par excellence aller Ausbeutung gilt, die Manchesterpartei, hat bisher am lautesten im Namen »des individuellsten aller

Principien«, der »Freiheit«, gepredigt und gehandelt. Herr Dr. Mülberger darf nicht glauben, dass die deutschen Socialisten sich heute noch mit leeren Redensarten hinhalten lassen und etwas für ein Princip nehmen, hinter dem — um auch einmal mit Proudhon zu reden — ein »Nichts« steckt.«

»Und was die andere Anschuldigung betrifft: die Grundanschauung des Socialismus gipfele darin, dass der »allmächtige Staat« den Individualismus zu bekämpfen habe, was aus dem Proudhonschen ins reine Deutsch übersetzt doch heissen soll, den Individualismus zu vernichten, so ist das wiederum ein Vorwurf, den der Socialdemokratie genau mit denselben Worten die Bourgeoispresse seit fünfzehn Jahren ins Angesicht geschleudert hat.«*)

Dr. Douai versteht unter Communismus eine gesellschaftliche Verfassung, unter welcher jeder Einzelmensch zur wachsenden Selbstbestimmung erzogen und dadurch fähig wird, zum Besten Aller zu leben, wie Alle zu seinem Besten leben. Der Einzelne entwickelt auf diesem Wege, nach Douai, mehr und mehr innere Freiheit, weil die Gesellschaft dafür sorgt, dass alle seine Anlagen möglichst ausgebildet werden, und dass er nicht durch unnöthige Sorge für seine Lebensnahrung und Nothdurft seine beste Kraft verwüstet; die Gesellschaft entwickelt immer mehr Freiheit, weil sie aus Freien besteht, deren verschiedene Bestrebungen sich untereinander friedlich in Einklang bringen.

»Warum,« fährt Douai fort**), »erlauben wir uns hier, von Freiheit zu reden, wenn sie doch eine — freilich unvermeidliche — Selbsttäuschung ist?« — »Nun,« antwortet er, »weil es in der ganzen Welt Nichts giebt, das verhältnissmässig so sehr den Namen der Freiheit verdiente, als eine Gesellschaft vernünftig erzogener Einzelmenschen, und weil diese Gesellschaft ein steter Fortschritt in der Befreiung ist. Die von Vorurtheil, Aberglauben und Selbstsucht gefesselte Geisteskraft wird in Allen soweit entfesselt, als es die zeitgenössische Wissenschaft und Kunst der Erziehung erlaubt; und weil alle diese Kräfte nach demselben Ziele wirken, steigert sich die Leistung jeder einzelnen.«

»Dass dies kein hohles Hirngespinnst ist, geht schon daraus hervor, dass in der heutigen Gesellschafts-Unordnung bei weitem mehr Kräfte verwüstet als zweckmässig verwandt werden. Indem

*) Die Zukunft 1878, Heft 12, S. 353.
**) Ebendas. 1877, Heft 3, S. 67.

nur die Anlagen einer Minderheit einigermassen entwickelt werden, geht all' der unberechenbare Nutzen verloren, welchen die volle Ausbildung der Anlagen Aller nach sich ziehen würde. Damit aber ist zugleich eine Menge Zwangsanstalten nöthig geworden, um die verwahrloste, nach Freiheit oder nach Züggellosigkeit strebende Masse im Zaume zu halten, und diese Zwangsanstalten zusammengenommen kosten wohl überall mehr, als eine sehr verbesserte allgemeine Erziehung kosten würde. Jeder Zwang aber hemmt wieder vielfach eine freie Kraftentfaltung. Man braucht nur an die ungeheuren Lasten zu denken, welche der Militarismus und die durch ihn erzeugten Kriege den Völkern auferlegen, und welche nicht nur den wirthschaftlichen, sondern auch den sittlichen und geistigen Fortschritt Aller unsäglich erschweren. Nicht minder ist die Kirche eine Zwangsanstalt, welche nicht blos bedeutende Summen kostet, sondern noch mehr dadurch verwüstet, dass sie das freie Denken und die freie Willenskraft bei einer Mehrzahl jeder Bevölkerung darniederhält etc.«

Dessen ungeachtet muss der Staat in Allem herhalten und mitwirken. So heisst es in derselben Zeitschrift, die »Zukunft.«

»Nun glauben aber die Einen, das politische Princip zu gefährden, wenn sie dem heutigen Staat wirthschaftliche Functionen in grösserer Ausdehnung überweisen, da sie ihm damit auch neue Macht und erweiterten Einfluss auf die noch nicht zu genügender Selbstständigkeit gelangten Massen gewähren; diese Gruppe in unserer Partei stemmt sich gegen jeden neuen Staatsbetrieb. Die Anderen meinen wieder, es müsse endlich einmal ein praktischer Anfang mit der wirthschaftlichen Reorganisation der Gesellschaft gemacht werden; jeder neue Staatsbetrieb werde den Beweis für die Richtigkeit unserer socialen Theorie liefern und die Massen zur energischen Unterstützung unserer übrigen Forderungen anregen.«

Und weiter:

»Von diesem Gesichtspunkt aus betrachtet, würde selbst das Rittinghausen'sche Project nicht ganz verwerflich erscheinen. Es liesse sich im gegebenen Moment zu einer augenblicklichen, besonders die besitzenden Klassen belastenden Einnahmequelle benutzen und ebenso in eine Gegenseitigkeits-Anstalt umformen, deren überall verzweigte und mit dem Rechnungswesen vertraute Beamte den Kern der nothwendig werdenden statistischen Erhebungsstellen bilden könnten.«

›Hat der Staat das Tabaksmonopol, so zeigt er an der Organisation dieses Betriebes, wie staatswirthschaftliche Production im Grossen gehandhabt werden muss; die bei der Einführung derartiger Institutionen in den ersten Jahren unausbleiblichen Fehler und Mängel haben dann bereits ihre Ausgleichung gefunden und können bei anderen Branchen leichter vermieden werden; ein Gesetz genügt, die erzielten Ueberschüsse zur Verbesserung der Lage der in dem Staatsbetrieb beschäftigten Arbeiter zu verwenden und nicht nur alle diese Arbeiter und Beamten für die neue Ordnung der Dinge zu gewinnen, sondern auch den noch im Privatbetriebe thätigen Bürgern und Arbeitern den Beweis nicht nur von der Durchführbarkeit unserer socialistischen Ideen, sondern auch von ihren segensreichen Folgen ad oculos zu demonstriren.‹

›Kann man unter solchen Verhältnissen gegen die Ausdehnung des Staatsbetriebes stimmen? Von dem Standpunkte des socialen Princips aus gewiss nicht.‹ *)

So die gemässigten Vertreter des idealen und praktischen Socialismus.

Die extremen socialistischen Lehren: Communismus und Socialdemokratie sind zu bekannt als dass wir uns bei denselben noch länger aufzuhalten für nöthig halten.

Die Forderungen des extremen Socialismus fasst Held in Folgendem zusammen:

›Das Sondereigenthum an Genussgütern aller Art kann und soll bestehen bleiben. Aber das Privateigenthum an allem Grund und Boden, an Werkräumen, an Werkzeugen und Maschinen, Roh- und Hilfsstoffen — kurz an den Gütern, die man Kapitalgüter nennt, muss aufgehoben werden. Der Staat muss diese Güter allein in die Hand nehmen und sie allen Arbeitenden je nach ihrer Lust resp. Fähigkeit unentgeltlich zur Benutzung überlassen. Dann wird der Gegensatz zwischen Arbeiter und Unternehmer verschwinden, jeder Arbeitende wird den vollen Ertrag seiner Arbeit erwerben und geniessen. Durch Expropriation (gegen Entschädigung durch Genussgüter) und Zwang des Staats soll dies Postulat der natürlichen Gerechtigkeit, dass jede Arbeit ihren vollen Lohn erhält, verwirklicht werden.‹ **)

---

*) Die Zukunft 1878, Heft X, S. 297.

**) A. Held: Socialismus, Socialdemokratie und Socialpolitik, S. 42.

In dem communistischen Manifeste, welches im Jahre 1847 auf dem in London abgehaltenen Congresse des »Bundes der Communisten« entsprang und von den beiden Parteiführern Karl Marx und Friedrich Engels gemeinsam abgefasst, dann bei einem neuen Abdrucke im Jahre 1872 von denselben Verfassern bevorwortet und im Wesentlichen bekräftigt wurde, ist als erster Schritt in der Arbeiterrevolution, die offen als der gewaltsame Umsturz aller bisherigen Gesellschaftsordnung erklärt wird, die Erhebung des Proletariats zur »herrschenden Klasse« bezeichnet.

Die Vereinigten Staaten haben gleichfalls ihre Arbeiterbewegung, sie wendet sich zwar auch gegen das Capital, aber vorläufig spricht sie sich noch nicht darüber aus, wie die bestehende Gesellschaftsordnung in volkswirthschaftlich-socialistischem Sinne umgeformt werden soll. Das Programm dieser Leute, die sich »Ritter der Arbeit« (Knights of Labour) nennen, besteht darin, »die arbeitenden Klassen im ganzen Lande möglichst enge zu verbinden und durch eine solche Verbindung einen Klassenkampf zu inauguriren, der sich zunächst durch Strikes und bei öffentlichen Wahlen zu bethätigen habe, unter Umständen jedoch in einen offenen Krieg gegen das Capital übergehen könne.«

Merkwürdig ist dabei die Thatsache, dass die »Ritter der Arbeit« einen geheimen Orden bilden.

In jedem Verein gibt es einen Gerichtshof, der den im Westen der Vereinigten Staaten, namentlich in Californien, so vielfach vorkommenden Vigilanz-Comité's ähnlich ist. Ein »Ritter der Arbeit« ist auf Befehl des Ordens oder seiner Vorgesetzten gezwungen, gewisse Geldbeiträge zu zahlen, die Arbeit zu kündigen, höheren Lohn zu fordern, den Wohnort zu wechseln, bei öffentlichen Wahlen für einen bestimmten Candidaten zu stimmen u. s. w. Im Ganzen ist der Arbeitsritter ein Sclave des Geheimordens geworden. Eine Generalversammlung der Leiter dieses Ordens fand im Januar in der Stadt Reading in Pennsylvanien stattfand, an welcher 32 Delegirte aus den Staaten Newyork, Pennsylvanien, Missouri, Indiana, Ohio, Massachusets und Westvirginien theilnahmen. Dies war die erste nationale Zusammenkunft der »Ritter der Arbeit«, denn bis dahin war die Organisation derselben nur eine sehr lockere, es fehlte ihnen an einem einigenden Centralpunkte.*) — Die »Ritter der Arbeit« der neuen

*) Rig. Zeit. 1878.

Welt entsprechen so mit den Communalisten und Internationalen der neuen.

Es erübrigt uns nur noch den Standpunkt zu bezeichnen, welchen der extreme Socialismus auf religiösem Gebiet einnimmt. Der Cynismus, mit welchem er nach dieser Richtung vorgeht, beweist, dass seinen Anhängern der Sinn für Religion vollständig abhanden gekommen ist.

In Hinsicht auf Religion werden von der socialistischen Revue »die Zukunft« folgende Aeusserungen gemacht, welche wir als charakteristische hier hervorheben:

»Dieselben Vertreter und Anhänger einer Wissenschaftslehre, welche nachweist, dass ein höheres Wesen mit menschlichen Verstandesmitteln absolut nicht erkannt werden kann, dieselben Männer scheuen sich nicht, im gesetzgebenden Körper für einen Paragraphen zu stimmen, der die Beleidigung eines reinen Nichts, eines »Gottes«, fixirt. Und wie fixirt? Mit Gefängniss bis zu drei Jahren, heisst es, wird bestraft, wer dadurch, dass er öffentlich in beschimpfenden Aeusserungen Gott lästert, ein Aergerniss giebt, oder wer öffentlich eine der christlichen Kirchen oder eine andere mit Corporationsrechten innerhalb des Bundesgebietes bestehende Religionsgesellschaft, oder ihre Einrichtungen und Gebräuche beschimpft. So wird verhindert, dass man sich auch selbst über die tollsten Gebräuche »einer mit Corporationsrechten innerhalb des Bundesgebietes bestehenden Religionssecte« keinen Scherz erlauben darf, so verdienstlich es auch wäre, das der Lächerlichkeit Preis zu geben, was dem vernünftigen Menschen als ungereimt und absurd erscheinen muss.« *)

In den deutsch-französischen Jahrbüchern sagt Marx S. 73: »Die Waffe der Kritik kann allerdings die Kritik der Waffen nicht ersetzen, die materielle Gewalt muss gestürzt werden durch materielle Gewalt, allein auch die Theorie wird zur materiellen Gewalt, sobald sie die Massen ergreift. Die Theorie ist fähig die Massen zu ergreifen, sobald sie ad hominem demonstrirt und sie demonstrirt ad hominem, sobald sie radikal wird. Radikal sein ist die Sache an der Wurzel fassen. Die Wurzel für den Menschen ist der Mensch selbst. Der evidente Beweis für den

*) Die Zukunft, 1878, Heft VIII, S. 237.

Radikalismus der deutschen Theorie, also für ihre praktische Energie, ist ihr Ausgang von der entschiedenen positiven Aufhebung der Religion. Die Kritik der Religion endet mit der Lehre, dass der Mensch das höchste Wesen für den Menschen sei, also mit dem kategorischen Imperativ alle Verhältnisse umzuwerfen, in denen der Mensch ein erniedrigtes, ein geknechtetes, ein verlassenes, ein verächtliches Wesen ist, Verhältnisse, die man nicht besser schildern kann, als durch den Ausruf eines Franzosen bei einer projectirten Hundesteuer: Arme Hunde! Man will euch wie Menschen behandeln!«

In dem französischen Blatte »La Cigale«, heisst es unter Anderem: *)

»Gott und Christus sind zu jederzeit die Schutzmauern des Kapitals und die erbittertsten Feinde der arbeitenden Klassen gewesen. Gott und Christus sind schuld daran, dass das Volk bis jetzt noch in der Leibeigenschaft schmachtet; indem man demselben lügenhafte Hoffnungen und phantastische Paradiese vorgaukelte, hat man das Volk bewogen, alle Leiden der Erde nicht nur ohne Widerspruch, sondern sogar mit Freude auf sich zu nehmen. Nur erst, wenn alle Religionen weggefegt, alle sowohl christlichen als sonst religiösen Begriffe bis auf die letzte Spur werden ausgetilgt sein, können wir das socialistische und politische Ideal erreichen, das wir anstreben. Mag Jesus sein Reich im Himmel behalten, diesen Köder des Proletariers, wir glauben nur an die Menschheit, an dieses tausendjährige Opfer der Religion. Unsere Principien sind Krieg gegen Gott, gegen Christus, Krieg den Despoten des Himmels und der Erde. Dies ist der Schlachtruf des neuen grossen Kreuzzuges.«

In einem süddeutschen socialdemokratischen Blatte (Fürther Demokratisches Wochenblatt, Nr. 51) heisst es unter Anderem:

»Der Socialismus ist die Einleitung einer grossen atheistischen Kulturperiode, an deren Begründung wir gemeinsam zu arbeiten die Ehre haben, und welche eine für unsern Blick unübersehbar lange Reihe von Jahrtausenden umfassen wird. Der Socialismus stellt an den Menschen die Forderung, in gemeinsamer gegenseitiger Verständigung die Kraft zur Ueberwindung der seinem Wohlsein widerstrebenden Naturkräfte zu suchen. Der Socialismus im Gegensatze zu dem Theismus gründet sich

*) H. Contzen: Ueber die sociale Bewegung der Gegenwart, S. 62.

nicht auf die Furcht, sondern auf das Selbstvertrauen; dieses aber beschränkt sich nicht auf das Zurathehalten der Fähigkeiten des einzelnen Individuums, sondern richtet seinen Aufruf an die Gesammtheit der menschlichen Individuen, deren gemeinsame Arbeit zum Gelingen des Werkes unerlässlich ist.« *)

Dergleichen Citate könnte man unter verschiedenen Variationen fast bis ins Unendliche anführen.

Man darf jedoch nicht behaupten, dass der Socialismus von Haus aus und durchweg atheistisch ist.

So heisst es im Organ des Gewerkvereines der deutschen Gold- und Silberarbeiter und verwandter Berufsgenossen, dem »Genossenschafter«, herausgegeben, unter Mitwirkung der Ortsvereine, vom Generalrath, (Nr. 47), trotz offener Sympathien mit den socialdemokratischen Tendenzen:

»Das Volk will nichts weiter als was ihm von Gott und Rechtswegen gehört, was aus den Grundsätzen der Moral und Sittenlehre der wirklichen Religion hervorgeht und mit ihr vereinbar ist. Einen seinen Leistungen entsprechenden Lohn und eine menschliche Behandlung. Es will sich eines menschwürdigen Daseins erfreuen und nicht unter allen Umständen von der Laune und Willkühr derer abhängen, die in Bezug des Vermögens und Ranges über ihm stehen. Das ist es, was das Volk heute wünscht und verlangt.« **)

Dieses möge genügen um die socialistische Lehre in ihren äussersten Ausprägungen nach rechts und links hin zu charakterisiren.

Welche Unbestimmtheit und welcher Wirrwarr in den allgemein gebräuchlichen Ausdrücken auf socialem und politischem Gebiete existiren, das zeigt uns unter anderem schon allein die Bezeichnung derjenigen Partei, welche sich als die »socialdemokratische« nennt.

In den »Elementarstudien im Gebiete der Weltpolitik« der A. A. Z.***) wird ganz richtig hervorgehoben, dass obgleich in Deutschland eine Partei, weche sich die social-demokratische

*) Vergl. A. Held: Die Deutsche Arbeiterpresse der Gegenwart, S. 100.
**) Ebendas. S. 124.
***) Augsb. Allg. Zeit. 1878, S. 1875.

nennt, existirt, dennoch Demokratie und Socialismus, sie mögen einander auch noch so viele platonische Concessionen machen, nichtsdestoweniger unvereinbare Gegensätze darstellen. Eine Parteibezeichnung, in welcher sie vereint erscheinen, sei nur anwendbar, so lange weder die Demokratie noch der Socialismus zur Verwirklichung ihrer Ideen schreiten. »Die Demokratie als Wirklichkeit«, heisst es dort, »ist die folgerichtige Durchführung des Individualismus; der Socialismus dagegen will seine Gesellschaftsordnung auf universalistischem Grund errichten, und bedarf der Autorität. Er ist also der Demokratie principiell entgegengesetzt.«

Es gibt aber Eigenthümlichkeiten, welche allen socialistischen Parteien gemeinschaftlich sind und zu diesen gehört das Kritisiren und Negiren der bestehenden ökonomischen Ordnung.

Ein solches Vorgehen würde ja auch seine vollständige Berechtigung haben, wenn es nur nicht bei der einfachen Negation verbleiben würde.

Die extremen socialistischen Parteien und namentlich die Social-Demokratie, sie sind jedoch nur stark im Negiren und Kritisiren der bestehenden Ordnung, der historisch erworbenen Verhältnisse. Sobald sie etwas Positives vorschlagen wollen oder müssen, tritt ihre eigene Schwäche, die Einseitigkeit ihrer Theorien, das Unpraktische und Unlebensfähige ihrer Theorien vollständig an den Tag.

Der deutsche Reichskanzler hat in seiner im October 1878 im Reichstage gehaltenen Rede gegen die Social-Demokratie erklärt, dass sobald von social-demokratischer Seite irgend ein positiver Vorschlag gemacht sein würde, wie sie vernünftiger Weise die Zukunft gestalten wollen, er sich einer wohlwollenden Prüfung nicht entziehen würde; er würde selbst vor dem Gedanken der Staatshilfe für Diejenigen, die sich vor Allem selbst helfen wollen, nicht zurückschrecken. »Hier aber«, sagt der geniale Staatsmann, »stehen wir vor der reinen Negative, vor dem Einreissen, ohne dass uns gesagt wird, was an Stelle des Daches, welches uns bisher deckte, gesetzt werden soll. Wir haben seit 11 Jahren den Vorzug, mit Socialdemokraten gemeinschaftlich hier zu tagen. Wenn bei den langen Reden, die von jenen Herren hier gehalten sind, auch nur eine einzige in Erinnerung, auch nur der leiseste Schatten eines positiven Gedankens über das Programm, was ihnen vorschwebte, vorgekommen wäre, so würde ich dankbar sein, darauf aufmerksam gemacht zu werden; ich weiss nichts. Aber auch sie wissen nichts, sie haben den Stein der Weisen nicht und deshalb schweigen sie so sorgfältig. Sie gleichen darin dem verschleierten Propheten von Chorassan, der nur deshalb sein Gesicht so sorgsam verhüllte, weil seine Anhänger erschrecken müssten über den blutigen, entsetzlichen Anblick.« *)

Da nun der Socialismus gar keinem bestimmten Begriffsgebiete mit festen Grenzen entspricht, so ist es auch unmöglich, ihm durch bestimmte Widerlegungen und Einwendungen entgegenzutreten. Einer jeden einzelnen socialistischen Behauptung müsste man durch besondere Argumente erwidern, und es würden sich ebensoviel Behauptungen aufstellen lassen, nicht blos wie viel es socialistisch gesinnte Köpfe gibt, sondern wie viel Nervenzellen ein jeder solcher Köpfe enthält.

Der Socialismus in seinen menschenfreundlichen und vernünftigen Bestrebungen und gemässigten Formen und Zielen enthält nichts Widernatürliches und Zerstörendes; der Socialismus in seinen extremen Richtungen wird durch die ganze Lehre von der menschlichen Gesellschaft als realer Organismus auf Schritt und Tritt widerlegt. Wir müssten daher, wenn wir solches unternehmen wollten, nur dasselbe wiederholen, was bereits in den vier Bänden unseres Werkes auseinandergesetzt worden ist. Die Anschauung und Auffassung der menschlichen Gesellschaft als reales Wesen gleich den Naturorganismen wird sowohl in ihrer Gesammtheit, als auch in den speciellen Ausführungen, am mächtigsten zur Widerlegung dergleicher Verirrungen beitragen.

Wir haben bewiesen, dass, bei der Elasticität und Beweglichkeit der socialen Nervenelemente und der socialen Zwischenzellensubstanz und nach Maassgabe der höheren ökonomischen Entwickelung, die wirthschaftlichen Gestaltungen der Gesellschaft eine unendliche Mannigfaltigkeit an den Tag legen können; dass aus dieser Mannigfaltigkeit sich, wie auch aus der Mannigfaltigkeit der organischen Welt überhaupt, auf dem Wege der An-

*) Rede des Fürsten Bismarck, gehalten im Deutschen Reichstage bei der zweiten Lesung des Socialistengesetzes am 9. October 1878.

passung, des Kampfes ums Dasein und der Vererbung bestimmte, fest abgegrenzte Typen herausdifferenziren, welche den Haupttypen der politischen und staatlichen Gestaltungen entsprechen; dass die Höhe der Entwickelung solcher wirthschaftlichen organischen Einheiten jedoch nicht durch den Typus, sondern dadurch bestimmt und bedingt wird, ob sie eine höhere oder niedere Stufe der Differenzirung und Integrirung, der functionellen Potenzirung erreichen. Dabei wird das Steigen und Sinken auf der socialphysiologischen Entwickelungsleiter durch Mehrung oder Minderung von Eigenthum, Recht, Macht und Freiheit gekennzeichnet. Vom functionell-physiologischen Standpunkte aus bedeutet aber Eigenthum — Kapital, Recht — Gliederung und Abgrenzung der physiologischen Functionen, Macht — Regulirung der niederen Functionen durch die Erregungs- und Hemmungsmechanismen der höheren; Freiheit — mannigfaltigere, vielseitigere und höhere functionelle Potenzirung, zweckentsprechendere, freiere und vernünftigere Production, Vertheilung und Consumtion der Güter und Dienste.

Wir haben bewiesen, dass das Hinübertreten in Hinsicht auf die Wechselwirkung zwischen Individuation und Solidarität über diejenige Schwelle, welche durch den historischen Entwickelungsgang, die Culturstufe und durch andere sociale Lebensbedingungen für jede einzelne sociale Gesammtheit bedingt und bestimmt wird, pathologische Zustände und Deteriorationen für die Gesammtheit oder einzelne Theile derselben nothwendig zur Folge haben muss, wenn nicht die social-physiologischen Erregungs- und Hemmungsmechanismen den normalen Zustand wieder herstellen.

Wir haben auseinandergesetzt, dass wie vom psychophysischen, so auch vom social-physiologischen Standpunkte aus jede pathologische Erscheinung eine functionelle Thätigkeit involvire, welche entweder am unrechten Orte, oder zur unrechten Zeit vor sich geht, oder endlich durch eine Ueberreizung oder einen Mangel an Reiz von Seiten des socialen Nervensystems oder einzelner Elemente desselben begleitet wird; wobei zwischen den normalen und pathologischen Erscheinungen kein specifischer, sondern nur ein quantitativer Unterschied vorhanden ist und wobei der pathologische Zustand nicht durch das Niveau der Entwickelungsstufe, sondern gerade durch die Ueberschreitung derjenigen Schwelle bedingt wird, welche den normalen Zustand für jede social-physiologische Entwickelungsstufe und für jeden Typus bestimmt.

Dasselbe hat seine volle Geltung auch in Hinsicht auf die einzelnen social-physiologischen Thätigkeitsäusserungen, in Hinsicht auf Anpassung, wirthschaftlichen Wettstreit, Anfrage und Angebot, Production, Vertheilung und Consumtion der Güter und Dienste, Kampf zwischen Kapital und Lohn etc.

Das Leben ist überhaupt unendlich mannigfaltig und am mannigfaltigsten gestaltet sich das sociale Leben, gerade deswegen weil es ein höheres ist. Aus diesem Grunde lassen sich auch für das sociale Leben am wenigsten feste Rahmen und Scheidewände abgrenzen und feststellen. Der Lebensstrom fliesst hier noch breiter, tiefer, gewundener und die strömende Masse selbst besteht aus beweglicheren Elementen. Die Gesetze der Bewegung bleiben dieselben, nur die Wirkung ist eine vielseitigere und im Nach-, Neben- und Uebereinander höher potenzirte.

Das Schädliche und Gefährliche in den verschiedenen socialistischen Systemen und Theorien besteht nicht darin, dass sie etwas specifisch ganz Anderes verlangen oder ins Leben rufen wollen, was bereits in der Wirklichkeit existirt, sondern darin, dass sie am unrechten Ort, zur unrechten Zeit, durch Ueberreizung oder Mangel an Reiz pathologische social-physiologische Zustände hervorrufen oder hervorzurufen bezwecken. Die *Schwelle*, durch deren Ueberschreitung dergleichen Zustände hervorgerufen werden, ist für jede Gesammtheit, für jede Epoche, für jeden Himmelsstrich, für jede Bildungsstufe eine andere. Darüber müssen die specifischen Energien eines jeden einzelnen socialen Nervensystems im Leben selbst entscheiden. Das Leben ist überhaupt das Resultat einer Reihe von Compromissen. Das gegenseitige Spiel, die Wechselwirkung zwischen den social-physiologischen Erregungs- und Hemmungsmechanismen muss für jeden einzelnen Fall im Leben selbst die Entscheidung treffen. Was für den einen Organismus pathologische Folgen haben kann, kann für den anderen sich als einziges Heilmittel erweisen. So ist auch die höhere Stufe der social-physiologischen Entwickelung, welche von der modernen Gesellschaft im Vergleich zu der des Alterthums erreicht worden ist, eine Frucht des Lebens und nicht ein Resultat von Theorien oder Speculationen.

Der verdienstvolle J. C. Bluntschli hebt in seiner »Geschichte des allgemeinen Staatsrechts und der Politik« *), als ein Kennzeichen unseres Zeitalters die schärfere Unterscheidung hervor zwischen *Staat* und *Gesellschaft, Privatrecht* und *öffentlichem Recht, individueller Freiheit* und *Volksfreiheit*, und in Folge derselben die Ausbildung der *gesellschaftlichen Selbstverwaltung* in allen privaten Lebensverhältnissen, der *Autonomie* in den Kreisen des partiellen Gemeinlebens und hinwieder einer vom Centrum der Staatsgewalt aus geleiteten einheitlichen *Staatsverwaltung* in wirklichen Staatsangelegenheiten.

Fasst man die menschliche Gesellschaft als realen Organismus auf, so erklären sich alle diese Momente durch eine höhere Differenzirung und Integrirung der Individuation und Solidarität im modernen Staat im Vergleich zu dem antiquen, eine höhere Entwickelung der social-physiologischen Erregungs- und Hemmungsmechanismen auf dem Wege des Lebenskampfes.

In Frankreich sind es z. B. die Conseil des Prud'hommes, welche jetzt als Vermittler zwischen Arbeitnehmer und Arbeitgeber dienen. In England war es Mundella, welcher zuerst die Zwistigkeiten zwischen Kapital und Arbeit, die seit Jahren im Strumpfwirker- und Handschuhgewerbe in Nottingham wütheten, durch Constituirung einer besonderen Schieds- und Einigungskammer, welche aus einer gleichen Zahl von Arbeiter und Arbeitgeber bestand, beilegte. Der Zweck wurde auch glänzend erreicht, indem seitdem in Nottingham Friede herrscht. Ein zweiter Versuch wurde in diesem Sinne in Wolverhampton durch Kettle in Hinsicht auf Zimmerleute und Tischler gemacht, zu welchem sich später auch die Stuckaturer, Backsteinmaurer und Steinmetzen gesellten. Kettle machte aber noch einen Schritt weiter als Mundella, indem er die obligatorische Unterwerfung unter die Entscheidungen des Schiedsgerichts durchsetzte. Diese Versuche, welche zahlreiche Nachahmungen im In- und Auslande fanden, wurden durch das Gesetz vom 6. August 1872 gekrönt, welches den Schieds- und Einigungskammern die Möglichkeit gab, ihren Entscheidungen rechtsverbindliche Kraft zu verleihen.

*) J. C. Bluntschli: Geschichte des allgemeinen Staatsrechts und der Politik, Abth. II, S. 660.

Diejenigen Männer, welche diese Institutionen ins Leben riefen, waren keine Theoretiker. Es waren thatkräftige durch das Leben gebildete und ins wirkliche Leben eingreifende Charaktere.

Max Wirth bemerkt ganz richtig, dass die Frage über die Möglichkeit und Art der Besserung auf socialem Gebiete mit dem ersten Satz der Logik beginnen muss:

Quis, quid, ubi, quibus auxiliis, cur, quomodo, quando?*)

Können nun alle diese Fragen in Hinsicht auf jedes Land, jegliche Verhältnisse, topographische, climatische, geologische, politische, historische, intellectuelle, ethische, physische, theoretisch und auf dem Wege speculativer Reglementation beantwortet und gelöst werden? — Ein jeder Sociologe, der auf realem Boden steht, wird mit einem entschiedenen Nein antworten.

Was aber gewisse socialistische Schulen und Parteien von allen anderen Gesellschaftsgruppen specifisch unterscheidet, das sind die Mittel, durch welche sie ihre Zwecke erreichen wollen: Gewaltthätigkeiten, Umsturz, Revolution. Diese Mittel und Wege sind schon deswegen zu verwerfen und berechtigen den Staat und die Gesellschaft zur Ergreifung der strengsten Maassregeln der Nothwehr, weil sie die Negation jeglicher regelrechten organischen Entwickelung in sich schliessen und dieselbe unmöglich machen. Dergleichen Wege und Mittel stehen in demselben Verhältniss zu denjenigen, welche von den anderen Parteien gebraucht werden, wie der gesetzmässige Erwerb von Eigenthum zu Diebstahl und Raub. Hier handelt es sich nicht darum, ob viel oder wenig erworben wird, ob viel oder wenig gestohlen und geraubt wird; sondern in einer regelrecht sich entwickelnden Gesammtheit darf überhaupt nicht gestohlen und geraubt werden, weil der Diebstahl und Raub das Eigenthumsrecht an und für sich negiren. Daher darf auch eine Partei, wie die socialdemokratische, welche die Grundlagen selbst der Gesellschaft negirt und welche zu Mitteln behufs Verwirklichung ihrer Ziele greift, welche gleichfalls eine Negirung derselben involviren, unmöglich von dem Staat und der Gesellschaft geduldet werden, widrigenfalls nicht blos einzelne pathologische Zustände eintreten, sondern die definitive Auflösung und Zersetzung des socialen Organismus erfolgen

*) M. Wirth: Die sociale Frage, S. 18.

müssen. Mit anderen Worten: unter solchen Bedingungen wird das *Leben* der Gesellschaft unmöglich.

Gehen wir zum praktischen Leben über, so sehen wir, dass bereits eine ganze Reihe von social-physiologischen Geweben und Organen sich in der letzten Zeit ausgebildet hat, von welchen jedes Einzelne bestimmten gemässigt-socialistischen Bestrebungen und Tendenzen entspricht.

Zu solchen social-physiologischen Bildungen gehören alle Gewerker-, Productiv-, Fortbildungs-, Unterstützungs- und andere Genossenschaften, alle Vereine und Institutionen, welche durch gegenseitige Mitwirkung irgend welche ökonomischen Ziele und Zwecke verfolgen.

Das Grundprincip aller Gewerkvereine ist die Idee der Organisation. Es frägt sich nur: sind die Gewerkvereine auch als reale Organismen zu betrachten, und wenn dieses wirklich der Fall ist: worin bestehen die realen Analogien zwischen diesen Vereinen und den Einzelorganismen der Natur?

L. Brentano schreibt den Gewerkvereinen folgende Bedeutung im socialen ökonomischen Leben der Gesellschaft zu.*)

Die Gewerkvereine führen durch Zusammenfassen einer bestimmten Zahl ein specielles Fach oder einen speciellen Beruf ausübender Arbeiter zu einer Abgrenzung eines bestimmten Gebietes in Mitten des allgemeinen Arbeitsfeldes. Dieses Zusammentreten erleichtert den Arbeitern die gegenseitige Controle über ihre Leistungsfähigkeit, woher denn auch nur geübte und fähige Arbeiter in die Vereine aufgenommen werden. Es giebt die Möglichkeit, Nachfrage und Angebot in dem abgegrenzten Gewerbe und dessen Ernährungsfähigkeit zu beurtheilen, woher die Glieder der Vereine sich durch Verabreden gegen Lohnherabsetzungen schützen oder Lohnerhöhungen erlangen, so wie auch zeitig Maassregeln gegen eine Ueberfüllung von Arbeitern, sei es durch Beschränkung der Lehrlingszahl, sei es durch Beförderung zur Auswanderung oder zum Uebertritt in andere Gewerke oder gegen einen Mangel an Arbeitern durch Heranziehung neuer Elemente, Erweiterung der Lehrlingszahl etc. ergreifen können. Man hat deshalb auch bereits die Beobachtung gemacht, dass in

*) L. Brentano: Das Arbeitsverhältniss gemäss dem heutigen Recht. S. 226 und ff.

Hinsicht auf Eheschliessung und Kindererzeugung bei den Gliedern der bestehenden Gewerkvereine sehr viel mehr Vorsicht und Selbstbeherrschung an den Tag gelegt wird, als wie bei den Nichtmitgliedern. Auch nach anderen Richtungen hin, in Hinsicht auf die Sicherstellung der Existenz überhaupt, zeigen erstere mehr Entsagung und Voraussicht als letztere, indem sie sich in grösserer Zahl und mit grösseren Beiträgen an Consumvereinen, Sparkassen, Baugenossenschaften und ähnlichen Einrichtungen betheiligen.

»Wie nun«, sagt L. Brentano *), »der Gewerkverein überhaupt ein besseres Verständniss der Arbeiter für ihre gemeinsamen Interessen wachruft, wie die Coalition allein insbesondere die Nothwendigkeit, ihre Zahl zu beschränken, der Masse der Arbeiter klar zu machen im Stande ist, so verlangt auch die ganze gewerbliche Politik des Gewerkvereins ein stetes Unterordnen des Interesses des Einzelnen unter die Wohlfahrt Aller, und demnach ist von allen bisher aufgetauchten Einrichtungen der Gewerkverein die einzige, als deren natürliche Folge die Erziehung zu dem zur geforderten Selbstbeherrschung nöthigen Pflichtgefühl und die Bildung der geforderten allgemeinen Meinung der Arbeiter mit Sicherheit zu erwarten ist.«

Endlich geben die Gewerkvereine durch die von Mitgliedern gemachten Beiträge die Möglichkeit, die Armen, Schwachen, Kranken, Nothdürftigen und Arbeitslosen zu unterstützen und zu erhalten.

Ein jeder Gewerkverein ist also auf Eigenthum, Recht, Macht und Freiheit, wie der sociale Organismus überhaupt, gegründet und vereinigt daher in sich gleichfalls die ökonomische, rechtliche und politische Sphäre entsprechend den in den Einzelorganismen hervortretenden: der physiologischen, morphologischen und tektologischen. Daher bieten die Gewerkvereine alle Einschränkungen und alle Vorzüge, welche jegliche Organisation von Zellen und Zellengemeinschaften an den Tag legen. Die einzelne Zelle wird auch im Naturorganismus in den speciellen Verband nur aufgenommen, wenn sie ihre Functionen und ihre Gestaltung mit den anderen zum Verbande gehörigen Zellen identificirt und sich den Zwecken der Gesammtheit unterordnet. Diese Unterordnung erstreckt sich gleichfalls auf die Vermehrung der Zellen. Dafür geniesst aber auch die einzelne zum Verbande gehörige Zelle alle

*) Ebendas. S. 228.

Vorzüge in Hinsicht auf Ernährung, Anregung, Schutz gegen zerstörende Kräfte von aussen etc., welche jedem Theil eines Organismus in grösserem oder geringerem Maasse von Seiten der Gesammtheit zu Theil werden.

Alle übrigen Fragen, welche in Zusammenhang mit den Gewerkvereinen stehen, sind von secundärer Bedeutung, die Beziehungen namentlich, in welchen die Gewerkvereine zu den Arbeitgebern treten, welchen Einfluss sie auf die Erhöhung oder Herabsetzung der Löhne ausüben, welchen Einfluss diese ihrerseits auf die Industrie überhaupt nach sich ziehen etc. Auf alle diese Fragen können wir, in Uebereinstimmung mit den Entwickelungsgesetzen der Einzelorganismen, nur antworten, dass der wahre Fortschritt, welcher die Gewerkvereine bedingt, nur in einer höheren Potenzirung der Arbeit bestehen kann. Alles Andere, wie z. B. Lohnerhöhungen etc., wenn sie nicht durch eine solche Potenzirung begleitet sind, *können nur scheinbare oder auf Kosten Anderer erlangte Fortschritte sein.*

Die ersten Spuren bestehender Handwerkergenossenschaften finden sich in Deutschland gegen Anfang des XII. Jahrhunderts, namentlich in Köln und Magdeburg. Ueber die historische Entstehung des Zunftwesens hat man bis jetzt nicht einig werden können. Während einige Forscher, wie Heineccius und Beier, die deutschen Zünfte von den römischen Handwerkercollegien ableiten, vindiciren andere, wie z. B. Schönberg, eine selbständige Entstehung für das deutsche Zunftwesen. Namentlich glaubt letzterer behaupten zu können, dass die Zünfte in Deutschland als Reaction gegen die Folgen der übermässigen Gewerbefreiheit entstanden sind. Wilda und Brentano leiten das Zunftwesen von der Organisation der alten deutschen Gilden ab. Nitsch spricht die Vermuthung aus, das deutsche Zunftwesen sei aus zwei entgegengesetzten Factoren entstanden, aus den freien und unfreien Handwerkern, und dieser Vermuthung stimmt auch Stieda bei. Schmoller ist der Ansicht, das Zunftwesen verdanke sein Entstehen dem Streben der Handwerker nach selbständiger Ausübung der Gewerbepolizei und des Gewerbegerichtes. Dem wendet aber Stieda ein, dass es noch vor 1300 Handwerkerverbindungen in Deutschland mit eigenen Briefen und Statuten ohne jede Spur der Gerichtsbarkeit der Genossen untereinander gegeben hat,*)

*) W. Stieda: Zur Entstehung des deutschen Zunftwesens, S. 13.

ja, an einigen Orten waren die Zunftinnungen so wenig selbstständig, dass sogar die Meister von den städtischen Behörden ernannt wurden. *)

Die Zunftgenossenschaften in den Städten und Flecken trugen verschiedene Dienstpflichten in natura oder Abgaben in Geld dem Fürsten, Bischof oder der Stadt gegenüber.

Im dreizehnten Jahrhundert hatte aber das Zunftwesen so überhand genommen, dass in Deutschland bereits zahlreiche Verbote gegen Entstehung der Zünfte erfolgen und gegen Ende desselben Jahrhunderts werden diese Verbote immer zahlreicher.

Stieda bezeugt, dass im dreizehnten Jahrhundert die einzelnen Zünfte in Deutschland sich gegenseitig noch sehr wenig untereinander abschieden, so wie auch dass damals noch keine Abgrenzung zwischen Lehrlings- und Gesellenwesen vorhanden war. »Es ist verständlich,« sagt er **), »dass man in einer Zeit, wo die Technik noch sehr darniederlag, von denjenigen, welche sich dereinst dem Betriebe des Handwerks widmen wollten, keine grossen Vorbereitungen verlangte. Der Gedanke an die Nothwendigkeit einer Lehrzeit oder eines Meisterstückes, . . . konnte erst entstehen, als durch die weitergehende Trennung der Gewerbe eine grössere Geschicklichkeit für die Handhabung des einzelnen Zweiges erforderlich wurde. Das Anwachsen des Handwerkerstandes und die dadurch sich bildende Konkurrenz musste den Einzelnen darauf führen, sich in seiner manuellen Geschicklichkeit zu vervollkommnen. Damit aber verstand es sich von selbst, dass die kleinen Kunstgriffe dem zukünftigen Meister zeitig beigebracht wurden. Weit entfernt ist man in dieser Epoche von darauf bezüglichen Vorschriften. Ein Zwang zu einer regelmässigen Lehrzeit existirt nicht. Keiner der aufzunehmenden Genossen musste eine solche durchgemacht haben. Lehrlinge als solche gab es natürlich; denn es mussten ja den selbständigen Meistern immer einige jüngere Leute zur Seite stehen.«

Das Genossenschaftswesen in seinen Urformen finden wir auch noch jetzt in Russland.

»Des russischen Bauern scharfer Sinn für communale Zusammengehörigkeit und Selbstregierung«, sagt Grünwaldt ***), »liess

*) Ebendas. S. 14.
**) Ebendas. S. 121.
***) C. Grünwaldt: Das Artelwesen und die Hausindustrie in Russland, S. 16.

seine Genossenschaften kein Institut werden, das wie die Gilden des Westens nur oppositionelle Elemente in sich trug. Das, was der Russe in der ersten Periode seiner Geschichte gelernt hatte, brachte er in die Genossenschaften herüber. Eine solche instinktive Transmigration der Satzungen des gouvernementalen Lebens in alle socialen Vereine musste den Gewerbeinnungen nur zum Vortheil gereichen. Wie der Staat seine Mitglieder zuerst nach der Geburt zählt und dann erst nach erreichter Selbständigkeit verlangt, dass der Bürger seine Pflichten erfülle, so erkannten die ersten Artele schon den neugeborenen Sohn des mitarbeitenden Vaters als ihr Mitglied an und gewährten ihm beim Eintritt in die Genossenschaft gewisse Prärogative vor dem vollständig fremden Nowik (Neuling). Auf die Weise scheint es natürlich, dass die Organisation dieser Gewerbeassociationen als die mobilisirte Gemeindeverfassung angesehen werden kann, die der Russe, wenn er auf Erwerb ausging, oder wenn er sich im Dorfe, in der Stadt zu einem gewerbetreibenden Ganzen formirte, zum Gedächtniss an den heimathlichen Heerd mitnahm.« . .

»In Folge der Conformität der Artel mit allen Erscheinungen des wirthschaftlichen Lebens ist es auch der Wissenschaft so schwer geworden, alle diese Artele auf bestimmte Grundformen zurückzuführen und jede nur mögliche Art in dieselben einzupassen. Im Allgemeinen aber versteht man unter Artel eine Innung mehrerer Personen, welche sich mit ihrem Kapital und ihrer Arbeitskraft oder nur mit der letzteren allein behufs Uebernahme und Ausführung von Arbeiten und zu Gewerbezwecken zu einem Ganzen verbunden haben und Kraft dessen auch solidarisch mit ihrem Vereinsvermögen haftbar und verantwortlich sind. Hierzu kommt noch, dass das Grundprincip der Vereinigung eine tacende oder ausgedrückte, freiwillige Zustimmung der Mitglieder fordert, sowohl zu dem Satze, dass nur die wirkliche Arbeit und niemals geliehenes oder dotirtes Kapital die Mitgliedschaft verleihen können, als auch zu dem, dass in jedem Falle bei absoluter Parität der Mitglieder für gleiche Mühe auch gleicher Lohn verlangt werden darf, von dem Abzüge für Dorf- und andere Gemeindeschulden nur unter Zustimmung Aller gemacht werden können.« —

»So ist die Artel eine auf Unternehmungen gerichtete Erwerbsgenossenschaft. Die Grundprincipien aber jeder Unternehmung sind das Risico und die Haftbarkeit. Dadurch wird einerseits der Credit der an Capitalien nicht reichen Innung gehoben, andererseits die genügende Befriedigung ertheilter Aufträge sicher gestellt. Freilich bedingt die unbegrenzte Haftbarkeit eine beschränkte Mitgliederzahl und verhütet eine übermässige Ausdehnung des Umsatzes, aber sie ruft auch eine gewisse Vorsicht hervor. Diese ist nöthig, weil der Unternehmer nicht, wie beim Kulaksystem, nur einseitiger Arbeitgeber ist, sondern weil er hier thätiges Mitglied zu sein sich verpflichtet hat. Dadurch wird auch die Circulationsfähigkeit der Waare gehoben, da die Artele nicht gemiethete Kräfte verlangen, sondern, wie ein Mann, Alles selbst zu verrichten genöthigt sind . . . Die Buchführung beschränkt sich demnach auf eine einfache Registrirung der Einnahme und Ausgabe und der Balance. Die schliessliche Division des Restes bleibt dann der Generalversammlung vorbehalten.«

Aus dieser Schilderung des russischen Artelwesens geht hervor, dass es Unternehmen darstellt, in welchen noch keine Differenzirung zwischen Arbeitgeber und Arbeitnehmer, Kapital und Arbeit und sogar zwischen den verschiedenen Leistungen der einzelnen Arbeiter an den Tag tritt. Die Einheit besteht in der gleichen Arbeitsfähigkeit und Mittellosigkeit aller Artelglieder und in dem blinden Unterwerfen unter die Autorität des selbstgewählten Artelhauptes, der, so lange er an der Spitze des Unternehmens steht und die Mehrheit für sich hat, eine fast discretionäre Gewalt über alle Glieder ausübt.

Die höher entwickelten Artelgenossenschaften legen aber auch bereits eine mehr ausgesprochene Arbeitstheilung und ein Abscheiden des Kapitals von der Arbeit an den Tag. So giebt es in Russland Artele für Fischfang und Jagdartele, gleichfalls landwirthschaftliche Artele, besonders für Milch und Käseproduction, auch Börsenartele, die über grosse Kapitalien verfügen und starke Werthumsätze machen. Auch einige Zweige der Hausindustrie, namentlich der Textil-, der Metall-, Holz-, Leder- und anderer Industrieen sind auf der Grundlage des Artelwesens organisirt. Der Kampf, den die Hausindustrie gegen die Fabrikproduction zu bestehen hat, ist aber für erstere ein sehr schwerer.

In dem an der Oka belegenen Pawlowo, dem russischen Sheffield, wo die Hausindustrie der Eisen- und Stahlwaaren neben der Fabrikproduction noch sehr stark vertreten ist, beginnt die Arbeit bereits gegen 2 Uhr in der Nacht und dauert wenigstens 16 Stunden. Die Arbeit der Kinder beginnt gegen 4 Uhr morgens. Eine Regulirung der Arbeit durch die Gesetzgebung in Hinsicht auf die Hausindustrie ist unmöglich, indem die Aufseher in das Familienleben hineindringen müssten.

Die in Pawlowo gebildeten Artelgenossenschaften haben sich als concurrenzunfähig mit den Fabriken und sogar mit der Hausindustrie, welche zu Zwischenhändlern ihre Zuflucht nimmt, erwiesen; Mangel an Capital, Intelligenz und Organisation sind die Ursachen dieser Erscheinung.*)

Die sogenannten cooperativen Genossenschaften constituiren sich theilweise als reine Consumvereine zum Ankauf von Lebensbedürfnissen und Waaren aus erster Hand ohne Mitwirkung von Zwischenhändlern und gegen Baarzahlung. Oder es sind reine Productionsvereine, welche die Ersparnisse der arbeitenden Klasse in Fabriken, Bergwerken etc. anlegen und den Antheilsinhabern den Reingewinn von solchen Unternehmen zukommen lassen. Oder endlich vereinigen diese Genossenschaften beide Charaktere, d. h. sie sind zugleich Consum- und Productionsgenossenschaften. Eine der blühendsten Genossenschaften letzterer Art ist die in Over Darwen in England. Sie besitzt im Mittelpunkte der Stadt eine Reihe hübscher Gebäude. In den unteren Stöcken befinden sich die Laden mit Lebensmitteln, Colonialwaaren, Kleidern etc. Die übrigen Stockwerke werden durch Bibliothek, Lesezimmer und Schulräumen eingenommen, so wie von Räumen, die zu Tanzgesellschaften, Vorlesungen etc. bestimmt sind. Der Reingewinn der Genossenschaft wird in Papiermühlen, Baumwollenfabriken und Kohlengruben angelegt. Die Genossenschaft sorgt ausserdem für die unentgeltliche Ausbildung der Mitglieder und ihrer Familien.**)

Die Mitglieder der Baugesellschaften zahlen ihre Miethen statt den Privathauswirthen der Genossenschaft unter der Bedingung, dass nach einer bestimmten Anzahl von Jahren das Haus dem Miether gehöre. Zu diesem Behufe erwirbt die Genossenschaft bereits fertige Häuser oder baut neue. Die Baugesellschaften

*) Boborykin: Das russische Sheffield (in den Vaterländischen Zeitschriften, 1877 Bd. I, S. 97 und ff.)

**) S. Smiles: Sparsamkeit, S. 181.

stellen somit eine Art Sparkassen dar, wo das Geld zu einem bestimmten Zwecke angehäuft wird.*)

Dieser Modus des Sparsamkeitsprincips ist in England in Hinsicht auf Ankauf von Landparcellen in einem beschränkteren Maasse in Anwendung gekommen.

Die Gesellschaften gegenseitiger Unterstützung und Hülfeleistung bei Arbeitsunfähigkeit, Krankheit, Alter, Tod etc. sind in allen europäischen Ländern bereits zahlreich vertreten und einzelne können grossartige Capitalien aufweisen. So zählt der Verein der Odd Fellows in Manchester circa eine halbe Million Mitglieder und besitzt ein fest angelegtes Capital von fast vier Millionen Pfund St. An Krankenunterstützungen und Zahlungen bei Todesfällen vertheilt er jährlich über 300,000 Pfund. — In England sind diese Art Genossenschaften überhaupt am stärksten vertreten. Während in Frankreich nur eine Person auf 76, in Belgien nur eine auf 64 zu solchen Vereinen gehören, ist das Verhältniss in England wie eins zu neun.

Smiles bemerkt ganz richtig, dass die Lebensversicherung einen Contract darstellt, durch welchen die Ungleichheiten des Lebens bis zu einer gewissen Ausdehnung über Alle vertheilt und dadurch ausgeglichen werden, so dass die, welche zeitig sterben, oder vielmehr deren Familien, Theilhaber an dem glücklichen Loose derer werden, welche über den Durchschnittsbetrag des Lebens hinausleben.**)

Aus dem Vorhergehenden ist es klar, dass der Socialismus von allen seinen Standpunkten und in allen seinen verschiedenen Richtungen nichts absolut Neues lehrt. Sehr viele seiner Anschauungen, Lehren und Systeme haben sogar bereits theilweise ihre Verwirklichung in der Geschichte und in der Gegenwart gefunden und solches nicht blos durch Privatpersonen, sondern auch durch Mitwirkung des Staates.

So schildert die vom preussischen Handelsministerium veröffentlichte Schrift; »Einrichtungen zum Besten der Arbeiter in den Bergwerken Preussens«, die unter der Aegide des Fiskus

*) Ebendas. S. 184.
**) Ebendas. S. 195.

bereits seit längerer Zeit entstandenen Knappschaftsvereine. Der Eintritt in diese Vereine ist für die Bergarbeiter obligatorisch. Nach den bestehenden Verordnungen ist der Fiskus verpflichtet, sich mit einem der Hälfte der von den gesammten Arbeitern beizusteuernden Summen entsprechenden Betrage an der Vereinskasse zu betheiligen. In Wirklichkeit zählt aber der Fiscus einen Beitrag von gleicher Höhe. In den Gruben von Saarbrücken verfügte z. B. die Vereinskasse im Jahre 1873 über einen Beitrag von 290713 Thlr. bei einer Betheiligung von 20541 Arbeitern; der Fiskus zahlte dabei 290315 Thlr. Die rechtsverbindlichen Leistungen der Knappschaftsvereine bestehen in der Versorgung der Invaliden, Wittwen und Waisen; es werden aber ausserdem auf Kosten der Vereine Kirchen, Schulen, Krankenhäuser etc. unterhalten. Aber ganz besonders wohlthätig wirkte der Fiskus, sich auf die Knappschaftsvereine stützend, in Hinsicht auf die Ansiedelung der Arbeiter. Die Schrift des Handelsministeriums hebt ganz besonders die Sesshaftigkeit des Arbeiterstandes als wesentliche Bedingung des Aufblühens seines materiellen Wohlstandes hervor. Und es ist in dieser Hinsicht bereits Grosses von Seiten der Verwaltung geleistet worden. Früher wurden vom Fiskus selbst Häuser gebaut und den Arbeitern unter vortheilhaften Bedingungen verkauft oder man suchte die Arbeiter selbst durch Gewährung von zinsfreien Vorschüssen, Bauplätzen und Unterstützungen zum Bau der Häuser heranzuziehen. In Oberschlesien beschäftigte 1873 die Bergverwaltung 33557 Arbeiter, davon hatten bereits 9958 eigenen Hausbesitz. Auch in Hinsicht auf Errichtung von Elementar- und Fortbildungsschulen hat die Bergverwaltung Erfreuliches geleistet.*)

Sparbanken, Sparcassen, Anleihe-, Vorschuss- und Sparcassen, Pennybanken (in England), Schulsparcassen in Belgien und England, Militairsparcassen (in England), Postsparcassen gehören im umfassenderen Sinne zu derselben Kategorie von social-physiologischen Bildungen.

Der verstorbene Erzbischof Sumner sagt in seinen »Urkunden der Schöpfung:«

»Das einzig wahre Geheimniss, wie den Armen beizustehen ist, besteht darin, dass man sie zu Mitwirkenden bei der Besserung ihrer eigenen Lage macht.«

*) Vergl. Magazin für die Literatur des Auslandes, 1877, S. 19.

Diese Worte zündeten in der Seele eines edlen Engländers H. Sikes das Bestreben an, dem Volke die Möglichkeit des Sparens zugänglich zu machen. Er war es, der die Errichtung der Pennybanken in Verbindung mit Gewerbeschulen und ähnlichen Anstalten zuerst anregte und alsdann auch ins Leben rief. Die segensreiche Wirkung dieser Anstalten ist bekannt.

Die Frage, ob und in wiefern die Arbeiterbevölkerung zur Betheiligung an derartigen Vereinen und Anstalten zwangsweise hinangezogen werden soll, wird je nach dem Standpunkte verschieden beantwortet.

Es ist richtig bemerkt worden, dass die ärmeren Classen statt zu begreifen, dass es eine der obersten Bedingungen des Emporkommens ist, sich mittelst der Anlegung eines Sparpfennigs in den Stand zu setzen, die Lebensmittel zur richtigen Zeit und an der richtigen Quelle und überhaupt unter solchen Bedingungen zu kaufen, wann sie am billigsten sind, und dadurch einen Rückhalt zu haben, um ihre Arbeit möglichst theuer verkaufen zu können, verhältnissmässig immer theurer einkaufen als die wohlhabenden Classen, weil sie sich in der Regel an die Kreisler oder kleinsten Krämer halten und überdiess auch häufig noch auf Credit kaufen, wodurch sie ganz in deren Hände gegeben sind. »Gerade in den Fabrikdistricten, wo die höchsten Löhne gezahlt werden, pflegt die Unwirthschaftlichkeit am grössten zu sein. Da ist oft der ganze Wochenlohn und noch mehr im voraus verzehrt. Der Arbeiter kommt nie aus den Schulden heraus, und es wird ihm schon aus diesem Grunde für alle seine Bedürfnisse mehr angekreidet. Unter solchen Umständen erwerben sich daher diejenigen Besitzer grosser Unternehmungen ein öffentliches Verdienst, welche, gleich Krupp, Cramer-Klett. Borsig, letzterer namentlich auf seinem Stahlwerk bei Beuthen in Oberschlesien, wieder in alter patriarchalischer Art ihrer Arbeiter sich annehmen und auf ihren Werken Hülfscassen, Consumvereine, gemeinsame Garküchen, Baugenossenschaften, Bibliotheken, Lesevereine mit Zwangsbeitritt errichten und überdiess noch die Hand zur Errichtung von Musikgesellschaften und Erholungsgärten mit allen möglichen Belustigungsarten bieten.« *)

Der Arbeiterstand kann beim einmüthigen Zusammengehen mit dem grossen Capitalisten, sobald dieser es mit jenem gut

*) Der Socialismus im Deutschen Reiche (Allg. Zeit. 1878, Nr. 173).

meint, nur gewinnen. Die Möglichkeit zu fabriciren, hängt, wie Banfield richtig bemerkt, von der Intelligenz der wenigen Menschen ab, die grosse Capitalien besitzen; es ist die Concentration des Capitals, welche dasselbe wirksam macht, und selbst diejenigen, welche das centralisirte Capital wirksam machen können, müssen noch eine aussergewöhnliche intellectuelle und sociale Befähigung besitzen. Nach Banfield liegt es daher bei den jetzigen wirthschaftlichen Lebensbedingungen im Interesse des Arbeiters, so viel als möglich den Menschen Beistand zu leisten, welche diese Aufgabe übernehmen, denjenigen zu helfen, welche die Opfer bringen, die bei den jetzigen Umständen alle Fabrikanten bringen müssen; weil der Arbeiter nur der Intelligenz, der Ausdauer, der Geduld derjenigen Personen, die ihn benutzen, die Möglichkeit verdankt, lohnendere Arbeit und angemessenen Lohn zu erlangen.

Es sei ein Glück, wenn irgend ein Motiv im Stande ist, einen Menschen, welcher 50,000 Pfd. St. besitzt, dazu zu bewegen, sich der Vollendung eines grossen Unternehmens, welches der Menschheit wohlthätig ist, zu widmen, anstatt sich der Ruhe zu überlassen und seine Einkünfte zu geniessen.*)

Aus dem Obigen geht hervor, dass sowohl die Geschichte als auch die Gegenwart eine unzählige Mannigfaltigkeit von socialen Gestaltungen bietet, welche zwischen den extremsten Lehren des Socialismus nach beiden Richtungen hin liegen. Abgaben, Beiträge und Leistungen, die vom Staate, von den Ständen, den Korporationen, der Kirche, den Gemeinden, Vereinen, den verschiedenen Genossenschaften zu gemeinschaftlichen Zwecken: zur Vertheidigung des Landes, Eisenbahn- und Wegebauten, Lehranstalten, zur Förderung von Religion, Wissenschaft und Kunst, zur gegenseitigen Unterstützung in allen möglichen Formen verwandt werden, bildet das Alles nicht in grösserem oder geringerem Umfange eine Verwirklichung der gemässigt-socialistischen Theorien? Das Wesen einer jeden socialen Gesammtheit besteht gerade in einer mehr oder weniger ausgedehnten ökonomischen, rechtlichen und politischen Solidarität. In Hinsicht auf die verschiedenen socialistischen Theorien kann es sich also nur um die Wege und Mittel handeln, wie diese Solidarität am zweckentsprechendsten

*) Banfield: De l'organistion de l'industrie, p. 163.

zu verwirklichen wäre. Der Communismus besteht nur in dem Bestreben, diese Solidarität auf ökonomischem Gebiete bis aufs äusserste zu treiben und durch Mittel, welche einer folgerechten organischen Entwickelung widersprechen.

Da nun die Menschheit bereits in der Vergangenheit uns eine unzählige Mannigfaltigkeit von socialen Gesammtheiten, und social-ökonomischen Systemen darstellt und auch die Gegenwart dasselbe thut, so sind wir berechtigt vorauszusetzen, dass in dem unendlich grossen Zeitraum, welchen die Menschheit in ihrer Entwickelung noch wird durchlaufen müssen, dieselben Systeme wahrscheinlich noch unter den mannigfachsten Lebensbedingungen ins Leben treten werden. In dem dritten Theile unseres Werkes haben wir gesehen, dass das ganze sociale Leben in seinen primären Thätigkeitsäusserungen auf die psychophysischen Nervenenergien des socialen Nervensystems zurückzuführen ist, dass die Kapitalisations- und Auslösungsfähigkeit der socialen Nervenelemente eine äusserst grosse ist und dass sie nach Maassgabe der höheren Entwickelungsstufe des socialen Organismus an Umfang immer noch mehr gewinnt. Bei Anerkennung dieser stets wachsenden Fähigkeit muss man auch zugeben, dass der sociale Organismus die mannigfachsten, nicht nur politischen und rechtlichen, sondern auch ökonomischen Gestaltungen anzunehmen im Stande ist und auch in der Zukunft sein wird.

Und hier tritt uns wieder als leuchtende Fackel die so wichtige Typentheorie zur Seite, nach welcher man bei den organischen Gestaltungen die Stufe der Vervollkommnung von dem organischen Typus unterscheiden muss. Die verschiedenen communistischen, socialistischen, ökonomischen Theorien und Systeme, die zwischen der absoluten Zwangswirthschaft einerseits und dem absoluten laisser faire laisser passer andererseits liegen, bieten uns verschiedene *Typen* ökonomischer Gestaltungen der menschlichen Gesellschaften, verschiedene *Tonus* der psychophysischen Wechselwirkung der socialen Nervenelemente auf ökonomischem Gebiete. Eine communistisch gestaltete Gesellschaft kann bei gewissen Lebensbedingungen eine ökonomisch höher entwickelte Gemeinschaft darstellen, als eine solche, die auf dem laisser faire sich stützt: war doch der Zustand des Urmenschen und ist noch jetzt das Leben des Wilden meistentheils auf dem laisser faire laisser passer begründet, wogegen die auf communistischer Basis gegründeten religiösen Gemeinschaften in den süd- und nordamerikanischen Staaten theilweise zu grosser Blüthe gelangt sind.

Was die gegenwärtige sociale Bewegung auszeichnet, das ist die Tendenz, nicht blos praktisch, sondern auch theoretisch und wissenschaftlich die socialen Fragen zur Entscheidung zu bringen.

So sagt auch G. Calberla in Hinsicht auf den modernen Socialismus: *)

»Es ist allerdings, nicht zu verkennen, dass praktische Gründe, bestehende äussere Verhältnisse, gewerbliche Missstände in hohem Grade zu seinem Wachsthum beitrugen, ja dass sie theilweise seine Ursachen sind, und dass die Beseitigung jener Missstände einer der zur Bekämpfung des Socialismus erforderlichen Schritte sein müsste. Als seine einzige Basis konnten jene materiellen Ursachen nicht angesehen werden. Der heutige Socialismus hat diese äusseren praktischen Umstände natürlich zur Voraussetzung, aber er ist ausserdem auf eine mit Wissenschaftlichkeit entwickelte Theorie begründet, welche unabhängig von jenen äusseren Vorbedingungen geworden ist, und welche daher auch besonders bekämpft werden müsste. Denn diese Theorie ist bei der socialistischen Masse zum Dogma geworden, dem sie ihre Ideale entlehnt.«

Die Anerkennung der menschlichen Gesellschaft als realen Organismus gab uns gleich beim ersten Schritt, den wir auf ökonomischen Gebiete thaten, die Möglichkeit, versöhnend zwischen den verschiedenen Theorien und Systemen aufzutreten, indem wir die Berechtigung aller anerkannten. Diese Versöhnlichkeit ist nicht ein Kennzeichen von Schwäche, Verschwommenheit oder Haltlosigkeit, sondern das Resultat des höheren Standpunktes, den wir allen divergirenden Anschauungen gegenüber durch Würdigung der psychophysischen Natur des socialen Organismus und des Umfanges und der Bedeutung des psychophysischen Factors auch in Hinsicht auf die ökonomische Entwickelung errungen haben.

Was ganz besonders ernüchternd auf die Anhänger und Verfechter der verschiedenen Theorien und Systeme wirken muss, ist gerade die durch die Typentheorie gewonnene Wahrheit, dass keine Theorie und kein System irgend einen ausschliesslichen

---

*) G. Calberla: Karl Marx „Das Capital“ und der heutige Socialismus Seite 14.

Anspruch auf eine höhere Entwickelungsstufe, auf einen besonderen Fortschritt in der Vervollkommnung der Gesellschaft und also auch auf die Förderung des Wohlstandes, des Glückes und der Cultur des Menschen machen kann, sondern dass sie alle nur verschiedene Typen darstellen, von denen ein jeder einen sehr hohen oder einen sehr niedrigen Entwickelungsgrad, je nach den verschiedenen Lebensbedingungen, darstellen kann.

Alle extremen Theorien sind aus dem Grunde nicht befähigt, einer Gesammtheit zur Erreichung einer höheren Entwickelungsstufe zu verhelfen, weil sie überhaupt den *organischen* Typus verlieren, weil sie sich dem anorganischen Zustande nähern. Der Communismus muss in seiner extremen Gestaltung jegliche freie Divergenz des socialen Organismus aufheben und unmöglich machen; er ist daher ein ausgesprochener anti-organischer und daher jeder höheren Entwickelung feindlicher Factor. Dasselbe gilt auch vom bis zum Aeussersten getriebenen Princip des laisser faire, weil gerade dasselbe die Negation jeglicher Solidarität in sich schliesst, desjenigen Principes nämlich, auf welchem eigentlich das ganze sociale Leben beruht. Zwischen diesen Extremen giebt es aber unzählige Zwischenstufen der social-ökonomischen Entwickelung, welche durch die Divergenz verschiedener Typen bedingt sein können. Ja, eine und dieselbe Gesammtheit schwankt im Verlaufe ihrer Entwickelung zwischen den verschiedensten Typen, indem sie sich, entweder gewaltsam, in Folge von inneren oder äusseren Erschütterungen, Krisen, psychischer und physischer Einflüsse, oder allmälig und organisch in Folge von Anpassungen, bald dem einen und bald dem andern Typus nähert. Dasselbe gilt auch nicht blos von dem ganzen Tonus der ökonomischen Entwickelung, sondern auch von einzelnen Sphären derselben. Wo der Staat in die bestehenden agrarischen Verhältnisse gewaltsam eingreift und sie zu Gunsten eines Theiles, ohne den anderen entsprechend zu entschädigen, gestaltet, nähert er sich in der agrarischen Sphäre dem communistischen Typus. England, nachdem es lange in Hinsicht auf seine Colonien und den auswärtigon Handel das Princip der Bevormundung durchgeführt hatte, hält sich jetzt an das System des Freihandels. Preussen hat mit dem Actiengesetz von 1872 das System des laisser faire in Hinsicht auf das Actienwesen betreten, nachdem es lange im entgegengesetzten Sinne gehandelt hatte. Dieselben Schwankungen bietet uns die Eisenbahnpolitik der verschiedenen Länder Europas. Der

Communismus, der Socialismus und die verwandten Systeme sind nur bis auf's äusserste getriebene Consequenzen derselben Schwankungen.

Wie in der Medicin ein Heilmittel, so kann auch auf social-physiologischem Gebiete eine Maassregel entgegengesetzte Folgen unter verschiedenen Lebensbedingungen und zu verschiedenen Zeiten in Hinsicht auf denselben Organismus und dieselbe Krankheit haben. Im thierischen und menschlichen Organismus wird z. B. die Weite der Blutgefässe und das Durchblutungsmaass der einzelnen Organe und Körpertheile durch den sogenannten vasamotorischen Mechanismus regulirt. Dieser Mechanismus besteht aus zwei antagonistischen Nervensystemen oder -gebieten: den gefässerweiternden oder depressorischen und den gefässverengernden oder pressorischen.

Dr. H. Kühne setzt in seinem Werke »Die Bedeutung des Anpassungsgesetzes für die Therapie«, auseinander, wie die therapeutischen Eingriffe, indem sie diesen Apparat nach verschiedenen Richtungen hin in Bewegung setzen, oft zu denselben Resultaten führen, und umgekehrt, wie nicht selten die Eingriffe der Therapie nach denselben Richtungen entgegengesetzte Resultate hervorbringen.

»Bewirkt eine Reizung stärkere Thätigkeit der Verengerungsnerven, so verkleinert sich das Kaliber der Gefässe. Allein da jeder erhöhten Thätigkeit eines Nerven der Zustand der Ermüdung folgt, so gewinnt nach einiger Zeit der nicht ermüdete Antagonist die Oberhand und die Wirkung schlägt ins Gegentheil um; dieser Umschlag erfolgt um so schneller, je kräftiger der Reiz war, und das kann so weit gehen, dass die Anfangswirkung, in unserem Fall die Verengerung, der Zeit nach verschwinden wird und die Erweiterung allein zum Ausdruck kommt. Ein und derselbe Reiz wirkt also gerade entgegengesetzt, wenn er die Stärke des Ueberreizes gewinnt.«

»Die Weite einer Blutgefässprovinz kann aber auch durch Einwirkung auf die andere Seite des vasamotorischen Anpassungsmechanismus, die Erweiterungsnerven, beeinflusst werden und zwar wieder in doppelter Weise: Reizung derselben hat Erweiterung, Lähmung durch Ueberreiz Verengerung zur Folge. Da nun die therapeutischen Eingriffe, welche auf die Erweiterungsnerven direct wirken, ganz andere sind als die, welche die Verengerungsnerven in erster Linie treffen, so erklärt sich auch die Thatsache, dass zwei ganz verschiedenartige Eingriffe die gleichen Wirkungen haben können.« *)

Zieht man eine Parallele zwischen diesen therapeutisch-physiologischen Erscheinungen und den Wirkungen, welche von denjenigen Maassregeln erfolgen, die von verschiedenen Beglückern der Gesellschaft behufs Regulirung der Vertheilung der Güter unter den Gliedern und den einzelnen Schichten und Ständen der Gesellschaft vorgeschlagen worden sind, so erweist sich, wie auch schon die Erfahrung gelehrt hat, dass nicht selten ganz entgegengesetzte Resultate als die, welche erwartet wurden, erlangt werden. Der künstlich erzeugte Reiz schlägt auf socialphysiologischem Gebiete sofort oder nach einer bestimmten Zeit gleichfalls nicht selten in einen Gegenreiz um und der Ueberreiz zieht oft Lähmung und Hemmung nach sich.

Ganz ebenso gelangt man oft durch künstliche Maassregeln oder gewaltsame Umgestaltungen der socialen Verhältnisse zur Ausbildung von Typen, welche denen vollständig entgegengesetzt sind, die man zu schaffen beabsichtigte. Wie viele demokratische Republiken sind nicht in Despotien umgeschlagen und wie viele Despotien haben nicht Revolutionen hervorgerufen! So würde auch eine gewaltsame Regulirung der Concurrenz auf wirthschaftlichem Gebiete in den meisten Fällen einen Kampf Aller gegen Alle in Folge mangelnder Production und gesteigerter Consumtion hervorrufen; so würde die Gleichmacherei in Hinsicht auf Vermögensverhältnisse die Tyrannei des geringen Kapitals, welches sich noch erhalten würde, nur um so fühlbarer und rücksichtsloser machen.

Wir machten den Socialisten zum Vorwurf, dass sie den Begriffskategorien eine absolute Bedeutung geben, obgleich man dieselben nur als Verallgemeinerungen relativer Erscheinungen auffassen muss.

Die neueren Nationalökonomen theilen z. B. das wirthschaftliche System des socialen Organismus in Privatwirthschaften und Gemeinwirthschaften, und letztere noch in freie und Zwangsgemeinwirthschaften.

---

*) Kosmos, 1878, Heft VII, S. 75.

Es frägt sich nun: wo sind die Grenzen zwischen diesen verschiedenen Kategorien von Wirthschaften?

Im strengen Sinne giebt es in der menschlichen Gesellschaft keine absoluten Privatwirthschaften, so wie auch keine absolutfreien oder Zwangsgemeinwirthschaften, und kann es auch keine solche geben. In einer Gesellschaft, in welcher die Theilung der Arbeit sogar noch in ihren Anfängen begriffen ist, ja in jeder Familie, welche auf einem Zusammenleben zweier oder mehrerer Individuen begründet ist, werden die Güter und Dienste bereits mehr oder weniger gemeinschaftlich producirt und consumirt, wobei gewöhnlich Producent und Consument nicht in einer und derselben Person zusammenfallen, sondern die Production und die Consumtion der Güter und Dienste durch Tausch vermittelt werden (Vergl. Bd. III, S. 244 und ff.). Einerseits stellt ein jedes, wenn auch zu Privatzwecken bestimmtes Unternehmen, wenn es auf einer Theilung von Arbeit begründet ist, eine Gemeinwirthschaft dar, indem dazu ein Zusammenwirken mehrerer Producenten nothwendig ist und dabei meistentheils auch die Befriedigung mehrerer Consumenten bezweckt wird. Andererseits unterliegen aber auch alle wirthschaftlichen Unternehmungen in ihren Beziehungen nach aussen den Gesetzen der Concurrenz, des Angebotes und der Nachfrage, der Anpassung und des Kampfes ums Dasein. Nach innen und aussen unterliegen also Privat- und Gemeinwirthschaften einen und denselben Lebensbedingungen und der ganze Unterschied besteht nur darin, in welchem Maasse einer der beiden nothwendigen Factoren jeglicher functionellen Thätigkeit in den Naturorganismen und der Gesellschaft: Individuation oder Solidarität mehr in den Vordergrund tritt. Beide Factoren sind immer zugleich zugegen, der ganze Unterschied liegt nur in ihrem gegenseitigen Verhältniss. Es sind immer nur die beiden Principien der Individuation und der Solidarität, die auch in der ökonomischen Sphäre, wie in allen übrigen, durch ihre gegenseitige Wechselwirkung, sich verschiedenartig im socialen Leben ausprägen und gestalten. Eine jede Privatwirthschaft ist eine freie Wirthschaft, insofern es den Producenten und Consumenten frei steht an derselben Theil zu nehmen. Zugleich übt aber auch eine jede Privatwirthschaft, je nach dem Kapital, über welches sie verfügt, nach der Lage der Arbeiter, nach der Dringlichkeit der Bedürfnisse, deren Befriedigung sie bezweckt, in Folge eines grösseren oder beschränkteren Monopols, durch das sie bedingt wird, einen grösseren oder geringeren Zwang oder Druck auf die Producenten oder Consumenten aus.

Dasselbe gilt auch für die Gemeinwirthschaften. Auch die freien Gemeinschaften üben direct oder indirect, wenn sie die Concurrenz der Privatwirthschaften beseitigen, wenn sie über grössere Kapitale oder einen umfangreicheren Kredit verfügen, einen grösseren oder geringeren Zwang im positiven oder negativen Sinne auf ihre Glieder und Nichtmitglieder aus. Viele freie Gemeinschaften verwandeln sich dabei unter gewissen Bedingungen in Zwangswirthschaften. Für die Aufnahme und den Austritt der meisten freien Gemeinwirthschaften werden bestimmte Termine und Bedingungen festgestellt, durch welche die Glieder derselben gebunden sind. Aus einem Unternehmen, an welchem man gemeinschaftlich mit seinem Vermögen betheiligt ist, kann man nicht beliebig austreten, wenn eine ungünstige Liquidation bevorsteht. Andererseits giebt es aber auch keine Zwangsgemeinwirthschaften, angefangen von der Ehe bis zum Staat hinauf, aus welchen man nicht unter gewissen Bedingungen austreten könnte.

In allen Betrachtungen über Privat-, freie Gemein- und Zwangsgemeinwirthschaften kann also nur das Verhältniss der zwei, alle socialen Erscheinungen bedingenden Factoren: Individuation und Solidarität berücksichtigt werden. Spricht man einem der Factoren eine absolute Bedeutung zu, so verfällt man in innere und äussere Widersprüche.

Und dasselbe gilt auch für jegliche Organisation in der Natur, indem in jedem Einzelorganismus zwischen Zelle und Gesammtheit eine ganze Hierarchie von Zwischenstufen aufzuweisen sind, in welchen die Individuation der Zelle und die Solidarität der Gesammtheit mehr oder weniger hervortreten und sich ausprägen. Wie diese hierarchische Stufenfolge zwischen Individuation und Solidarität sich in den Naturorganismen entweder als eine physiologische, oder als eine morphologische, oder endlich als eine tektologische (einheitliche) kund thut, so prägt sich auch in Hinsicht auf den socialen Organismus die entsprechende sociale Stufenfolge in eine ökonomische, rechtliche und politische aus. Und wie Freiheit und Zwang, Individuation und Solidarität sich in allen Sphären gegenseitig bedingen und unterstützen, und wie auch in den Naturorganismen die physiologischen Verrichtungen von den morphologischen Gestaltungen und von der Einheit des organischen Lebens nicht zu trennen sind, so auch im socialen Leben und in der Socialwissenschaft.

In allen drei Sphären kann sowohl für die Naturorganismen, als auch für die menschliche Gesellschaft das Entwickelungsgesetz in Hinsicht auf Freiheit und Zwang, Individuation und Solidarität in folgender Thesis zusammengefasst werden:

Functioneller Fortschritt und physiologische Vervollkommnung werden durch ein solches Verhältniss zwischen Individuation und Solidarität in den einzelnen Theilen und in der Gesammtheit des Organismus bedingt, durch welche eine stets höhere Potenzirung beider Factoren ermöglicht wird. Eine organische Gestaltung, in welcher ein Factor auf Kosten des anderen sich entwickelt, stellt immer etwas pathologisches dar.

Daher würde auch eine Gesammtheit, in welcher ausschliesslich oder überwiegend Zwangsgemeinschaften vorhanden sein würden, als eine krankhafte Erscheinung bezeichnet werden müssen.

So erklärt z. B. Professor Wiener in seinem: »Essai sur les institutions politiques, religieuses, économiques et sociales de l'Empire des Incas« den Umstand, dass eine numerisch unbedeutende Armee spanischer Eroberer die Herrscher Peru's vertreiben, die Bevölkerung unterjochen und ein bis dahin freies und mächtiges Reich in Besitz nehmen konnte, dadurch, dass bei den Peruanern Jahrhunderte lang der Communismus eingebürgert war, welcher die Menschen zu seelen-, kraft- und willenlosen Maschinen erniedrigte, jede selbständige Initiative, jedes freudige Bewusstsein erstickt und alle zur Lebensfähigkeit eines Volkes nöthigen Kräfte und Aspirationen im Keime vernichtete.*)

Umgekehrt würde eine nur oder überwiegend auf Privatwirthschaften oder freie Gemeinwirthschaften begründete Gesammtheit gleichfalls eine pathologische Erscheinung darstellen, wie uns solches die Anwendung des Princips der unbeschränkten Freiheit in allen Sphären des Lebens genugsam an den Tag legt. Sie artet in eine wirthschaftliche, rechtliche oder politische Anarchie aus.

Die Individuation und die Solidarität potenziren sich gegenseitig, indem sie allmälig die höheren ethischen Regionen erreichen. Die freie Concurrenz zieht im privatwirthschaftlichen System jetzt oft so traurige Folgen nach sich, weil der ethische

---

*) Das Ausland, 1877, S. 221.

Standpunkt der Betheiligten noch ein sehr niedriger ist. Auf diesem Standpunkte würde auch die äusserste Zwangsgemeinwirthschaft keine besseren, vielleicht noch schlechtere Früchte tragen. Wenn die ethische Entwickelung des Volkes eine höhere sein wird, dann werden dagegen die Resultate nach beiden Richtungen hin ganz andere sein. Die einzelnen krankhaften Erscheinungen werden alsdann von der grossen Masse der höher entwickelten Elemente unterdrückt oder unschädlich gemacht werden. Die höher entwickelten Zellen und Individuen werden sich als solche auch höher *organisiren* und die niederen und krankhaften Elemente ausscheiden und beherrschen. Dieser Process geht in jeder Gesellschaft, welche im Fortschreiten begriffen ist, auf den verschiedensten Wegen vor sich. Die höchste ethische Potenz finden wir in der christlichen Sittenlehre zusammengefasst. Wenn die Masse des Volkes diese Potenz erreicht haben wird, dann wird die Divergenz zwischen Individuation und Solidarität zu einem Minimum reducirt werden und die Privatwirthschaft mit freier Concurrenz in einer socialen Gesammtheit dieselben Früchte tragen, wie die freie und Zwangsgemeinschaft. Es werden beide dann nur zwei verschiedene sociale Typen darstellen, die auf derselben Höhe der Vollkommenheit stehen werden. Gewaltsame »Correcturen« von Seiten der Staatsgewalt werden in beiden Fällen gar nicht nöthig sein; sie werden durch die Anlagen, Bedürfnisse und Strebungen jedes Einzelnen und Aller bewerkstelligt werden.

Ob dieser Zeit- und Standpunkt je auf Erden erreicht werden wird, das wissen wir nicht; aber Das unterliegt keinem Zweifel, dass das sociale Entwickelungsgesetz in Uebereinstimmung mit dem allgemeinen organischen Entwickelungsgesetze auf dieses Ideal hinweist.

Ebenso relativ wie die Begriffe von Privat-, freier und Zwangsgemeinwirthschaft, sind diejenigen über Productions- und Gebrauchscapital, Capital und Einkommen. Diese Relativität haben wir bereits im dritten Bande unseres Werkes (S. 268 und ff.) hervorgehoben und auseinandergesetzt. Im Leben setzen sich diese Kategorien von Capitalien beständig gegenseitig in einander um; man kann sie unmöglich durch äussere Maassregeln, durch staatliche Regulirungen von einander scheiden, abtrennen oder ein für allemal in feste Rahmen setzen, so wie solches auch in Hinsicht auf die Einzelorganismen der Fall ist. Und dennoch fusst der ganze Socialismus auf einer solchen Abtrennung, Ausscheidung und Eintheilung in Kategorien, welche nur begrifflich verallgemeinert, im Leben aber nicht praktisch durchgeführt werden können. —

Der deutsche, von den Socialdemokraten gepredigte Communismus oder Collectivismus, wie sie ihn jetzt nennen, unterscheidet sich vom französischen und englischen dadurch, dass jener sich vorzugsweise auf die Gemeinschaft der Productivmittel beschränkt, das Eigenthumsrecht auf die Consumtionscapitalien dagegen aufrecht erhalten will, der französische dagegen auch letzteres verwirft. Es fragt sich nun: ist es möglich Productionscapitalien von Consumtionscapitalien streng zu scheiden?

Der französische Communismus ist in dieser Hinsicht sehr viel consequenter.

Der Hauptirrthum von Karl Marx besteht gerade darin, dass er einen absoluten Unterschied zwischen Productiv- und Consumtionscapital voraussetzt. Das Leben zeigt dagegen, dass der Uebergang von einem zum anderen, dass die Umgestaltung des einen in das andere auf dem Wege des Tausches zwischen Consumenten und Producenten, sowie zwischen Consumenten und Producenten untereinander, eine unbestimmte, veränderliche, stets fluctuirende Grösse darstellt, so dass es in der Wirklichkeit unmöglich ist, die ganze Masse der Werthe in Consumtions- und Productionscapitale zu theilen. Es ist höchstens nur möglich statistisch in Zahlen auszudrücken, wie viel und welche Werthgegenstände in bestimmten Zeiträumen unter dieser oder jener Kategorie zu verstehen sind. In dieser Hinsicht ist es mit dem Kapital, wie mit dem fliessenden Wasser. Der am Ufer stehende Beobachter kann wohl das Volumen, die Dichtigkeit, die chemischen Bestandtheile des Wassers, so wie die Schnelligkeit der Strömung bestimmen und ausrechnen, jedoch nicht einzelne Wassertropfen, secundäre Strömungen etc. von den ganzen Strömungen ausscheiden, ohne dabei das Gleichgewicht zu stören.

Das ganze System von Karl Marx gründet sich auf dergleichen Begriffsverwechselungen, unklaren Gegensätzen und Zusammenstellungen.

So behauptet er z. B.*) in Hinsicht auf die überschüssigen

*) Karl Marx: Das Kapital S. 664.

Arbeiterkräfte, welche er als ›industrielle Reservearmee‹ und ›relative Surpluspopulation‹ bezeichnet, sie drücke während der Perioden der Stagnation und mittleren Prosperität auf die active Arbeiterarmee und halte ihre Ansprüche während der Periode der Ueberproduction und des Paroxismus im Zaum. ›Die relative ›Surpluspopulation‹, sagt Karl Marx, ›ist also der Hintergrund, worauf das Gesetz der Nachfrage und Zufuhr von Arbeit sich bewegt. Sie zwängt den Spielraum dieses Gesetzes in die der Exploitationsgier und Herrschsucht des Capitals absolut zusagenden Schranken ein.‹ —

Alsdann hebt K. Marx die ›Unverschämtheit‹ der ›ökonomischen Apologetik‹ oder der ›Vulgärökonomik‹ hervor, wenn sie behauptet, dass durch Verwandlung von Capital in Maschinen nicht Capital ›gebunden‹ und Arbeit ›freigesetzt‹ wird, sondern, dass Capital für den Arbeiter freigesetzt werde. ›Was freigesetzt wird‹, sagt K. Marx*), ›sind nicht nur die unmittelbar durch die Maschine verdrängten Arbeiter, sondern ebenso ihre Ersatzmannschaft und das, bei gewohnter Ausdehnung des Geschäfts auf seiner alten Basis, regelmässig absorbirte Zuschusscontingent. Es ist nicht altes Kapital für Arbeiter freigesetzt, aber es sind Arbeiter für etwa ››zuschüssiges‹‹ Kapital freigesetzt. D. h. also, der Mechanismus der kapitalistischen Production sorgt dafür, dass der absolute Zuwachs von Kapital von keiner entsprechenden Steigerung der allgemeinen Arbeitsnachfrage begleitet ist. Und diess nennt der Apologet eine Kompensation für das Elend, die Leiden und den möglichen Untergang der deplacirten Arbeiter während der Uebergangsperiode, welche sie in die industrielle Reservearmee bannt!‹

Das sind jedoch pathologische, aus einer anormalen Wechselwirkung zwischen Capital und Arbeit entspringende Erscheinungen. Sie können ebenso zerstörend nicht blos auf die Arbeiterbevölkerung, sondern auch auf das Kapital wirken.

K. Marx bemerkt selbst, dass die Nachfrage nach Arbeit nicht identisch ist mit Wachsthum des Capitals, die Zufuhr der Arbeit nicht mit dem Wachsthum der Arbeiterklasse. Diese zwei Potenzen bedingen sich gegenseitig und die gesunde socialphysiologische Entwickelung hängt von der normalen Entwickelung beider Factoren und nicht blos eines derselben ab.

---

*) Ebendas. S. 665.

Wie zwischen Privat- und Zwangsgemeinwirthschaft, wie zwischen Productions- und Gebrauchscapital, lässt sich gleichfalls im Leben keine Grenze zwischen beweglichem und unbeweglichem Vermögen, zwischen Grundbesitz und den anderen Vermögensformen ziehen. Eine Einschränkung oder Aufhebung der einen Form zieht nothwendig alle anderen mehr oder weniger in Mitleidenschaft. Daher auch diejenigen socialistischen und communistischen Theorien, welche den Grundbesitz aufheben wollen und das bewegliche Vermögen unberührt lassen, in der Wirklichkeit einzeln gar nicht durchgeführt werden können.

Wenn die Socialisten aber einerseits das trennen, was im Leben nicht getrennt werden kann, so verwechseln sie andererseits Erscheinungen und Verhältnisse, welche im Leben eine wesentlich von einander verschiedene Bedeutung haben, indem sie dieselben in Einem Begriffe zusammenfassen oder mit demselben Worte bezeichnen.

Die meisten Missverständnisse, Verirrungen und Streitigkeiten in Hinsicht auf die sogenannte sociale Frage entstehen dadurch, dass man unter dem Wort *Capital* zwei sehr verschiedene Erscheinungen in der ökonomischen Sphäre vereinigt: erstens diejenigen Güter, welche wir als indirecte Gebrauchswerthe bezeichnet haben, und zweitens die Concentrirung einer grösseren oder geringeren Quantität dieser Güter, vorzugsweise in der Form von Geldwerthen, in einzelnen Händen. Diese zwei Erscheinungen sind nicht nur nicht identisch, sondern gehören ganz verschiedenen Begriffssphären an. Die zur Production der directen Gebrauchswerthe nothwendigen indirecten Gebrauchswerthe (Rohstoffe, Werkzeuge, Maschinen, Gebäude, Transportmittel etc.) können ihrem Zweck entsprechen unabhängig davon, ob sie in einer oder in mehreren Händen concentrirt sind. Ihre Eigenschaft als Capitale erhalten sie nicht durch letztere Bedingung, sondern nur deshalb, weil sie bestimmt sind nicht direct, sondern indirect vermittelst Production anderer Güter den menschlichen Bedürfnissen Befriedigung zu verschaffen. Andererseits können die in den Händen Einzelner angehäuften Reichthümer unter Umständen gar nicht zur Production, sondern nur einfach zur Consumtion, d. h. zur Befriedigung der Bedürfnisse der Inhaber solcher Reichthümer verwandt werden. Auf der Verwechselung dieser Begriffe von Capital sind nun aber ganze ökonomische Theorien aufgebaut worden, die bestimmt sind das ökonomische Leben der Gesellschaft vollständig umzugestalten. Das Schreien und Poltern gegen »das Capital« und »die Capitalisten« beruht somit auf einem qui pro quo.

A. Held fasst die Gedankengänge von Marx und Lassalle, so wie sie sich etwa im gewöhnlichen Gebrauch des Dutzend-Socialdemokraten gestalten, folgendermaassen zusammen.*)

»Capital ist nicht das kleine Vermögen der Wittwe, die kümmerlich von den Zinsen lebt, nicht das Handwerkszeug des Kleinmeisters, der ohne Gesellen arbeitet, nicht das Ackergut des Bauern, der nur mit seiner Familie wirthschaftet. Sondern Capital ist nur das Vermögen des Banquiers, der durch Gewährung oder Verweigerung von Credit die Production beeinflusst, nur das Vermögen des grossen Kaufmannes, der kauft und verkauft um Profit zu machen, nur die Maschinen, Roh- und Hilfsstoffe des Fabrikanten, der proletarische Lohnarbeiter engagirt. Diese Besitzarten sind von den ersten grundsätzlich verschieden und allein Capital. Ihr Wesen ist Herrschaft und Ausbeutung durch Löwenverträge, die der Capitalist mit Schwächeren abschliesst. Dadurch vernichtet der Capitalist die Grundlage des Eigenthums, die eigene Arbeit des Eigenthümers, das Eigenthum wird Fremdthum, indem der Capitalist sich den Verdienst Anderer aneignet. Diese Unnatur wächst mit der Grösse des Capitals. Das grössere Capital unterdrückt nicht nur den proletarischen Arbeiter, sondern absorbirt auch das kleinere Capital. Schliesslich bleibt nur ein grösstes allein herrschendes Capital übrig, das selbstverständlich öffentlich verwaltet werden muss. Die Periode der Herrschaft privater Capitalbesitzer ist geschlossen.«

Wenn nun die Socialisten fordern, der Staat soll der einzige Capitalist sein, so frägt es sich: soll er der einzige Besitzer der indirecten Gebrauchswerthe oder der einzige Eigenthümer überhaupt sein? Die Socialisten scheinen nur das Erste, die Communisten Beides zu fordern. Letztere sind allein consequent, können aber daher auch leichter ad absurdum geführt werden. Damit auch Erstere dazu geführt werden, ist es nothwendig, den inneren Widerspruch, auf dem ihre Lehre sich nach dieser Richtung hin gründet, aufzudecken.

---

*) A. Held: Socialismus, Socialdemokratie und Socialpolitik, S. 22.

Durch Erhebung des Staates zum ausschliesslichen Capitalisten, d. h. zum einzigen Inhaber der indirecten Gebrauchswerthe, wie solches die Socialisten lehren und anstreben, ist noch lange nicht die Concentrirung der Reichthümer in den Händen Einzelner in ihrer Eigenschaft als Consumenten beseitigt. Im Gegentheil. Die reichen Leute werden aus grossen Producenten, wie sie es jetzt meistentheils sind, zu reinen Consumenten mit Gewalt umgewandelt werden. Die »Capitalisten« im socialdemokratischen Staate werden ihre Capitalien nur zur Consumtion, nie zur Production gebrauchen können. Es frägt sich nun: wird eine solche Ordnung, bei welcher auf die Consumtion eine Prämie und auf die Production der Einzelnen ein Verbot auferlegt sein wird, der ökonomischen Entwickelung irgend einer Gesellschaft förderlich sein können? Die Consequenzen einer solchen Ordnung liegen auf der Hand.

Daher ist auch der Ausdruck: »capitalistische Production«, gegen welche jetzt von Seiten der Socialdemokraten so geeifert wird, ein ungenauer. Es kann überhaupt bei einer gewissen Höhe der ökonomischen Entwickelung keine Production ohne Capital stattfinden. Von diesem Standpunkte aus muss eine jede Production auch im rein socialistischen und communistischen Staate eine capitalistische sein. Was den Socialdemokraten und Communisten aber eigentlich ein Dorn im Auge ist, ist die Concentrirung der Capitalien in einzelnen Händen und die Uebermacht, welche in Folge dessen zu Gunsten solcher Individuen erfolgt.

Um aber über eine solche Macht zu verfügen und sie auszuüben, bedarf es gar nicht, dass solche Besitzer ihre Reichthümer als indirecte Gebrauchswerthe verwenden. Ihre Macht wird im ökonomischen Gebiete und mittelbar in den anderen socialen Sphären noch eine sehr viel grössere sein, wenn sie die Güter als directe Gebrauchswerthe verwenden. Wenn ich meine Reichthümer einfach verlebe, wird mein directer und indirecter Einfluss auf die umgebende ökonomische Sphäre für den Augenblick grösser sein, als wenn ich meine Revenüen ansammele oder meine Capitalien durch die zweite und dritte Hand als indirecte Gebrauchswerthe in Umsatz setze. Alle einflussreichen Politiker waren mehr oder weniger Verschwender. Viele verdanken der Verschwendung sogar mehr oder weniger ihr Emporkommen, wie z. B. Lucullus, Lepidus, Catilina etc.

Die sogenannte kapitalistische Production fällt dabei auch nicht mit den Begriffen »Unternehmen« und »Unternehmer« zusammen. Letzterer ist nur selten zugleich »Capitalist« in dem Sinne, welchen die Socialdemokraten und Socialisten diesem Begriffe geben. »Unternehmer« werden ebenso nothwendig in dem socialdemokratischen und socialistischen Staate sein, wie sie es in der heutigen Gesellschaft sind.

Alle diese Betrachtungen führen zu dem Schluss, dass die Angriffe, welche gegen das »Capital«, die »Capitalisten«, die »capitalistische Production« jetzt so leidenschaftlich geführt werden, an eine falsche Adresse gerichtet sind. Nicht das Capital, als solches, nicht die Capitalisten, als Unternehmer und Besitzer indirecter Gebrauchswerthe, sondern die Concentrirung der Reichthümer in den Händen einzelner Privatpersonen soll, wie es die extremen Socialisten und Communisten fordern, abgeschafft werden.

Adolph Wagner bemerkt:*) »Wenn man die socialistische Polemik »»gegen das Kapital«« einfach als unsinnig bezeichnet, weil so eine nothwendige Wirthschaftsbedingung zerstört werde, so macht man sich doch nur durch ein grobes Missverständniss die Widerlegung leicht und ficht mit Windmühlen. Die socialistische Forderung heisst nicht: Weg mit dem Kapital (d. h. mit dem ökonomischen Kapital, dem Productionsmittelvorrath), sondern: Her mit dem Kapital, (d. h. mit dem Kapitalbesitz), verlangt also nicht eine Vernichtung des Kapitals an sich, sondern eine andere Vertheilung des Kapitalbesitzes.«

Daraus folgt, dass der Kampf der extrem-socialistischen Lehre gegen das Eigenthum und nicht gegen das Kapital als Productionswerkzeug gerichtet ist. Dann müsste man aber auch nicht die Abschaffung der »capitalistischen Production«, sondern einfach die Abschaffung des Eigenthums verlangen. —

Eben so schwer wie Privatwirthschaft von Zwangsgemeinwirthschaft, Productivkapital von Gebrauchskapital, ist auch die Grundrente von den anderen Arten von Einkommen in der Wirklichkeit auszuscheiden und abzulösen. Das mit dem Grund und Boden während ganzer Generationen von Grundeigenthümern vereinigte Capital, mag es nun potentiell als erhöhte Bodencultur, als

*) A. Wagner: Lehrbuch der politischen Oekonomie von Rau: Bd. I, S. 33.

unwiderruflich gemachte einmalige Ausgaben zur Hebung, zum Schutz u. s. w. der Wirthschaft vorhanden sein, oder als Hypothekenschuld, als contractliche Verpflichtungen u. s. w. hervortreten, kann in der Wirklichkeit unmöglich ohne gewaltsame Maassregeln von dem Grunde geschieden werden. Wenn in der Nationalökonomie von einem steten Wachsen der Grundrente bei Zunahme der Bevölkerung die Rede ist, so kann das immer nur als die Bezeichnung einer *allgemeinen Tendenz* aufgefasst werden, einer Tendenz, welche für die speciellen Fälle sich sehr verschiedenartig gestaltet. Die Conjuncturen für den Grundbesitz können für die verschiedenen Theile desselben Landes und sogar für nebeneinander liegende Besitzlichkeiten sehr verschiedene sein, hier günstig, dort ungünstig wirkend. Bei intensivem Steigen des Lohnes kann die Grundrente, trotz Vermehrung der Bevölkerung, fallen. In dieser Gegend steigt die Grundrente in Folge der Eröffnung einer Eisenbahn oder des Emporblühens eines Fabrikortes, einer Stadt, eines Hafens, der Entdeckung einer Kohlengrube, eines Salzlagers u. s. w. In jener fällt die Rente aus den entgegengesetzten oder anderen Gründen.

Aus diesen Betrachtungen geht hervor, dass eine absolut-feste Abgrenzung zwischen Rente, Zins, Arbeitslohn und Einkommen überhaupt in der Praxis unmöglich ist. Die Wissenschaft berücksichtigt jegliches Steigen und Fallen aller dieser Factoren nur als Tendenzen, als Strebungen. In der Wirklichkeit fliessen die Factoren, so wie auch die Werthgrössen, die sie repräsentiren, stets in einander über. Sie lassen sich nicht durch einen Machtspruch in starre Verhältnisse und Beziehungen umwandeln. Wird solches versucht, so erweist es sich, dass nach einer kurzen Zeit diejenigen Verhältnisse, die man hat in feste Rahmen einengen und fixiren wollen, diese Rahmen bereits durchbrochen haben. Je nach der Natur der Dämme, welche dem steten Fluss der ökonomischen Beziehungen in den Weg gelegt werden, nehmen auch diese Beziehungen andere Formen an. Freilich ist auch diese Beweglichkeit und Ausgleichungsfähigkeit der verschiedenen ökonomischen Factoren nicht im absoluten Sinne aufzufassen. Der Staat und die Gesellschaft verfügt ihrerseits über zahlreiche Mittel, um diese Fähigkeit und Tendenz in Schranken zu halten. Wenn aber auch nach Maassgabe der höheren socialen Entwickelung einerseits sich diese Mittel vervielfältigen und potenziren, so muss man dennoch andererseits nie aus dem Auge verlieren, dass nach demselben Maasse auch so zu sagen die Verflüssigung aller ökonomischen Verhältnisse einer Gesellschaft sich steigert. Eine Störung der Tendenz, welche den verschiedenen ökonomischen Factoren, sich auf natürlichem Wege gegenseitig auszugleichen, eigen ist, ist für eine höher entwickelte Gesellschaft wegen der grösseren Mannigfaltigkeit der Beziehungen und der grösseren Schwierigkeit der Erlangung eines allseitigen Ausgleiches, mit sehr viel mehr schädlichen und bedenklichen Folgen verknüpft, als solches in Hinsicht auf eine auf niederer Entwickelungsstufe stehenden Gesammtheit der Fall sein kann. Mit anderen Worten: nach Maassgabe der Entwickelung steigern sich nicht nur Eigenthum, Recht, Macht, sondern auch *Freiheit* und dieser letztere Factor ist gerade der, durch welchen die grössere Verflüssigung der Beziehungen und die Gefahren bei Störung des natürlichen Verlaufes der Lebenserscheinungen auch in der ökonomischen Sphäre nach Maassgabe der Entwickelungsstufe bedingt werden.

Auf die Frage, wie die drückendste Noth und mit ihr jede Sorge um die materielle Existenz, beseitigt werden soll, giebt B. Geiser folgende Rathschläge, welche in directem Widerspruch mit jenem natürlichen Verlaufe stehen.

Die menschlichen Gemeinschaften werden so zu organisiren sein, dass sie jedem ihrer Mitglieder allezeit genügende, lohnende Beschäftigung und damit die Lebenserhaltung, eventuell Gesundheitswiederherstellung bei Arbeitsunfähigkeit, sichern.*)

Damit dieses erreicht werde, müsste, nach Geiser, zuerst dem Uebelstande der Blindlingsproduction von Seiten der Menschenvereinigungen zu Leibe gegangen werden. Die wissenschaftlich genaue Untersuchung, wie viel innerhalb eines Volksganzen in gewissen Zeiträumen konsumirt wird, ob der Konsum der einzelnen Waaren konstant bleibt oder je nach der Jahreszeit oder dergl. wechselt, ob derselbe im allgemeinen steigt oder fällt und um wieviel das geschieht, müsste daher eine der wichtigsten öffentlichen Aufgaben sein. —

Nachdem dieses geschehen, müsste die Gesellschaft zur socialistischen Productionsweise an Stelle der jetzigen privatwirthschaftlichen schreiten.

Bei einer socialistischen Productionsweise hält Geiser die Privatunternehmer für vollkommen überflüssig und räth sie zu

*) Bruno Geiser: Die Forderungen des Socialismus an Zukunft und Gegenwart, S. 13.

beseitigen; an ihre Stelle tritt die Gesammtheit als Universalunternehmer. *)

Immer bedenklicher lauten alsdann die folgenden Thesen: »Die Gesellschaft tritt an die Stelle der Privatunternehmer des Productions- und Handelsgebiets; sie regelt die Waarenerzeugung und Waarenvermittlung planmässig nach den Volksbedürfnissen.«

»Natürlich kann es nur bei der Säuberung der Wirthschaftssphäre keinen Unterschied machen, ob ein Nichtsthuer Kapital besitzt oder nicht. In derselben wird nur der etwas zu gewinnen haben, welcher seine Arbeitskraft im Gemeindienste verwerthet.«

»Demgemäss wird das erwähnte socialistische Gesetz seinem Sinn nach etwa so auszudrücken sein: in dem ganzen Bereiche der wirthschaftlichen Thätigkeit einer Volksgemeinschaft kann nur derjenige geduldet und mit einer Gegenleistung gelohnt werden, welcher seine Arbeitskraft nach Maassgabe des Arbeitsplans der Allgemeinheit ausnützt.« **)

»Bei der Arbeit des Einzelnen für die Gesammtheit handelt es sich um seine Leistungsfähigkeit; bei der Gegenleistung der Gesammtheit handelt es sich in der socialistischen Gesellschaft aber um deren Leistungsfähigkeit.«

»Daher wird das diesbezügliche socialistische Gesetz etwa so zu formuliren sein: Für die Arbeitsleistungen aller Gesellschaftsglieder, welche nach gemeinsamen Arbeitsplane ihre Kräfte voll und ganz für das Gemeinbeste ausnützen, hat die Gesellschaft als Gegenleistung die Möglichkeit, den körperlichen und geistigen Bedürfnissen gemäss zu leben und zu geniessen, gleichmässig zu gewähren.« ***)

Und schliesslich heisst es: †)

»Wenn eine zukünftige socialistische Majorität also ein Gesetz erlässt, des Inhalts: Productionsmittel jeder Art gehen in das Eigenthum der Gesammtheit über, wenn ihr nach den bisher bestandenen Gesetzen rechtlicher Eigenthümer aus dem Leben scheidet — so wird Niemand über Ungerechtigkeit klagen dürfen. Zugleich wird die Gesellschaft damit den kürzesten Weg zur radikalen Abänderung der Productionszustände beschritten

*) Ebendas. S. 14.

**) Ebendas. S. 16.

***) Ebendas. S. 16.

†) Ebendas. S. 43.

haben. Kein Productionsmittel wird von dem Augenblicke des Inkrafttretens oben angedeuteten Gesetzes mehr verkäuflich sein, wenn sich nicht die Gesellschaft bereit finden lässt, es zu den von ihr zu bestimmenden Preisen sich anzueignen. Jeder Eigenthümer von Productionsmitteln wird sich beeilen, dieselben unter den möglichst günstigen Bedingungen gegen baares Geld bei der Gesellschaftsverwaltung anzubringen — kein Mensch wird besondere Lust haben, durch seinen Tod ganz umsonst sein Besitzthum an Productionsmitteln der Allgemeinheit zu überliefern.«

»Das Erbrecht an Productionsmitteln ist aufgehoben — das wird die Zauberformel sein, welche die Metamorphose der kapitalistischen Production in die socialistische spielend leicht erzwingen wird.«

»Die Proletarier mögen das Gebotene prüfen und sich entscheiden — und von ihrer grösseren oder geringeren Betheiligung an den socialistischen Diskussionen hängt das Wohl oder Wehe der Menschheit ab«!

Nun hängt aber das Wohl und Wehe der Menschheit nicht von Reglementationen und noch weniger von Diskussionen ab, sondern wird durch nothwendige organische Gesetze bedingt. Diese einfache Wahrheit wirft den ganzen künstlichen Bau der Herrn Geiser und Genossen um.

Die gemässigteren Socialisten gehen aber nicht so weit. Sie sind der Meinung, dass wenn eine Reihe genossenschaftlich-capitalistischer Unternehmen, welche als republikanische social-physiologische Gestaltungen angesehen werden müssen, sich neben privatcapitalistischer Unternehmen, welche als monarchische socialphysiologische Einheiten bezeichnet werden können, ausbilden werden, dann, nach ihren Voraussetzungen, die ausschliessliche Herrschaft des Privatcapitals sein Ende erreichen würde, ganz ebenso wie auf politischem Gebiete der Despotismus und die unumschränkte monarchische Gewalt ihre Beschränkung in den freien politischen Korporationen, Ständen und Staaten gefunden haben. Solche genossenschaftlich - kapitalistische Unternehmen werden dabei keine Zwangsgemeinschaften sein oder vielmehr sie werden es in demselben Maasse sein, wie es auch jetzt die privatcapitalistischen Unternehmen sind, indem jene, wie diese und wie jede sociale Gesammtheit, den einzelnen Gliedern eine gewisse Gebundenheit nach innen und aussen auf Grundlage des Privat- und öffentlichen Rechtes werden auferlegen müssen. Solche Zwangsgemeinschaften werden aber nicht auf dem Staatsdespotismus beruhen, sondern Gebundenheit mit Freiheit in zweckentsprechendem Verhältniss vereinigen.

Welche Unternehmen sich vorzugsweise für die privatcapitalistische Productionsweise und welche für die genossenschaftlich-capitalistische am besten eignen werden, darüber muss die Praxis und das Leben entscheiden.

Beide Arten von Unternehmen werden sich gegenseitig im wirthschaftlichen Wettstreit und im Kampfe ums Dasein erproben und kräftigen müssen, bis einer jeden der richtige Platz und der richtige Thätigkeitskreis bestimmt sein wird.

Dergleichen genossenschaftlich-capitalistische Unternehmen haben aber immer existirt. Die Socialisten, indem sie die Bildung solcher Genossenschaften auf organischem Wege anstreben, schlagen gar nichts Neues vor. Der Irrthum besteht nur darin, dass sie zugleich alle Privatunternehmungen gewaltsam vernichten und jegliche Selbstthätigkeit der Individuen auf wirthschaftlichem Gebiete unterdrücken wollen.

Es muss also den Socialisten und Socialdemokraten folgendes Dilemma gegenübergestellt werden:

Entweder freie Entfaltung unter dem Einfluss der social-physiologischen Centralorgane (Erregungs- und Hemmungsmechanismen) der individuellen Selbstthätigkeit mit allen ihren nothwendigen Consequenzen: Privatunternehmen, privatcapitalistische Production neben der Gemein- und Gesammtproduction.

Oder gewaltsame Unterdrückung ersterer durch letztere und durch die Centralorgane.

Im ersten Falle wird nichts Neues ins Leben gerufen; es kann sich höchstens nur um den grösseren oder geringeren Einfluss der Centralorgane auf die Privatproduction, um das Mehr oder Weniger in Hinsicht auf Erregung oder Hemmung der social-physiologischen centralen Regulirungsmechanismen handeln.

Im zweiten Falle, der in seiner absoluten Bedeutung auch consequent gar nicht im Leben durchzuführen ist, würde durch Unterdrückung der Lebensthätigkeit der einzelnen Nervenelemente des socialen Organismus, schliesslich vollständige Lähmung und der Tod derselben erfolgen.

Aus diesem Dilemma gibt es keinen Ausweg. Mit theoretischen Diskussionen und inhaltlosen aphoristischen Wortfechtereien kann man sich aus demselben nicht herauswinden.

Unter Vorbehalt jedoch des Zusammenwirkens der beiden nothwendigen Factoren jeglichen organischen, wie auch jeglichen socialen Lebens: der Individuation und der Solidarität, kann und muss man die grösste Mannigfaltigkeit und Vielseitigkeit in der Entwickelung des wirthschaftlichen Lebens zugeben.

Das Leben selbst eröffnet unzählige Mittel und Wege um die Gegensätze auszugleichen, die Ausschreitungen in Schranken zu halten, die Uebel zu heilen.

Einige grössere Arbeitgeber in England haben z. B. den Antagonismus zwischen Privatcapital und Arbeit dadurch zu beseitigen gesucht, dass sie den Arbeitern, welche Ersparnisse gemacht haben, den Zutritt zu dem Geschäft erleichtert haben. In dieser Absicht haben sich die beiden grössten Fabrikgeschäfte von Halifax, James Akroyd und Crossley in Actiengesellschaften umgewandelt. Sie haben dabei ihren eigenen Arbeitern die Vorhand bei der Zutheilung von Actien gelassen, um sich dadurch der Mitwirkung der Arbeiter selbst im Geschäft zu sichern. In derselben Absicht verwandelten die Herrn Briggs und Sohn 1865 ihre bei Wakefield ausgebeuteten Kohlengruben in eine limitirte Actiengesellschaft um. Die Betheiligung der Kohlenbergleute an dem Geschäft wurde auf folgenden Grundsätzen festgestellt:

Alle Angestellten der Gesellschaft erhalten im Verhältniss ihrer Betheiligung an dem Geschäft eine Zulage zu ihren Löhnen, die Hälfte des reinen Gewinns, welcher 10% des im Geschäft steckenden Capitals übersteigt. Die Gründer und Beförderer dieser Gesellschaft beanspruchten auf der Pariser Weltausstellung eine Belohnung dafür, dass sie die ersten grossen englischen Arbeitgeber gewesen seien, die allen ihren Arbeitern, gleichviel, ob sie Actieninhaber oder nicht, gestattet hätten, an allen theilbaren Gewinnen über einen bestimmten Procentsatz von dem eingezahlten Capitale der Gesellschaft theilzunehmen.

Obgleich das Geschäft auf diesen neuen Grundlagen einen guten Anfang nahm, musste dennoch zuletzt das System der industriellen Theilhaberschaft am Kohlengeschäft aufgegeben werden, da die Kohlengräber nicht entwickelt genug waren, um die Vortheile des genossenschaftlichen Betriebes der Kohlengruben würdigen zu können. Aus denselben Ursachen scheiterten die auf dem Grundsatze der Corporation errichteten Genossenschaften der Firmen Greening u. Comp. zu Manchester und Fox, Head u. Comp. zu Middlesborough.*)

Einige Genossenschaften behalten sehr lange ihren einmal angenommenen Charakter. So existiren in England bereits seit hunderten von Jahren Fischereigenossenschaften, die ihren demokratischen Charakter beibehalten haben. Fischer thun sich zum Bau, zur Ausrüstung und Bemannung eines Bootes unter der Bedingung zusammen, dass der Ertrag der Fische, die gefangen werden, unter den Gliedern der Genossenschaft vertheilt werden. Die Gesellschaft der Austernfänger in Whitstable soll seit unvordenklichen Zeiten existirt haben und erhielt erst 1793 durch eine Parlamentsacte Korporationsrechte. Man glaubt, dass die Genossenschaften der Zinnbergleute von Cornwall ihren Ursprung bereits zu Phönizischen Zeiten erhalten haben.**)

Die Landgemeinde in Russland hat durch alle Wechselfälle und Erschütterungen bis auf heute ihren demokratisch-socialistischen Charakter nicht verleugnet.

Als Beispiel, wie ganze Kategorien von Unternehmen ihre inneren Gestaltungen verändern, können dagegen die aus cooperativen Genossenschaften hervorgegangenen neuen Baumwollenfabriken in England, deren ursprüngliche Gründer von der lohnbeziehenden Klasse geliefert wurden, angeführt werden. Alle diese Fabriken haben sich allmälig in gewöhnliche Actiengesellschaften mit beschränkter Verbindlichkeit umgestaltet, indem die cooperativen Antheilbesitzer der meisten Fabriken mit grosser Majorität Beschlüsse fassten, laut welchen nur die Antheilbesitzer an dem eigentlichen Gewinn sich betheiligen, die Arbeiter dagegen nur ihren Lohn bekommen sollten. Diese Unternehmen sind also von einer republikanisch-demokratischen Form zu einer republikanisch-aristokratischen übergegangen.

Die meisten Socialisten beschränken ihre Beobachtungen, wie es übrigens auch ihre Gegner stets gethan haben und noch thun, nur auf bestimmte Reihen von ökonomischen Erscheinungen, nur auf einzelne Sphären des socialen Lebens, ohne die anderen in Betracht zu ziehen, obgleich alle untereinander in einer engen, unauflöslichen physiologischen und psychophysischen Wechsel-

*) S. Smiles: Sparsamkeit, S. 347, 366 und ff.

**) Ebendas. S. 174.

wirkung stehen. So z. B. berücksichtigen einige Socialisten fast ausschliesslich nur die Production der Güter und Dienste, die anderen nur die Vertheilung derselben; andere endlich ziehen nur die Consumtion, unabhängig von der Production und Vertheilung der Güter, in ihre Betrachtungen hinein. Im dritten Theile unseres Werkes (Capitel VII bis X) haben wir auseinandergesetzt, dass es die Consumtion ist, welche endgültig die ganze Production und Vertheilung der Güter und Dienste regelt, dass der directe Gebrauchswerth derselben den Werth aller indirecten, zur Production dienenden Gebrauchswerthe endgültig auslösen und decken muss. Wenn man daher über Production und Vertheilung spricht, muss man immer die Consumtion im Auge behalten, und solches unterlassen gerade die meisten socialistischen Forscher. Es hatte immer socialistische Zwangsgenossenschaften in allen Epochen und unter allen Himmelsstrichen gegeben, und die Gegenwart bietet uns noch solche und zwar in grossartigem Maassstabe. Aus den vergangenen Zeiten erinnern wir nur an die ökonomische Zwangswirthschaft im alten Sparta, an die Versorgung des römischen Volkes mit Brod auf Kosten des Staates, wobei die meisten Productionspreise, unter Anderem der des Transportes, von der Obrigkeit geregelt waren; wir erinnern an die kommunistisch-socialistisch-ökonomische Gestaltung des alten Inkareiches, an die buddhistischen und christlichen Klosterwirthschaften u. s. w. In der Gegenwart stellen uns in den meisten Staaten die Armeen solche Zwangswirthschaften dar. In einigen Staaten werden die meisten Bedürfnisse der Armee vom Staate selbst vollständig oder zum grössten Theile producirt, wie z. B. Wohnung (Kasernenbau), Bekleidung (Schneider- und Schusterarbeit), Armirung (Pulverproduction, Patronen, Gewehre etc.) In Russland wurde lange Zeit das für die Armee nothwendige Tuch von dem Staate selbst producirt, was noch jetzt ausschliesslich in Hinsicht auf Gewehre und Kanonen der Fall ist. —

Es frägt sich nun: unter welchen Bedingungen ist eine solche socialistische Zwangswirthschaft möglich? Darauf antworten wir: nur bei einer obligatorischen Regelung der Consumtion. Der Staat bestimmt nicht nur was der einzelne Soldat und die ganze Armee consumiren soll, sondern bestimmt auch den Ort, die Zeit, die Quantität und die Qualität der zu consumirenden Gegenstände. Ohne eine solche Regelung würde eine unentwirrbare Zerfahrenheit in der Production und in der Vertheilung der für die Consumenten bestimmten directen Gebrauchswerthe und der zur Herstellung dieser nothwendigen indirecten Güter und Dienste entstehen. Denken wir uns nur, es wäre einem jeden Soldaten, einem jeden Chef, einem jeden Regimente überlassen, nach Belieben und Geschmack Wohnung, Nahrung, Rüstzeug, Kleidung u. s. w. zu fordern und die Forderungen zu jeder Zeit in Hinsicht auf Ort, Quantität und Qualität der Gebrauchswerthe zu ändern. Würde unter solchen Bedingungen irgend welche, sogar die am vollkommensten organisirte Militärverwaltung im Stande sein, dergleichen Bedürfnisse zu befriedigen? Daher war auch in Sparta und in Rom in Hinsicht auf die Brodvertheilung an das Volk die Consumtion geregelt. Dasselbe gilt auch für alle Klöster und hat auch zweifelsohne im alten Inkareiche stattgefunden. Die logische Nothwendigkeit, die Consumtion zwangsweise zu reguliren und zu bewachen, wenn die Production und die Vertheilung als Zwangswirthschaft betrieben werden soll, hat auch Schäffle in seiner ›Quintessenz des Socialismus‹ hervorgehoben.

Was heist aber die Consumtion zwangsweise reguliren und bewachen? — Das heisst Jeglichen, sowohl einzeln, als auch in seinem Familienleben, in Hinsicht auf die Befriedigung, sowohl der physischen, als auch der psychischen Bedürfnisse jeglicher Freiheit berauben; das heisst die sociale Sclaverei von Staatswegen in ihrer unumschränktesten und rohesten Form einführen. Verzichtet man aber auf diesen Zwang in Hinsicht auf die Consumtion, will man die Consequenzen desselben nicht zugeben, so frägt es sich, wie man denn eigentlich alsdann die Production und die Vertheilung der Güter durch Zwangsmaassregeln *organisiren* will. Nehmen wir z. B. an, dass in einem Lande, in welchem die Seidenindustrie sehr entwickelt ist, das Tragen von Seidenkleider durch die Mode plötzlich abgeschafft wird. In diesem Falle wird der Staat die ganze Seidenindustrie abschaffen müssen und ungeheure Capitalien und Arbeitskräfte anderen Industrien zuwenden. Nach einiger Zeit können aber die Seidenkleider wieder in Mode kommen. Die Anfrage, die Preise steigen. Jetzt muss der Staat die Seidenindustrie von Neuem organisiren. Das ganze Wirthschaftsleben besteht aber in solchen Schwankungen, die nur durch die Privatinitiative theilweise vorausgesehen, bekämpft oder ausgeglichen werden können. Der Staat würde bei den ersten Versuchen, dasselbe zu erreichen, nach kurzer Zeit dem kläglichsten Bankerott entgegengehen. —

Die Production hängt also mittelbar oder unmittelbar von der Consumtion ab. Bei einer Zwangswirthschaft wird nicht blos jene, sondern auch diese staatlich regulirt werden müssen. Was die zu erzeugenden Güter selbst betrifft, so bemerkt Geffcken*), dass ihre Quantität und Qualität jetzt durch die Wechselwirkung von Nachfrage und Angebot festgestellt wird, dadurch übersetzt sich der Wechsel des Bedarfs, der Consumtion ebenso auf das Gebiet der Production, wie umgekehrt ein Schwanken der Production auf das Gebiet der Consumtion; die Ausgleichung vollzieht sich wesentlich durch den Handel. Diesen muss aber, sagt Geffcken, der Socialismus unterdrücken, wenn er überhaupt die Concurrenz beseitigen will. Er muss also nicht blos durch einzelne Massregeln in den Kampf der wirthschaftlichen Interessen corrigirend eingreifen, sondern muss es unternehmen, das jährliche Bedürfniss der Bevölkerung an allen Consumtionsartikeln im Voraus zu bestimmen, um danach seinen Betriebsplan der Nationalarbeit festzustellen. »Es könnte das natürlich«, bemerkt Geffcken, »nur nach einem bestimmten Durchschnitt von Oben herab geschehen, denn wenn man die Einzelnen fragte, was sie bedürften, so würden die Anforderungen ungemein schwanken. Der Eine würde erklären, seine Gesundheit erfordre überwiegend Fleischnahrung, der Zweite würde ein gewisses Mass Wein verlangen, der Dritte würde die Berechtigung beider Forderungen verneinen, da man sich sehr gut von Milch und Hülsenfrüchten nähren könnte. Es könnte also das Bedürfniss nur durch die Beamten des Socialstaates festgestellt werden, damit aber würde diesen eine Aufgabe gestellt, die zu erfüllen der höchsten menschlichen Intelligenz unmöglich ist. Ich will von den Irrthümern hier nicht reden, welche bei einer solchen Berechnung durch Menschen, die doch auch fehlbar sind, schon an und für sich vorkommen müssen; es liegt auf der Hand, dass selbst die Aufstellung eines solchen Budgets des Bedarfs gar nicht möglich ist, weil eben dieser selbst fortwährend schwankt; in einem kalten Winter braucht man mehr Holz und Kohlen als in einem milden, wie will man im Voraus bestimmen, ob der eine oder der andere eintreten wird? Ebenso aber schwankt die Production: es genügt

*) Geffcken: Der Socialismus, S. 20.

offenbar nicht, um eine bestimmte Menge Weizen zu erhalten, so viel Hektaren bestellen zu lassen, als durchschnittlich jenen Ertrag geben; einmal hängt derselbe vom Fleiss der Arbeiter ab, andrerseits von Ereignissen, die jeder Berechnung spotten; es tritt eine Missernte ein und es wächst auf derselben Fläche nur die Hälfte von dem was die Bevölkerung braucht; woher soll die andere Hälfte kommen? Jetzt ist die Antwort einfach, wir beziehen das Fehlende aus anderen Ländern, die mehr haben als sie brauchen; wie aber will der Socialistenstaat das machen? vielleicht hat er mehr Kohlen als er braucht; doch das Land, von welchem er Weizen haben möchte, hat selbst genug Kohlen; das Geld aber, mit dem wir jetzt bezahlen, wenn die Einfuhr die Ausfuhr übersteigt, hat er durch Anweisungen auf heimische Genussmittel ersetzt, welche das Ausland schwerlich nehmen wird.‹

›Nun die Vertheilung der Arbeit. Heute thut jeder was er kann und von dem, was er kann, das was ihm am meisten zusagt, oder wovon er sich den besten Erfolg verspricht; der Gassenkehrer würde lieber ein Kunstdrechsler sein und das Dreifache verdienen, wenn er die Arbeit thun könnte, die höheren Lohn bringt. Diese Freiheit der Wahl des Berufes muss im Socialistenstaat, einerlei ob die ganze Production oder nur die jedes Zweiges centralisirt wird, vollständig wegfallen, denn sie würde den ganzen Betriebsplan der Arbeit von vornherein vereiteln; die Annahme Fouriers, dass jeder Mensch Neigung zu einer bestimmten Thätigkeit habe und wenn man diese nur treffe, mit Leidenschaft darin arbeite, ist zu naiv um ernstlich erwogen zu werden, denn die Zahl der Lastträger oder Steinklopfer aus Passion dürfte gering ausfallen.‹

Wer sich ein Bild machen will von der Menge der Genussmittel, welche eine socialistisch organisirte Gesellschaft zu erzeugen, demgemäss auch bei der Vertheilung ihren Mitgliedern zu gewähren im Stande ist, muss, wie es in der socialistischen Revue, die ›Zukunft‹ heisst*), zuerst die Vorstellung von Geld und Geldeswerth zu vergessen suchen. So lange man sich die Vertheilung nach Geld-Einkommen denke, so lange schwebe einem auch das Einkommen als in Geld bestehend vor. Dabei entwickele sich unwillkürlich immer wieder das Bild der heutigen

*) Die Zukunft 1878, Heft 14, S. 401 und ff.

Productionsweise, des durch das bestehende Privat-Eigenthum beeinflussten heutigen Productionszweckes.

So lange Waarentausch stattfindet, ob unter Privaten, Genossenschaften, Communen oder Staaten, werde man Geld gebrauchen. Es dreht sich hier nur um die Untersuchung, ob der Socialismus mehr Genussmittel erzeugen, jedem Einzelnen also auch eine grössere Portion zutheilen kann, als es bei der heutigen Productionsweise, bei der heutigen Gesellschafts-Ordnung möglich ist. Das allein sei die Frage.

Bei der heutigen Production seien die Producte nicht Endzweck, sondern nur Mittel zum Zweck. Jeder Producent wolle das in seinem Betriebe steckende Geldcapital verzinsen, nebenbei aber auch noch einen Ueberschuss an Geld erzielen. Zweck der jetzigen Production sei die Erzeugung von arbeitslosem Einkommen. Der eigentlich vernunftgemässe Zweck der menschlichen Arbeitsthätigkeit: die Herstellung von Genussgütern sei zu einem Mittel zur Erlangung von arbeitslosem Einkommen degradirt. Da heute Niemand Producte zum eigenen Gebrauch, sondern immer nur Producte für den Gebrauch Anderer herstellt, habe auch Niemand mehr an dem Product, weder an der Güte noch an der Menge desselben, ein Interesse, sondern nur an der Geldsumme, welche durch den Verkauf der Producte erzielt werde. Die Waare selbst, sowohl was Qualität als auch was Quantität betrifft, sei Nebensache geworden; Alles dreht sich um den Reinertrag.

Dieses Streben beherrsche und demoralisire die ganze heutige Gesellschaft. Jeder Einzelne müsse sich an diesem Streben betheiligen, er müsse auf Ansammlung eines eigenen, durch den Reinertrag entstehenden und wieder darauf hinzielenden Vermögens bedacht sein, wenn er für sein Alter, für seine Familie wie ein guter Hausvater besorgt ist. Uns kümmere nicht das Bedürfniss der Massen, nicht Güte oder Menge der Producte, uns interessire nur der Profit, der Mehrwerth, das arbeitslose Einkommen!

Wie ganz anders würde und müsste sich nach der Meinung der ›Zukunft‹ die Sachlage gestalten, wenn die Deckung des vorhandenen Bedarfs an Genussmitteln directes Ziel, endgültiger Zweck der Production sein würde! Denke man sich nur die heutige Form des Eigenthums abgeschafft, eine ehrenvolle Versorgung der alt und schwach und arbeitsunfähig gewordenen Gesellschafts-Mitglieder, eine liebevolle und auf Neigung und Anlage des einzelnen Kindes sorgsam Rücksicht nehmende Waisenpflege — damit fiele ja der einzig berechtigte Grund zur Ansammlung von Kapital weg, ohne dass dem Erwerbssinne der Menschen die Spitze abgebrochen zu werden brauchte.

Nur wenn das bestehende Privat-Eigenthum an den Productionsmitteln und an Grund und Boden abgeschafft sein wird, könne der auf Erzielung von Reingewinn gerichteten Tendenz der Production ein Ende gemacht werden. Erst nach vollständiger Demokratisirung der Gemeinden und des Staates sei die wirthschaftliche Ausbeutung der Majorität durch eine Minorität bei gleichzeitig bestehendem Communismus geradezu undenkbar.

In Hinsicht auf diejenigen Productions-Betriebe, bei welchen das Privat-Eigenthum an den Productions-Mitteln zur Erzeugung reichlicherer Producten-Menge Veranlassung bietet, als das communistische Eigenthum, werde das Privat-Eigenthum fortbestehen können und müssen, wenn nur Sorge getragen wird, dass es nicht wieder rentenbringende Eigenschaften erlangt. So die socialistische ›Zukunft.‹

Um nun sich eine Vorstellung über die Art und Weise zu machen, wie sich die Ausführung dieser Ideen durch socialistisch-organisirten Betrieb gestalten würde, wollen wir die Vorschläge der ›Zukunft‹ in Hinsicht auf die Landwirthschaft hervorheben.

Mangel an Kapital zum Ankauf der Maschinen, Mangel an Arbeitskraft in der Ernte und Rücksicht auf die sonst im Winter arbeitslos dem Besitzer zur Last fallenden sogenannten »eigenen Tagelöhner‹ verhindern jetzt, nach der Meinung der ›Zukunft‹, die allgemeine Einführung der neuen Wirthschaftsweise.

Der Staat aber, dem alle Rohstoffe, Bergwerke, Hüttenbetriebe, Maschinenbau-Anstalten und Eisenbahnen gehören würden, er könnte mit Leichtigkeit in wenig Jahren den Bedarf an landwirthschaftlichen Maschinen vollständig decken.

Und die Arbeitskraft zur Zeit der Ernte?

Wenn es der heutige Staat für nöthig hält, werden alle Männer vom 18. bis zum 50. Jahre mobil gemacht. Sollte denn eine solche allgemeine Mobilmachung zur Einbringung der Ernte, die uns Allen das tägliche Brod liefern muss, undenkbar sein?

Der Staat zieht zwei, drei Armeecorps zu einem Manöver in einer Provinz zusammen und lässt die Truppen und einzelnen Leute nachher in ihre Garnisonen oder in ihre Heimath zurückmarschiren. Könnte, fragt die ›Zukunft‹, den Landstrichen, welche nur zum Ackerbau dienen, aber aus den verschiedensten Ursachen keine Industrie und daher keine dauernde Beschäftigung für viele Menschen haben, nicht ein Armeecorps Arbeiter während der Ernte zugetheilt werden, welches nach Beendigung derselben in die industriellen Bezirke zurückkehrt, aus denen es ›ausgehoben‹ worden ist? Würde hierdurch nicht eine grössere Menge landwirthschaftlicher Producte erzeugt werden können?

Wir glauben nicht fehlzuschiessen, heisst es schliesslich, wenn wir behaupten, dass es wenig Güter und Dorfschaften in Deutschland giebt, die nicht nach Durchführung der längst erprobten landwirthschaftlichen Meliorationen und nach Einführung aller Maschinen, bei gleichzeitiger Zurdispositionsstellung von genügender Arbeitskraft für die Ernte, — das dreifache Productenquantum gegen die Jetztzeit erzeugen können.

Ein jeder Unbefangene, der mit den realen Factoren der socialen Physiologie zu rechnen versteht, wird dagegen der Ueberzeugung sein, dass bei einer solchen Organisation der Landwirthschaft, statt des erwarteten dreifachen Productenquantums die Gesellschaft der Gefahr zu verhungern entgegen gehen würde.

Als Beispiel, wie die Industrie auf Grundlage des socialistischen Betriebes zu organisiren wäre, führt die ›Zukunft‹ den Militärstaat mit seiner grossartig angelegten und bis in das kleinste Detail ausgeführten Organisation zur Herstellung von Kleidungsstücken und Armatur-Gegenständen an. Wenn heute 400,000 rüstige junge Leute nicht mit an der Herstellung von Wohnung und Kleidung arbeiten und doch genügend mit Wohnung und Kleidung versehen sind, ausserdem aber über eine Million fertiger Anzüge vorräthig zum Gebrauch bereit liegen, wer kann da, frägt die ›Zukunft‹, bezweifeln, dass dieselbe Organisation, dieselbe Militär-Behörde, die alle diese Resultate mit den Steuern der Bürger erreicht, nicht auch für alle Menschen Wohnung und Kleidung zu beschaffen im Stande sei, wenn ihr zu diesem Zwecke alle Rohstoffe, alle Arbeits-Instrumente und alle Arbeitskräfte zur Verfügung gestellt werden?

Nach Einführung einer planmässig den Bedürfnissen angepassten Production kann und muss, nach Meinung der ›Zukunft‹, das heute dem unnützen Zwischenhandel zufallende Einkommen der wirklichen, gesellschaftlich nothwendigen Arbeit zu Gute kommen; durch nützliche Verwendung der frei werdenden Arbeitskraft müsse das Gesammt-Product wieder quantitativ bedeutend vermehrt und somit der auf den Einzelnen entfallende Theil verhältnissmässig vergrössert werden. Wie gross übrigens die heute herrschende Arbeitsverschwendung ist, davon habe man kaum eine Vorstellung; die nützliche Verwendung dieser unnütz verausgabten oder gar feiernden Arbeitskräfte müsse die Menge der Genussmittel wieder um ein Erkleckliches vermehren.

Eine Vermehrung und Verbesserung der Genussmittel bei einer derartigen Organisation der Industrie liegt jedoch gleichfalls nur in der Einbildung der Socialisten. Das Leben wird zweifelsohne bei Einführung einer solchen industriellen Organisation mit einer Verminderung und Verschlechterung der Production antworten. Aber abgesehen davon, frägt es sich hier wiederum: auf welche Weise, auf welchen Wegen die quantitative und qualitative Anpassung der Gebrauchswerthe an die so mannigfachen und nicht selten so wandelbaren Bedürfnisse der Individuen und Gesammtheiten bewerkstelligt werden wird? Die Production muss stets mit der Mannigfaltigkeit und Wandelbarkeit der Bedürfnisse gleichen Schritt gehen, widrigenfalls die producirten Güter gar nicht abgesetzt und in Gebrauch kommen werden. Von einer Zwangsconsumtion ist aber bei den Socialisten bis jetzt nirgends die Rede gewesen. Nur die Communisten sind in dieser Hinsicht consequent und gerade diese ihre Consequenzen werden von den Socialisten zurückgewiesen.

Die Socialisten denken sich überhaupt die Wechselwirkung der socialen Kräfte in der ökonomischen Sphäre als zu einfach und zu roh. Der sociale Organismus ist der am mannigfachsten und vielseitigsten entwickelte unter allen Naturorganismen; die Erscheinungen, die in seinem Schoosse vor sich gehen, sind die complicirtesten und verwickeltesten, welche uns das organische Leben überhaupt bietet. Wenn nun das organische Leben sogar in seinen Anfängen und in seinen einfachsten Ausprägungen aus diesem Grunde schwer zu reguliren und zu leiten ist, um wie viel schwerer muss diese Aufgabe nicht in Hinsicht auf das sociale Leben sein. Man kann freilich darauf erwidern, dass gerade weil das Einzelelement des socialen Organismus, der Mensch selbst, ein höher und vielseitiger entwickeltes, selbstthätigeres und freieres Wesen als die Zelle im Einzelorganismus der Natur ist, auch die Wechselwirkung im socialen Organismus mehr von seinem Willen und der Vernunft abhängig ist. Solches ist richtig, aber nur bis zu einem gewissen Grade. Auch die socialen Gesetze sind nothwendige Naturgesetze. Der Spielraum für den Menschen in der Wahl der Bewegung und des Entwickelungsganges ist wohl ein grösserer und mannigfaltiger; aber den *nothwendigen Consequenzen* seiner Wahl und seiner Thätigkeit kann der Mensch ebensowenig entgehen, wie das Thier und die Pflanze und jede einzelne Zelle im Schoosse derselben. Die Unterdrückung oder Schwächung der Selbstthätigkeit des Individuums in der ökonomischen Sphäre muss im socialen Organismus dieselben Folgen haben, wie die Schwächung der Thätigkeit der Zelle im Einzelorganismus, obgleich im ersten Falle die Rückbildung auf einer grösseren Zahl von Wegen vor sich und zu mannigfacheren Resultaten führen kann als in Hinsicht auf die Naturorganismen. Eine aberratio loci oder temporis, eine Ueberreizung oder ein Mangel an Reiz wird in beiden Fällen nothwendig immer pathologische Erscheinungen nach sich ziehen, hier unter einfacheren dort unter mannigfaltigeren Lebensbedingungen. Die Socialisten lassen diese *nothwendigen Consequenzen* meistentheils vollständig aus dem Auge oder berücksichtigen nur einzelne, einseitig aufgefasste Wirkungen derselben, die der Vielseitigkeit des wirklichen Lebens gar nicht entsprechen.

Die Socialisten unterschätzen ausserdem in allen ihren Vorschlägen und Reformprojecten die technischen Schwierigkeiten, mit welchen jegliche Production, jegliche Vertheilung der Güter und Dienste verbunden ist. Auf diese Schwierigkeiten kommt es aber gerade in Hinsicht auf die Production und Vertheilung endgültig an. Könnte man sie willkürlich oder auf dem Wege der Staatsgesetzgebung beseitigen, so wäre die sogenannte sociale Frage gelöst. Alle diese Schwierigkeiten rühren aber von nothwendigen Naturgesetzen, welche der Ernährung und der Entwickelung des Menschen zu Grunde liegen, her. Daher müssen erst diese Gesetze aufgehoben werden, ehe man von deren nothwendigen Consequenzen abstrahirt.

Wer ein Landgut verwaltet, eine Fabrik geleitet, ein Handelsgeschäft geführt hat, der kennt diese Schwierigkeiten. Welche schwierige Aufgabe für einen Landwirth, eine einzige Ackerparzelle neu einzutheilen oder eine andere Rotation in der Feldwirthschaft nur einer einzigen Besitzlichkeit einzuführen! Wie viel Mühe, Kenntnisse und Ausdauer ist nicht dazu nöthig! Und jetzt kommt irgend ein Theoretiker und schlägt vor, den

Grundbesitz eines ganzen Landes umzugestalten, ihn anders einzutheilen u. s. w. Er abstrahirt von allen wirthschaftlichen Lebensbedingungen der Landwirthschaft, er vergisst, dass eine jede Landbesitzlichkeit an und für sich ein Organismus ist, dessen einzelne Bestandtheile nur dann productiv wirken können, wenn sie organisch ineinandergreifen. Gebäude, todtes und lebendes Inventar, Kanalisation, Verhältniss zwischen Feld, Weide, Wiese, Heuschlag, Wald etc. etc., alles das hat sich auf organischem Wege, auf Grundlage der Gesetze des Kampfes ums Dasein und der Anpassung in grossen Zeiträumen, nach vielen Verlusten und langen Erfahrungen, festgestellt und entwickelt. Die meisten Theoretiker, welche Umgestaltungen in den ökonomischen Productionsverhältnissen durch verschiedene in ihrem Studierzimmer ausgedachte Mittel zu Stande bringen, haben gar keine Ahnung von den ungeheuren Verlusten an Kapital und Arbeitskraft, an directen und indirecten Gebrauchswerthen, welche eine jede Störung der bestehenden ökonomischen Verhältnisse nothwendig noch sich ziehen muss, Verluste, die Niemandem, weder dem Consumenten, noch dem Producenten zu gute kommen werden. — Und was hier von der Landwirthschaft gesagt ist, gilt ebenso von der Industrie und vom Handel.

Die socialistischen Theoretiker berücksichtigen nur die pathologischen Erscheinungen, welche mit dem Eigenthumsrecht, der Privatcapitalwirthschaft, dem Grossgrundbesitz, der Concurrenz etc. verknüpft sind, ignoriren aber vollständig diejenigen pathologischen Zustände, welche bei anderen social-ökonomischen Gestaltungen vorkommen und welche besonders bei einer Einschränkung, einer plötzlichen Umbildung oder einem gewaltsamen Umsturz der bestehenden Verhältnisse entstehen müssen. Es giebt überhaupt und kann auch keine sociale Gesammtheit geben, in welcher die Entwickelung aller ökonomischen, rechtlichen oder politischen, physischen und psychischen Factoren nach allen Seiten hin vollständig normal vor sich gehen würde. Ein Theil dieser Factoren entwickelt sich immer mehr oder weniger auf Kosten der anderen. So ist es immer gewesen und so wird es mehr oder weniger immer bleiben bei allen Gestaltungen und unter allen Verhältnissen. Es kann sich bei einer aufsteigenden Entwickelung höchstens nur darum handeln, in wie weit die höheren Kraftenergien auf Kosten der niederen sich entwickeln sollen, ohne durch ein zu rasches Vorgehen die Gesammtheit in ihrem gleichmässigen Fortschreiten zu gefährden. Die Kritik der vorhergegangenen und noch jetzt bestehenden socialen Verhältnisse, die von den Socialdemokraten und Communisten mit so viel Schärfe und Geschick gehandhabt wird, beweist nur, dass es immer pathologische Erscheinungen im socialen Leben der Menschheit gegeben hat. Den Beweis jedoch, dass es in der von den Socialisten vorgeschlagenen Gestaltung keine pathologischen und keine noch schlimmeren geben wird, diesen Beweis bleiben die Socialisten schuldig. Es spricht im Gegentheil alle Wahrscheinlichkeit dafür, dass abgesehen sogar von der Erschütterung, welche jeder gewaltsamen Umgestaltung sowohl in der Natur als auch in der menschlichen Gesellschaft folgen muss, die des geschichtlichen realgenetischen Bodens mangelnde theoretische Schematisirung, welche die Socialisten ins Leben rufen wollen, noch unvergleichlich schlimmere pathologische Zustände hervorrufen wird, als die jetzigen socialen Verhältnisse. Das Gegentheil werden die socialistischen Theoretiker auch nie beweisen können, denn einerseits in der Theorie werden sie wegen der unendlichen Mannigfaltigkeit und Vielseitigkeit des socialen Lebens nie alle Factoren, durch welche das sociale Leben bedingt wird, in Erwägung zu ziehen im Stande sein; andererseits aber, sollte es ihnen wirklich gelingen irgendwo in der Praxis einen Theil ihrer Theorien ins Leben zu rufen, so werden sie das Misslingen derselben immer diesen oder jenen feindlichen Kräften zuschreiben und die Schuld auf letztere wälzen. Nun gehören aber überhaupt nicht nur die günstigen Lebensbedingungen, sondern auch die feindlichen Kräfte zu denjenigen Realitäten, mit denen jegliches Leben nothwendig zu rechnen hat. Die geschichtlichen socialen Formbildungen und die gegenwärtigen socialen Gestaltungen haben sich gerade im Kampfe gegen die sie umgebenden und im Innern derselben auftauchenden zersetzenden und zerstörenden Kräfte, gleich den Einzelorganismen der Natur, so und nicht anders entwickelt. Die jetzigen organischen Formbildungen sind ein Resultat unzähliger, vom Ursprung des organischen Lebens dauernden Kämpfe und Anpassungen. Auch in der Zukunft können und werden sich nur diejenigen Formbildungen bewähren, welche allen feindlichen, inneren und äusseren, Kräften gegenüber Stand werden halten können. Dass die von den Socialisten vorgeschlagenen Formbildungen diese Fähigkeit besitzen werden, das werden sie nie beweisen können; ganz im Gegentheil, die bereits gemachten Versuche haben den entgegengesetzten Beweis geliefert.

Die durch die freie Concurrenz, durch Conjuncturen, durch das Monopol u. s. w. bedingten Werthsteigerungen erweisen sich ebenso oft zu Gunsten der Arbeit, als auch des Capitals. Die social-ökonomische Entwickelung stellt, wie eine jede organische Entwickelung, Bewegung dar. Bei allgemeiner fortschreitender Entwickelung steigert sich nicht der Eine Productionsfactor *auf Kosten* des Anderen, sondern sie potenziren sich alle gleichzeitig und gegenseitig. Die Entwickelung des Einen auf Kosten des Anderen rührt immer von einer partiellen oder allgemeinen Rückbildung her. Bei einer allgemeinen Rückbildung gehen alle Factoren zu gleicher Zeit zurück. Und dieses bezieht sich sowohl auf das sociale Nervensystem, als auch auf die Zwischenzellensubstanz.

In einer ökonomisch allgemein fortschreitenden Gesammtheit vermehrt sich nicht nur die Bevölkerung, sondern auch ihr Erwerb, ihr Einkommen; ihre physischen und geistigen Anlagen sind dabei zugleich im Wachsen begriffen. Zu gleicher Zeit kann aber auch der Zins des Kapitals und die Bodenrente steigen, das Productiv- und Consumtionscapital sich anhäufen. Eine solche Erscheinung, bei welcher alle ökonomischen Factoren sich gleichzeitig steigern, ist eine sehr seltene, aber sie ist nicht unmöglich. Eben so selten findet auch das Umgekehrte statt, wenn alle ökonomischen Factoren gleichzeitig abnehmen; aber unmöglich ist auch dieser Fall nicht. Am häufigsten bietet uns das Leben die Zwischenstufen dieser beiden Extreme dar, wenn nämlich nur ein oder mehrere bestimmte ökonomische Factoren sich entwickeln oder rückbilden, wobei dann dass allgemeine Resultat nach einer bestimmten Periode darüber entscheidet, ob im Grossen und Ganzen ein Fortschritt oder ein Rückschritt stattgefunden hat, nachdem sich die einzelnen Schwankungen und Gegensätze mehr oder weniger ausgeglichen haben. Kampf ums Dasein und Anpassung sind auch hier die Losungsworte, die zum Siege oder zum Fallen bringen.

Die Socialisten und sogar ihre Gegner schlagen die Bedeutung des psychophysischen Factors im ökonomischen Gebiete nicht hoch genug an. Das, was im Nach-, Neben- und Uebereinander in Hinsicht auf die social-ökonomische Zwischenzellensubstanz vor sich geht, wirkt in physiologischer, morphologischer und einheitlicher Hinsicht als psychophysische Kapitalisirung und Spannung auch auf das individuelle und sociale Nervensystem zurück und andererseits werden die ökonomischen, rechtlichen und politischen Beziehungen im socialen Organismus auch in Hinsicht auf die Zwischenzellensubstanz durch die Auslösung der psychophysischen Kraftenergien des individuellen und socialen Nervensystems bedingt. In Folge dieser gegenseitigen Bedingtheit müssen alle Erscheinungen auch in der ökonomischen Sphäre stets von jenen beiden Standpunkten betrachtet und beurtheilt werden. Eine Aufhebung des Eigenthumsrechtes oder eine über das Maass der äussersten Nothwendigkeit gehende Beschränkung desselben würde nicht nur die Continuität in der ökonomischen Entwickelung in Hinsicht auf die Zwischenzellensubstanz aufheben oder schwächen, sondern auch die Rechtsbegriffe der Glieder der Gesammtheit erschüttern und irre leiten und daher auch die Continuität in Hinsicht auf die psychophysische Entwickelung des socialen Nervensystems stören. In Folge des Gesetzes des *lawinenartigen Anschwellens* der psychophysischen Kräfte in Hinsicht auf Potenzirung und Auslösung, sowohl in der Richtung des Zweckmässigen, als auch des Unzweckmässigen, des Guten und des Bösen kann dabei eine solche Störung im Schoosse des socialen Nervensystems und die Rückwirkung dieser Störung auf die sociale Zwischenzellensubstanz eine unberechenbare werden. Ein einzelner Rechtsbruch kann z. B. das ganze Rechtsbewusstsein einer Nation tief erschüttern.

Die Socialisten schlagen zu niedrig oder fast gar nicht die Bedeutung der Selbstthätigkeit des Individuums und ihrer psychophysischen Motive an. Die Thätigkeit des Individuums, wie auch die der Zelle, bildet den Urquell des organischen Lebens sowohl in seinem normalen, als auch in seinem pathologischen Entwickelungsgange. Die Schwächung dieses Urquells muss nothwendig die Schwächung und Rückbildung des ganzen Organismus nach sich ziehen. Der Wille des Gesammtorganismus wird endgültig doch immer aus der Willensthätigkeit der Zellen und Individuen gebildet.

Der Wille als solcher ist seinerseits auch eine sehr complicirte und eine stets bewegliche Grösse.

In Hinsicht auf die sogenannte Einheit des Willens sagt Maudsley:*)

»Wir würden in den äussersten Widerspruch sowohl mit der psychologischen Analyse des Wesens des Willens, als auch mit den physiologischen Beobachtungen über die Constitution der höchsten Nervencentren gerathen, wollten wir annehmen, dass das Wollen von einem einzelnen, bestimmten Nervencentrum ausgeht. Wären wir zu einem bestimmten Ausspruch über einen so dunkeln Gegenstand gezwungen, so müssten wir sagen, dass jedes Vorstellungscentrum auch Reactionscentrum für das Wollen ist.«

»Während gewisse Menschen«, sagt vordem Maudsley**), »ganz unfähig zu sein scheinen, die Association ihrer Vorstellungen zu reguliren, zeichnen sich andere dadurch aus, dass sie in hohem Grade über den Gegenstand und den Gang ihrer Gedanken Herr sind, indem sie im Stande sind, das Unbedeutende und Irrelevante fern zu halten und einzig und stetig die Gegenstände fest zu halten, mit denen ihr Geist eben beschäftigt ist. Immerhin setzt jedoch das Wollen voraus, dass bestimmte und fixe Reihen von Vorstellungen sich in der Seele gebildet haben, Reihen, in denen ohne Mitwirkung des Individuums eine Vorstellung bestimmt und mit Nothwendigkeit auf die anderen folgen muss, wie eine Welle nothwendig eine andere erzeugt, indem sie selbst dabei verschwindet.«

Es handelt sich also hier um eine complicirte Bewegung; die Richtung der Bewegung hängt vom Willen ab nach nothwendigen Gesetzen. Diese nothwendigen Gesetze müssen in der ökonomischen Sphäre des socialen Organismus von der Nationalökonomie ergründet werden.

Keine, sogar bis ins Aeusserste durchgeführte Zwangswirthschaft wird im Stande sein, dergleichen individuelle Schwankungen und Kämpfe und die aus denselben hervorgehenden Ungerechtigkeiten und Ungleichheiten aufzuheben und zu beseitigen. Sie kommen ebenso unter den Arbeitern, als auch unter den Kapitalisten vor. Durch Zwangsmaassregeln liessen sich möglicherweise nur allgemeine Gegensätze ausgleichen, aber nur dadurch, dass die höheren Factoren auf die niederen zurückgeführt werden

*) Maudsley: Die Physiologie und Pathologie der Seele, S. 161.
**) Ebendas. S. 159.

und dass jegliche individuelle Steigerung und Potenzirung sowohl in Hinsicht auf das sociale Nervensystem als auch auf die Zwischenzellensubstanz unmöglich gemacht wird. Da aber jegliche Potenzirung, auch die allgemeine, nur durch individuelle Kraftcapitalisirung zu Wege gebracht werden kann, so wird dadurch zugleich auch jede allgemeine fortschreitende Entwickelung unmöglich gemacht werden.

Da die socialistischen Theoretiker und ihre Gegner die menschliche Gesellschaft als Gesammtheit und in ihren einzelnen Theilen nicht als reale Existenzen anerkannt haben, so konnten sie auch die Solidarität aller Theile und des Ganzen nicht in ihrer realen, allseitigen Bedeutung würdigen und berücksichtigen. Die ökonomische, rechtliche und politische Sphäre, die physische und psychische Seite des socialen Organismus haben sie alle mehr oder weniger als abgetrennte Gebiete behandelt und erforscht, ohne den innigen realgenetischen Kausalzusammenhang, der sie alle zu einem *lebendigen* Ganzen verknüpft, gehörig zu berücksichtigen. So wie die chemisch-mechanische, ohne der formativen und einheitlichen Seite undenkbar sind, sowie in der organischen Natur die physiologische, morphologische und tektologische Entwickelungsseite untrennbar Hand in Hand gehen, so ist es auch unmöglich die ökonomische, rechtliche und politische Seite des socialen Lebens in ihrem Entstehen und ihrer Entwickelung von einander zu trennen. Eine jede ökonomische Gestaltung hat nothwendig zugleich mehr oder weniger eine rechtliche und politische Bedeutung; eine jede rechtliche Abgrenzung muss nothwendig immer ökonomische und politische Folgen nach sich ziehen; eine politische Maassregel oder Umgestaltung wirkt immer auf die ökonomische und rechtliche Sphäre zurück, ganz nach denselben Gesetzen wie sich die physiologischen, morphologischen und tektologischen Lebensbedingungen in Hinsicht auf die Einzelorganismen gegenseitig gestalten und auf einander rückwirken. Es ist also z. B. eine Einseitigkeit, wenn in der Nationalökonomie über Gross- oder Kleingrundbesitz gestritten wird, ohne die politische Bedeutung dieses oder jenes in Betracht zu ziehen.

Ganz ebenso ist auch von den socialistischen Theoretikern und ihren Gegnern der realgenetische Kausalzusammenhang, der zwischen der physischen und der psychischen Entwickelung des Menschen in der Gesellschaft besteht, nicht gehörig gewürdigt und theilweise ganz ignorirt worden. Diesen Zusammenhang haben wir hinlänglich in dem dritten Theil unseres Werkes, der socialen Psychophysik, hervorgehoben. Wenn daher der Ultrasocialist nicht im geringsten berücksichtigt, welche Folgen in ethischer Hinsicht die Aufhebung des Eigenthumsrechtes haben wird; wenn der Communist nicht berücksichtigt, dass eine Gleichheit in den materiellen Gütern und Genüssen, nothwendig auch eine Schwächung in der durch eine Ungleichheit in der Stellung und in den Berufen bedingte Potenzirung der geistigen Kräfte der Menschheit nach sich ziehen muss, so geschieht solches vorzugsweise dadurch, dass die innige Verknüpfung zwischen der Physis und der Psyche, des physischen und des geistigen Factors im socialen Leben ignorirt wird und dass die Wechselwirkung zwischen dem socialen Nervensystem und der socialen Zwischenzellensubstanz einseitig und fehlerhaft aufgefasst wird.

Da endlich die socialistischen Theoretiker und ihre Gegner den socialen Organismus nicht als einen realen anerkennen, so würdigen sie auch nicht genug die Nothwendigkeit der *Continuität* in der organischen Entwickelung der ökonomischen Sphäre. Die auf Vererbung und Anpassung fussende *Continuität* ist gerade derjenige Factor, welcher das organische Leben vom anorganischen unterscheidet und solche sowohl in der ökonomisch-physiologischen, rechtlich-morphologischen, als auch in der politisch-tektologischen Sphäre.

Nach Maassgabe der Schwächung oder Aufhebung dieses Factors nähert sich ein jedes organische Wesen den anorganischen Körpern und die organische Wechselwirkung den mechanisch-chemischen Kraftäusserungen. Die Durchführung einer jeden auf theoretischen Voraussetzungen gegründeten Anschauung im wirklichen Leben führt immer mehr oder weniger zu einer Aufhebung oder Schwächung der organischen Continuität, ein bop in the dark, wie die Engländer sagen.

Die Continuität ist eine nothwendige Bedingung jeglicher organischen Entwickelung, und je höher die Stufe der Entwickelung, desto mehr tritt die Nothwendigkeit dieser Bedingung sowohl in Hinsicht auf die Gewebe, als auch die Zwischenzellensubstanz hervor. Sie prägt sich in Hinsicht auf die verschiedenen Generationen der Zellen und Individuen als Vererbung der persönlichen Eigenschaften und des beweglichen und unbeweglichen Vermögens aus. Die Vererbung ersterer Art bedingt die Continuität in der Entwickelung der persönlichen Eigenschaften in der Reihenfolge der Abstammung. Die Vererbung der letzten Art sichert die Continuität der Entwickelung der Zwischenzellensubstanz in ihrer Beziehung zu den aufeinanderfolgenden Generationen von Zellen und Individuen. Nur unter Festhaltung an diese beiden Arten von Continuität ist eine regelmässige organische Entwickelung und folgerechte Potenzirung und Capitalisirung der Kraftenergien, sowohl in Hinsicht auf die individuellen psychischen und physischen Kräfte, als auch in Hinsicht auf die Zwischenzellensubstanz möglich. Die Aufhebung oder sogar eine zeitweilige Unterbrechung der Continuität muss *nothwendig* in Hinsicht auf den socialen Organismus dieselben Folgen haben, wie auch in Hinsicht auf die Einzelorganismen der Natur.

Die sociale Continuität kann also in Uebereinstimmung mit der doppelten Polarisation in der Entwickelung der socialen Kräfte entweder als eine psychophysische oder als eine die sociale Zwischenzellensubstanz betreffende betrachtet werden, und von beiden Standpunkten als eine ökonomische, rechtliche oder politische. Da alle Sphären aber auch untereinander stets in Wechselwirkung begriffen sind, so ist die Continuität auch zwischen ihnen allen als eine unzertrennbare zu betrachten. Daher kann man unmöglich die Continuität in einer Sphäre schädigen oder aufheben, ohne dass eine Rückwirkung in demselben Sinne auch in allen anderen Sphären erfolge. Beschränkt man oder hebt man das Eigenthumsrecht in Hinsicht auf den Grossgrundbesitz auf, so muss nothwendig die Rückwirkung einer solchen Beschränkung oder Aufhebung auf den Kleingrundbesitz, auf das bewegliche Vermögen, auf die ganze ökonomische, rechtliche und politische Sphäre, freilich mit verschiedener Intensität, erfolgen. Auch die psychophysische Continuität nach allen Richtungen, aber speciell in Hinsicht auf die Rechtsanschauungen, die social-ethischen Beziehungen der Stände u. s. w. muss dadurch erschüttert werden. Die hohe Bedeutung des psychophysischen Factors im socialen Leben haben wir bereits hinlänglich im dritten Theile unseres Werkes hervorgehoben.

Als hervorragende Instanzen zur Illustration der schädlichen Folgen der Unterbrechung in der Continuität der Entwickelung könnte man für die ökonomische Sphäre einen zu oftmaligen Wechsel der Eigenthümer der Grundbesitzlichkeiten anführen, einen Wechsel, der stets mit einem grösseren oder geringeren Aussaugen des Grundbesitzes verknüpft ist und in eine Raubwirthschaft und Güterspeculation gleich dem Börsenspiel ausarten kann. Das Gründerthum hat so böse Folgen gehabt, weil es durch Börsenspiel und Actienspeculationen die Continuität in der ökonomischen Entwickelung störte.

Wendet man dasselbe auf alle anderen Sphären der socialen Entwickelung an, so wird man die hohe Bedeutung dieses Factors nach seinem vollen Werthe und in seinem vollen Umfange würdigen.

Nach diesen allgemeinen Bemerkungen erübrigt uns nur noch einige Beispiele anzuführen, um dem Leser die Möglichkeit zu geben die Richtigkeit dieser Bemerkungen bei ihrer Anwendung an einzelne praktische Fragen zu erproben und vermittelst derselben die Mittel und Maassregeln zu würdigen, durch welche einzelne Socialisten ihre Lehre zu verwirklichen denken.

In einem Artikel der socialistischen Revue »die Zukunft« *) wird in Hinsicht auf die Vermehrung der Producte durch socialistisch organisirten Betrieb die sociale Frage folgendermaassen gestellt: da die Rohstoffe zur Herstellung all' der Waaren, welche wir zur Befriedigung unserer vernünftigen Bedürfnisse gebrauchen, in reichlicher Menge vorhanden sind; da sich aus ihnen auch all' die Arbeitsmittel, welche wieder bei der Erzeugung und Fertigstellung jener Waaren nothwendig sind, durch Arbeit herstellen lassen, so dreht sich die Entscheidung über das ganze uns hier beschäftigende Problem um die Frage, ob die mobil zu machende und in Thätigkeit zu setzende Arbeitskraft zur Herstellung eines so grossen Quantums von Genussmitteln ausreicht, dass alle Menschen davon ein auskömmliches und sorgenfreies Leben führen können?

Darauf erfolgt die Antwort: wenn man sich ein klares Bild von dem Umfange der herrschenden Arbeitsvergeudung macht und die ganze, jetzt nutzlos verwendete oder brachliegende Arbeitskraft in voller und planmässiger Thätigkeit denkt, so muss die Frage zweifelsohne bejaht werden.

---

*) Die Zukunft, 1878, Heft XV, S. 433.

Um dieses zu beweisen, wird zuerst der Grosshandel in Betracht gezogen.

Beim Einkauf der landwirthschaftlichen Producte, namentlich des Getreides, ist es nämlich üblich geworden, das Geschäft durch Commissionäre besorgen zu lassen, welche nun von Dorf zu Dorf, von Gut zu Gut fahren, nach den vorhandenen Vorräthen fragen, darum handeln und bei abgeschlossenem Kauf die Waare entweder auf ihre Speicher nehmen oder auf der nächsten Eisenbahnstation nach dem Ort verladen lassen, von dem aus ihr Auftraggeber den Wiederverkauf besorgt. Ein zwei- und dreimaliges Vermessen und Verwiegen, ein ebenso oft sich wiederholendes Auf- und Abladen, Hinauf- und Herab-Tragen oder -Winden der Getreidesäcke auf die Speicher und Böden sei das Minimum an Arbeit, die allein beim Einkauf vergeudet werde. Es sei durchaus nichts Ungewöhnliches, dass Getreideladungen durch den Handel denselben, viele Meilen weiten Weg wieder zurückmachen, den sie gekommen sind, um später in der Form von Mehl- und Mühlenfabriken wieder in der Welt von einem Ort zum anderen hin und her transportirt zu werden. Man brauche nur an einem Platz, der starken Getreidehandel treibt, das Auf- und Abladen bei den verschiedenen Speichern zu beobachten, und man wird sofort bemerken, dass dieselbe Getreideart bei dem einen Speicher auf-, bei dem anderen abgeladen wird, dass der eine Händler seine Vorräthe in derselben Richtung mit Fuhrwerk oder Eisenbahn versendet, von welcher her ein anderer Kaufmann Getreide bezieht und auf den Speicher nimmt.

Jeder Grosshändler, heisst es ferner, lässt heute reisen, um Absatz zu erzielen, d. h. er hält einen oder mehrere Commis nur zu dem Zweck, in der Welt von Ort zu Ort umherzufahren, Kunden aufzusuchen, Waare anzubieten und Geschäfte abzuschliessen. Wer das Jagen und Treiben der sich gegenseitig Concurrenz machenden Reisenden ansieht, wer beobachtet hat, welche Unsummen von Arbeit durch die Beförderung dieser Personen und ihrer Musterkoffer nutzlos aufgewendet wird, begreife nicht, wie die Vulgärökonomen in dieser Concurrenz einen Vortheil für die menschliche Gesellschaft erblicken können. Und wieder, was durch diese Reisenden an die Detailhändler verkauft worden ist, muss auch befördert werden; die mehr oder minder zersplitterten Sendungen der verschiedensten Waaren verursachen einen Mehraufwand von Arbeit für das Umpacken,

Abwiegen oder Abzählen und Abmessen, einen unnöthigen Verbrauch von Verpackungs-Material an Kisten, Schachteln, Papier, Bindfaden u. dgl., — Alles dies aber müsse durch Arbeit hergestellt werden, die bei einer planmässigen Vertheilung der Güter anders und besser verwendet werden könnte.

Darauf wird noch ein Blick auf die enormen Speicherräume, Lagerhäuser und Remisen, die jeder Grossist hält und halten muss, um bei flottem Geschäftsgang seinen Waaren sichere Unterkunft zu verschaffen, geworfen. Berücksichtigt man, wie viele solche Räume leer stehen oder nur zum Theil gebraucht werden, wie bald dieser, bald jener Grosshändler einen Theil seiner Speicher und Lagerräume unbenutzt lassen müsse, weil das Geschäft nicht »geht«, dann wird wieder klar, dass eine Menge Arbeitskraft beim Bau dieser nutzlosen oder doch nicht in der vorhandenen Zahl gebrauchten Gebäude vergeudet worden sei und noch immer Jahr aus, Jahr ein neu vergeudet werde, die wohl besser zur Herstellung gesunder und bequemer Wohnhäuser zu verwenden wäre. So die socialistische »Zukunft« über den Grosshandel.

Noch schlimmer als beim Grosshandel gehe es, nach der »Zukunft«, beim Kleinhandel zu. Der Kleinkrämer sitzt und wartet auf die Kunden und verbringt den grössten Theil seiner Zeit in thatsächlichem Müssiggang. Je kleiner das Geschäft, je geringer der Umsatz, um so mehr freie Zeit bleibt dem Händler, die jedoch nur in den seltensten Fällen mit einer irgendwie nützlichen Nebenbeschäftigung ausgefüllt wird. Je grösser wieder das Geschäft, je reger der Zulauf der Kunden, um so mehr Gehülfen müssen im Laden sein, um die Käufer schnell bedienen zu können; da aber der Einkauf der Waare sich zumeist in wenige Tagesstunden zusammendrängt, stehen all' diese Commis in der übrigen Tageszeit müssig und sich langweilend umher und vergeuden ihre Arbeitskraft und Arbeitszeit, die in einem geregelten Verkehr zur Vermehrung der Genussmittel aufgewendet werden könnte. Welche Unsumme von Verpackungs-Material, hauptsächlich an Papier, ruft die »Zukunft« aus, werde nicht durch den Detailhandel unnütz vergeudet! Der »kleine Mann«, der Proletarier, kauft in Folge seiner geringen Einnahmen seinen Bedarf in ganz kleinen Portionen; jede wird abgewogen oder gemessen, zu jedem Loth Kaffee wird eine Düte benutzt, zu deren Herstellung wieder die Arbeit der Papiermacher und all' der Menschen unnütz angestrengt wurde, welche die Papierfabrik und die in der Fabrikation verbrauchten Rohmaterialien erzeugt haben. Und, klagt die ›Zukunft‹ weiter, wie viele Läden könnten nicht bei einem geregelten Verkehr geschlossen werden! Die Maurer- und Zimmerer-Arbeit, die Tischler-, Glaser-, Anstreicher-Arbeit, die in diesen überflüssigen Läden steckt, ist ebenso verschwendet, wie all' die zur Erzeugung des verbrauchten Rohmaterials und der Werkzeuge aufgewendete Arbeitskraft! Alsdann fordert die ›Zukunft‹ auf, einen Gang durch die Strassen einer Stadt zu machen, um sich Abends den unermesslichen Verbrauch von Gas und Petroleum zur Beleuchtung der Detail-Läden zu überzeugen. Mit dem Brennstoff, der hier consumirt wird, könne beinahe die ganze Bevölkerung zur Beleuchtung ihrer Wohnungen ausreichen! Denn schon der elfte selbstthätige Mensch lebe heute, wie die Gewerbezählung vom 1. December 1875 ergiebt, vom Waarenhandel! Was aber die ›Zukunft‹ besonders empört, das ist die Zeit und die Kraft welche täglich in den Städten durch die Ablieferung der bestellten Waare an die Kunden unnütz vergeudet werden. Es sei Sitte geworden, das Backwerk, die Milch und die Zeitung den Abnehmern in die Wohnung zu bringen. Da rennen die Bäckerjungen, die Milchmädchen und Zeitungsträger in den verschiedensten Richtungen durcheinander; fünf, sechs verschiedene Händler in jedem einzelnen der vorgenannten Artikel senden ihre Träger und Boten in ein und dasselbe Haus, drei, vier Treppen hoch hinauf und hinab geht Tag für Tag das rastlose Laufen! Unnütze Arbeit, unnütze Vergeudung von menschlicher Lebenskraft, unnützer Verschleiss des Schuhwerks und der darin steckenden Arbeit! Und schliesslich erfordere noch das zur Poussirung des Geschäfts üblich gewordene Reclamewesen einen enormen, ganz und gar unnütz aufgewendeten Arbeitsverbrauch. Die ›Zukunft‹ weist mit Entrüstung auf all' die geschriebenen oder aus Glas- und Metall-Buchstaben hergestellten Firmenschilder, auf die oft hoch an den Giebeln der Häuser angebrachten, Reclame machenden Inschriften hin! Jeder Laden sei mit fein gedruckten, in den prachtvollsten Farben prangenden Placaten versehen, in denen die guten wie die schlechten Waaren angepriesen werden, letztere gewöhnlich durch die schönsten Probestücke von der Kunst des Farbendrucks! Jedes Packetchen trage eine besondere Etiquette; jede Düte, jedes Einwickel-Papier die Firma des Händlers!

Und nun gar erst die Geschäftsannoncen in den Zeitungen!

Man müsse, nach der »Zukunft«, dabei nicht die Frage aufwerfen, wieviel Geld dieser oder jener Geschäftsmann wohl jährlich für derartige Annoncen ausgeben mag; weit wichtiger wäre wohl die Beantwortung der Frage, wieviel unnütze Arbeit der Setzer und Drucker, der Papier- und Druckerschwärze-Arbeiter hier vergeudet wird, nur um Profit und Reingewinn zu erzeugen!

All' diese Arbeit müsse von den Consumenten der Waare mitbezahlt werden; was zur Folge habe, dass die zum Ankauf der Genussmittel aufzuwendende Geldsumme, der Lohn der Arbeit, so viel weniger Waare kauft, als diese Waaren durch die Arbeitsvergeudung vertheuert worden sind!

Nach der Berechnung der »Zukunft« lebt der elfte selbstthätige Mensch im preussischen Staat vom Waarenhandel, d. h. er vertheuert die Waaren für den kleinen Mann, indem er sich zwischen die Producenten und Consumenten drängt und von den im Zwischenhandel gemachten Profiten lebt.

Es unterliegt nun wohl keinem Zweifel, dass sowohl der Gross-, als besonders der Kleinhandel verhältnissmässig zu viel persönliche Kräfte und Capitalien in Anspruch nimmt und dass Beide nicht selten sich bei der jetzigen social-physiologischen Organisation der Gesellschaft zu krankhaften Auswüchsen und Thätigkeitsäusserungen gestalten. Wodurch sollen aber die jetzigen Vermittler zwischen Consumenten und Producenten ersetzt werden? — Darauf giebt die »Zukunft« keine positive Antwort. Sie bemerkt nur weiter, dass nicht nur in der Landwirthschaft, sondern auch in einer ganzen Reihe anderer Productionszweige die, Menschenarbeit ersparende und ersetzende, Maschine noch nicht genügend Eingang gefunden habe, dass der menschlichen Arbeitskraft Leistungen und Anstrengungen noch aufgebürdet werden, welche zu verrichten die durch Dampf betriebene Maschine im Stande ist; dass der Gross-Industrielle bereits schon lange mit derartigen Maschinen arbeite und jede neue Verbesserung sofort einführe; dem Kleinmeister es jedoch an dem Kapital zur Anschaffung fehle; er arbeite handwerksmässig weiter, suche durch intensivere Anstrengung und durch Verlängerung der Arbeitszeit den Concurrenzkampf zu bestehen und sinke trotz seines Kämpfens und Mühens doch zuletzt in das Proletariat.

Könnte man all' die in dieser Richtung nutzlos verausgabte

menschliche Arbeitskraft ebenso genau berechnen, wie man die im Dienst des Grossbetriebes thätigen Maschinen nach der Zahl der von ihnen repräsentirten Pferdekräfte statistisch feststellen kann, es würde sich, sagt die »Zukunft«, ein gewaltiger Posten vergeudeter Arbeitskraft ergeben, der im social-organisirten Staat zur Vermehrung der Producten-Menge beitragen könnte und würde.

Mit einer grösseren Verbreitung der Maschinen im Gross- und Kleinbetriebe hat jedoch das Wesen des Gross- und Kleinhandels nichts oder nur sehr wenig zu thun; noch weniger wird in Folge dessen, wie es die »Zukunft« voraussetzt, der Unterschied zwischen Reichen und Armen verschwinden, oder die Vertheilung des National-Productes sich nach dem Bildungsgrade der Gesellschaft richten, oder der Begriff des Luxus ein anderer werden, oder Vieles für wahnsinnige Vergeudung gelten, was heute als zum standesgemässen Leben der Reichen gehörig angesehen wird.

Dann heisst es aber zum Schluss: »Das einzige Bedenken, welches sich der Durchführung dieser Idee entgegenstellt, besteht darin, dass es fraglich erscheint, ob die Gesellschaft schon so viel Vernunft und Disciplin besitzt, sich freiwillig, ohne den gewaltsamen Zwang, den heut' der Hunger übt, zur Arbeit zu entschliessen, und ob sie im Stande sein wird, eine Organisation zu finden, herzustellen und in Thätigkeit zu erhalten, welche die jetzige Function der Kapitalisten und Unternehmer, die Leitung der Production, nicht nur einfach, sondern planmässig zu ersetzen vermag.«

Diese Schlussphrase enthält aber die Widerlegung für alles Vorhergehende, denn das Bedenken, ob die jetzige Organisation durch eine andere ersetzt werden kann, ist gerade dasjenige Moment, welches den ganzen Plan und das ganze System in ihren Grundlagen aufhebt und erschüttert. Denn dass bei der jetzigen social-physiologischen Thätigkeit der Gesellschaft pathologische Erscheinungen unvermeidlich sind, dass sie sogar öfter vorkommen, als die normalen Zustände, beweist noch lange nicht, dass bei der Umgestaltung der Gesellschaft nach dem System der extrem-socialistischen Lehren, die pathologischen

Erscheinungen beseitigt oder wenigstens verringert sein werden. Theorie und Praxis liefern im Gegentheil den Beweis, dass nicht blos die pathologischen Zustände unter solchen Bedingungen sich verstärken müssen, sondern dass durch Ueberreizung einiger Theile des socialen Organismus, durch Mangel an Reiz und Lähmung der anderen, durch functionelle Thätigkeiten am unrechten Ort und zur unrechten Zeit eine vollständige Zerrüttung und Degeneration der einzelnen Organe und socialen Schichten erfolgen muss. Eine solche Degeneration wird und muss sich sofort als Minderung von Eigenthum, Recht, Macht und Freiheit auf wirthschaftlichem Gebiete ausprägen, was, vom social-physiologischen Standpunkte aus aufgefasst, so viel bedeutet, als Minderung von Kapital, als Störung der functionellen Gliederung, als Hemmung und Lähmung der höheren physiologischen Erregungs- und Hemmungsmechanismen, als Einschränkung der wirthschaftlichen Freiheit, als Minderung und Einschränkung von Production, Circulation und Consumtion der Güter und Dienste bedeutet.

Die beste Widerlegung der communistischen Utopien finden wir in einem Artikel der socialistischen Revue »die Zukunft« selbst. Dort heisst es in dem Aufsatz: »Die Wirthschaftscommune«:*)

Eine planmässige Production zur Befriedigung des Bedarfs kann bei sehr vielen Producten wirthschaftlich gar nicht von einer Centralstelle aus dirigirt werden. Die Bedürfnisse der Bevölkerung eines grösseren Gemeinwesens sind nach der örtlichen Lage, nach Sitten und Gewohnheiten verschieden und richten sich sehr häufig nach den in den betreffenden Gegenden besonders gut gedeihenhen Producten der Landwirthschaft. Man kann diesen Satz auch umkehren und sagen, die vorhandenen Producte haben das Bedürfniss nach ihnen erzeugt. Der Ostpreusse dankt bestens für den sauren Wein und den Salat des Rheinländers und verzehrt mit Vorliebe die grauen Erbsen, von denen der Rheinländer nichts wissen will.

Ist es vernünftiger Weise denkbar, heisst es dort weiter, dass von einer Centralstelle aus Bestimmung über den Anbau der grauen Erbsen in Ostpreussen, des Weins und des Salats in

*) Die Zukunft, 1878, Heft XVIII, S. 532.

der Rheinprovinz getroffen und ebenso über die Art der Vertheilung dieser Genussmittel disponirt werden kann? Selbst der enragirteste Centralist wird an diesem ganz trivialen Beispiele sehen, dass sich die Centralisation nicht stricte durchführen lässt, dass es eine grosse Zahl von Productionszweigen giebt, welche in einem grossen Staate nicht einheitlich organisirt werden können.

Aehnliche, wenn auch nicht so schroff zu Tage tretende Unterschiede finden sich aber auch innerhalb jeder Provinz, ja innerhalb jedes Kreises. Den in der Nähe fischreicher Seen wohnenden Menschen ist der Genuss von Fischen zu einem förmlichen Bedürfniss geworden, welches sie leicht befriedigen können, während es im Binnenlande Tausende von Familien giebt, bei denen jahraus jahrein niemals ein Gericht Fische auf den Tisch kommt, und die den Genuss von Fischen gar nicht entbehren.

Wollte man hier von irgend einer Centralstelle aus bestimmen, wie der an und für sich nie vorher mit Sicherheit festzustellende Ertrag der Fischer-Arbeit unter die Bewohner eines grösseren Landstrichs vertheilt werden solle, so würde das ebenso vernunftwidrig sein, als die vorgedachte Verfügung über die grauen Erbsen und den Salat!

In einem anderen Beispiel führt uns derselbe Artikel eine Gemeinde vor, die ihren ganzen Bedarf an Brennmaterial aus einem in der Gemarkung befindlichen Torfmoor deckt; einige Meilen davon brennt man Kiefernholz aus dem dicht dabei liegenden Walde; wieder einige Meilen weiter ist eine Braunkohlengrube in Betrieb und Braunkohle ist das billigste und bequemste Brennmaterial.

Ist es denkbar, fragt es sich, dass man bei so verschiedenen Verhältnissen von irgend einer Centralstelle aus reglementirend und organisirend in die von der Natur vorgeschriebene Production und Consumtion eingreifen kann? Wird nicht in all' diesen und tausend anderen Fällen die Bestimmung über Production, Vertheilung und Consumtion dem kleineren, natürlichsten Wirthschaftskörper, der Gemeinde, überlassen bleiben müssen?

Bei anderen Producten stellt aber derselbe Verfasser die Sache gerade umgekehrt dar.

Der Bedarf an Eisen muss für die ganze Gesellschaft gedeckt werden; es giebt aber nur gewisse Gegenden, ja gewisse scharf begrenzte kleine Bezirke, in welchen das Roheisen bergmännisch gewonnen werden kann. Die Weiterverarbeitung in den Hochöfen etc. kann freilich an verschiedenen Stellen mit Erfolg betrieben werden, immerhin werden hier einzelne durch die Natur und die bestehenden Einrichtungen, wie z. B. Schienen- und Wasserstrassen, bestimmte Orte ganz besonders geeignet zur wirthschaftlich vortheilhaftesten Production von Eisen erscheinen.

In diesem Falle wäre es thöricht, sagt der Verfasser, wenn die organisirte Gesellschaft es dem Belieben der zufällig dort existirenden Gemeinde überlassen wollte, ob und wie viel Eisen sie zu produciren geneigt wäre. Hier würde naturgemäss im Interesse der Gesammtheit nicht der Gemeinde, auch nicht einmal einer grösseren Wirthschaftsgemeinschaft oder Unter-Abtheilung des Staats das Recht eingeräumt werden können, Entscheidung über die Art und Menge der herzustellenden Producte zu treffen. Diese Entscheidung würde unbedingt einer Centralstelle vorbehalten bleiben müssen, und den von dieser Stelle aus getroffenen Bestimmungen würde sich jede Gemeinde zu fügen haben, eventuell wäre in solchem Fall der staatliche Zwang nicht nur berechtigt, sondern sogar nothwendig.

Also Production gewisser Werthe auf höheren Befehl der communistischen Regierungsorgane!

Der Verfasser behauptet wohl, er rede hier vom Zwang gegen die Gemeinde, nicht vom Zwang gegen die einzelnen Individuen. Es frägt sich aber: wie soll die Gemeinde zwangsweise bestimmte Werthe produciren, wenn sie selbst ihre Mitglieder dazu nicht zwingt und zur Ausübung eines solchen Zwanges nicht berechtigt wird?

Denn der Verfasser giebt ja selbst zu, dass es eine ganze Reihe von Gütern giebt, deren Production in Folge der Art und Weise, in welcher der Rohstoff gewonnen und weiter verarbeitet wird, aus wirthschaftlichen Gründen weder dem Staat noch der Gemeinde, sondern einem Zwischen-Organismus übertragen werden muss.

Dieser vermittelnde Factor wird, nach Meinung des Verfassers, in einem Verbande mehrerer oder vieler Wirthschaftsgemeinden zu suchen sein, wie ja schon jetzt den Kreisen und Provinzen des Staates gewisse wirthschaftliche Aufgaben zufallen, deren Lösung die Kräfte der einzelnen Gemeinde übersteigen, diejenigen des Staates aber mit unnützer Arbeit überlasten würden.

Als zutreffendes Beispiel führt er das zu unserem Schuhwerk, zu dem Geschirr der Pferde und zu hundert anderen wirthschaftlichen Zwecken nöthige Leder an. Wo ein Thier geschlachtet wird oder verendet, dessen Fell zu Leder verarbeitet werden kann, wird dieses Fell abgezogen; die kleinsten Gemeinden sind also ebenso gut Productionsstätten für den Rohstoff, wie die grossen Städte, woselbst in Folge des stärkeren Fleischconsums der zahlreichen Einwohner eine grössere Menge von Vieh geschlachtet wird. Es wäre doch wirthschaftlich ebenso falsch, in jeder Gemeinde eine Gerberei zu errichten, wie alle Felle nach einer einzigen Gerberei zu transportiren, sie dort zu verarbeiten und von da aus die Vertheilung des Leders an die verschiedenen Industriestätten, welchen die Weiterverarbeitung dieses Halbfabricates obliegt, zu bewirken.

Die Zahl der im Laufe des Jahres disponibel werdenden Felle, die Communications- und Transport-Gelegenheiten und die Zahl der für Anlegung von Gerbereien besonders passenden Localitäten würden hier für die Bestimmung der Grösse eines Industrie-Bezirks maassgebend sein; nach diesen Verhältnissen würde sich bestimmen lassen, ein wie grosser und wie begrenzter Bezirk für eine in ihm zu errichtende Gerberei das Rohmaterial liefern und von ihr seinen Bedarf an fertigem Leder beziehen kann.

Der Verfasser giebt ausserdem zu, dass auch die Reglementirung der Consumtion grosse Schwierigkeiten bietet. Er giebt zu, dass nur unter strengster Berücksichtigung der Consumtion es gelingen kann, die reichliche Versorgung Aller mit Genussmitteln durchzusetzen und doch jedem Einzelnen so viele freie Zeit zu lassen, dass er im Stande ist, »den Geist zu bilden und die Geschäfte des Staats zu besorgen.«

Der Bedarf, sagt er, ist es, der uns zur Herstellung von Genussmitteln, von ökonomischen Gütern veranlasst. Der Bedarf ist aus localen, klimatischen und in Sitte und Gewohnheit beruhenden Ursachen verschieden. Diesen Bedarf gilt es möglichst genau zu erkunden, um nach dem sich bei der Untersuchung herausstellenden Resultat die Production zu organisiren. Naturgemäss wird der Bedarf aller in einer Gemeinde lebenden Menschen als eine besonders zu berücksichtigende Einheit angesehen werden müssen, da ja die zur Befriedigung dieses Bedarfs nothwendigen Güter bei der Vertheilung nach dem betreffenden Orte hingeschafft werden müssen.

Auch das Princip der Concurrenz und des freien Austausches wird vom Verfasser anerkannt.

Was irgend eine Wirthschafts-Gemeinde zur Deckung ihres Bedarfs selbst produciren kann, wird sie, sagt er, vernünftigerweise so lange selbst produciren, als sie den Gegenstand nicht trotz der entstehenden Transportkosten von Ausserhalb billiger beziehen kann. Tritt letzterer Fall ein, so ist es wirthschaftlich richtig, sich auf diejenigen Productionen zu beschränken, zu denen die Gemeinde durch locale oder andere Ursachen besonders geeignet erscheint.

Man brauche nur den Ad. Smith'schen Beweis für die Nothwendigkeit des Freihandels auf den Verkehr der einzelnen Wirthschafts-Gemeinden zu übertragen, um sofort einzusehen, dass die Smith'schen Gründe durchaus zutreffend seien; natürlich mit einer Modification in Rücksicht auf das bestehende, Zins und Rente fordernde Privat-Eigenthum. Der Verfasser giebt demzufolge zu, dass das eigene Interesse jede Wirthschafts-Gemeinde von selbst veranlassen würde, sich nur auf Productionen zu legen, welche nach den localen Verhältnissen gerade dort besonders viel Product mit möglichst wenig Arbeit liefern. Wenn der Arbeitsertrag den Gemeindegliedern ohne einen Abzug für Zins und Rente als Einkommen zufällt, so müsste, je grösser der Tauschwerth der erzeugten Güter, um so grösser auch das Einkommen jedes Einzelnen sein, da sie ja für alle nicht dem eigenen Consum dienenden Güter andere Genussmittel einzutauschen im Stande sind.

Nachdem der Verfasser alles dieses zugegeben hat, frägt es sich, worin denn eigentlich die *neue Organisation* der Gesellschaft oder, wie die Socialisten sich ausdrücken, die Organisation der *neuen Gesellschaft* bestehen soll? Hören wir den Verfasser selbst an:

Die durch gewisse gemeinsame Interessen zusammengehörigen Gemeinden sollen eine Art von Consum- und Productiv-Verband in der Weise bilden, dass sie ihre überschüssigen Producte einer gemeinsamen Centralstelle zur Verfügung stellen und dafür ihren Bedarf an allen anderen Gütern von eben dieser Stelle beziehen. Mit dieser Centralstelle sei auch die Behörde geschaffen, welcher naturgemäss die Leitung derjenigen Productionszweige anheimgestellt werden muss, welche, wie die Gerberei, für gewisse Bezirke organisirt werden können und im Interesse der Wirthschaftlichkeit auch bezirksweise organisirt werden müssen.

Denke man sich einen solchen Verband aus einer grösseren oder geringeren Zahl von Gemeinden zusammengesetzt, und zwar nicht nach der bestehenden politischen Eintheilung abgegrenzt, sondern durch gemeinsame wirthschaftliche Interessen verbunden, also etwa in einem Umfange zusammengelegt, der den Verkehr der einzelnen Gemeinde mit der Centralstelle und untereinander möglichst erleichtert, so dass der Transport aller mehr oder minder regelmässig zu beziehenden und abzuliefernden Producte möglichst erleichtert wird; denke man sich, dass die Zahl der Gemeinden und die Zahl der Gesammt-Einwohner bei Eintheilung und Zusammenlegung dieser Gemeinden aus Gründen der Production, Vertheilung und Consumtion berücksichtigt wird. Alsdann wird, meint der Verfasser, Jedermann sofort klar, dass die Organisation der für diesen Verein selbstständig zu treibenden Production nicht mehr Schwierigkeiten verursachen kann, als heute die Verpflegung eines zum Manöver zusammengezogenen Armeecorps.

Wir sind jedoch der Meinung, dass die Schwierigkeiten dabei unvergleichlich grösser sein werden, indem, wie wir bereits früher hervorgehoben haben, die Consumtionsgegenstände für ein Armeecorps bereits zum voraus in Qualität und Quantität bestimmt sind, was in Hinsicht auf die Bevölkerung einer Gemeinde, eines Bezirks oder eines Landes nicht der Fall ist, — und der Schwerpunkt der ganzen Schwierigkeit bei der Lösung der Frage liegt gerade in der Reglementation der Consumtion.

Der Verfasser stösst sich jedoch daran nicht im Geringsten. Die Bezirks-Centralstelle, fährt er fort, kennt den Gesammt-Bedarf, sie kennt den Gesammt-Vorrath, sie kann den Austausch der Producte von Gemeinde zu Gemeinde mit dem geringsten Arbeitsaufwand, mit den geringsten Transportkosten bewerkstelligen; sie kann den Ueberschuss der Producte des Bezirks einer anderen, alle Bezirke des Staates repräsentirenden Centralstelle zur Disposition stellen und dafür die Waaren beziehen, welche nicht im eigenen Bezirk producirt werden.

Diese oberste Centralstelle soll ihrerseits den Verkehr der

Provinzial-Verbände untereinander leiten, den Austausch der Producte organisiren und den Export nach, wie den Import aus dem Auslande rationell betreiben. Die Bestimmung, an welchem Platz, mit welchen Mitteln und unter welchen Bedingungen diejenigen Güter hergestellt werden sollen, deren Production aus wirthschaftlichen Gründen nicht den einzelnen Gemeinden überlassen bleibt, müsse selbstverständlich den Centralbehörden anheimfallen. Es wäre thöricht, wenn man eine derartige Behörde nach der Schablone der heutigen Volksvertretungen organisiren wollte. Jetzt bestimmen Advocaten, Kaufleute, Landwirthe, Zeitungsschreiber und Beamte, wie die Gewerbeordnung lauten soll; über wirthschaftlich technische Fragen können vernünftiger Weise nur technisch ausgebildete Männer entscheiden. Daher müsse neben der Organisation der Wirthschafts - Gemeinden noch eine Organisation der verschiedenen Gewerke bestehen, die man sich zwar nicht nach der Zwangsschablone der alten Zünfte zugeschnitten zu denken brauche, die aber immerhin eine festgegliederte Kette bilden müsse, aus welcher die Leiter der Gesammt- und Detail-Production des betreffenden Gewerkes in den Gemeinden, Bezirken und im Staate hervorgehen.

Solche Männer, durch das wohlerworbene Vertrauen ihrer Gewerks- und Standesgenossen an die Spitze der betreffenden Productionsbranche gestellt, mit der Organisation, der Leitung und Verbesserung der Production betraut, dürften, meint der Verfasser, den ihnen übertragenen Functionen gewiss gewachsen sein, zumal sie mit den erfahrensten Leitern aller anderen Productionsbranchen zusammen arbeiten müssen und kein Interesse an der Ausbeutung der Arbeiter oder in der Niederdrückung von Concurrenten haben, ihnen auch ebenso wenig wie allen Anderen eine Ansammlung von zinstragenden Kapitalien möglich gemacht ist.

So sicher, wie die Zunftmeister der alten Städte den ganzen Bedarf aller Menschen innerhalb ihrer Zwangs- und Bannmeilen zu berechnen und zu befriedigen vermochten, ebenso sicher würden solche Gewerks-Obermeister die Production ihrer Bezirke wirthschaftlich zu leiten und dem Bedarf anzupassen verstehen. Sie würden auch im Stande sein, zu entscheiden, ob und an welchem Orte irgend ein Industriezweig event. selbst gegen den Willen einer Wirthschafts-Gemeinde eingerichtet und in Betrieb erhalten werden müsste, um mit möglichst geringem Arbeitsaufwand möglichst viel Product zu erzielen.

Die in solcher Weise genossenschaftlich organisirten Gewerke würden durch ihre, in den verschiedenen Gemeinden vertheilten Mitglieder eine Körperschaft bilden, welche alle Vortheile der alten Zünfte gewährte, ohne dass die Nachtheile zu Tage zu treten brauchten. Der Lehrling würde alsdann sein Handwerk an dem passendsten Platz erlernen, der Geselle zu seiner weiteren Ausbildung nach den verschiedensten Productionsstätten dirigirt werden können und dem Meister in reiferen Jahren die Leitung irgend einer Productionsstätte in sicherer Aussicht stehen, so dass sich innerhalb jeder Productionsbranche eine auf Kenntniss und Geschäftstüchtigkeit basirende Stufenleiter bilden würde, deren Ersteigung jedem Befähigten ermöglicht sein wird.

Eine derartige Organisation würde der freien Berufswahl weit mehr Rechnung tragen, als das heute bei unserer planlosen Production der Fall sei; sie würde es ermöglichen, dass in jeder einzelnen Gemeinde dem Bedarf entsprechend producirt und dass Qualität und Quantität der Producte einer Aufsicht von besonders qualificirten Personen unterworfen werde. Sie würde das Eigenthumsrecht an den Productionsmitteln und an den Producten den Arbeitern wie den Arbeiter-Genossenschaften entziehen, dies Eigenthum den Wirthschafts-Gemeinden überweisen und eine der Arbeitsleistung ungefähr entsprechende Besoldung dadurch ermöglichen, dass der Tauschverkehr nicht zwischen den Productiv-Associationen, sondern zwischen den Wirthschafts-Gemeinden stattfinden und demzufolge der materiell bevorzugten Stellung irgend einer Arbeitsthätigkeit mehr oder minder vorgebeugt werden wird.

Die Ueberweisung der fertiggestellten Producte in das Eigenthum der Gemeinden schaffe unzweifelhaft ein Monopol für solche Gemeinden, in denen die Productivität der Arbeit durch den Naturfactor besonders vermehrt wird.

Wenn zur Deckung des gesellschaftlichen Bedarfs eine gewisse Quantität Acker mit Getreide bestellt werden, wenn deshalb eine Gemeinde ihren leichten Sandboden beackern muss, der so wenig ertragsreich ist, dass in jedem Scheffel Getreide doppelt so viel Arbeitszeit kristallisirt erscheint, als in dem Scheffel Getreide, das auf gutem Boden gewachsen ist, dann habe die Gemeinde, deren Acker aus gutem Getreideboden besteht, bei geringerer Arbeitsleistung einen grösseren Werth zur Disposition und könne sich für weniger Arbeit mehr Genussmittel verschaffen, als jene Gemeinde auf dem leichten Boden.

Auch bei den Bergwerken spiele der Naturfactor eine besonders einflussreiche Rolle, da die Ergiebigkeit derselben sehr verschieden sei. Aber selbst bei Fabriken treten solche Verhältnisse zu Tage; die unentgeltliche Benutzung einer grossen Wasserkraft bevorzuge viele industrielle Etablissements vor anderen.

Wenn also den Gemeinden das unbeschränkte Eigenthumsrecht an Grund und Boden zugestanden werde, wird eine durch die Verschiedenheit der Productivität der Arbeit entstehende Differenz in dem Einkommen der Bürger der einzelnen Gemeinden entstehen, die nur der Staat im Wege der Steuer oder der Erhebung eines Bodenzinses auszugleichen vermag, soweit das Correctiv der Freizügigkeit die entstehenden Unterschiede nicht herabzumindern im Stande ist.

Der Verfasser halte es für überflüssig, dies Zukunftsbild weiter auszumalen; es läge ihm nur daran, zu zeigen, dass sich die socialistische Idee in einfacher Fortbildung der schon bestehenden und allmälig mehr concentrirenden Wirthschaftsverhältnisse durchführen lasse. Denke man sich nur die Mitglieder irgend einer Gemeinde zu einem Consumverein verbunden, so werde die Art und Weise, in welcher dieser Consumverein seinen Bedarf zu decken bestrebt sein muss, beinahe der Organisation gleichen, welche vorstehend gezeichnet wurde. Dieser Consumverein werde für alle seine Mitglieder auch so lange der Abnehmer ihrer Producte sein, als er die gebrauchten Waaren nicht anderswo billiger beziehen kann.

Denkt man sich wieder die verschiedenen Industrien und Gewerke genossenschaftlich organisirt, so habe man andererseits ein Bild der möglicher-, ja wohl auch wahrscheinlicherweise entstehenden Productivgenossenschaften; die Vertheilung der zum Consum hergestellten Genussmittel könne sich nach der geleisteten Arbeit richten und dem Staat falle bei der ganzen Organisation mehr das Aufsichtsrecht, als eine directe Leitung der Production und Vertheilung zu.

Der Verfasser halte sich für verpflichtet, selbst auf die Gefahr hin, sich dem Vorwurf der Utopie auszusetzen, in kurzen Zügen die Organisation des socialen Staates zu zeichnen, um daran zu zeigen, welch' eminent wichtige Stellung die Wirthschafts-Gemeinde in der Organisation einzunehmen berufen ist.

Ihm erscheint die Wirthschafts-Gemeinde, wie er vorstehend

schon ausgeführt hatte als der naturgemässe, einfache Wirthschaftskörper, der sich föderalistisch mit anderen gleichen oder ähnlichen Organismen gruppiren und mit ihnen eine höhere Einheit bilden muss.

Es fragt sich nun: ist die Bildung dergleicher freier Wirthschafts-Gemeinschaften bei der jetzigen landwirthschaftlichen und industriellen Organisation der Gesellschaft verboten oder unmöglich gemacht? Mit Nichten. Einer jeden socialen Gruppe, einer jeden beliebigen Zahl von Individuen steht es frei sich als Vereine zum Ankauf oder zum Betrieb eines Landgutes, eines Gewerbes, einer Fabrik, eines Handlungsgeschäftes zu constituiren. Ebensowenig ist es auch jetzt durch die Gesetze der meisten Culturstaaten verboten, unter gewissen Garantien und Bedingungen, die einzelnen, localen Vereine zu grösseren Vereinscomplexen zu gestalten und umgekehrt ist es den Centralvereinen gestattet, Zweigvereine in einzelnen Localitäten einzusetzen. Nicht darum handelt es sich, nicht darin bestehen die Vorschläge der Communisten und Socialisten. Ihre Vorschläge und Forderungen bezwecken die Einführung nicht von freien, sondern von Zwangsgemeinwirthschaften mit vollständiger Beseitigung der Privatwirthschaften und der aus denselben ausgehenden Concurrenz; sie fordern eine allgemeine, obligatorische, durch Zwangsmaassregeln regulirte Gewerbeordnung. Wie ein solcher *Zwang* in Hinsicht auf Production, Vertheilung und Consumtion der Güter und Dienste durch alle Schichten der Gesellschaft durchzuführen wäre ohne ein ganzes Heer von Beamten, deren Zahl und deren unproductive Arbeit grösser sein wird als die der jetzigen Zwischenhändler, und ohne Einführung einer noch nie dagewesenen, in alle Lebensverhältnisse eindringenden Tyrannei — darauf bleiben die Reorganisatoren der Gesellschaft die Antwort schuldig. Der Verfasser obigen Artikels bricht selbst in den verzweifelten Worten aus: Niemand weiss einen Vorschlag zu machen, in welcher Weise der »Racker von Staat« helfen soll. Ihm scheint nur, dass man von unten aufbauen, dass man der Gemeinde wieder einen festen, wirthschaftlichen Halt geben muss, um den Kristallisationspunct zu gewinnen, um den herum sich die jetzt centrifugalen Atome gruppiren können. Aus den föderalistisch organisirten Gemeinden müssen sich alsdann die Provinzen, aus diesen der Staat zusammensetzen.

Nun ist bereits die jetzige Gesellschaft aus einzelnen Unternehmen gebildet. Der Verfasser nennt sie Gemeinden. Der ganze Unterschied reducirt sich immer nur darauf: ob Zwangsproduction von Seiten der Gemeinden und Individuen oder freie Production, Vertheilung und Consumtion der Güter und Dienste? Und die beste Antwort auf diese Frage giebt das Leben selbst.

Wir schliessen, womit wir begonnen haben.

Der Socialismus kann nur in seiner Allgemeinheit, als Tendenz zum Extremen, Schrankenlosen, Einseitigen, und in den Mitteln, die er zur Erreichung seiner Zwecke gebraucht oder gebrauchen will, verurtheilt und widerlegt werden. In den Einzelheiten und den speciellen Vorschlägen kann er schon deshalb nicht widerlegt werden, weil er sie gar nicht bestimmt formulirt und wenn er es auch hin und wieder thut, so sind die Ansprüche der verschiedenen socialistischen Schattirungen dermaassen bunt durcheinander geworfen und gehen unter sich selbst so scharf auseinander, dass eine jede Fraction für sich arbeitet und ein jeder Socialist als besonderer Reformator auftritt.

Wenn Jemand die Behauptung aufstellen würde, er könnte einen Baum nur unter der Erde oder nur in der Luft aufwachsen, er könnte ihn nur als Einheit ohne Selbstthätigkeit der einzelnen Zellen oder nur als Mehrheit ohne Einheitlichkeit functioniren lassen, so würden wir diese extremen Behauptungen auf Grundlage der allgemeinen organischen Entwickelungsgesetze zurückweisen können. Aber zwischen diesen extremen Behauptungen liesse sich ein Baum so manchen Experimenten nach verschiedenen Richtungen hin unterwerfen, ohne dass sie ihm unmittelbar als lebensgefährlich erweisen könnten. Von der Theorie aus Schranken gegen solche Experimente zu setzen, ist sehr schwer, besonders in dem Falle, wenn die Experimentatoren unter sich selbst uneinig sind und beständig Heilmittel und Methode ändern. Besonders in einem so elastischen Organismus wie die menschliche Gesellschaft, kann darauf nur das Leben eine positive Antwort geben.

Die beste Widerlegung gegen die extremen socialistischen Anschauungen liegt in der Auffassung der menschlichen Gesellschaft als eines realen Organismus, eben so wie die beste Widerlegung der einseitigen naturphilosophischen Systeme in der Naturkunde und in den von derselben festgesetzten nothwendigen Gesetze liegt. Wer die menschliche Gesellschaft vom realen Standpunkte auffasst, kann unmöglich, wenn er nur einigermaassen logisch denkt, einer extremen socialistischen Lehre huldigen, ebenso wenig, wie ein wirklicher Naturforscher irgend welchem, der realen Grundlage entbehrenden naturphilosophischen System huldigen kann. Wer auf socialem Gebiete gewohnt ist oder sich gewöhnen wird, real zu denken und seine Begriffe auf reale Grössen zurückzuführen, der wird sich nicht mit wesen- und gehaltlosen Allgemeinheiten und Definitionen begnügen, der wird sich nicht durch die Unbestimmtheit und Unklarheit der ihm vorgebrachten Ausdrücke verwirren lassen, der wird verlangen, dass das werthlose Papiergeld, welches die verschiedenen socialistischen und communistischen Schwindler in ihren Systemen und Theorien der unentwickelten Masse für echte Waare ausgeben, in feste, bestimmte, für das Leben werthvolle Vorschläge, in Realitäten umgetauscht werde.

Hat die Socialwissenschaft durch die realvergleichende und realgenetische Methode auch nur diesen Zweck erreicht, so kann sie schon zufrieden und stolz sein. Auf die einzelnen praktischen Vorschläge und Fragen kann nur das Leben selbst genügende Antwort geben.

IX.

Freihandel oder Schutzzoll.

Es erübrigt uns nur noch die, die Gemüther der gegenwärtigen Generation so tief bewegende Streitfrage: Freihandel oder Schutzzoll von unserem Standpunkte aus durch einige Betrachtungen zu beleuchten.

Die Production, Vertheilung und Consumtion der Güter und Dienste, die Resultate des wirthschaftlichen Wettstreits, des Kampfes ums Dasein und um den industriellen Vorrang, hängen nicht blos von der Leistungsfähigkeit des Individuums, sondern auch von der der Gesammtorganisation, nicht blos von der Theilung der Arbeit, sondern auch von der Einigung der productiven Kräfte, nicht blos von der Differenzirung, sondern auch von der Integrirung der socialen Energien ab. Dieses hat seine volle Gültigkeit nicht blos in den Beziehungen der einzelnen Producenten und Consumenten untereinander, sondern auch in Hinsicht auf den Handel und den Wettstreit zwischen ganzen Ländern und Staaten. Sobald der eine Theil in diesem Wettstreit einen überwiegenden Einfluss gewinnt, überwältigende Kräfte entwickelt, muss der andere Theil unterliegen, in grössere oder geringere Abhängigkeit gerathen oder vollständig unterdrückt werden. Unter durchaus ungleichen Voraussetzungen ist, wie Samter bemerkt*), die Freiheit des Verkehrs ein inhaltloses Wort, eine leere Abstraction.

Jeder Kampf, jeder wirthschaftliche Wettstreit fordert einerseits seine grossen Opfer an Kraft, Leben und Eigenthum; aber wie jeder Kampf, wenn er nicht einfach Zerstörung und Ausrottung bezweckt, zieht auch der ökonomische Wettstreit zwischen Individuen und Nationen segensreiche Folgen nach sich: er stählt die geistigen, ethischen und physischen Kräfte der Kämpfenden, er bringt sie zum Bewusstsein ihrer gegenseitigen Rechte und Pflichten, er flösst ihnen gegenseitige Achtung ein, insofern er mit loyalen Waffen und zur Erreichung höherer Zwecke geführt wird. Durch den Kampf endlich bilden sich allmälig im Schoosse der Gesellschaft diejenigen Erregungs- und Hemmungsmechanismen aus, welche auch in den Einzelorganismen auf den höheren Entwickelungsstufen sich einfinden. Es ist ein natürlicher, auf nothwendigen Gesetzen sich gründender physiologischer Process, dem kein Wesen, welches leben und sich fortentwickeln will, entgehen kann.

Wenn nun sogar im Innern einer jeden Gesammtheit der wirthschaftliche Wettstreit mit so ungleichen Waffen und Kräften geführt wird, wenn zur Herstellung des Gleichgewichts und zur Verhütung der vollständigen Unterdrückung der schwächeren Energien durch die stärkeren eine Solidarität, eine Einigung der individuellen productiven Kräfte nothwendig ist, um wie viel mehr bedarf es nicht derselben bei dem internationalen wirthschaftlichen Kampf ums Dasein, um Ueberlegenheit, um Herr-

*) A. Samter: Sociallehre, S. 282.

schaft und Macht. Denn hier handelt es sich schon nicht mehr um die Entwickelung und die Existenz des Einzelnen, sondern einer ganzen in sich abgeschlossenen Gesammtheit, hier steht der Einzelne nicht dem Einzelnen, sondern eine Gesammtheit einer anderen Gesammtheit gegenüber. Daher muss dabei auch derjenige Theil siegen, der nicht blos grössere individuelle Kräfte in den Kampf führt, sondern der vorzugsweise, dessen individuelle Kräfte sich zweckentsprechender zu einer collectiven Kraft vereinigt haben. Diese collective Kraft wird aber dadurch erzeugt, dass der Staat durch die ihm zu Gebote stehenden Erregungs- und Hemmungsmechanismen die individuellen Kräfte derart leitet, zusammenfasst und organisirt, dass sie im Kampf sich gegenseitig unterstützen, potenziren und zweckentsprechend wirken. Das individuelle Interesse fällt hier, wie auch sonst, mit dem allgemeinen nicht immer zusammen. Auch hier müssen vom Einzelnen Opfer zur Erreichung gemeinschaftlicher Zwecke gebracht werden. Der einzelne Consument mag z. B. mehr Vortheil finden, bestimmte Waaren aus dem Auslande zu verschreiben; dieser individuelle Vortheil kann aber den nationalen Zwecken in Hinsicht auf Entwickelung einer einheimischen Industrie widersprechen. Fr. List unterscheidet sehr treffend die politische Oekonomie von der kosmopolitischen. Was vollständig richtig ist, wenn man von der Gruppirung der Menschheit in selbstständige Staaten und Nationen absieht, hat eine ganz andere Bedeutung, sobald man diese Gliederung berücksichtigt.

›Die höchste, zur Zeit *realisirte* Einigung der Individuen unter dem Rechtsgesetz‹, sagt Fr. List*), ›ist die des *Staats* und der *Nation;* die höchste *gedenkbare* Vereinigung ist die der *gesammten Menschheit.* Gleichwie das Individuum im Staat und in der Nation seine individuellen Zwecke in einem viel höheren Grade zu erreichen vermag, als wenn es allein stände, so würden alle Nationen ihre Zwecke in einem viel höheren Grade erreichen, wären sie durch das Rechtsgesetz, den ewigen Frieden und den freien Verkehr mit einander verbunden.‹

›Die Natur selbst drängt die Nationen allmälig zu dieser höchsten Vereinigung, indem sie durch die Verschiedenheit des Klimas, des Bodens und der Producte sie zum Tausch, und durch Uebervölkerung und Ueberfluss an Capital und Talenten

*) Fr. List: Das nationale System der politischen Oekonomie, S. 9.

zur Auswanderung und Colonisirung antreibt. Der *internationale Handel*, indem er durch Hervorrufung neuer Bedürfnisse zur Thätigkeit und Kraftanstrengung anreizt und neue Ideen, Erfindungen und Kräfte von einer Nation auf die andere überträgt, ist einer der mächtigsten Hebel der Civilisation und des Nationalwohlstandes.‹

›Zur Zeit aber ist die durch den *internationalen Handel* entstehende Einigung der Nationen eine noch sehr unvollkommene, denn sie wird unterbrochen oder doch geschwächt durch den Krieg oder durch egoistische Maassregeln einzelner Nationen.‹

Und weiter: *)

›Erhaltung, Ausbildung und Vervollkommnung der *Nationalität* ist daher zur Zeit ein Hauptgegenstand des Strebens der Nation, und muss es sein. Es ist dies kein falsches und egoistisches, sondern ein vernünftiges, mit dem wahren Interesse der gesammten Menschheit vollkommen im Einklang stehendes Bestreben; denn es führt naturgemäss zur endlichen Einigung der Nationen unter dem Rechtsgesetz, zur *Universalunion*, welche der Wohlfahrt des menschlichen Geschlechtes nur zuträglich sein kann, wenn viele Nationen eine gleichmässige Stufe von Kultur und Macht erreichen, wenn also die Universalunion auf dem Wege der *Conföderation* realisirt wird.‹

L. Stein drückt dasselbe mit anderen Worten aus, indem er sagt: **)

›Die Wirthschaftslehre zeigt, dass sich aus dem Kerne des ganzen Güterlebens, der arbeitenden Persönlichkeit, der Sinn des Gegensatzes aller untereinander, das Interesse entwickelt. Sie zeigt ferner, dass die Gegensätze dieses Interesses sich dem höheren Wesen desselben nach zur Einheit erhoben, und diese Harmonie auch in bestimmten Erscheinungen verwirklichen können. Allein diese Formen für die Verwirklichung der Harmonie sind nur noch begriffliche. Und zwar deshalb, weil sie nur ihrem Wesen nach, nicht aber unbedingt auch in der Wirklichkeit zugleich dem Interesse derer dienen, welche für die Verwirklichung jener Harmonie etwas hingeben.‹ —

›Dies nun kann nur dann geschehen, wenn die Sphäre der Wirkungen für diese Harmonie eine *begränzte* ist. Was über

*) Ebendas. S. 10.

**) L. Stein: Lehrbuch der Volkswirthschaft, S. 348 (1858.)

diese Begränzung hinausgeht, ist darum nicht weniger wohlthätig, aber es gehört dem *sittlichen* Leben an. Die *wirthschaftliche* Aufgabe der Verwirklichung der Harmonie aller Interessen fordert unabweisbar, dass das, was der Eine für das Interesse des Andern thut, *auch sein eigenes nachweisbares Interesse befriedige.* Und dafür ist die äussere Begränzung unabweisbar nothwendig. Diese aber ist in Land und Volk gegeben. Und so ergibt sich, dass die Volkswirthschaft der *natürliche Körper* für die, durch die gemeinsame Anstrengung aller zu verwirklichenden Harmonie der wirthschaftlichen Interessen und damit für *das harmonische wirthschaftliche Leben überhaupt* ist.«

»Erst damit«, schliesst L. Stein«, erhebt sich die Volkswirthschaft aus dem Gebiete der Thatsachen, und wird zu einem lebendigen Factor der höhern Idee, welche auch in der Güterwelt ihre Bethätigung sucht. Erst jetzt ist sie ein Lebendiges, das für eine höhere Aufgabe lebt; und erst jetzt steht sie daher in der Reihe der Wissenschaften, welche das Daseiende als einen lebendigen Ausfluss des göttlichen Lebens zu begreifen trachten, auf einem ihrer hohen Bedeutung würdigen Standpunkte.«

Daher kann man mit Fr. List auch vom realgenetischen Standpunkte aus nur vollständig übereinstimmen, wenn er aus seinen Betrachtungen folgert, dass eine aus *überwiegender politischer Macht,* aus überwiegendem Reichthum einer einzigen Nation hervorgehende, *also auf Unterwerfung und Abhängigkeit der andern Nationalitäten basirte Universalunion* den Untergang aller Nationaleigenthümlichkeiten und alles Wetteifers unter den Völkern nach sich ziehen würde. ›Sie widerstritte‹ sagt er, ›den Interessen wie den Gefühlen aller Nationen, die sich zur Selbstständigkeit und zur Erreichung eines hohen Grades von Reichthum und politischer Geltung berufen fühlen; sie wäre nur eine Wiederholung dessen, was schon einmal da gewesen, des Versuchs der Römer, jetzt mit Hülfe der Manufakturen und des Handels statt früher durch kalten Stahl ins Werk gesetzt, darum aber nicht minder zur Barbarei zurückführend.‹

Derartige pathologische Erscheinungen kann der ökonomische Wettstreit, wenn er in Schrankenlosigkeit ausartet, nicht blos nach aussen hin, sondern auch im Innern jeder Gesammtheit, wie wir solches bereits auseinandergesetzt haben, erzeugen. Die Sclaverei, das Aussaugen der niederen Schichten durch die höheren, die Ueberbürdung einzelner oder aller Stände und Klassen durch

Leistungen und Abgaben zu Gunsten der Staatsgewalt, wie es uns die orientalischen Staaten darstellen, das Kastenwesen u. s. w. — das sind Resultate einer inneren Ueber- und Unterordnung der Individuen und Volksschichten, wenn der Uebermacht des Stärkeren dem Schwächeren gegenüber keine Schranken gesetzt werden. In den höher entwickelten Gemeinschaften haben sich daher in Folge eines nothwendigen Naturgesetzes und in realer Analogie dessen, was auch im Entwickelungsgange der Einzelorganismen vorgegangen ist, Erregungs- und Hemmungsapparate aus dem socialen Nervensystem herausgebildet, welche die socialphysiologischen Beziehungen zwischen den Individuen, Ständen, Berufsklassen im Schoosse jeder einzelnen Gesammtheit reguliren. Der Centralregulirungsapparat liegt in der Staatsgewalt, von welcher die die Erregung und Hemmnng bedingenden directen und indirecten Reflexe ausgehen. Die secundären, tertiären etc. Erregungs- und Hemmungsmechanismen, welche die Thätigkeit der einzelnen Organe, Vereine, Genossenschaften, Stände, Korporationen reguliren, thun dasselbe in engeren Schranken. Ohne einen solchen Centralregulirungsapparat und ohne Unterordnung der secundären, tertiären etc., so wie der individuellen Erregungs- und Hemmungsmechanismen untereinander würde die socialphysiologische Thätigkeit einer jeden Gesammtheit in den Kampf Aller gegen Alle ausarten, so wie auch ohne jene Mechanismen und Apparate eine jede Zelle und ein jedes Zellengewebe im Schoosse des Einzelorganismus physiologisch vollständig selbstständig functioniren und in Folge dessen sich von dem Ganzen ablösen würde.

Der Unterschied zwischen den physiologischen Beziehungen der Theile im Schoosse eines selbstständigen Staatsorganismus und der Beziehungen der Staaten untereinander besteht nur darin, dass dort sich ein Centralregulirungsapparat in der Form von Staatsgewalten bereits herausgebildet hat, in den Beziehungen der Staaten untereinander dieser Apparat fehlt. Die Erregungen und Hemmungen, die zur Regulirung der Beziehungen der selbstständigen Staaten untereinander nothwendig sind, müssen daher von den betreffenden Centralregulirungsmechanismen der einzelnen Staaten ausgehen und sich durch gegenseitige Abmachungen, Concessionen, durch Unionen, Verträge etc. ins Gleichgewicht setzen. Aber auch für die ganze Menschheit beginnt bereits allmälig sich ein Centralregulirungsapparat auszubilden. Noch liegen die für die Entwickelung desselben nothwendigen Kräfte verborgen; es sind latente Energien, die sich als indirecte Einflüsse der vereinten öffentlichen Meinung ganzer Welttheile, wie z. B. Europa's, zu fühlen geben. Congresse, Conferenzen, Weltausstellungen, internationale Künstler-, Gelehrten-, socialwissenschaftliche, statistische, Post-, Telegraphenvereine etc., sind specifische Ausprägungen dieser Tendenz. Sollten die europäischen Staaten sich zu einem gemeinschaftlichen Staatenbunde vereinigen und schliesslich dieser Staatenbund alle Völker der Erde in sich schliessen, so würde in einem solchen Staatenbunde in dieser oder jener Form ein Regulirungsapparat sich ausbilden, der auf directem oder indirectem Wege die durch die einzelnen Staatsgewalten repräsentirten Erregungs- und Hemmungsmechanismen leiten und so eine Einheitlichkeit in der Entwickelung der ganzen Menschheit als Gesammtorganismus zu Stande bringen würde, ohne dabei die Mannigfaltigkeit in der Entwickelung, durch Aufhebung der Selbstständigkeit oder Unterdrückung der einzelnen Staaten und Nationen, zu beseitigen. Eine derartige Vereinheitlichung würde nichts widernatürliches haben, im Gegentheil sie würde sich als eine nothwendige, auf Grundlage der Naturgesetze vollziehende Integrirung ausprägen.

Lavergne-Peguilhen bemerkt*), dass den Regenerationsplänen aller socialen Schulen und Parteien die Stiftung von Vereinswirthschaften zu Grunde liegt, dass aber dabei stets übersehen worden ist, dass es sich nicht um Gestaltung isolirter Vereine handelt, dass diese vielmehr inmitten der Gesellschaft leben, sowohl auf diese wirken, als den Gegenwirkungen derselben unterworfen sein sollen. »Man hat«, sagt Lavergne-Peguilhen, »den Unterschied des isolirten und des Gesellschaftslebens übersehen; man will die in jenem allenfalls möglichen Institutionen, auch auf dieses übertragen, hat aber vergessen, dass bei allen Begriffsbestimmungen die gesellschaftliche Stellung des zu definirenden Verhältnisses berücksichtigt werden muss; dass die Begriffe — und Gesetze — nur auf die Gesellschaftsverhältnisse angewendet werden dürfen, aus denen sie abgeleitet werden. Die vorgeschlagenen Vereine mögen an und für sich vortrefflich sein; sie zerfallen aber ohne Ausnahme in sich, sobald sie dem gesellschaftlichen Leben und seinem mächtigen Walten ausgesetzt

*) M. v. Lavergne-Peguilhen: Die Kulturgesetze, Abth. I, S. 351.

werden. Nur bei sorgsamer Beachtung der dem gesellschaftlichen Vereinsleben zum Grunde liegenden Gesetze wird man Vereine zu bilden vermögen, die befähigt sind, in der Gesellschaft zu bestehen, und in derselben ihre mächtigen Wirkungen darzulegen.«

Diese Gesetze sind nun aber die der Anpassung, des Kampfes ums Dasein, der Vererbung und Continuität, der Uebereinstimmung des Nach-, Neben- und Uebereinander. Nicht blos das vereinzelte Individuum, sondern auch eine jede social-ökonomische Genossenschaft, nicht blos ein jeder Verein, ein jedes Unternehmen, sondern auch ein jeder Staat, als wirthschaftliche Einheit, unterliegt allen jenen Existenzbedingungen und wirkt auf diese zurück. Wie es nicht genügt, Vereine in den besten Absichten zu stiften und zu organisiren, wenn die nothwendigste Bedingung zu ihrem Bestande und zu ihrer Entwickelung, die nämlich, dass sie *lebensfähig* seien, fehlt, so ist es auch nothwendig die einem Lande oder einem Volke eigenthümlichen Industriezweige, als wirthschaftliche Gesammtheiten, in ihrer Lebensfähigkeit anderen Völkern und Ländern gegenüber zu erhalten und gegen Zerrüttung und Unterdrückung zu schützen, wenn sie nicht der Verkümmerung oder Vernichtung preisgegeben werden sollen. —

»Alle schönen Pläne zur Vertheilung des Wirthschaftsbetrages unter die einzelnen Arbeiter, nach Maassgabe ihrer Fähigkeiten und Leistungen«, sagt Lavergne-Peguilhen*), »fallen in sich zusammen, sobald dieser Ertrag nicht ausreicht, um die Steuern, Zinsen, Wirthschaftsunkosten und den Unterhalt der Vereinsgenossen zu decken. *Je ungünstiger die Wirthschaftsbilanz, um so ungünstiger wird sich überall die Lage der der Wirthschaft beigesellten Arbeiter* gestalten. Es giebt nur eine Grundlage, um das Loos der Arbeiter sicher zu stellen und dem Pauperismus vorzubeugen, *und diese besteht zunächst in der Sicherstellung der Wirthschaftsexistenzen.*«

Die Anhänger der extremen Lehren und Schulen schlagen, um die Lebensbedingungen der einzelnen Wirthschaftseinheiten sicher zu stellen, meistentheils Mittel vor, welche durch eine radicale, rechtliche und politische, Umgestaltung der Gesellschaft bedingt wird. Aber diese Reformpläne, wenn sie sogar ver-

*) Ebendas. S. 350.

wirklicht wären, könnten auf jeden Fall nur auf einzelne Staaten, welche bereit sein würden, jene Reformen zu verwirklichen, ausgedehnt werden. Nun bildet aber auch ein jeder Staat eine Wirthschaftseinheit, welche nur unter der Bedingung sich als lebensfähig erweisen wird, wenn sie auch nach aussen hin allen anderen Staaten gegenüber concurrenz- und anpassungsfähig sein wird. Es genügt also nicht, diesen oder jenen Staat umzugestalten, um die denselben bildenden Wirthschaftsunternehmen existenzfähig zu machen. Damit solches erreicht werde, muss die wirthschaftliche Umgestaltung aller, die ganze Menschheit bildenden, auf den verschiedensten social-physiologischen, rechtlichen, politischen, physischen und psychischen Entwickelungsstufen stehenden Länder, Völker und Staaten durchgeführt werden. Und solches nicht einseitig, zu verschiedenen Zeiten, sondern nach allen Richtungen hin und möglichst gleichzeitig. Es frägt sich nun: wo ist die Macht, die solches durchführen wird, wo ist der Geist, der alle dazu nöthigen Bedingungen und Verhältnisse richtig schätzen, umfassen und ausführen wird?

Man könnte mit demselben Recht eine plötzliche Umgestaltung der ganzen Oberfläche der Erde vorschlagen, um die Existenzbedingungen der Menschheit besser, glücklicher, behaglicher zu gestalten.

So sagt auch Kautz.*)

›Ebenso wie das Individuum als geselliges Wesen seiner gesammten Lebensbestimmung und Menschennatur zufolge nothwendigerweise an die Gemeinschaft seiner Mitmenschen, andauernden Socialverkehr und gesellschaftlichen Verband gewiesen ist, dieser aber seine höchste und vollendetste Form im Staate erreicht, sind auch die einzelnen Völker und Gemeinwesen in der Lösung ihrer menschheitlichen Aufgabe, in ihrer Entwickelung und geschichtlichen Existenz, auf ununterbrochenen internationalen Verkehr, auf gegenseitige Unterstützung, Ergänzung und Vollendung angewiesen. — In dem grossen weltgeschichtlichen Entwickelungsprocesse der Menschheit scheint namentlich jedem Volke, jedem staatlichen Gemeinwesen neben seinen allgemeinen humanitären Aufgaben ein eigenthümliches besonderes Lebensziel vorgesteckt zu sein, und eben die Erreichung dieser Aufgaben und Zwecke ist es, welche zufolge der Verschiedenheit und Eigen-

---

*) J. Kautz: Die National-Oekonomik als Wissenschaft, S. 150.

thümlichkeit der einzelnen Länder in physikalischer und geographischer, in socialer und politischer, in geistiger und materieller Beziehung: ein Volk an das andere, einen Staat an den anderen kettet, und den fortgesetzten Ein- und Austausch der einem jeden Lande eigenthümlichen Güter, die stete gegenseitige Unterstützung und Mitwirkung voraussetzt. — Gleich den Individuen innerhalb der socialen Gemeinschaft bedürfen sich also auch gegenseitig die Völker, und ähnlich wie bei den Einzelnen finden wir auch bezüglich der Staaten, dass der stete Verkehr, die ununterbrochenen Leistungen und Gegenleistungen, die internationale Theilung und Vereinigung der Arbeit, der Interessen und Strebungen ein festes Band um diese grossen Glieder des Menschheitsganzen schlingt; und wenn auch diese Verkettung und Wechselseitigkeit der nationalen und staatlichen Zwecke in seinen Ergebnissen wenigstens bis jetzt zu keinem einheitlich gegliederten, festverschlungenen Organismus aller oder vieler staatlicher Gemeinwesen geführt hat, so ist doch andererseits auch die Thatsache nicht zu verkennen, dass sich von Anbeginn der Geschichte bis auf die jüngsten Tage herab eine bald mehr bald weniger entschiedene Tendenz zur Annäherung und Verbindung der Völker und Staaten bekundet, dass die Menschheit in allen ihren grossen welthistorischen Einrichtungen in Staat und Cultur, in Religion und Wissenschaft, in socialem und wirthschaftlichem Leben, unleugbar von einem entschiedenen Einheits- und Einigungstrieb geleitet wird, dass das Streben aller grossen politischen Völker und Gemeinwesen nach Herstellung und Verwirklichung eines Weltstaates gravitirt, und dass somit jener Einheitsgedanke und Einheitszweck selbst als ein nothwendiges Element unserer Natur und Bestimmung im Wesen des Menschen und des Staates zu liegen scheint.‹

Wodurch wird nun eine einheitliche physiologische Wechselwirkung in den Organismen überhaupt erreicht und verwirklicht? Wir wiederholen es: durch Ausbildung von centralen Erregungs- und Hemmungsmechanismen, vermittelst deren die physiologische Thätigkeit der Theile, seien es nun Zellen (Individuen), Gewebe (Vereine, Genossenschaften, Berufsklassen etc.) Organe (Korporationen, Institutionen, Stände etc.) oder ganze Organismen (Nationalitäten, Staaten, Kirchen etc.), durch Regulirung der functionellen Arbeit jedes Theiles den Zwecken des Ganzen untergeordnet wird. Das Papstthum z. B. stellt als Centralregulirungsapparat der katholischen Kirche eine solche Centralerregungs- und -hemmungspotenz dar. Da eine jede kirchliche Gemeinschaft, wie wir solches bereits bewiesen haben (Bd. II, S. 405 und ff.), ebenso wie ein jeder Einzelorganismus, aus über- und untergeordneten Zellengeweben (höherer und niederer Clerus, Mönchsorden, Laien etc.) und Zwischenzellensubstanz (kirchliches Vermögen, Steuern, freiwillige Beiträge etc.) besteht, so sind die Gesetze der physiologischen Wechselwirkung zwischen den Theilen untereinander und dem Ganzen den kirchlichen Gemeinschaften mit denen der Naturorganismen gemein. Dasselbe hat seine volle Gültigkeit auch in Hinsicht auf wissenschaftliche, künstlerische und wirthschaftliche Vereine, sei es dass sie sich mit den staatlichen Verbänden decken oder, abgesehen von dem Staatsverbande und dem Nationalitätsprincip, besondere Gemeinschaften bilden. Auch hier können die verschiedenartigsten *Typen* sich ausprägen, ohne dass gerade dadurch die Stufe der Entwickelung bestimmt und bedingt werde. Es können, wie wir bereits auseinandergesetzt haben, monarchische, republikanische, constitutionelle, private und staatliche Wirthschaftseinheiten sich bilden; es kann bei ihnen das aristokratische, oligarchische oder demokratische Princip vorherrschend sein. Ganze Staaten, wie auch einzelne wirthschaftliche Unternehmen, können ökonomisch in pathologische Gestaltungen, in Despotie (Monopol), Plutokratie (Grosscapitalisten- und Börsenvereine und dergl.), Demagogie (die rothe Internationale) ausarten. — Dieselben Gesetze, welche den Fort- und Rückschritt, die Vervollkommnung und die Degeneration der Einzelzelle und jedes einzelnen Organs bedingen: höhere oder niedere Differenzirung und Integrirung, Mehrung oder Minderung von Eigenthum (Nahrung), Recht (Abgrenzung), Macht (Ueber- und Unterordnung) und Freiheit (Wechselwirkung), bestimmen auch Fortschritt und Rückbildung für selbstständige Staaten und für diejenigen Vereine, welche sich im Hinblick auf die Vereinheitlichung der ganzen Menschheit behufs Erreichung höherer allgemeinmenschlicher Culturzwecke, sei es vermittelst der Staatenbildungen, sei es abgesehen von denselben, bilden.

Nach Bastiat*) können die Rechte des Staates nur in der Regulirung bereits vorhandener, persönlicher Rechte bestehen.

*) Bastiat: Mélanges d'Economie politique, Bd. II, S. 62.

Jegliches collective Recht müsse seine Wurzel im individuellen Rechte haben und letzteres voraussetzen. Um also zu wissen, ob der Staat legitimer Weise mit einem Recht bekleidet sei, müsse man sich fragen, ob dieses Recht dem Individuum innewohne vermöge seines Organismus und abgesehen von jeder Regierung. Auf diese Idee führt Bastiat auch das Recht der Arbeit zurück. Er sagt: so wenig Peter das Recht hat, von Paul direct zu verlangen, dass dieser ihm Arbeit gebe, so wenig ist es begründet, dieses vorgebliche Recht durch die Vermittelung des Staates auszuüben, denn der Staat ist nur die *gemeinsame* Kraft, welche durch Peter und Paul auf ihre Kosten zu einem bestimmten Zweck geschaffen worden, und dieser Zweck kann niemals der sein, das als Recht hinzustellen, was nicht Recht ist. Nach diesem Probirsteine beurtheilt er auch *die Gewährleistung* und *die Ausgleichung* des Eigenthums durch den Staat. Warum, frägt Bastiat, hat der Staat das Recht, selbst mit Gewalt, Jedem sein Eigenthum zu gewährleisten? Weil dieses Recht, antwortet er, schon ursprünglich in dem Individuum vorhanden ist. Man kann den Idividualitäten das Recht *der legitimen Vertheidigung*, das Recht, im Nothfalle Gewalt zu gebrauchen, um Angriffe auf ihre Personen, Fähigkeiten und Güter zurückzuweisen, nicht streitig machen. Man begreift, dass dieses individuelle Recht, weil es jedem Bürger innewohnt, auch die collective Form annehmen und die *gemeinsame* Kraft gesetzlich machen könne. Und weshalb, frägt er weiter, hat der Staat nicht das Recht, das Eigenthum *auszugleichen?* Weil, sagt er, um dasselbe auszugleichen, der Staat es den Einen rauben und die Andern damit beschenken müsste. Da nun aber keiner der 30 Mill. Franzosen das Recht hat, unter dem Vorwande zur Gleichheit zu gelangen, mit Gewalt etwas zu nehmen, so sieht man nicht, wie sie die gemeinsame Kraft mit diesem Rechte bekleiden könnten.

Geht man auf die ursprüngliche Bildung der Erregungs- und Hemmungsmechanismen zurück, verfolgt man ihre allmälige Entwickelung genetisch von dem Urquell, der Zelle und dem Individuum, so muss man Bastiat nur insoweit recht geben, als ein Ueberschreiten von Seiten der Staatsgewalt derjenigen organischen Schwelle stattgefunden habe, über welche hinaus die Hemmung eine Degeneration der functionellen Thätigkeit der Individuen verursachen würde. Andererseits muss man aber auch nicht vergessen, dass bereits ausgebildete Erregungs- und Hemmungsmechanismen keine mechanische, sondern organische Einheiten darstellen und dass sie nicht als solche zu jeder Zeit in ihre Bestandtheile atomistisch zerlegt werden können, ohne den Organismus selbst zu zerstören.

Nachdem wir dieses vorausgeschickt haben, suchen wir uns klarere Rechenschaft darüber zu geben, wie die social-physiologischen Erregungs- und Hemmungsmechanismen in der Form von Freihandel und Schutzzölle sich in den gegenseitigen ökonomischen Beziehungen der Staaten als selbständige Gesammtheiten kund thun und ausprägen.

Bei der Regulirung des auswärtigen Handels durch Schutzzölle muss zuvörderst und besonders der Charakter und die Bedeutung der Güter in Hinsicht auf ihren Gebrauchswerth berücksichtigt werden, ob er nämlich ein positiver, negativer oder neutraler, ob er ein physischer oder psychischer, ob er ein directer oder indirecter ist.

Das thun auch in der Praxis mehr oder weniger alle Staaten bei Feststellung der Höhe der Schutzzölle.

Die Rohproducte, vorzugsweise diejenigen, welche zur Befriedigung der nothwendigsten Bedürfnisse bestimmt sind: Korn, Fleisch, Gemüse etc., werden fast nirgends in schutzzöllnerischer Absicht (die abgeschafften englischen corn-laws bildeten darin eine Anomalie), sondern höchstens zu fiscalischen Zwecken mit Steuern belegt. Branntwein, Wein, Thee, Tabak, Colonialwaaren und Luxusartikel werden dagegen fast allerorten mehr oder weniger sowohl zu schutzzöllnerischen als auch zu fiscalischen Zwecken besteuert und der Grund dazu liegt, abgesehen von den Productionsbedingungen, darin, dass jene Waaren theilweise von negativem und neutralem Gebrauchswerthe sind.

Die psychischen Gebrauchswerthe (Bücher, Kunstwerke etc.) werden aus demselben Grunde weniger gegen äussere Concurrenz beschützt und im Innern besteuert, als die physischen, die positiven weniger als die neutralen und negativen, die indirecten weniger als die directen; Maschinen, Rohproducte, welche noch einer Umarbeitung unterzogen werden müssen etc., weniger als bereits bearbeitete industrielle Producte.

Droz sagt:*) »Sowohl bei der Ausfuhr, als bei der Einfuhr

*) Droz: Economie Politique, S. 93.

findet immer ein Austausch statt. Man kann keine Producte liefern, ohne welche zu erhalten, noch welche erhalten, ohne dagegen zu liefern, es sei denn, dass man auf die Weigerung stosse zu kaufen oder zu bezahlen; eine Ausfuhr ist die nothwendige Folge einer Einfuhr, ebenso wie jede Einfuhr die nothwendige Folge einer Ausfuhr ist. Um diese Thatsachen zu leugnen, müsste man die Wahrheit vernichten; Producte werden nur mit Producten gekauft.

Man schliesst einen unvortheilhaften Handel ab, wenn die Gegenstände, welche man giebt, werthvoller sind als die, welche man empfängt; aber dieses Unglück, sei es das Resultat der Unerfahrenheit, drückender Umstände oder irgend einer andern Ursache, kann sowohl bei dem Austausche, den man Ausfuhr, als bei dem, den man Einfuhr nennt, stattfinden. Naturgemäss ist es, dass dieser Austausch vortheilhaft ist für beide Theile, die denselben ausführen. Wenn Frankreich von Schweden Eisen erhält, und Schweden dagegen von Frankreich Wein empfängt, so werden beide Staaten gewonnen haben, denn jeder wird nun mit den Producten versorgt sein, die er erwerben musste. Das Einzige, was im allgemeinen Interesse wünschenswerth, ist, dass alle Völker zahlreiche und mannigfaltige Producte hervorbrächten und dass der Austausch so viel als möglich zunehme. Solche Wünsche können aber nur unter dem Einfluss der Bildung und der Freiheit verwirklicht werden.

Jedoch muss man dabei nicht aus dem Auge lassen, dass beim Tausch sich die Werthe quantitativ ausgleichen können, qualitativ aber nicht. Es ist nicht gleichgültig, wenn Waaren beiderseits für eine Million Thaler oder Francs eingetauscht werden, ob der eine oder der andere Theil positive, neutrale oder negative, physische oder psychische, directe oder indirecte Gebrauchswerthe erhält, denn von dem Charakter der Gebrauchswerthe hängen die Resultate der ferneren Production und der Consumtion ab, von dem Charakter derselben hängt es ab, ob *persönliche* physische und psychische Reichthümer unter einer Bevölkerung erhalten und vermehrt oder zerstört und gemindert werden. (Vergl. Bd. III, S. 221 und ff.)

Im Kapitel über physiologische Socialpathologie haben wir auseinandergesetzt, welche Resultate der Umschlag der positiven Gebrauchswerthe in negative nach sich zieht. Die neutralen Gebrauchswerthe werden vorzugsweise, wenn auch nicht ausschliesslich, durch diejenigen Güter repräsentirt, welche unter dem allgemeinen Begriffe von Luxusgegenständen zusammengefasst werden. Die *persönlichen* Güter, der *positive* Wohlstand einer Bevölkerung, sie werden vorzugsweise nur durch die positiven Gebrauchswerthe erhalten und vermehrt.

Wir haben im dritten Theile unseres Werkes ausserdem hervorgehoben (S. 272 und ff.), dass durch den Preis der directen Gebrauchswerthe die Kosten der Production aller indirecten Gebrauchswerthe, nach Maassgabe ihrer Betheiligung an der Production der Werthe, gedeckt werden müssen. Unter den Kosten der Herstellung befindet sich auch in einem geringeren oder stärkeren Verhältniss der Lohn der Arbeiter, d. h. die Existenzmittel eines Theiles der Bevölkerung. Es ist nun für ein Land, für einen Staat nicht gleichgültig, ob die an der Herstellung der Güter betheiligte Arbeiterbevölkerung innerhalb oder ausserhalb seiner Grenzen wohnt, ob sie zu derselben oder zu einer anderen, möglicherweise feindlichen Nationalität gehört. Die Kosten zur Herstellung eines Productes können ausserhalb der Grenzen eines Landes oder eines Staates möglicherweise auch geringer sein, die fremden Producte können billiger, als die einheimischen zu stehen kommen; es frägt sich aber: liegt es im Interesse eines Landes, eines Staates irgend ein Product oder eine bestimmte Kategorie von Producten billiger aus dem Auslande zu beziehen oder sie bei sich theurer zu produciren, aber zugleich eine zahlreichere Bevölkerung unterhalten zu können? Auch diese Frage lässt keine absolute Antwort im bejahenden oder verneinenden Sinne zu. Die Antwort muss in diesem oder jenem Sinne davon abhängen, wie gross die Differenz der zur Production nothwendigen Kosten in den beiden Ländern ist, ob es positive, neutrale oder negative, psychische oder physische, directe oder indirecte Gebrauchswerthe sind, um deren Herstellung es sich handelt; ob ein Ausgleich in Hinsicht auf Production und Consumtion zwischen den Ländern in den anderen industriellen Gebieten erreicht werden kann u. s. w. Alle diese Momente können nur durch eine sorgfältige Kenntnissnahme und Erwägung aller einheimischen und fremden ökonomischen Factoren: Naturkräfte, Kapital und Arbeit, sowie ihrer gegenseitigen Wechselwirkung festgestellt und bestimmt werden. Diese Fragen zu beantworten bildet die Aufgabe der Staatskunst. Das Gebiet der Wissenschaft hört hier auf.

Auch Sybel findet, dass der Hauptfehler der unbedingten

Freihändler darin besteht*), dass sie die Theorie des freien Austausches der Werthe anwenden wollen ohne Berücksichtigung der sonstigen Kräfte des menschlichen Daseins, als wenn es ausser den ökonomischen keine anderen Triebe und Zwecke in der Menschenwelt gäbe, als wenn jede Art von menschlichem Thun, auch ein unpatriotisches, geisttödtendes, mörderisches Thun, durch den Nachweis erhöhter Werthproduction gerechtfertigt wäre.

›Der Reichthum‹, sagt Sybel, ›hat an sich keinen Werth; er gewinnt ihn nur, indem er menschliches Bedürfniss befriedigt; der Erwerb soll dem Menschen nur in so weit Zweck sein, als er Mittel zur Erfüllung höherer Zwecke wird, Mittel für Gesundheit und Arbeitskraft, für Genuss und Macht, für Bildung und Wohlthätigkeit. Wo die Erzeugung des Reichthums mit solchen Zwecken in Widerspruch geräth, da bleiben die ökonomischen Gesetze freilich immer gleich wahr, aber sie haben sich höheren Gesetzen zu beugen, und die menschliche Gemeinschaft, der Staat, ist nicht blos befugt, sondern verpflichtet, diese Beugung von jedem seiner Bürger zu fordern und im Nothfalle gesetzlich zu erzwingen.‹

Dabei ist noch hervorzuheben, dass es, wie Baudrillard richtig bemerkt**), nothwendig ist, dass in einem Gemeinwesen alle Berufsarten ohne Lücke ausgefüllt werden; denn es giebt wenige Arbeitsleistungen die nicht nützlich oder gar unentbehrlich für die Existenz oder wenigstens den Wohlstand des Gemeinwesens wären. Dass alle Industrieen einander stützen, ist eine so sonnenklare Wahrheit, dass es unnütz erscheine sie zu beweisen. Was finge der Bäcker an, sagt Baudrillard, wenn der Müller vergässe, sein Korn zu mahlen? Was könnte seinerseits der Müller thun, wenn der Landmann nicht genug gesäet und geerntet hätte? Was sollte der Landmann anfangen, wenn der Schmied keine Pflüge verfertigt hätte? Und alle diese Producenten hängen endlich von der Thätigkeit des Fuhrmanns, des Feldhüters, des Gendarmen, des Richters ab. Eine jede Berufsart muss also zu jeder Zeit vertreten sein. Nehmen wir an, dass die sociale Regierung die Aufgabe habe, diese, durch die Industrie so ver-

---

*) H. v. Sybel: Die Lehren des heutigen Socialismus und Communismus, S. 43.

**) M. H. Baudrillard: Etudes de philosophie morale et d'Economie Politique, Bd. II, S. 276.

vielfältigten Rollen zu vertheilen, für den allgemeinen Consum, für die Vertheilung der Arbeiten zu sorgen, so stossen wir schliesslich auf Unmögliches. Keine Regierung, wie erleuchtet, geschickt, mit der Statistik vertraut sie auch sei, kann fortwährend für alle Aufgaben sorgen, die nothwendig, für alle Arbeiten, die unerlässlich sind, um zur Herstellung auch nur eines einzigen Productes zu gelangen. Was der Einzelne nicht thun kann, vollführt die Gesellschaft vermöge des Princips der Privatinitiative, der Freiheit, welches das persönliche Interesse zum Führer nimmt und durch das persönliche Interesse auch das allgemeine Interesse befriedigt. Alle verfügbaren Arbeitskräfte, alle Kenntnisse sind unaufhörlich damit beschäftigt, die auszufüllenden Berufsarten auszuspähen, damit die Gesellschaft nicht in ihren Bedürfnissen leide.

›Auf diese Weise,‹ sagt Baudrillard, ›sorgt die Concurrenz dafür, dass die so zahlreichen Thätigkeitszweige der Industrie fortwährend besetzt seien und zwar in allen Nationen der Welt; denn wir gehören zu einem unermesslichen System, welches die ganze menschliche Gesellschaft umfasst. Wir sind abhängig von den Pflanzern in Carolina, von den Sclaven, die das Zuckerrohr, den Kaffee und die Baumwolle anbauen; in Hinsicht der Münze hängen wir von den Ländern ab, welche Gold, in Hinsicht des Brodes von denen, welche Korn produciren u. s. w.‹

Dazu bemerkt noch Baudrillard, es sei nicht genug, dass jede Berufsart ausgefüllt werde, es muss auch in richtigem Maasse geschehen, d. h. die Zahl der Arbeiter und die Menge der Capitalien, die zu jeder dieser Berufsarten angewandt werden, müssen in genauem Verhältniss zu dem wirklichen Bedürfniss der Production und Consumtion stehen. Das Steigen und das Sinken der Arbeitslöhne in den verschiedenen Arbeitszweigen dient dabei als Regulator. Selbst die industriellen Krisen spielen in der Gesellschaft eine ausserordentlich nützliche Rolle. Der Producent wird durch das Steigen und das Sinken des Gewinnes und des Arbeitslohnes darauf aufmerksam gemacht, dass er sich von einem Zweige der Industrie entfernen oder demselben seine Kraft, seine Intelligenz, sein Capital widmen müsse. Das Sinken zeigt, dass Capital und Kräfte schon im Ueberfluss vorhanden, das Steigen dagegen, dass Capital und Kräfte unzureichend seien. Der Producent, sei er Unternehmer, sei er Arbeiter, wird sich selbstverständlich an der Industrie betheiligen, in welcher viel Gewinn zu erzielen, hoher Lohn zu erlangen ist. Wie sollte er über die Situation des Handels-Marktes unterrichtet werden, wenn es zwischen den Capitalisten und den Arbeitern, sei es unter denselben, sei es zwischen den Einen und den Andern keine Concurrenz mehr gäbe? Die Mannigfaltigkeit der Bedürfnisse ist es, die auf's Klarste beweist, dass nur die Concurrenz diese organisatorische Aufgabe erfüllen kann. Die werthvollsten Producte unterliegen oft den grössten Schwankungen. Giebt es nicht Bedürfnisse, die nur von der Phantasie, von der Mode abhängen? Ist es nun aber möglich, dass irgend eine Regierungsgewalt den Phantasieen der Mode Rechnung trage, zu jeder Zeit den Preis der Gegenstände, den Gewinn der Capitalisten, die Zahl der Arbeiter bestimme? Können wir uns den Staat damit beschäftigt denken, die Bedürfnisse, ja selbst die Launen des Publikums ausfindig machen zu wollen? Das widerstrebt dem gesunden Menschenverstande. Es bedarf der Macht, des Scharfsinnes und der Biegsamkeit des persönlichen Interesses, um die Bedürfnisse nicht nur zu befriedigen, sondern zu errathen, ja selbst um Bedürfnisse hervorzurufen, die noch nicht existiren.

So bemerkt auch Bastiat*), dass es eine einseitige Auffassung sei, die Industrie als einen Kampf darzustellen und sich dabei darauf zu beschränken, jede Industrie nur in ihren Wirkungen auf eine andere ähnliche Industrie zu betrachten, indem man, in Gedanken, beide von der übrigen Menschheit absondert. Es sei dabei noch etwas Anderes in Betracht zu ziehen: ihre Wirkungen auf den Verbrauch, auf den allgemeinen Wohlstand.

Diese Anschauungen müssen jedoch insofern als einseitige bezeichnet werden, als die französischen Oekonomisten meistentheils nur den Tausch-, nicht den Gebrauchswerth berücksichtigen und die *harmonische* Entwickelung der gesellschaftlichen Oekonomie fast ausschliesslich von dem *quantitativen* Ausgleich der *Tausch*werthe zwischen Producenten und Consumenten abhängig machen. Der Tauschwerth repräsentirt, wie wir bereits hervorgehoben haben, den äusseren, mechanischen Factor, wogegen der Gebrauchswerth den mehr nach innen gekehrten, organischen Factor in der functionellen Thätigkeit des socialen Organismus darstellt.

Analysirt man nun aber alle theoretischen Systeme und

*) Bastiat: Mélanges d'Economie politique, Bd. I, S. 230.

praktischen Vorschläge, die bis jetzt in Hinsicht auf Freihandel und Schutzzoll gemacht worden sind, so erweist es sich, dass sie alle auf die Frage zurückgeführt werden sollen, ob den socialphysiologischen Erregungs- und Hemmungsmechanismen diese oder jene Richtung, dieses oder jenes Wirkungsgebiet in Hinsicht auf den Austausch von Gebrauchswerthen mit dem Auslande abgegrenzt und angewiesen werden soll. Die Regulirung der Erregungs- und Hemmungsapparate in dem einen oder dem anderen Sinne geht dabei von den Centralorganen, der Staatsgewalt, aus. Die Organe derselben: Handelsministerium, Zollbehörden, Beamte etc., empfangen durch directe (mündliche) oder indirecte Reflexe (Gesetzbestimmungen, Instructionen, Vorschriften etc.) die nothwendigen Anleitungen, den Durchgang der über die Grenze einkommenden oder ausgehenden Waaren zu erleichtern oder zu erschweren, zu prämiiren oder zu belasten. Wird beim Durchlass eine Steuer oder ein Schutzzoll erhoben, so wirken die durch die Erhebungsbeamten repräsentirten Organe des socialen Nervensystems als Hemmungsmechanismen auf den Austausch der Gebrauchswerthe (Nährstoffe). Wird dabei im Gegentheil eine Prämie ausgezahlt, so wirken dieselben Organe als Erregungsmechanismen in Hinsicht auf den Austausch. Die Staatsgewalt, als Centralnervenorgan, hat dabei die Bedeutung des Centralregulirungsapparats für jene Erregungs- und Hemmungsmechanismen. Als social-physiologische Erregungs- und Hemmungsmechanismen müssen in dieser Hinsicht indirect auch alle anderen öffentlichen Organe und privaten Einrichtungen, Institutionen, Unternehmungen angesehen werden, die einen mittelbar günstigen oder ungünstigen Einfluss auf die Circulation der Werthgegenstände vom oder nach dem Auslande haben. Vervollkommnete oder mangelhafte Hafeneinrichtungen, gute oder schlechte Handelsgerichte oder maritime Institutionen, Assecuranzgesellschaften etc., alles das kann in diesem oder jenem Sinne den ausländischen Handel fördern oder hemmen.

Auch bei vollständiger Handelsfreiheit ist eine Gleichheit beim Austausch der Werthgegenstände schon deshalb nicht denkbar, weil es nicht zwei Staaten giebt und geben kann, die vollständig unter gleichen ökonomischen Verhältnissen sich entwickelt haben. Andererseits ist auch eine absolute ökonomische Absperrung zwischen zwei Gemeinschaften undenkbar, indem sogar bei unbedingtem Verbote von Ein- und Ausfuhr, der Austausch, sobald ein Bedürfniss für gewisse Gebrauchswerthe vorhanden ist, auf ungesetzlichem Wege bewerkstelligt wird. Es kann daher überhaupt Freihandel und Schutzsystem nur im relativen Sinne geben und in der Wirklichkeit ausgeführt werden, wobei man, wie gesagt, nicht nur die von den Centralorganen, d. h. der Staatsgewalt, ausgehenden Hemmungs- und Erregungswirkungen in Betracht ziehen muss, sondern auch die indirect von den individuellen und collectiven Elementen des socialen Nervensystems bedingten. Die Staatsgewalt bezweckt durch ihre Hemmungen und Erregungen oft gerade nur die Herstellung des Gleichgewichtes oder die Regulirung der Wechselwirkung zwischen den ungleichen Erregungen und Hemmungen, die von den einzelnen Nervenelementen ausgehen. Wenn z. B. die höheren Klassen der Gesellschaft sich zu sehr einer übermässigen Consumtion von ausländischen Luxusartikeln hingeben, so würde die Erhebung eines höheren Zolles von solchen Artikeln die Bedeutung einer Regulirung vermittelst Hemmung der überreizten Resorptionsthätigkeit jener Klassen nach dieser Richtung hin haben. Wenn dagegen ein Productionszweig in Folge von Mangel an Fleiss, Ausdauer, Unternehmungsgeist, Capital in einem Staate darniederliegt und die Staatsgewalt durch Prohibitiv- oder Schutzzölle den Tauschwerth der entsprechenden ausländischen Producte steigert, so können die im Inneren in Hinsicht auf dieselben Producte vorhandenen Ungleichheiten ganz oder theilweise aufgehoben oder beseitigt und die Bevölkerung durch die Aussicht auf höheren Erwerb dazu angeregt werden, sich jenem Productionszweig zu widmen. — Daraus geht klar hervor, dass das Spiel der socialphysiologischen Erregungs- und Hemmungsmechanismen ein sehr complicirtes und vielseitiges ist. Es kann immer nur in sehr beschränktem Maasse direct von der Staatsgewalt oder von einzelnen Theilen des Organismus aus regulirt werden. Ausserdem besteht auch indirect zwischen den Theilen und dem Ganzen eine Wechselwirkung jener Mechanismen, sei es dass sie gegenseitig die bereits existirenden Hemmungen oder Erregungen entweder verstärken, schwächen oder aufheben. Diejenigen Nationalökonomen, welche in Hinsicht auf Freihandel und Schutzzoll nur die Wirkungen der Staatsgewalt in Betracht ziehen, werden daher nie zu richtigen praktischen Folgerungen und Beobachtungen gelangen. Daher fordert auch Friedrich List, dass das Douanensystem stets die *industrielle Erziehung* der

Nation zur Richtschnur nehmen müsse*). Es fragt sich nun: was ist denn Erziehung, sowohl des Individuums, als auch des Volkes Anderes, als Erregung oder Hemmung: Erregung der höheren, besseren, zweckentsprechenderen Anlagen, Eigenschaften, Fähigkeiten und Bedürfnisse, und Hemmung der niederen, schädlichen, unzweckmässigen. Die für die Erziehung des Individuums und des Volkes nothwendigen Erregungen und Hemmungen können dabei sowohl auf geistigem, ethischem, wissenschaftlichem, künstlerischem, als auch auf rein ökonomischem Gebiete, entweder durch unmittelbare persönliche Beeinflussung und Wechselwirkung, d. h. durch directe Nervenreflexe bewerkstelligt werden, oder vermittelst der Zwischenzellensubstanz: Schriften, Bücher, Kunstwerke, Gebrauchswerthe. In Hinsicht auf den Austausch der Producte hat der Tauschwerth insofern eine hervorragende Bedeutung, als er auf Grundlage des Gesetzes der Nachfrage und des Angebotes die Vertheilung und Circulation der Gebrauchswerthe bedingt. Und da bei Regulirung der Circulation das Steigen oder Fallen des Tauschwerthes eine wichtige Rolle spielt, so bezwecken auch die social-physiologischen Erregungs- und Hemmungsmechanismen, mögen sie nun von den Centralgewalten oder von einzelnen Theilen des socialen Organismus ausgehen, entweder ein Sinken oder Steigen des Tauschwerthes, je nachdem, ob der Absatz oder Ankauf gehemmt oder befördert werden soll.

So bezwecken auch alle Handelsunionen und Handelsverträge zwischen einzelnen Staaten, direct oder indirect, Preiserniedrigungen oder Preiserhöhungen von Waaren behufs Beförderung oder Hemmung der eigenen oder der fremden Industrie, des Land- oder Bergbaues, der Schiffahrt oder des Handels.

In Beziehung auf national-ökonomische Ausbildung nimmt Fr. List folgende Hauptentwickelungsgrade der Nationen an: wilder Zustand, Hirtenstand, Agrikulturstand, Agrikultur-Manufakturstand, Agrikultur-Manufaktur-Handelsstand.**)

Die Uebergänge einer Nation vom wilden Zustand in den Hirtenstand und vom Hirtenstand in den Agrikulturstand und die ersten Fortschritte in der Agrikultur werden, nach Fr. List,

*) Fr. List: Das nationale System der politischen Oekonomie, S. 16.

**) Ebendas. S. 11.

am besten durch freien Handel mit civilisirteren, d. h. Manufaktur- und Handelsnationen bewirkt.

Der Uebergang der Agrikulturvölker in die Klasse der Agrikultur-Manufaktur- und Handelsnationen würde, nach Fr. List, bei freiem Verkehr nur in dem Fall von selbst stattfinden können, wenn bei allen zur Emporbringung einer Manufakturkraft berufenen Nationen zu gleicher Zeit der gleiche Bildungsprocess stattgefunden hätte, wenn die Nationen einander in ihrer ökonomischen Ausbildung keinerlei Hindernisse in den Weg legten, wenn sie nicht durch Krieg und Douanensysteme einander in ihren Fortschritten störten.

»Da aber«, sagt List*), »einzelne Nationen, durch besondere Verhältnisse begünstigt, vor andern einen Vorsprung in Manufakturen, in Handel und Schiffahrt gewonnen, da dieselben frühzeitig in diesen Vervollkommnungen das wirksamste Mittel erkannt haben, politisches Uebergewicht über andere Nationen zu erlangen und zu behaupten, so haben sie Einrichtungen getroffen, die darauf berechnet waren und es noch sind, *ein Monopol der Manufakturen und des Handels* zu erlangen und minder vorgerückte Nationen in ihren Fortschritten aufzuhalten.«

Bei solchen Verhältnissen entsteht also auch eine Hemmung, jedoch nur von Nation zu Nation. Zur Beseitigung dieser Hemmung werden nun von Seiten desjenigen Staates, dessen Industrie und Handel aufgehalten werden, der Hemmung entgegenwirkende Maassregeln vermittelst erhöhter Schutzzölle getroffen. Nun behaupten die Freihändler, Schutzzölle seien überhaupt nicht nöthig, sogar schädlich, indem durch den der nationalen Industrie gewährten Schutz dieselbe eher in ihrer Entwickelung, durch Beseitigung der Concurrenz und Mangel an nothwendiger durch den Wettstreit bedingter Anregung, geschädigt, als angeregt werde, die Consumenten dagegen durch Vertheuerung der Waare einen directen Schaden erleiden und die Consumtion solcher Waaren beschränkt wird. Es handelt sich also auch in der Lehre der Freihändler immer um Hemmung oder Beförderung; der ganze Streit besteht nur darin, ob Hemmung oder Erregung in diesem oder jenem speciellen Fall wünschenswerth oder nothwendig sei.

---

*) Ebendas. S. 11.

Hören wir daher noch einige gegen den Schutzzoll gerichtete Stimmen an.

Nach Garnier*) ist die Verschiedenheit des Bodens und des Klimas nicht die einzige Ursache, welche Abwechselung in die Industrie bringt: die Vergangenheit, die Gesetze, die Sitten eines Volkes seien ebenso bestimmend für die Beschaffenheit der Arbeit. Man kann heutigen Tages in Europa beobachten, dass es den meisten Völkern gelungen ist, sei es aus Zufall, sei es durch besondere Umstände, aus der allgemeinen Industrie sich eine nationale Specialität zu schaffen, für welche sie lange mit Vortheil kämpfen werden. Es giebt ausserdem wenig Zweige der Industrie, die jede Bevölkerung nicht auch bei sich einzuführen suchte. Aus diesem Bestreben entsteht eine Reihe sehr verwickelter Erscheinungen, auf welche die Administratoren und Staatsmänner einwirken wollen, ohne den daraus entspringenden ökonomischen Wirkungen Rechnung zu tragen; sie handeln so nach Vorurtheilen, welche sich hinter ökonomischen Sophismen verbergen. Garnier ist der Meinung, dass die natürliche Vertheilung der Arbeit unter die Nationen bis jetzt durch die mercantile und die protectionistische Doctrin gehindert worden ist und dass die verschiedenen Völker ihre wahre industrielle Grundlage nur unter der Herrschaft der Freiheit finden werden, welche allein im Stande ist den Interessen eine naturgemässe Entwickelung zu gewähren.

Nach L. Faucher**) widerspricht dem allgemeinen Interesse eine jede Maassregel, die einen Theil der Bürger zum Nachtheile der andern begünstigt. Einc jede solche Maassregel trage den Charakter der Unterdrückung an sich. Nach Faucher bestehe die schwache Seite des Prohibitiv-Systems darin, dass, indem dasselbe die Einfuhr beschränkt, durch Rückschlag auch die Ausfuhr fast unmöglich gemacht wird. Indem es einige Industrieen gegen fremdländische Concurrenz schützt, verschliesse es gewissen andern die auswärtigen Absatzwege. Um den Schwächeren ein Monopol zu sichern, hemme es die Freiheit des Handels der Stärkeren. Es sei eine Art Prämie, die man für den Anbau wenig ergiebigen Landes ertheilt, während man das fruchtbare

*) Garnier: Elements de l'Economie Politique, S. 85.

**) L. Faucher: Mélanges d'Economie Politique et de finances Bd. II, S. 514 und ff.

Land sich selbst überlässt. Das System sei hemmend, weil der Schutz sich nicht über alle Zweige der industriellen Wirksamkeit erstrecken kann; es herrsche Ungerechtigkeit darin, weil die Gleichheit gestört werde. Diejenigen, welche in Frankreich die Weine, die Seidenwaaren, die Pariser Artikel produciren, werden immer über eine Regierung klagen, welche ihre Interessen dem Vortheile der Schmiedemeister, der Baumwollespinner, der Tuchfabrikanten opfert. Den Ueberschuss des Preises, welchen der Consument in solchem Falle zahlt, entrichte er weder dem Staate, noch dem Repräsentanten des Staates, noch auch im Interesse des Staates; es sei nichts anderes als eine erzwungene Steuer, welche gewisse Industrielle gewissen andern entrichten. Der Staat trete vermittelst des Gesetzes ins Mittel, um die Chancen einiger Speculationen günstiger zu stellen, wozu er nicht das Recht hat und wodurch die öffentliche Macht zum Vortheile verschiedener Sonderinteressen von ihrem legitimen Gebrauch abgelenkt werde.

Nach der Meinung Faucher's sei der Freihandel weit davon entfernt, die Nationalitäten zu zerstören, oder von ihnen zu abstrahiren, im Gegentheil er bemühe sich, jedem Volke seine ursprüngliche Originalität, seinen wahren Charakter wieder zu geben. Die Protektionisten seien gerade diejenigen Theoretiker, die den Verschiedenheiten, welche Klima, Racen und Institutionen zwischen den Menschen begründet haben, keine Rechnung tragen wollen und darauf bestehen, dass jedes Volk sich selbst genüge und zugleich alle Industrieen umfasse. Was würde die englische Nationalität dabei gewinnen, wenn England Anspruch darauf erheben wollte, Baumwolle oder Wein zu produciren? Was hätte der Patriotismus in Frankreich gewonnen, wenn die Hügel in der Provence und im Languedoc statt mit Weinbergen bedeckt zu sein, mit Theebäumen bepflanzt wären? Vor der Revolution des Jahres 1789 waren es nicht nur die Trachten und Sitten, welche die Provinzen des Königreiches von einander unterschieden, es waren auch die Industrieen. Eine Stadt war berühmt durch ihre Seidenstoffe, jene andere durch ihre Wollengewebe, noch eine andere endlich verschaffte der Kochkunst vortreffliche Hülfsmittel. Die Bewohner der Auvergne waren Wasserträger und Erdwallgräber; die von Limousin Maurer, die von Lothringen und von der Normandie Steinhauer. Man habe die Nationalitäten der Provinzen in Wahrheit erst dadurch verwischt, dass man die Specialität der Industrieen aufhob. Nimmt man einem Volke, um seine natürliche industrielle Anlage zu verallgemeinern, die Arbeit, in der dasselbe sich hervorthut, so wird ihm, nach Faucher, zugleich das Charakteristische, durch welches es sich von seinen Nachbarn unterscheidet, genommen. Die Engländer werden alsdann aufhören die ›Lords‹ der Baumwolle und die vorzüglichsten Mechaniker zu sein; die Franzosen werden den sie auszeichnenden Erfindungsgeist und ihre Ueberlegenheit in Sachen des Geschmackes verlieren. Es wird keine Nationen mehr geben, denn es wird keine, die Völker unterscheidende Eigenthümlichkeit mehr geben. Man könnte alsdann eben so gut Kürassierregimenter aus den Kosakenstämmen recrutiren als leichte Cavallerie in Flandern oder Mecklenburg erheben. *)

In allen diesen Auseinandersetzungen tritt uns wiederum der einseitige Standpunkt entgegen, auf den sich die extremen Freihändler stellen. Sie berücksichtigen fast ausschliesslich nur die Production und den Tauschwerth der Güter und Dienste und verlieren aus dem Auge, dass es die Consumtion ist, welche über die wahre Bedeutung der producirten Werthe in Hinsicht auf die Befriedigung der menschlichen Bedürfnisse entscheidet, dass es der Charakter des Gebrauchs ist von welchem die persönlichen Reichthümer, der Wohlstand, die Gesundheit, die Entwickelung und das Glück der Individuen und Gesammtheiten abhängt. **) Wenn es einerseits keinem Zweifel unterliegt, dass der ökonomische Fortschritt durch eine höhere Differenzirung in der Production bedingt wird, so prägt die Differenzirung des socialen Nervensystems und der socialen Zwischenzellensubstanz nach dieser Richtung hin doch immer nur ein secundäres Moment aus. Der eigentliche Schwerpunkt des Fortschritts liegt nach der Richtung der höheren Potenzirung und Differenzirung der Consumtion, in der Richtung der zweckentsprechendsten Verwendung der Gebrauchswerthe und diese stehen nicht in directem Verhältniss mit der Höhe der Potenzirung und Differenzirung der Production und der Tauschwerthe. Stellt man sich aber auf den Standpunkt der Consumtion und zieht man die Bedeutung der Gebrauchswerthe in Betracht, so verlieren die meisten, von

*) Ebendas. S. 518.

**) Vergl. Bd. II, Kapitel 7 bis 10.

den Freihändlern hervorgehobenen Momente ihre entscheidende Bedeutung.

Sehen wir nun schliesslich auf welchen Standpunkt sich die Socialisten in Hinsicht auf Freihandel und Schutzzoll stellen. Sie berücksichtigen diese Frage fast ausschliesslich nur in Hinblick auf die Stellung der Arbeiterklasse.

Die Frage: ob in irgend einem Falle der Ueberproduction und ihren schlimmen Folgen durch Schutzzölle entgegengewirkt werde, wird von der socialistischen Revue »Die Zukunft« *) bejaht. — Die Abschaffung aller Zollschranken und der freie Verkehr der einzelnen Productionsländer mit einander hat, nach der Meinung dieser Zeitschrift, ungefähr denselben Werth für die leichtere Herstellbarkeit der Producte, wie die Erfindung arbeitersparender Maschinen. Um die Wirkungen sehr hoher Schutzzölle festzustellen, setzt die ›Zukunft‹ voraus, eins der wichtigsten Hülfsmittel der Neuzeit, die Dampfmaschine, würde plötzlich unbrauchbar, etwa weil das auf der Erde vorhandene Brennmaterial verbraucht wäre. Was würde in Bezug auf die Ueberproduction die Folge sein? Auf die Frage: würden, im Verhältniss zur geleisteten Arbeit, die Löhne der Arbeiter steigen, so dass also die dem Arbeiter zufallende Rate am Producte grösser würde? antwortet sie, dass wahrscheinlich dieser Fall eintreten werde. Da alle Producte sich beträchtlich vertheuerten, so würde zwar ein starker Ausfall an der Nachfrage sich herausstellen, indessen wäre auch das Angebot viel geringer, und da Jeder, der es kann, doch möglichst seinen standard of life zu erhalten suchen würde, so würden die kapitalistischen Klassen weniger sparen, es würde Nachfrage nach Arbeitern entstehen u. s. f. Das Resultat wäre die vollständige oder nahezu vollständige Consumtion alles Producirten. Das wäre eine Lösung der Ueberproductionsfrage, aber was für eine und auf wie lange! Denn abgesehen davon, dass wahrscheinlich bald wieder der frühere Zustand eintreten würde (die kapitalistischen Klassen würden gewiss bald wieder anfangen, anstatt ihr Einkommen zu verzehren oder den Arbeitern den gerechten Antheil davon zu geben, es in vermeintlich productiven Etablissements anzulegen), so käme die Maassregel allgemeiner hoher Schutzzölle doch nur darauf hinaus, dass die wohlhabenden

*) „Die Zukunft." 1. Jahrg. Heft 18 (15. Juni 1878).

Klassen ihr überflüssiges Einkommen lieber vernichteten, als dass sie es den »enterbten Brüdern« zum Mitgenuss überliessen. Ob die Lage der letzteren sich bessern würde, sei durchaus fraglich, ja unwahrscheinlich. Denn wenn auch die Arbeiter hinreichend beschäftigt wären und eine höhere Quote der Arbeitsproducte erhielten, so würde doch die ungetheilte Summe der producirten Güter erheblich kleiner sein wie bisher.

Die »Zukunft« gibt zu, dass sie bei der eben gemachten Voraussetzung einen ganz extremen Fall geschildert hat, wie er sich in der Praxis nie ereignen wird. Wie es in milderen Fällen aussieht, dafür gebe uns jedoch die tägliche Erfahrung Beispiele genug an die Hand. Wir haben nur nöthig, einen Blick auf die wirthschaftliche Lage der Schutzzollländer zu werfen. In Amerika z. B. ist dieselbe in vielen Bezirken eine überaus schlechte, und die Presse liefere Buch auf Buch, um die Unrichtigkeit der Schutzzolltheorie zu erweisen. Dass es in Frankreich besser aussieht — aber gut auf keinen Fall —, sei wohl hauptsächlich dem letzten Kriege zuzuschreiben. Die colossalen Kriegskosten verzehrten die in den Kassen der Kapitalisten überflüssig liegenden Gelder zu einem gewissen Theil und vermehrten, soweit sie ins Ausland flossen, dort die Ueberproduction. Das dem Laien so schwer begreifliche Factum, dass sich Deutschland trotz seiner Kriegsentschädigung von 5 Milliarden wirthschaftlich so viel schlechter befindet wie Frankreich, erkläre sich nach dieser Theorie vollkommen. Ein Eintreten für Schutzzölle erscheint den Socialisten ganz besonders räthlich, wenn das Ausland dadurch das Inland niederconcurrirt, dass es die Arbeiter schlechter entlohnt, dass es Frauen- und Kinderarbeit in höherem Maasse exploitirt, überhaupt eine zurückgebliebene Fabrik- und Gewerbegesetzgebung hat. Hier müsste sowohl das moralische Bedenken, aus der grösseren Ausbeutung der Arbeiter in anderen Ländern Nutzen ziehen zu wollen, als die Absicht, auf diese Länder einen Druck auszuüben, damit sie ihre Gesetzgebung verbessern, für die Errichtung richtig abgemessener Schutzzölle sprechen, die natürlich wegfallen müssten, sobald die betr. Länder ihre Arbeitergesetze auf die gleiche Höhe mit dem Inlande gebracht hätten. Erhebliche praktische Schwierigkeiten würde eine derartige Zollpolitik nicht haben; die importirten Waaren würden je nach ihrem Ursprungsort, welcher unschwer festgestellt werden kann, verschieden besteuert werden müssen. Vernünftiger, als eine solche

Retorsionspolitik zu treiben, würden, nach Meinung der Socialisten, die verschiedenen Länder handeln, wenn sie gleichzeitig internationale Vereinbarungen in Bezug auf die Arbeits-Gesetzgebung treffen würden. Solche Gesetze gegen die Unterdrückung und Ausbeutung der arbeitenden Klassen in internationaler Weise herbeizuführen, würde gewiss nicht mehr Schwierigkeiten bereiten, als internationale Gesetze gegen die Socialdemokratie. Mit jenen aber könnte man einen Anfang dazu machen, die internationalen Krisen zu beseitigen.

Wir haben nun aber bereits betont, dass die Entscheidung darüber, ob in diesem oder jenem speciellen Falle diese oder jene Maassregel behufs Erreichung eines praktischen Zweckes zu treffen wäre, nicht der Wissenschaft obliege, sondern in die Sphäre der Kunst, und in Hinsicht auf national-ökonomische, namentlich auf internationale Fragen in die der Staatskunst gehöre. Die Aufgabe der Wissenschaft besteht in der richtigen Analyse der Erscheinungen und in der Feststellung ihres realen Kausalzusammenhanges auf Grundlage nothwendiger Gesetze; die Anpassung dieser Gesetze, die Erwägung aller praktischen Zeit- und Raumverhältnisse, aller besonderen Umstände und Beziehungen, die Würdigung der speciellen Ursachen und Folgen einer Maassregel — das sind Aufgaben, welche nicht der wissenschaftliche Forscher, sondern der Staatsmann zu lösen hat.

Nachdem wir nun beide Systeme, das des Protectionismus und des Freihandels, vom social-physiologischen Standpunkte, auf die Wechselwirkung derjenigen social-physiologischen Erregungs- und Hemmungsmechanismen, welche den internationalen Austausch der Gebrauchswerthe reguliren, zurückgeführt haben und die ganze Meinungsverschiedenheit der Vertreter beider Systeme darauf reducirt haben, dass die Protectionisten mehr von der Wirkung der von der Centralgewalt ausgehenden Hemmungen erwarten, die Freihändler sie dagegen nicht für zweckentsprechend erachten, — so glauben wir *wissenschaftlich* die Frage in Hinsicht auf Protectionismus und Freihandel *gelöst* zu haben und müssen den Staatsmännern die Wahl zwischen Hemmung oder Erregung der internationalen ökonomischen Beziehungen in jedem speciellen Fall überlassen. Keine andere Lösung auf wissenschaftlichem Boden ist in dieser Frage möglich, als die Zurückführung der mit derselben in Connex stehenden socialen Erscheinungen auf diejenigen physiologischen Processe, welche auch in den Einzelorganismen vor sich gehen. Diese Erscheinungen und Processe werden hier wie dort durch die reale Thätigkeit analoger Hemmungs- und Erregungsmechanismen bedingt. Die Wechselwirkung dieser Mechanismen bedingt, wie wir gesehen haben, auch jegliche physiologische Thätigkeit des thierischen, menschlichen und socialen Körpers nach innen und aussen hin überhaupt. Schutzzoll und Freihandel sind nur specielle Kundgebungen dieser Mechanismen in Hinsicht auf die internationalen ökonomischen Beziehungen der Staaten, als selbstständiger Organe des Menschheitsorganismus. Die physiologische Bedeutung derselben ist aber hier dieselbe, wie die der im Innern thätigen Mechanismen. Wenn auch wissenschaftliche Forscher sich mit der Anpassung dieser oder jener Maassregel abgeben, so geschieht dieses ihrerseits schon in der Sphäre der angewandten Wissenschaft und folglich der Staatskunst. So wirkt auch der Mediciner, indem er seine wissenschaftlichen Kenntnisse in der Praxis anwendet, und der Professor, wenn er die Resultate seiner physikalischen oder chemischen Erfahrungen und Beobachtungen in der Industrie ins Leben ruft, als Künstler, nicht als wissenschaftlicher Forscher.

So bemerkt auch Fr. List *), dass sich darüber theoretisch nichts bestimmen lässt, wie weit die Einfuhrzölle bei dem Uebergang aus der freien Concurrenz in das Schutzsystem steigen und wie weit sie bei dem Uebergang aus dem Prohibitivsystem in das gemässigte Schutzsystem fallen können, indem dieses auf die besonderen Verhältnisse, so wie auf die Wechselverhältnisse ankommt, in welchen die minder vorgerückte zu der mehr vorgerückten Nàtion steht.

Nach Fr. List verdienen den geringsten Schutz diejenigen Gewerbe, welche blos theure Luxusartikel produciren: einerseits weil ihre Hervorbringung schon einen hohen Grad technischer Ausbildung verlangt, andererseits weil ihr Totalbetrag im Verhältniss zu der ganzen Summe der Nationalproduction gering ist.

Nach demselben Forscher sollten Nationen, die in der Technik und in der Maschinenfabrikation noch keine ansehnlichen Fortschritte gemacht haben, alle complicirteren Maschinerien frei eingehen lassen oder nur mit einem geringen Zoll belegen. Rückzölle

---

*) Fr. List: Das nationale System der politischen Oekonomie, S. 259.

können, nach dem System von List, nur da zur Frage kommen, wo die noch vom Auslande eingehenden Halbfabrikate, wie z. B. Baumwollengarn, einem bedeutenden Schutzzoll unterworfen werden müssen, um dem Lande nach und nach die eigene Production derselben zu ermöglichen. — Prämien überhaupt verwirft List und lässt sie nur als vorübergehende Aufmunterungsmaassregeln in der ersten Periode des industriellen Auflebens, um den schlummernden Unternehmungsgeist einer Nation zu wecken, gelten.*)

Alles das sind aber praktische Vorschläge, und Fr. List spricht diese Thesen nicht als wissenschaftlicher Forscher, sondern als Vertreter der praktischen Interessen der Nationalindustrie, als Staatsmann aus.

Die Ansprache des Präsidenten der Handelskammer von Bordeaux bei Gelegenheit der Reise des französischen Bautenministers Freycinet im September v. J. verdient von diesem Standpunkte aus besondere Beachtung. Er sagte:

›Wenngleich Sie sich, Herr Minister, in der Stadt befinden, welche, wir glauben es sagen zu können, der Hauptsitz des Freihandels gewesen ist, so haben wir doch niemals die absolute Anwendung desselben verlangt, und verlangen sie auch jetzt nicht. Wenn wir nicht aus dem Auge verlieren alles das, was die Theorie sicherlich Richtiges enthält, so wissen wir doch, dass angesichts der bedeutenden Interessen, an welche sich Tausende von Existenzen knüpfen, eine Regierung nicht mit derselben Freiheit handeln kann und darf, wie ein Oekonomist, der bei Abfassung eines Werkes die reine und absolute Wahrheit sucht und darlegt. Nein! wir sind Geschäftsleute, wir glauben praktische Männer zu sein, und wir suchen uns auf den sicheren Boden der Erfahrung, der Vorsicht und der Thatsachen zu stellen. Wir verlangen nicht von der Regierung und von den Kammern die blinde Anwendung der Theorieen des Freihandes, wir beschränken uns darauf, zu sagen: das Handelsregime Frankreichs ist in Gefahr, alle unsere Handelsverträge sind abgelaufen, wir wissen nicht, welches in einem Jahre, in sechs Monaten unser Schicksal sein wird, und ob alle unsere Handelsbeziehungen nicht durch plötzliche im Auslande gegen uns beliebte Tarifänderungen zerstört sein werden. Darin liegt eine unermessliche Gefahr für den

*) Ebendas. S. 261.

Handel und für das Geschick Frankreichs; wir verlangen, dass dieselbe beschworen wird, und dass neue, mindestens ebenso liberale Handelsverträge als die früheren unserem Handel die Sicherheit und das Vertrauen in die Zukunft geben, welche zu seiner Aufrechterhaltung nothwendig sind, und die ihm heute durchaus fehlen . . . . Man sucht glauben zu machen, dass die Handelsverträge der französischen Industrie geschadet haben; es ist das unrichtig, und unter dem Einflusse der Handelsverträge hat sich die französische Industrie gewaltig entwickelt, und wir wagen es frei und laut zu sagen, dass gewisse Vertreter der französischen Industrie ein in Bezug auf ihre Interessen sehr gefährliches Spiel treiben, und durchaus blindlings handeln, indem sie unser gegenwärtiges ökonomisches Regime angreifen, da unter dem Einfluss dieses Regimes Frankreich jährlich für zwei Milliarden fabricirte Producte ausführt gegen 450 Millionen, welche es importirt. Sie sollten davor zittern, diese Situation zu compromittiren und zu verlieren, welche ihnen namentlich hinsichtlich unserer Beziehungen mit England so günstig ist, welches uns nur für 200 Millionen fabricirte Producte verkauft, gegen 500 Millionen, die es abkauft . . . . . . Wir verlangen nicht, Herr Minister, dass Sie auf unsere Klagen antworten, wir verstehen völlig, dass Sie eine grosse Reserve beobachten müssen. Möge nun zuvörderst die Regierung und dann die Kammern dem wahren Interesse des Landes entsprechende Beschlüsse fassen und die für unsere Gegenden und für Frankreich so glücklichen Handelsverträge von 1860 nicht compromittiren.‹

Da Freycinet kurz vordem der Handelskammer in Lille Zusicherungen gemacht hatte, welche mit den von dem Vertreter der Kaufmannschaft von Bordeaux ausgesprochenen Ansichten stark contrastiren, antwortete er auf die oben citirte Stelle der Ansprache des Handelskammerpräsidenten wie folgt:

›Sie haben, Herr Präsident, sehr wichtige Fragen angeregt; Sie haben den Tact gehabt, von mir weder Versprechungen noch Erklärungen zu verlangen, welche die Regierung binden könnten, und Sie haben begriffen, dass ich betreffs dieser Fragen, welche Sie am lebhaftesten beschäftigen, keine Initiative zu ergreifen habe, da dieselben durchaus zu der Competenz meiner Collegen des Handels und der Finanzen gehören. Ich kann daher gewissermassen nur als Bürger und nicht als Minister mich darüber aussprechen. Hinsichtlich der Principien, Herr Präsident, stimme ich mit Ihnen überein, aber vielleicht nicht ganz in der Praxis. Sie haben selbst daran erinnert, dass die Regierungen Verhältnissen Rechnung tragen müssen, welche den Mann des Cabinets nicht aufhalten. Wenn die Wissenschaft uns lehrt, dass die absolute Freiheit des Austausches eine Hauptbedingung der Production ist, so mahnt uns die Politik, das Erworbene zu schonen und die nationale Unabhängigkeit zu schützen. Es ist für das Land nicht gleichgiltig, Industriezweige untergehen zu lassen, welche ihm fehlen könnten, falls es sich um seine Vertheidigung handelte. Es ist ebenfalls nicht gleichgiltig, selbst um den Preis eines zukünftigen Vortheils, die Existenzbedingungen eines Theils der Gemeinschaft auf's Aergste zu schädigen. Die Regierungen müssen das richtige Maass bewahren; sie müssen gleichsam den Durchschnitt suchen zwischen den entgegengesetzten Ansprüchen, welche sich aus den verschiedenen Fractionen des Gebiets entwickeln, um in jedem Augenblicke soviel als möglich das Maximum der Vortheile zu realisiren, die mit der öffentlichen Ruhe und Wohlfahrt, der Sicherheit der Grenzen und der politischen Stabilität vereinbar sind. An diesem Standpunkt werde ich festhalten, wenn diese wichtigen Fragen von meinen erfahrenen Collegen des Handels und der Finanzen im Ministerrathe vorgebracht werden.«

Auch die schutzzöllnerische »Volkswirthschaftliche Vereinigung« des deutschen Reichstags hat sich kürzlich dahin ausgesprochen, dass die schwierigen Fragen der deutschen Handelspolitik nicht lediglich nach den Schlagwörtern von Freihandel und Schutzzoll gelöst werden können, dass es vielmehr entscheidend darauf ankommt, die wirklichen und vermeintlichen Gegensätze der Interessen mit Sachkenntniss, Umsicht und Vaterlandsliebe auszugleichen.

Aus allem Gesagten geht klar hervor, dass zwischen Freihändlern und Protectionisten keine absolute Meinungsverschiedenheit obwaltet. Weder stellen die einen die Lehre von einer absoluten Freiheit des Verkehrs zwischen den Staaten auf, weder verlangen sie eine sofortige und unmittelbare Niederreissung und Beseitigung aller bis jetzt erhobenen Schranken, noch fordern letztere als Ideal ihrer Bestrebungen eine unwandelbare und immerwährende Erhaltung dieser Schranken. Es handelt sich also in beiden Lehren nur um ein Mehr oder Weniger in Hinsicht auf Regulirung von Seiten der staatlichen Erregungs- und Hemmungsmechanismen, in Hinsicht auf Erleichterung oder Erschwerung des internationalen Güterverkehrs. Beide Lehren geben zu, dass die Beseitigung jeglicher Staatsregulirung auf diesem Gebiete eine vollständige Negirung der Staatszwecke überhaupt und der Bestimmung des Staates auf dem Gebiete der Volkswirthschaft wäre, so wie ein Unterliegen desjenigen Theiles im internationalen volkswirthschaftlichen Wettkampfe, welcher diese Zwecke ignoriren würde, zur Folge haben müsste. In beiden Lehren wird aber auch zugleich ein übermässiges oder ein unzulängliches Reguliren, eine am unrechten Ort oder zur unrechten Zeit unternommene Erregung oder Hemmung als schädlich, als eine pathologische Thätigkeit von Seiten des Staates auf international-volkswirthschaftlichem Gebiete anerkannt, eine Thätigkeit, welche, wie alle pathologischen Erscheinungen und Zustände, Degeneration und Rückbildung nach sich ziehen muss.

Der ganze Meinungsunterschied der Freihändler und Schutzzöllner kann also auf rein praktische Fragen, auf relative social-physiologische Grössenverhältnisse zurückgeführt werden, Fragen, welche nicht durch abstracte Theorien und schematische Principien, sondern durch das Leben selbst beantwortet und gelöst werden können. Hier hört die Aufgabe der Wissenschaft auf und beginnt die der Kunst und namentlich die der volkswirthschaftlichen Staatskunst. Diese kann aber ihrerseits ihre Zwecke nur dann erreichen, wenn die Wissenschaft den realen Kausalzusammenhang der Erscheinungen erklärt und die nothwendigen Gesetze feststellt, auf Grundlage deren die social-physiologische Entwickelung vor sich geht. Indem wir die den internationalen Güterverkehr bedingenden, von den Regierungsgewalten ausgehenden Beförderungen und Hemmungen auf die, die ganze social-physiologische Thätigkeit der socialen Gesammtheiten regulirenden Erregungs- und Hemmungsmechanismen, deren Centralorgane durch die Staatsgewalt repräsentirt werden, zurückgeführt haben, haben wir die reale Analogie zwischen der physiologischen Thätigkeit der Einzelorganismen und der menschlichen Gesellschaft auch nach dieser Richtung hin durchgeführt und demgemäss bewiesen, dass die international-social-physiologischen Erscheinungen denselben Gesetzen unterliegen, wie auch die physiologischen Processe aller Naturorganismen. Nach dieser Feststellung müssen in Hinsicht auf Freihandel und Schutzzoll alle theoretischen Streitigkeiten aufhören, ganz ebenso wie in der Naturkunde darüber nicht gestritten wird, ob beim Austausch der Nährstoffe zwischen Zellen, Geweben und Organen im Schoosse des Einzelorganismus eine absolut freie oder gehemmte Wechselwirkung vorzuziehen wäre. Wie hier, so auch auf socialem Gebiete, wird die zweckentsprechendste physiologische Wechselwirkung dadurch bestimmt, ob in Folge derselben eine höhere Potenzirung, Integrirung und Differenzirung der Zellengewebe und der Zwischenzellensubstanz stattfindet oder nicht, ob mehr oder weniger Eigenthum, Recht, Macht und Freiheit erlangt wird. Fortschritt oder Rückbildung, Vervollkommnung oder Degeneration auf volkswirthschaftlichem Gebiete — das sind die entscheidenden Momente zur Bestimmung dessen, ob die centralen social-physiologischen Erregungs- oder Hemmungsmechanismen in Hinsicht auf den internationalen Verkehr in den richtigen Schranken, am rechten Ort und zur rechten Zeit thätig gewesen sind oder nicht. Eine jede andere Thätigkeit würde, wie auf allen anderen organischen Gebieten, eine pathologische sein, d. h. entweder eine Ueberreizung, einen Mangel an Reiz, eine aberratio loci oder eine aberratio temporis an den Tag legen.

X.

Das social-physiologische Gesetz der Uebereinstimmung des Nach-, Neben- und Uebereinander.

Das Gesetz der Uebereinstimmung des Nach-, Neben- und Uebereinander der Bewegung haben wir seit Anbeginn dieses Werkes stets als dasjenige bezeichnet, welches alle Verhältnisse und Beziehungen sowohl der anorganischen, als auch der organischen und socialen Kräfte erklärt und daher als Grundlage für jegliche wissenschaftliche Erkenntniss dienen muss. Wir haben gesehen, dass das Nacheinander in seiner allgemeinsten Bedeutung sich als Zeitverhältnisse, das Nebeneinander als Raumverhältnisse ausprägt und dass die Möglichkeit des Umsatzes der einen in die andere ihre Uebereinstimmung an den Tag legt.*) Wir haben gesehen, wie die anorganischen, organischen und socialen Kräfte sich folgerecht als Uebereinander in dem Nacheinander der Zeit und dem Nebeneinander des Raumes potenziren. Auf socialem Gebiete haben wir das Nacheinander vorzugsweise in der physiologisch-ökonomischen Sphäre, das Nebeneinander in der morphologisch-rechtlichen und das Uebereinander vorzugsweise in der einheitlich-politischen Sphäre ausgeprägt gefunden.

Aber eine jede dieser Sphären prägt nur vorzugsweise, nicht aber ausschliesslich, das Nach-, Neben- oder Uebereinander der socialen Verhältnisse oder Beziehungen aus. In jeder Sphäre wirken ausser dem Hauptfactor auch die zwei anderen stets mit. Das Gesetz der Uebereinstimmung des Nach-, Neben- und Uebereinander ist nicht blos ein allumfassendes, es ist auch zugleich ein alldurchdringendes: nicht blos die ganze Erscheinungswelt in ihrer Gesammtheit, nicht nur die ganze Gesellschaft als Gesammtheit ist auf diesem Gesetz begründet, sondern auch jeder Theil, jede Sphäre, jede einzelne Seite derselben.

*) Vergl. Bd. II, S. 81 und ff., Bd. III, Kapitel XIII.

Sehen wir nun, wie dieses Gesetz der dreifachen Uebereinstimmung sich in der physiologischen Sphäre des socialen Organismus kund thut.

Die social-physiologische Thätigkeit der menschlichen Gesellschaft, die in der Wechselwirkung der die Gesellschaft bildenden Individuen, Geweben, Organen untereinander und mit der Gesammtheit besteht, muss, wie wir gesehen haben, einerseits auf den Kampf ums Dasein und die Anpassung an das umgebende Medium, andererseits auf die Vererbung zurückgeführt werden. Dabei haben wir die socialen Kräfte stets in zwei parallel laufende Erscheinungsgruppen getheilt: das sociale Nervensystem und die sociale Zwischenzellensubstanz, erstere als primäre, letztere als secundäre Instanz in allen social-physiologischen Kraftäusserungen und -potenzirungen.

Wir behaupten nun, dass dem social-physiologischen Kampfe ums Dasein und der social-physiologischen Anpassung das Nebeneinander zu Grunde liegt, und namentlich ersterer vorzugsweise das *Nebeneinander* der einzelnen Elemente des socialen *Nervensystems*, wogegen die Anpassung die Beziehungen im *Nebeneinander* des socialen Nervensystems vorzugsweise zur *Zwischenzellensubstanz* in ihrer umfassendsten Bedeutung, d. h. zum umgebenden Medium bezeichnet und ausprägt.

Die social-physiologischen Vererbungserscheinungen gründen sich ihrerseits vorzugsweise auf dem *Nacheinander* der Beziehungen und Verhältnisse in der menschlichen Gesellschaft, wobei die Vererbung der persönlichen physischen und psychischen Anlagen, Eigenschaften und Kräfte in den Elementen des socialen *Nervensystems* vor sich geht, die Vererbung der Vermögensverhältnisse sich dagegen ausschliesslich auf die *Zwischenzellensubstanz* bezieht.

Worin besteht nun aber das *social-physiologische Uebereinander?* — Nun, es prägt sich aus in der unter dem Einflusse des Kampfes ums Dasein, der Anpassung und Vererbung stets sich steigernden *functionellen* Thätigkeit der Individuen und socialen Gesammtheiten, in der unter diesem Einflusse bei fortschreitender Entwickelung sich stets potenzirenden Production und Consumtion der Güter und Dienste und der dadurch bedingten Kapitalisation von persönlichen physischen und psychischen Anlagen und Kräfte des Menschen.

Auch bei rückschreitender Entwickelung, auch bei allen

pathologischen social-physiologischen Erscheinungen tritt, wie auch bei den normalen, dasselbe Gesetz der Uebereinstimmung des Nach-, Neben- und Uebereinander zum Vorschein*), indem auch die physiologisch-pathologischen Erscheinungen, wie auch die psychophysisch-pathologischen auf eine Thätigkeit der socialen Kräfte zurückgeführt werden muss, welche entweder am unrechten Ort (aberratio loci) oder zur unrechten Zeit (aberratio temporis) vor sich geht, entweder eine Ueberreizung oder einen Mangel an Reiz an den Tag legt.

Auf den Einzelorganismus, das Individuum und die Gesammtheit, wirkt jedoch die Erscheinungswelt als Ganzes und in ihren einzelnen Kraftäusserungen scheinbar nicht immer in nothwendigem *Kausalzusammenhange.* Sie erscheint oft den einzelnen Bestrebungen und den individuellen Zielen und Zwecken gegenüber als *zufällig* wirkend, und je höher die individuelle Potenz ist, je entfernter und höher die Ziele und Zwecke, desto mehr Spielraum erhält die zufällige Wirkung. — Wie lässt sich nun dieser scheinbare Widerspruch erklären?

Man muss stets im Auge behalten, dass die Ergründung des Kausalzusammenhanges die Möglichkeit einer grossen Unähnlichkeit zwischen Ursache und Wirkung nicht ausschliesst. Je höher man in den Potenzirungssphären der Kräfte steigt, desto mehr steigert sich diese Unähnlichkeit. In Hinsicht auf die mechanischen Kräfte ist sie noch sehr gering. Die chemischen Kräfte geben oft Resultate, welche den Wirkungen höchst unähnlich sind.

›Es ist wunderbar genug‹, sagt Ribot**), ›dass die Vorstellung einer gänzlichen Unähnlichkeit zwischen Ursache und Wirkung und, was noch auffallender ist, auch zwischen einfacheren Stoffen und ihren Zusammensetzungen vor den Entdeckungen der neueren Chemie der Wissenschaft gänzlich fremd gewesen zu sein scheint, und vielleicht zuerst nur in den Träumereien der Alchemisten von der Verwandlung der Metalle aufdämmerte. Man hätte sicherlich die Gelehrten jener Zeit höchlich in Erstaunen gesetzt, wenn man ihnen den Sauerstoff als ein farb- und geruchloses, die Verbrennung im höchsten Maasse beförderndes Gas, und den Wasserstoff als ein durchaus verschiedenes Gas geschildert und

*) Vergl. Bd. III, S. 399 und ff.

**) Th. Ribot: Erblichkeit, S. 232.

dabei gesagt hätte, dass es nur auf den Aggregatzustand ihrer Verbindung ankäme, um das Wasser zu bekommen, welches wir trinken, oder die Wolke, auf welcher der Regenbogen erscheint. Die organische Chemie, welche uns die Verwandlung des unorganischen Stoffes in die Pflanze, der Pflanze in den Thierkörper gelehrt hat, und ferner die Rückkehr des im Thiere organisirten Stoffes zur unorganischen Welt durch den Tod, um von da den Kreislauf von Neuem durchzumachen, hat uns weit erstaunlichere Verwandlungen enthüllt.«

Dasselbe hat noch in höherem Grade in Hinsicht auf die Wirkungen der psychophysischen Kräfte seine Geltung. Die Erregungen, welche im Nervensystem der Thiere und Menschen durch verschiedene physiologische Wirkungen hervorgebracht werden, sind letzteren im höchsten Grade unähnlich, so die Wirkung des Alkohol, des Hatschisch etc. Noch grösser ist diese Unähnlichkeit in Hinsicht auf die Wirkung der socialen Kräfte. Man erinnere sich nur des von Weber aufgestellten, von uns auf das sociale Nervensystem ausgedehnten*) Gesetzes des lawinenartigen Anschwellens der Eindrücke.

Dass der Zufall seinem Wesen nach auch auf Nothwendigkeit beruht, dass es in der *ganzen* Kette der Erscheinungen keine zufälligen Wirkungen geben kann, geht schon daraus hervor, dass überhaupt keine Erscheinung ohne Wirkung irgend einer Kraft zur Ausprägung kommen und dass jegliche Kraft nur nach bestimmten Gesetzen wirken kann. Als zufällig kann eine Wirkung daher nicht vom Standpunkte des Zusammenhanges der ganzen Erscheinungswelt, sondern nur anderen bestimmten, mehr oder weniger begrenzten Erscheinungen gegenüber anerkannt werden.

In diesem Sinne muss es auch auf socialem und socialphysiologischem Gebiete zufällige Erscheinungen, Kraftäusserungen und -potenzirungen geben, und gerade weil die menschliche Gesellschaft einen höheren Organismus darstellt, muss der Zufall auf socialem Gebiete auch einen grösseren Spielraum haben. Und so ist es in der That. Von diesem Standpunkte aus muss auch das Zufällige in den social-physiologischen Beziehungen und Verhältnissen als etwas Nothwendiges anerkannt werden.

Und das dieses wirklich der Fall ist, das geht daraus hervor, dass auch die zufälligen social-physiologischen Beziehungen und

*) Vergl. Bd. III, Kap. V. und S. 382, ff.

Verhältnisse sich auf das Gesetz der Uebereinstimmung des Nach-, Neben- und Uebereinander gründen.

Wir haben gesehen, dass die Production, Consumtion und Vertheilung der Güter und Dienste durch zwei Factoren bedingt werden: durch sogenannte Conjuncturen und durch die Stellung der Individuen im Schoosse der einzelnen Gesammtheiten, sowie letzterer in der Reihe der Glieder der ganzen Menschheit. Nun bilden aber die *Conjuncturen* das Resultat bestimmter, scheinbar zufälliger social-physiologischer Zeitverhältnisse, wogegen die *Stellung* der einzelnen socialen Elemente durch Raumverhältnisse bedingt wird. Erstere müssen also auf die Zufälligkeit des *Nacheinander*, letztere auf die des *Nebeneinander* zurückgeführt werden, und das Resultat Beider ist die *Zufälligkeit der Potenzirung*, d. h. des *Uebereinander* der persönlichen Eigenschaften und Anlagen oder der Vermögensverhältnisse, auf welcher die Ungleichheit der Individuen, Geschlechter, Nationalitäten, Racen hauptsächlich sich gründet.

Aus demselben Grunde, aus welchem der Factor der Zufälligkeit in der menschlichen Gesellschaft in höherer Potenz sich kund thut, treten auch diejenigen Potenzirungen des Verhältnisses im Nach-, Neben- und Uebereinander der Erscheinungswelt, welche wir als Zweckmässigkeit, Freiheit und Geistigkeit bezeichnet haben, in höherer Potenz in der socialen Sphäre auf. Causalität, Nothwendigkeit und Materialität sind vorzugsweise Eigenschaften der anorganischen Natur. Zwischen ihnen liegt die ganze unendliche Leiter der Erscheinungen und Geschöpfe, welche den Uebergang von dem einen Gegensatz zum andern bezeichnen. Der dreifache Parallelismus erscheint auch von diesem Standpunkte aus als eine ununterbrochene Kette, welche die ganze Erscheinungswelt zu einem in steter Wechselwirkung bis in die entferntesten Theile stehenden Ganzen gestaltet und umschlingt.

Dass die Begriffe Causalität, Nothwendigkeit und Materialität nur auf den *Gegensatz* zwischen anorganischen und organischen Kräften sich *beziehen*, geht klar aus den Gegensätzen dieser Begriffe selbst hervor. Denn was bedeuten anders die Begriffe: Zweckmässigkeit, Freiheit und Geistigkeit, als die *Beziehungen*, in welchen die organische Natur und unser Geist, als höchst potenzirter Organismus, der übrigen Natur, vorzugsweise der anorganischen, gegenüber steht? Da ausserdem auch der menschliche Körper selbst, in seinen niederen Organen, die niederen Naturkräfte ausprägt und in Folge dessen im Menschen selbst das Niedere mit dem Höheren in stetem Kampfe begriffen ist, so passt das Verhältniss von Causalität, Nothwendigkeit und Materialität mit ihren Gegensätzen ebenso auf den Menschen selbst, als Mikrokosmos, wie auf die ganze Natur als Makrokosmos, wobei es sich auch hier wiederum nur um die Bezeichnung der *Beziehungen* des Anorganischen, Niedern, zum Organischen, Höhern handelt. Je höher nun die Entwickelung des socialen Organismus, desto mehr tritt auch in demselben der Gegensatz zwischen Causalität, Nothwendigkeit und Materialität einerseits, Zweckmässigkeit, Freiheit und Geistigkeit andererseits auch vom social-physiologischem Standpunkte aus zum Vorschein.

Nachdem wir dieses vorausgeschickt haben, wollen wir uns nähere Rechenschaft über die Bedeutung und die Folgen derjenigen social-physiologischen Erscheinung geben, die unter der Bezeichnung von Conjuncturen bekannt ist, indem wir unter diesen Begriff nicht nur die Zufälligkeit des Nacheinander, sondern auch die des Nebeneinander, d. h. der Stellung der Individuen und Gesammtheiten im Schoosse der Gesellschaft subsummiren.

A. Wagner bemerkt ganz richtig, dass es eine der unhaltbarsten Voraussetzungen vorzugsweise der Smith'schen Schule ist, die Veränderungen im Güterbestand einer Wirthschaft und eines Vermögenbesitzes immer auf bestimmte Thätigkeiten des Wirthschaftssubjects, vollends auf solche mit einem bewusst gewollten wirthschaftlichem Ergebniss, zurückführen zu wollen. Nach Wagner ist vielmehr durchaus zu unterscheiden zwischen denjenigen Veränderungen des Wirthschafts- und Vermögensbestandes einer Person, welche durch die spontane Thätigkeit der letzteren erfolgen, und denjenigen Werthveränderungen, insbesondere Tauschwerthveränderungen, welche unabhängig von solcher Thätigkeit durch ganz allgemeine Ursachen, über welche der Einzelne wenig oder gar keine Macht hat, vor sich gehen.*)

Als wichtigstes Moment in Hinsicht auf die Beeinflussung des Werthes der Güter und des Vermögens unabhängig von dem Willen und der Thätigkeit des Individuums bezeichnet Wagner die Conjunctur, d. h. die Gesammtheit der technischen, ökonomischen, socialen und rechtlichen Bedingungen, soweit letztere

*) A. Wagner: Lehrbuch der politischen Oekonomie von Rau, Bd. I, S. 80.

in der auf Arbeitstheilung und Privateigenthum beruhenden Volkswirthschaft die Herstellung der Güter für den Verkehr, ihren Begehr und Absatz in demselben und daher den Tauschwerth der Güter überhaupt und auch des einzelnen, schon fertigen Guts mit bestimmen. *)

Die Socialisten und Communisten behaupten, dass durch die Organisation der Arbeit von Seiten des Staates nicht nur die Concurrenz, sondern auch alle Conjuncturen, die jetzt die Ungleichheiten bei der Vertheilung der Güter bedingen, beseitigt sein werden. Diesen Beweis bleiben sie aber schuldig. Wir behaupten gerade das Gegentheil, nämlich dass die Unregelmässigkeiten, das Unvorhergesehene, Plötzliche in der Wirkung der Conjuncturen nach Maassgabe der Desorganisation der natürlichen Hemmungs- und Erregungscentren zunehmen wird, wie auch in der anorganischen Natur die zwecklos und zufällig wirkenden Kräfte mit grösserer Gewalt und plötzlicher auftreten, als in der organischen und namentlich in der höher organisirten Welt.

Eine der nächsten Folgen der Wirkung der Conjuncturen, ist die *Ungleichheit* der Individuen in Hinsicht auf ihre physischen und psychischen Anlagen, sowie die Ungleichheit in der *Vertheilung* der Gebrauchswerthe im Schoosse der Gesellschaft.

Die durch das zufällige Nach- und Nebeneinander, durch Zeitconjuncturen und Stellung bedingte Ungleichheit der Kraftpotenzirungen ist keine ausschliesslich social-physiologische Erscheinung, sondern tritt in allen Theilen und Sphären der Natur zum Vorschein.

Bei den Pflanzen tritt die durch die Ernährung bedingte Ungleichheit der Zellen am grellsten zwischen der nach aussen gekehrten Rinden- und der im Inneren gelagerten Markschicht hervor. Die Zellen dieser letzteren sind gewöhnlich grösser, als die der ersten. Die Ursache dieser Ungleichheit liegt nach G. Jäger darin, dass die Rindenzellen nicht nur für ihre eigene Ernährung und Absonderung Sorge tragen müssen, sondern auch für die ihrer Hintermänner.

›Da die Menge der ein- und austretenden Stoffe ceteris paribus von der Oberflächeentwickelung abhängt, so ist‹, sagt Jäger **), ›folgendes klar: durch eine Zellenwand von gegebener

*) Ebendas. S. 83.

**) G. Jäger: Zoologische Briefe, S. 177.

Grösse wird gleich viel Nahrungsstoff aufgenommen werden, ob sie einen Hintermann hat oder nicht, aber wenn sie einen hat, der ihr einen Theil des aufgenommenen Nahrungsstoffes entzieht, wird ihr zu ihrer eigenen Ernährung, respective für ihr Wachsthum, weniger Nahrungsstoff übrig bleiben, d. h. sie wird in ihrem Wachsthum gehemmt werden gegenüber einer Zelle, die keinen Tribut zu zahlen hat, wie beispielsweise der Hintermann, die Markzelle. Hiezu kommt aber noch ein zweiter Umstand: der Stoffwechsel besteht nicht nur in Stoffaufnahme, sondern auch in Stoffabgabe, da zwischen dem Inhalt der Rindenzelle und dem umgebenden Medium grössere chemische Differenzen bestehen, als zwischen dem Inhalt der Rindenzelle und der an sie stossenden Markzelle, und da die Grösse der Stoffabgabe mit dieser chemischen Differenz wächst, so hat die Rindenzelle auch einen grösseren Ausgabeconto als die Markzelle; also ein zweiter Grund, warum die Erstere im Wachsthum zurückbleiben muss. Damit sind wir aber noch nicht zu Ende, denn man könnte ja sagen: Rindenzelle und Markzelle tauschen Stoffe gegenseitig aus, jede gibt der andern und empfängt von ihr. Wenn die Stoffe, die gewechselt werden, gleichartig wären, liesse sich dieser Einwand hören, aber das ist nicht der Fall, denn was die Rindenzelle von der Markzelle empfängt, ist verbrauchtes, zum Wachsthum nicht mehr taugliches Material, während umgekehrt das, was die Markzelle empfängt, plastisches Material ist, die Letztere befindet sich somit im Vortheil, und wird grösser.‹

In der Thierwelt muss die Ungleichheit der Zellen, Gewebe und Organe schon allein aus dem Grunde eine grössere sein, weil der thierische Organismus ein höher differenzirter ist, als der pflanzliche.

Wenden wir uns zur socialen und namentlich zur socialphysiologischen Ungleichheit im Schoosse der menschlichen Gesellschaft, so tritt uns dieselbe Erscheinung noch in höherer Potenz entgegen.

›Die natürliche Ungleichheit der Menschen‹, sagt Treitschke, ›erscheint als eine wirksame Kraft schon in den Anfängen der Geschichte, sie baut die Gesellschaft. Erst nach vielen Jahrhunderten erwacht die Vorstellung, dass neben der thatsächlichen Ungleichheit die Gleichheit der Menschen als vernünftiger Wesen bestehe, wie ja auch die allgemeine Menschenliebe nicht ein ursprüngliches Gefühl, sondern aus der Liebe zu den Haus- und

Stammgenossen sehr langsam emporgewachsen ist. Abermals nach vielen Jahrhunderten wird diese Idee, vor Zeiten ein Traum verspotteter Schwärmer, zu einer lebendigen Macht im Völkerleben; sie setzt sich durch, indem sie sich einfügt in die Schranken der auf der Ungleichheit ruhenden Gesellschaft. Die Gleichheit ist ein sittliches Postulat nur für die höchsten und allgemeinen Güter, welche den Menschen zum Menschen machen. Die vernünftige Gleichheit fordert nur ein fünffaches Recht, dass jeder Mensch als Rechtssubject anerkannt werde, als rechtsfähig mit dem Anspruch auf gleichen Rechtsschutz; dass ihm als einem Ebenbilde Gottes zustehe frei zu denken und zu glauben; dass er die Gaben des Leibes und der Seele frei gebrauchen dürfe, um innerhalb der gegebenen Gesellschaftsordnung so hoch zu steigen als ihm Kraft und Glück erlauben. Damit hängt zusammen die Pflicht der Gesellschaft, jedem ihrer Glieder den Erwerb jenes Maasses von Bildung zu ermöglichen, das nach dem Stande der allgemeinen Gesittung unentbehrlich ist, um die persönliche Begabung zu bethätigen; endlich die Pflicht der Gemeinschaft, in Fällen äussersten Elends, wo die persönliche Kraft völlig gebrochen ist, Unterstützung zu gewähren. Diese trivialen Sätze sind die Frucht viel hundertjähriger Kämpfe; das Blut und der Schweiss von Millionen haftet daran.« *)

Aber Treitschke fügt sogleich hinzu, dass man aus der Idee der vernünftigen Gleichheit nicht die Vertheilung des Einkommens »nach Verdienst« folgern dürfe. Nach dieser Theorie werde der Mensch als ein geschichtsloses Thier, nicht als ein an den Werken der Vergangenheit fortbauendes vernünftiges Wesen aufgefasst. Würde wirklich, wie Schmoller versichert, heute in immer weiteren Kreisen die zweifelnde Frage aufgeworfen: ob denn das Einkommen des Einzelnen im Durchschnitt seinen Tugenden, Kenntnissen, und Leistungen entspreche und würde die Antwort auf diese Frage auch vom wissenschaftlichen Standpunkte verneinend ausfallen, so bewiese diese Thatsache gar nichts gegen die Gerechtigkeit der bestehenden socialen Ordnung; sie bewiese nur, dass es heute leider modisch ist, unvernünftige Fragen an die Gesellschaft zu stellen. »Die Gesellschaft kann und soll nicht«, bemerkt Treitschke, »die Leistungen der Einzelnen

*) H. von Treitschke: Der Socialismus und seine Gönner. (Preussische Jahrbücher, Bd. 34, H. I, S. 105.)

schlechtweg belohnen, sondern sie belohnt was Jeder leistet mit den wirthschaftlichen Kräften, die er in der bestehenden Gesellschaftsordnung erworben oder ererbt hat. Und sie vollzieht diese Belohnung nicht durch eine allmächtige Staatsgewalt, sondern überlässt dies wohlweislich dem freien Verkehr; denn sie hegt eine tiefe Achtung vor einer höchst legitimen Macht, die der Socialismus niemals aus der Welt hinweg reden wird, vor einer segensreichen Macht, welche den trägen Menschen zum Hoffen und zum Wagen spornt — vor dem Glücke. Die Zwecke der Gesellschaft zu erfüllen ist die Aufgabe der wirthschaftlichen Arbeit. Wer glücklich speculirt, wer durch die Gunst des Zufalls das gesellschaftlich Zweckmässige und darum Werthvolle mit geringen Kosten herstellt, der mag sich mit gutem Gewissen des Erworbenen freuen. Die Gesellschaft kann ihn in solchem Genusse ebenso wenig stören, als sie den wohlverdienten Mann, der unglücklich speculirt hat, entschädigen kann. Das corriger la fortune führt im Privatleben zum Verbrechen, in der Gesellschaft zur Unfreiheit. Wenn Schmoller beklagt, dass auf der freien Rennbahn der modernen Gesellschaft die ungleiche Kraft der Rennpferde nicht durch billig vertheilte Gewichte ausgeglichen werde, so lässt sich nur trocken erwidern: die Gesellschaft ist keine Rennbahn.‹ *)

Und fügen wir hinzu, sie ist nicht blos deswegen keine Rennbahn, weil sie nicht einen Kampf ums Dasein darstellt, den die Einzelorganismen in der Natur als selbstständige Individuen ausfechten, sondern sie ist es noch weniger aus dem Grunde, weil sie einen aus Zellen und Zellengeweben zusammengesetzten Organismus darstellt, dessen Theile sich nach den Gesetzen der Gesammtorganismen entwickeln.

Nicht selten wird von unwissenden und tendenziösen Politikern der Descendenztheorie der Vorwurf gemacht, dass sie durch ihre Lehren die revolutionären Bestrebungen der extremen socialistischen Parteien begünstige und Vorschub leiste.

Dagegen wird im ›Kosmos‹ bei Gelegenheit der Besprechung der Rede Virchow's bei der Münchener Naturforscherversammlung folgendes bemerkt. **)

---

*) Ebendas. S. 107.
**) Kosmos 1878, Heft II, S. 542.

›Deutlicher als jede andere wissenschaftliche Theorie predigt gerade die Descendenztheorie, dass die vom Socialismus erstrebte Gleichheit der Individuen eine Unmöglichkeit ist, dass sie mit der thatsächlich überall bestehenden und nothwendigen Ungleichheit der Individuen in unlöslichem Widerspruch steht. Der *Socialismus* fordert für alle Staatsbürger gleiche Rechte, gleiche Pflichten, gleiche Güter, gleiche Dienste; die *Descendenztheorie* gerade umgekehrt beweist, dass die Verwirklichung dieser Forderung eine baare Unmöglichkeit ist, dass in den staatlichen Organisationsverbänden der Menschen, wie der Thiere, weder die Rechte und Pflichten, noch die Güter und Genüsse aller Staatsglieder jemals gleich sein werden, noch jemals gleich sein können. Das grosse Gesetz der *Sonderung* oder *Differenzirung* lehrt ebenso in der allgemeinen Entwickelungstheorie, wie in deren biologischem Theile, der Descendenztheorie, dass die Mannigfaltigkeit der Erscheinungen aus der ursprünglichen Einheit, die Verschiedenartigkeit der Leistungen aus der ursprünglichen Gleichheit, die zusammengesetzte Organisation aus der ursprünglichen Einfachheit sich entwickelt. Die Existenz-Bedingungen sind für alle Individuen von Anfang ihrer Existenz an ungleiche, sogar auch die ererbten Eigenschaften, die ››Anlagen‹‹, sind mehr oder minder ungleich, wie können da die Lebens-Aufgaben und deren Ergebnisse überall gleiche sein? Je höher das Staatsleben entwickelt ist, desto mehr tritt das grosse Princip der *Arbeitstheilung* in den Vordergrund, desto mehr verlangt der Bestand des ganzen Staats, dass seine Glieder sich in die mannigfaltigen Aufgaben des Lebens vielfach theilen; und wie die von den Einzelnen zu leistende *Arbeit* und der damit verbundene Aufwand von Kraft, Geschick, Vermögen u. s. w. höchst verschiedenartig ist, so muss naturgemäss auch der *Lohn* dieser Arbeit verschieden sein. Das sind so einfache und handgreifliche Thatsachen, dass man meinen sollte, jeder vernünftige und vorurtheilsfreie Politiker sollte die Descendenztheorie, wie überhaupt die Entwickelungslehre, als bestes Gegengift gegen den bodenlosen Widersinn der socialistischen Gleichmacherei empfehlen.‹

Diese Wahrheiten erhalten aber noch eine sehr viel tiefere und umfassendere Bedeutung, sobald der Mensch nicht mehr blos als Individuum einer Species, sondern als Zelle eines ebenso realen Gesammtorganismus, wie es die Einzelorganismen der Natur sind, aufgefasst wird. Erst dann wird diese Anschauung zu einer unerschütterlichen, auf nothwendigen Naturgesetzen begründeten Wahrheit.

Es frägt sich nun: in wie fern ist es den Centralorganen, d. h. der Staatsgewalt möglich den natürlichen, aus den verschiedenen Conjuncturen und Stellungen entspringenden Ungleichheiten, mit anderen Worten dem aus dem zufälligen Nach- und Nebeneinander entspringenden zufälligen social-physiologischen Uebereinander gewisse Schranken zu setzen?

Unter gewissen Verhältnissen könnte zweifelsohne die Staatsgewalt, wie wir bereits auch früher hervorgehoben haben, die Concurrenz beim Austausch der Werthgegenstände reguliren, die Reinerträge der Kapitalien und die Rente der Naturkräfte bestimmen, die ganze Production und Vertheilung der Güter reguliren; aber es würde immer ausserhalb seiner Gewalt liegen die Quellen selbst, welche das physiologische Leben der Gesellschaft nähren, zu erhalten oder zu mehren. Denn der Staat kann wohl die Arbeit organisiren, aber ist ausser Stande die Arbeitskraft in ihrer physischen und ethischen Bedeutung in jedem einzelnen Gliede der Gesellschaft zu produciren.

Nur das Leben, nur der Kampf ums Dasein nebst Anpassung und Vererbung sind im Stande, wie in der organischen Natur, so auch in der menschlichen Gesellschaft diejenigen Kraftpotenzirungen hervorzurufen, welche auch wirklich lebensfähig sein können. Von wo soll in dem Arbeiter die gehörige Arbeitsenergie und Selbstbeherrschung erwachsen als nicht aus ihm selbst, als nicht durch das Leben, durch Kampf und Ausdauer. Daher muss auch Alles, was die selbstständige Entfaltung der individuellen Kräfte überflüssig macht, was den Kampf ums Dasein abschwächt, auch zugleich eine Abschwächung, eine Kataplase der individuellen Lebenskräfte nach sich ziehen. Zu dergleichen rückbildenden Lebensbedingungen würde die Festsetzung eines Minimums der Existenzmittel für Jedermann, ganz unabhängig von seiner Arbeit und Leistungsfähigkeit zu rechnen sein; desgleichen die Zugänglichkeit von Land, Kapital oder Kredit einem Jeden unabhängig von den Resultaten seiner eigenen Sparsamkeit und Erwerbsfähigkeit etc. Bei allen diesen Fragen handelt es sich ja nicht blos um die Annehmlichkeiten des Lebens, nicht darum, dem Menschen das Leben leichter zu machen, sondern der Schwerpunkt der Entscheidung liegt in den Bedingungen der Lebensfähigkeit und des

Fortschritts, von denen die Entwickelung des Individuums und der Gesellschaft abhängt. Diese Bedingungen sind nothwendige, bereits von der Natur selbst gegebene, sie sind auf Gesetzen begründet, welche der menschlichen Gesellschaft gemeinschaftlich sind mit der organischen und anorganischen Natur.

Vergewaltigung ist freilich allerorten möglich, wo es sich überhaupt um Kampf handelt, er möge nun ein rein physischer sein, oder auf eine Concurrenz von geistigen oder ethischen Anlagen und Fähigkeiten sich begründen. Hier wie dort muss der Schwächere dem Stärkeren weichen. In der ökonomischen Sphäre geht dieser Kampf nicht nur zwischen den persönlichen Kräften, Anlagen und Fähigkeiten der Individuen, sie mögen nun physische, geistige oder ethische sein, vor sich, sondern die persönlichen Kräfte werden noch durch Eigenthum und Kapital potenzirt. Diese Potenzirung ist dabei nicht immer ein Resultat der höheren Leistungsfähigkeit des Individuums, sondern kann eine rein zufällige, durch Glück, Erbschaft etc. erworbene sein. Im Kampf ums Dasein wird in Folge dessen ein solches Individuum vor den übrigen immer grosse, oft unverdiente Vorzüge haben, denen die Anderen werden weichen müssen und von denen sie auch vollständig erdrückt werden können. Diese Vorzüge können sich im Kampf um das Dasein auf die verschiedenste Weise geltend machen, oft nur durch einen potentiellen Druck nach dieser oder jener Richtung hin. So ist oft nur der nominelle Zutritt irgend einer bekannten finanziellen Grösse hinlänglich, um einem Unternehmen den Vorrang und den Sieg in seiner Concurrenz mit gleichartigen Unternehmen zu sichern. — Bei dem beständigen Wechselspiel der Preise ist es im Grunde meistentheils eine ökonomische Machtfrage, wer namentlich bei der Erhöhung oder beim Fallen der Preise den unmittelbaren oder indirekten Vortheil erlangen wird. Daher verlieren nur sehr selten grosse Bankhäuser auf der Börse beim Fallen des Courses, sondern meistentheils die kleineren Kapitalisten. Das Geldkapital stellt in dem ökonomischen Gebiete der modernen Volkswirthschaft eine oft ebenso uneinnehmbare Feste dar, wie solches im Mittelalter die festen Burgen und Schlösser der Ritter boten. Daher werden ja auch die Rothschilds, Pereire etc. richtig als Geldfürsten bezeichnet. Sie *beherrschen* den Geldmarkt und fordern Gehorsam und Unterwürfigkeit von ihren zahlreichen Unterthanen, den kleinen Geldmännern. Und was hier im

Grossen vorgeht, das wiederholt sich im Kleinen, in den entferntesten Winkeln des grossen Weltmarktes, welcher der ökonomischen Thätigkeit der Gesellschaft überhaupt als Schauplatz dient. Und nicht nur der Kapitalist, sondern auch der Arbeiter unterliegt denselben Bedingungen des Kampfes, denn die Arbeit auch ist eine Waare, die von dem Gesetz des Angebotes und der Nachfrage und von allen Wechselfällen des Geldmarktes abhängig ist. — Wenn es also gilt die Arbeit und überhaupt die Industrie so zu organisiren, dass sie immer weniger eine Machtfrage und immer mehr eine Rechtsfrage werde, d. h. dass nicht der zufällig Stärkere die Oberhand gegen den zufällig Schwächern erhalte, dass immer mehr Billigkeit und Gerechtigkeit in der Vertheilung der Güter und in der Entschädigung für Arbeit und Befähigung herrsche, so kann die Wissenschaft diesem Bestreben des besseren Theils der modernen Gesellschaft nur vollständig beistimmen. Es muss aber die Wissenschaft der Staatskunst bei Verfolgung ihrer höheren, ideellen Zwecke nur immer das: homo es! zurufen, mit anderen Worten, sie muss auf die nothwendigen Naturgesetze, die der socialen Entwickelung zu Grunde liegen, aufmerksam machen und die Folgen einer Abweichung von denselben hervorheben. Sie muss z. B. in diesem Fall den Reformatoren die Ueberzeugung beibringen, dass die Aufgabe, die sie sich stellen, nicht so leicht ist, wie sie auf den ersten Blick erscheinen möchte. Dass es wünschenswerth, zweckentsprechend, ja die Pflicht einer fortschreitenden Gesellschaft ist, die roheren, auf Zufälligkeiten, physischen Vorzügen u. s. w. begründeten Formen des Kampfes ums Dasein zu beseitigen, einzuschränken und allmälig in höhere Formen umzusetzen, unterliegt wohl keinem Zweifel. Nur muss auch anerkannt werden, dass diese Einschränkung und dieser Umsatz auf natürlichem Wege vor sich gehen, dass sie aus dem Leben herausgearbeitet werden müssen, dass eine künstliche, von aussen hinzugetretene Einschränkung ein Versiegen der Quellen selbst des Lebens zur Folge haben kann, dass eine von Staatswegen herbeigeführte Regulirung nicht eine höhere Potenzirung, sondern eine Abschwächung der Kräfte selbst, aus denen Kampf und Fortschritt entspringen, nach sich ziehen könnte. Der Schutz muss immer eine höhere Entfaltung von Freiheit und nicht Unfreiheit bezwecken, denn der Schutz des Schwächeren gegen den Stärkeren könnte sonst die Knechtschaft Aller zur Folge haben. Dieses lehren uns auch noch jetzt die zu weit gehenden Regulirungen von Seiten des Staates.

Und wie sollte auch eine Regulirung von Seiten des Staates in Hinsicht auf Arbeitskraft und Entschädigung für Arbeitsleistung in allen denjenigen Fällen durchgeführt werden, wenn es sich nicht um Quantitäten, sondern um verschiedene Qualitäten handelt?

›Wer wollte‹, fragt A. Held*), ›es auch unternehmen, die Leistungen Goethe's und Bismarck's mit denen eines Gassenkehrers nach gleichem Maassstab zu messen?‹

›Der Gedanke ist‹, sagt Held, ›schon deshalb verkehrt, weil die verschiedenen Leistungen der Menschen in sehr verschiedenem Maass ihren Lohn durch Ehre und Genuss, die mit der Arbeit verbunden sind, in sich selbst tragen und gar nicht ausschliesslich durch Sachgüter belohnt sein wollen.‹

›Den speciellen Ertrag specieller Arbeit kennen wir nicht, für das relative Verdienst verschiedener Arbeiten giebt es kein Maass; die volle Gerechtigkeit durch Vertheilung der Genussgüter herstellen zu wollen, ist ein ethisch falscher Gedanke und zugleich absolut unpraktisch. Die Vertheilung der wirthschaftlichen Güter war nie ein Produkt schablonenmässiger Gerechtigkeit und kann es nie werden. Dies zeigt sich auch darin, dass die Socialdemokraten, sowie man nach der näheren Ausführung des Gedankens fragt, entweder auf die Zukunft verweisen oder sich durchaus uneins werden.‹

Die durch das Erbrecht des Vermögens bedingte, d. h. auf Uebergang der Zwischenzellensubstanz zu den Nachkommen begründete Continuität, ist nur eine höhere Potenz der Vererbung der persönlichen physischen und psychischen Eigenschaften der Vorfahren. Wir haben im II. Bande (Kap. XIV) auseinandergesetzt, dass durch diese Vererbung der Charakter der Dauerzellen begründet wird und dass diese den conservativen Elementen im socialen Organismus entsprechen; daher auch das Erbrecht der Güter überhaupt vorzüglich von den conservativen Elementen in der Gesellschaft vertreten und verfochten wird.

Von der Energie und der Dauer der Continuität bei der Vererbung der Güter und Vermögensrechte hängt mehr oder weniger die Anhäufung der Reichthümer in den Händen einzelner

*) A. Held: Socialismus, Socialdemokratie und Socialpolitik, S. 43.

Personen, Geschlechter und Stände ab. Das Uebereinander ist auch hier das Resultat eines bestimmten Nacheinander.

So bemerkt Roscher auch ganz richtig*), dass ohne Erbrecht auch Credit kaum möglich sei, weil sonst mit dem Leben des Schuldners jeder Anhalt für den Gläubiger wegfiele. Berücksichtigt man nun die Bedeutung, die der Credit überhaupt für eine höhere social-physiologische Entwickelung hat, so wird man auch die Folgen der Abschaffung des Erbrechtes nach dieser Richtung hin würdigen.

Im Leben und in der Wirklichkeit wird aber die Continuität in der Vererbung des Vermögens vielfach durchbrochen. Auch nach dieser Richtung sorgt die Natur selbst dafür, dass, wie man zu sagen pflegt, die Bäume nicht in den Himmel hineinwachsen. Durch vielfache statistische Beobachtungen ist z. B. festgestellt worden, dass grössere Vermögen, wenn die Vererbung derselben nicht durch specielle bindende Erbschaftsbestimmungen ein für allemal festgesetzt ist (Majorate, Fideicommisse etc.), selten zwei oder drei Generationen überdauern.

In Hamburg ist z. B. die Beobachtung gemacht worden, dass ein durch Fleiss, Ausdauer und Unternehmungsgeist angehäuftes Vermögen durch Verschwendung, Trägheit und Fahrlässigkeit gewöhnlich in der dritten Generation wieder verloren geht. Durch eine in Bradford gemachte statistische Erhebung ist vor einem Jahrzehnt constatirt worden, dass die meisten grösseren Geschäfte und Vermögen Personen gehörten, deren Väter einfache Arbeiter waren.**)

Durch dergleichen Durchbrechungen des Nacheinander wird die Höhe des Uebereinander in Hinsicht auf die Concentrirung der Zwischenzellensubstanz in einzelnen Händen geschwächt und die durch derartige Potenzirungen verursachte Ungleichheit in der Vertheilung der Güter theilweise ausgeglichen.

In Hinsicht auf die Anpassung, den Kampf ums Dasein und die Vererbung der persönlichen Anlagen und der Tauschwerthe muss der Fortschritt, die Vervollkommnung, die höhere Potenzirung in der social-physiologischen Sphäre nicht blos darin bestehen, dass diese Erscheinungen allmälig von physischen zu

*) W. Roscher: Grundlagen der National-Oeconomie, S. 177.

**) Der Socialismus im deutschen Reich, Allgem. Zeit. 1878, S. 2395.

psychischen umgestaltet, dass sie in höhere Sphären verlegt werden, sondern auch darin, dass sie allmälig ihren anorganischen, unsteten, zerstörenden, auf gegenseitige Auflösung gerichteten Charakter verlieren, und allmälig die Bedeutung der Wirkung organischer Kräfte erhalten. Wo früher Gewalt, Rücksichtslosigkeit, niedere Bestrebungen walteten, da muss beim Fortschritt sich allmälig organische Spannung, Selbstüberwindung, Zurückhaltung, Beherrschung des Niederen durch das Höhere einfinden. Das Entwickelungsgesetz ist dasselbe, nur nach Maassgabe der Erreichung höherer Stufen wird die äussere Anpassung, der rohe Kampf ums Dasein, die physische Vererbung allmälig immer mehr vergeistigt, geistig und ethisch veredelt, stets höheren, idealeren Zwecken und Zielen näher geführt.

Da das Gesetz der Uebereinstimmung des Nach-, Neben- und Uebereinander auch auf social-physiologischem Gebiete ein nothwendiges Naturgesetz ist, so rächt sich auch hier jede Abweichung von demselben und jede Nichtachtung desselben durch Rückbildung, Zerrüttung und Zersetzung. Eine social-physiologische Gestaltung, ein wirthschaftliches System, eine finanzielle Maassregel, welche z. B. nur den ökonomischen Wettstreit in den höheren psychophysischen socialen Sphären berücksichtigen, von den niederen Lebensbedingungen des Kampfes ums Dasein aber ganz absehen würde, muss nothwendig zu social-pathologischen Zuständen führen. Ein System, welches nur das functionelle Nebeneinander anerkennen, die Nothwendigkeit des physiologischen Uebereinander, d. h. die Concentrirung und Capitalisirung der Functionen ignoriren würde, muss gleichfalls zu krankhaften Zuständen führen. Die Communisten und extremen Socialisten wollen z. B. das functionelle Uebereinander der Wirthschaftseinheiten entweder ganz abschaffen oder ausschliesslich von dem Staate regulirt wissen. Im ersten Falle wird aber auch im Nach- und Nebeneinander der wirthschaftlichen Entwickelung einer solchen Gesammtheit eine Entkräftung und Lähmung nothwendig erfolgen; im letzteren Falle wird das freie Uebereinander durch Regulirungsmassregeln eingeengt und herabgedrückt werden.

Das Leben ist allseitig, die Kunst und das Wissen des Menschen sind und wirken stets mehr oder weniger einseitig.

Fassen wir nun schliesslich nochmals Alles, was wir über die social-physiologische Thätigkeit der Gesellschaft gesagt haben, zusammen, so gelangen wir, wie bereits gesagt, zu der allgemeinen Thesis, dass auch die ökonomische Entwickelung des socialen Organismus durch das allgemeine, die Natur und die menschlichen Psyche umfassende Gesetz der Uebereinstimmung des Nach-, Neben- und Uebereinander bedingt wird. Auf social-physiologischem Gebiete tritt das Nacheinander als Vererbung persönlicher Anlagen und Vermögensverhältnisse und als wirthschaftliche Conjuncturen, das Nebeneinander als ökonomischer Wettstreit und social-physiologische Anpassung, als Stellung der Individuen und als Beziehungen der Güter und Dienste; das Uebereinander als Anhäufung functioneller Energie bei der Production, Vertheilung und Consumtion der Gebrauchswerthe unter dem Einflusse jener Lebensbedingungen auf. Da nun gemäss den Grundbedingungen des allgemeinen Potenzirungsgesetzes der Kräfte (Bd. II. S. 48 und ff.) eine jede höhere Stufe nur vermittelst der niederen erreicht, da keine von diesen übersprungen, auch keine nach Erreichung der höheren vollständig unterdrückt und verloren gehen kann, so müssen auch auf allen höheren Stufen der ökonomischen Entwickelung der Gesellschaft sich mehr oder weniger alle niederen kund thun und die physiologischen Lebensverhältnisse des Organismus bedingen. Auch in functioneller, wie in ontogenetischer und embryologischer Hinsicht, umfasst jeder Einzelorganismus, wie auch jede sociale Gesammtheit, im Uebereinander das ganze Nacheinander der physiologischen Entwickelungsstufen der organischen Welt von dem niedrigsten Stadium bis zum höchsten, so wie auch das ganze Nebeneinander der auf verschiedenen Entwickelungsstufen noch jetzt stehenden Organismen. Das Nach- und Nebeneinander der niederen Functionen kann, wie auch in ontogenetischer Hinsicht, abgekürzt, zusammengedrängt und von den höheren Functionen mehr oder weniger beherrscht und bewältigt, kann aber nicht zu Null reducirt werden, indem in der anorganischen Natur überhaupt, wie auch in der organischen, nichts vollständig verloren gehen kann.

Der Kampf ums Dasein, die Anpassung und Vererbung werden ausserdem nicht blos in dieser oder jener Sphäre, mit diesen oder jenen Waffen, unter diesen oder jenen Lebensbedingungen, sondern in allen Sphären, nach allen Richtungen hin, mit allen Waffen, unter Einfluss sowohl der anorganischen, als auch der organischen Naturkräfte durchgeführt. Buffon hat ganz richtig bemerkt, dass wenn die Natur einen Schritt vorwärts macht, sie einen solchen nicht blos nach einer Richtung, sondern zugleich nach allen Richtungen hin thut. So auch in der socialphysiologischen Sphäre. Es ist daher eine Einseitigkeit, vorauszusetzen, der wirthschaftliche Wettstreit könne von den anorganischen Naturkräften oder von den animalen Lebensbedingungen des Kampfes ums Dasein und der Anpassung abstrahirt werden. Diese Lebensbedingungen sind in den niederen Sphären der wirthschaftlichen Entwickelung, welche auch in jedem höheren socialen Organismus stets vorhanden sind, dieselben wie auch für die Pflanzen- und Thierwelt, nur mit dem Unterschiede, dass zu diesen niederen im socialen Organismus noch ein functionelles Plus hinzukommt, welches die niederen Functionen mehr oder weniger beherrscht und regulirt, ohne sie je bis auf Null reduciren zu können. Wird diese Beherrschung und Regulirung geschwächt und beseitigt, so treten die niederen functionellen Lebensbedingungen wiederum in ihrer ursprünglichen Kraft zum Vorschein. So wie der Mensch nicht blos höhere Psyche, sondern auch zugleich Pflanze und Thier ist, so auch eine jede sociale Gesammtheit, und wie im Menschen weder Pflanze noch Thier vollständig ausgerottet werden kann, so auch in der menschlichen Gesellschaft. Denn diese besteht ja auch nur aus Menschen, welche die pflanzlichen und thierischen Anlagen, Bedürfnisse und Bestrebungen mit sich in alle sociale Lebensbedingungen hineinbringen. Der ganze Fortschritt, sowohl in Hinsicht auf die Individuen, als auch die Gesellschaft kann und muss daher nur darin bestehen, dass sowohl das individuelle als auch das sociale Nervensystem in ihren Theilen und ihrer Gesammtheit höher potenzirt werde, dass die höheren Nervenorgane die niederen stets mehr beherrschen und reguliren, dass auch die niederen dabei eine höhere functionelle physische und psychische Potenz erreichen, dass alle individuellen und socialen Elemente höher integrirt und differenzirt werden, dass die Wechselwirkung zwischen Individuation und Solidarität immer höhere functionelle Sphären erreiche, dass Eigenthum, Recht, Macht und Freiheit sich immer mehr auch in functionellem Sinne in allen Schichten ausprägen und alle Elemente durchdringen, dass Zweckmässigkeit über Kausalität, Freiheit über Nothwendigkeit, dass der Geist über die Materie allmälig immer mehr zur Herrschaft gelange.

Die menschliche Gesellschaft stellt uns gleich der ganzen

Natur und gleich dem Menschen ein Real-Ideales dar, in welchem, wie auch in allen Naturerscheinungen und im Menschen selbst, der ideale Factor, nach Massgabe der Erreichung höherer Entwickelungsstufen, immer mehr vorherrschend wird, ohne jedoch den realen Factor vollständig verdrängen oder vernichten zu können. Die real-vergleichende und real-genetische Methode, die reale Anschauung auf socialem Gebiete trägt also auch ideale Zwecke, Bestrebungen und Ziele in sich, sie hat auch ihre Ideale. Aber diejenigen Ideale, welche die auf Naturgesetzen fussende Socialwissenschaft hegt und zu verwirklichen strebt, gleichen nicht den halbbewussten Bestrebungen und phantastischen Träumereien, welche von den verschiedenen socialen Secten und Lehren bis jetzt aufgestellt worden sind und noch verfochten werden.

Platon's idealer Gerechtigkeitsstaat, in welchem alle Handarbeiten den Sclaven überwiesen werden und nur die Krieger und Philosophen als Vollbürger gelten, aus welchem die Künstler und Poeten als für die Sittlichkeit gefahrbringende Elemente ausgewiesen werden, spiegelt uns in höherer Potenz die Anschauungen der alten Griechen über die Gesellschaft und den Staat.

In Thomas Morus' Utopia werden die niederen Arbeiten immer noch einer besonderen, aus Kriegsgefangenen und Verbrechern gebildeten Kaste angewiesen. Nur sollen die Ketten, in denen sie gehen, aus Gold geschmiedet sein. Die höheren Klassen leben auf der Utopia in Gütergemeinschaft, jedoch ohne Weiber- und Kindergemeinschaft.

In Cabet's »Ikarien« sind die beiden Geschlechter gleichberechtigt und arbeiten gemeinschaftlich; in den Phalansteren von Fourier und St. Simon ist aber schon die letzte Grenze der Anerkennung der Naturwüchsigkeit der menschlichen Gesellschaft überschritten. Die Familie wird endgültig aufgelöst, wie das Eigenthum und wie der Staat.

In neuerer Zeit befürworten die Anhänger des laisser faire die Entwickelung des Individuums auf Kosten der Solidarität aller Glieder der Gemeinschaft; die Socialisten fordern ein Eingreifen der social-physiologischen Centralorgane in die Thätigkeitssphäre der Individuen auf Kosten der Selbstbestimmung und Selbstständigkeit letzterer; die Socialdemokraten negiren die Berechtigung und die Nothwendigkeit von allem historisch

Gewordenen und Festgestellten, sowohl in der ökonomischen, als auch in der rechtlichen und politischen Sphäre.

Nicht solche Ideale schweben der »Socialwissenschaft der Zukunft« vor. Sie steht auf realem Boden, auf dem unerschütterlichen Boden der allgemeinen Naturgesetze. Sie führt zur Erkenntniss, dass die höheren, idealen Zwecke der Menschheit nur Schritt vor Schritt durch das allmälige Emporwachsen auf diesem Boden, durch folgerechte Potenzirung der Natur- und der socialen, der physischen und psychischen Kräfte, dass das höhere Uebereinander nur in Uebereinstimmung mit dem ganzen geschichtlichen Nacheinander und dem gegenwärtigen Nebeneinander der bereits erlangten Entwickelungsstufen erreicht werden kann. Unter diesen Bedingungen hört das Ideale auf auch in der Socialwissenschaft ein leeres Phantasiebild zu sein, sondern wird, sobald es sich der Erkenntniss und des Gemüthes der Menschen wird bemächtigt haben, zu einer unüberwindlichen realen Macht, welche bestrebt sein wird, jenes Ideal zu verwirklichen. Und auch nur unter diesen Bedingungen ist die Realisirung, der wahre Fortschritt, die Erreichung höherer Entwickelungsstufen und Culturbildungen im Leben und in der Wirklichkeit möglich.

Alphabetisches

Namen- und Sachregister.

N.

O.

P.

R.

S.

Berichtigungen

zum vierten Bande;

Seite 62, Zeile 2 v. o. statt Arbeit l.: **Arbeit;**
„ 177, „ 1 v. u. „ Weitz l.: **Waitz.**
„ 240, „ 14 v. o. und 3 v. u. „ Fliegenschnepper l.: **Fliegenschnäpper.**
„ 240, „ 2 v. u. „ lässt l.: **löst.**
„ 241, „ 2 v. u., „ 242, „ 4 v. o. „ Fliegenschnepper l.: **Fliegenschnäpper.**
„ 243, „ 5 v. o. „ gestalten l.: **gestaltet.**
„ 279, „ 12 v. o. „ Vertheidigung l.: **Vertheilung.**
„ 309, „ 14 v. o. „ quantitativer l.: **qualitativer.**
„ 315, „ 19 v. u. „ statt durch l.: **durch.**
„ 359, „ 1 v. o. „ so mit l.: **somit.**
„ 410, „ 18 v. o. „ noch l.: **nach.**
„ 415, „ 18 v. o. „ ohne der formativen und einheitlichen Seite undenkbar sind l.: **ohne die formative und einheitliche Seite undenkbar ist.**
„ 470, „ 17 v. o. „ ersterer l.: **ersterem.**

Druck der F. priv. Hofbuchdruckerei in Rudolstadt.

FSC
www.fsc.org
MIX
Papier | Fördert gute Waldnutzung
FSC® C083411

Kolibri 360 GmbH
Ferdinand-Jühlke-Straße 7
99095 Erfurt, Deutschland
produktsicherheit@kolibri360.de